高等院校数字化课程改革教材

供高职高专临床医学、护理及医学类相关专业使用

细胞生物学与医学遗传学

主　编　王敬红
副主编　彭凤兰　彭艳华　雷有杰
编　者（按姓氏汉语拼音排序）
耿　钰（唐山职业技术学院）
雷有杰（周口职业技术学院）
李新伟（漯河医学高等专科学校）
廖林楠（黑龙江护理高等专科学校）
彭凤兰（长沙卫生职业学院）
彭艳华（廊坊卫生职业学院）
尚喜雨（南阳医学高等专科学校）
王　飞（雅安职业技术学院）
王宏霞（大兴安岭职业学院）
王敬红（唐山职业技术学院）

科学出版社

北京

内 容 简 介

《细胞生物学与医学遗传学》是医学类专业教学体系中的一门专业基础性课程，本课程包括细胞生物学和医学遗传学两部分。细胞生物学是在显微、亚显微和分子水平三个层次上研究细胞的结构、功能，探讨细胞的增殖、分化、衰老、死亡等生命活动的内在规律；医学遗传学研究疾病发生发展的遗传基础，为遗传病的诊断、预防、治疗提供科学依据和手段。本教材根据课程教学需要，采用案例导入的方法，以进一步提高启发性和应用性，穿插了知识链接，以开阔学生视野、增加趣味性，配有目标检测、实验指导和教学基本要求。

本教材注重内容的基础性、前沿性、新颖性和实用性，适合高职高专临床医学、护理及医学类相关专业使用，同时也可作为从事医学相关工作人员的参考资料。

图书在版编目（CIP）数据

细胞生物学与医学遗传学 / 王敬红主编. —北京：科学出版社，2019.1
高等院校数字化课程改革教材
ISBN 978-7-03-059876-9

Ⅰ. 细… Ⅱ. 王… Ⅲ. ①细胞生物学–高等学校–教材②医学遗传学–高等学校–教材 Ⅳ. ①R329.2②R394

中国版本图书馆 CIP 数据核字（2018）第 271613 号

责任编辑：张映桥　丁彦斌 / 责任校对：张凤琴
责任印制：赵　博 / 封面设计：金舵手

科学出版社 出版
北京东黄城根北街 16 号
邮政编码: 100717
http://www.sciencep.com

北京富资园科技发展有限公司印刷
科学出版社发行 各地新华书店经销
*
2019 年 1 月第 一 版　　开本：787×1092 1/16
2024 年 7 月第五次印刷　　印张：17 1/4
字数：409 000

定价：49.80 元

(如有印装质量问题, 我社负责调换)

前　言

党的二十大报告指出“人民健康是民族昌盛和国家强盛的重要标志。把保障人民健康放在优先发展的战略位置，完善人民健康促进政策。”贯彻落实党的二十大决策部署，积极推动健康事业发展，离不开人才队伍建设。“培养造就大批德才兼备的高素质人才，是国家和民族长远发展大计。　教材是教学内容的重要载体，是教学的重要依据、培养人才的重要保障。本次教材修订旨在贯彻党的二十大报告精神，坚持为党育人、为国育才。

本教材包括细胞生物学和医学遗传学两部分内容。细胞生物学是研究细胞的结构和功能、探讨细胞生命活动规律的一门学科。细胞生物学对医学发展起着重要的推动作用，是生命科学的基础和支柱学科。医学遗传学是医学与遗传学相互渗透的一门边缘学科，也是介于基础医学与临床医学之间的一门桥梁学科，是现代医学的一个新领域。细胞生物学与医学遗传学关系密切，二者共同成为医学教育中基础医学和临床医学的重要基础。

为适应高等卫生职业教育教学的发展趋势，本教材编写中编者紧紧围绕培养高等应用型专门人才这个目标，着重体现“以就业为导向，以能力为本位，以发展技能为核心”的职业教育培养理念。本教材遵循思想性、科学性、时代性、启发性、应用性的原则，注重学生科学世界观和严谨科学态度的培养，教材内容力争精准、规范，适当引入了前沿知识，力求能启发思维，培养学生分析问题和解决问题的能力。

本教材内容结构依据该课程在教学体系中的地位和作用进行构建，遵循学生的认知规律，坚持循序渐进、以学生为中心、服务专业的定位，立足于基本知识、基本理论、基本技能的掌握。将疾病的相关知识融入各章节之中，采用案例导入的方式，加强理论知识与临床实践的衔接性，启发并引导学生应用所学知识解决实际问题。知识链接的添加使教材内容更加丰富有趣，也在一定程度上提高了教材的先进性。教材还包含了目标检测、实验指导、教学基本要求及部分数字化内容，为学生的自主学习提供了方便。

本教材在撰写过程中，参考了多家出版社的相关教材和著作，具体书目见参考文献，在此谨向各出版社和各位编者致以诚挚的感谢。同时，教材的编写得到了各参编单位领导及同仁的大力支持和帮助，在此一并表示衷心感谢。

由于编者水平所限，教材难免存在不足之处，敬请使用本教材的教师、学生及各位读者提出宝贵意见，以便修订。

王敬红
2023 年 8 月

目 录

CONTENTS

第一章　细胞生物学概述

第一节　细胞生物学的概念

● 案例 1-1

2012 年 10 月 8 日，瑞典卡罗林斯卡医学院将 2012 年诺贝尔生理学或医学奖授予了英国科学家约翰·格登和日本科学家山中伸弥，以表彰他们在“细胞核重编程技术”领域做出的突出贡献。细胞核重编程技术可将成熟的细胞重新诱导回早期干细胞状态，并进而发育成人体的各种组织。细胞生物学领域的这一发现改变了人们对于细胞以及器官生成的理解，为疾病的诊断和治疗创造了新方法。

问题：什么是细胞生物学？其研究层次有哪几个？其分支学科主要有哪些？

细胞是生物体（除病毒外）形态结构和生命活动的基本单位。生物的生殖、发育、遗传、神经活动等重大生命现象的研究都要以细胞为基础。因此美国细胞生物学家威尔逊说：“所有生物学的答案最终都要到细胞中去寻找”。

细胞生物学是以细胞为研究对象，运用现代物理、化学、实验生物学、分子生物学等技术和方法，在显微、亚显微和分子水平三个层次上研究细胞的结构及生命活动规律的科学。在我国基础学科发展规划中，细胞生物学与分子生物学、神经生物学和生态学并列为生命科学的四大基础学科。

细胞生物学的研究内容涉及细胞的形态与结构、发生与分化、发育与生长、遗传与变异、衰老与死亡、起源与进化、识别与免疫等一系列生物学现象，其研究的范围随科学技术的进步不断扩展。不仅限于描述细胞的显微结构、亚显微结构、分子结构及各部分的生理变化，而且将结构与功能相结合，探究不同结构之间、细胞与细胞之间及细胞与细胞外界之间的关系和相互作用。

细胞生物学在发展过程中与多学科相互衔接和渗透，形成了细胞形态学、细胞生理学、细胞化学、细胞遗传学、细胞生态学、细胞病理学、细胞社会学等多个分支学科。自然科学的多学科的相互渗透也促进了细胞生物学的快速发展，在生命科学领域内的相邻学科中，细胞生物学和分子生物学、发育生物学、蛋白组学及遗传学的结构关系较近，内在联系密切。分子生物学聚焦于从细胞组分纯化的大分子的结构和功能，发育生物学研究细胞特化过程中的性质的变化，蛋白组学揭示完整蛋白组的结构和表达的差异，遗传学阐述生命遗传的原理和规律，这些学科分别从自己特有的研究路径对细胞进行研究，从不同的角度探索细胞的奥秘。尤其是分子生物学，其研究领域发生的所有重大事件，如 DNA 双螺旋模型的提出、基因序列分析的开展、DNA 重组技术和酶分子活性定位的建立等，都启发并推动细胞生物学向更深层次迅速地发展。

第二节　细胞生物学的发展简史

● 案例 1-2

受到光波波长的限制，传统光学显微镜的分辨率逐渐不能满足人们探索生物微观世界的需要。1931 年，正在柏林工业大学攻读博士学位的鲁斯卡（Ruska），基于对电子光源的认识，利用磁线圈，成功地制造出了世界上第一台电子显微镜，这一年他 25 岁。其后人们利用电子显微镜走进了细胞的超微世界，电子显微镜的发明推动了细胞生物学的兴起。

问题：细胞生物学的发展经历了哪几个阶段？细胞学说的要点有哪些？

细胞生物学是随着科学技术和实验手段的进步逐渐形成和发展起来的。其形成和发展过程可划分为以下四个阶段。

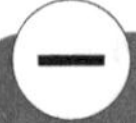

一　细胞的发现与细胞学说的建立

细胞的发现与细胞学说的建立这一阶段大致从显微镜的发明到 19 世纪中叶。

1590 年，第一台复式显微镜在荷兰试制成功，尽管其放大倍数不超过 10 倍，但具有划时代的意义。1665 年，英国科学家罗伯特 · 胡克（Robert Hooke）用自制的显微镜观察了栎树皮的薄片，发现了许多蜂窝状的小室。他在同年发表的《显微图谱》一书中，将所发现的小室称为“细胞（cell）”。尽管他所发现的小室不过是植物细胞死亡后留下的细胞壁，但这是人类首次观察到了细胞的轮廓，开启了人类探索细胞世界的大门。1674 年，荷兰科学家列文虎克（A.V. Leeuwenhoek）用自制的显微镜在蛙鱼的血液中发现了红细胞，1683 年在牙垢中看到了细菌，此外他还观察到了池塘中的纤毛虫类、人和哺乳动物的精子等，成为第一个看到活细胞的人。

知识链接

列 文 虎 克

列文虎克出生于荷兰代尔夫特，他没有受过正规教育，在布店做过学徒，经营过绸布生意，也做过市政事务工作。在近 40 岁才开始了科学技术研究生涯。他一生制作了数百台显微镜，至今尚有 10 台保存在世界各国的博物馆中。他用自制的显微镜观察到了多种活的细胞，并陆续把观察到的结果写信报告给了英国皇家学会。鉴于他在生物学研究中做出的卓越贡献，1680 年他当选为英国皇家学会会员，1699 年被授予“巴黎科学院通讯院士”的荣誉称号。

继细胞发现之后，人们利用显微镜技术不断对细胞的形态进行观察。1838 年，德国植物学家施莱登（M. Schleiden）总结前人的工作，结合自己的研究成果，发表了著名论文《植物发生论》，指出所有植物体都是由细胞组成的。德国动物学家施旺（T. Schwann）接受施莱登的观点，并将其应用到动物中，1839 年，发表了论文《关于动植物结构和生长一致性的显微研究》，提出“动物和植物都是由细胞构成”的观点。施莱登和施旺的观点对细胞与有机体的关系进行了科学、系统的概括，确定了细胞在生物界的地位，标志着细胞学说由此建立。1858 年，德国病理学家鲁道夫·魏绍尔（R. Virchow）提出了“一切细胞来源于细胞”的观点，使细胞学说得以进一步完善。

完整的细胞学说包括三个要点：①所有生命体都是由细胞构成的；②细胞是构成生命体的基本单位；③所有细胞来自于已有细胞。

细胞学说的建立是人类科学研究史上的重要突破，得到恩格斯的高度评价，将其与进化论、能量守恒定律并列誉为 19 世纪自然科学的三大发现。

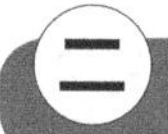

二 经典细胞学时期

经典细胞学时期这一阶段大致从 19 世纪中叶到 20 世纪初。细胞学说的建立推动了人们对细胞广泛的观察与描述，形成了细胞学发展的经典时期。这一时期的重要成果有以下几项。

1839 年，捷克生理学家浦肯野（J.E.Purkinje）把填满细胞的胶状液体称为“原生质”。1861 年，德国解剖学家舒尔策（M.Schltze）提出原生质理论，认为原生质是“生命的物质基础”，并证明在所有的细胞里，不论是动物或植物，也不论结构是复杂还是简单，它们的原生质基本上都是相似的。

1841 年波兰人雷马克（R.Remak）发现鸡胚血细胞的无丝分裂。其后，弗莱明（W.Flemming）和施特拉斯布格（E.Strasburger）分别在动物和植物细胞中发现并描述了有丝分裂。1883 年范·贝内登（van Beneden）在动物细胞中发现了减数分裂，1886 年施特拉斯布格（E. Strasburger）在植物细胞中发现了减数分裂。至此，细胞分裂的三种类型均被发现。

显微技术的改进、生物固定技术和染色技术的出现，使一些重要细胞器相继被发现，如 1883 年，范·贝内登（van Beneden）和博费里（Boveri）发现中心体，1894 年阿尔特曼（R.Altmann）发现线粒体，1898 年，高尔基（Golgi）发现高尔基体等。

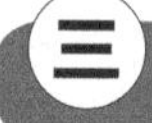

三 实验细胞学时期

实验细胞学时期这一阶段大致从 20 世纪初到 20 世纪中叶。这一时期的主要特点是在相邻学科的渗透下，实验的手段应用于细胞的特性、形态结构及功能的研究，细胞生物学的研究内容更加广泛而深入，并逐渐形成了细胞遗传学、细胞生理学、细胞化学、生化细胞学、显微及亚显微形态学等分支学科。

1895 年欧文顿（C.E.Overton）采用渗透实验，首次证明了细胞膜具有半透性，而后提出细胞膜具有脂质性的概念。荷兰科学家戈特（E.Gorter）和格伦德尔（F.Grendel）采用化学和数学的方法对红细胞膜进行研究，提出“细胞膜由类脂双分子层组成”，为细胞膜的液态镶嵌模型奠定了基础。

1907 年，美国生物学家哈里森（R.G.Harrison）将蛙胚的神经管组织置于淋巴培养液中，发现有神经细胞长出，使人们认识到细胞可以在体外培养。之后，美国实验生物学家卡雷尔（A.Carrel）于 1912 年培养了鸡的心脏成纤维细胞，由此形成了比较规范的组织细胞培养技术，使体外活细胞的研究成为可能。

1924 年孚尔根（Feulgen）使用核染色反应测定了细胞核内的 DNA，1940 年布勒歇（Bracher）应用昂纳染色液，测定了细胞中的 RNA。同时，卡斯帕尔森（Caspersson）用紫外显微分光光度法测定 DNA 在细胞中的含量。这种结合放射自显影术、超微量分析的方法对细胞内核酸和蛋白质代谢活动的研究起了很大的促进作用。

1931 年鲁斯卡（Ruska）设计制造了第一台电子显微镜，其放大倍率达到几十万倍以上。电子显微镜的使用，使细胞形态的研究深入到了亚显微水平，不仅发现了细胞的各类超微结构，也认识了细胞膜、线粒体等不同结构的功能，将细胞结构和功能与其生化、生理相结合，加深与拓宽了细胞学的研究。

四 细胞生物学的诞生与发展

细胞生物学的诞生与发展这一阶段始自 20 世纪 60 年代。多种实验技术的应用及分子生物学的介入，使人们对细胞的认识从显微水平深入到超微水平、分子水平，从静态观察扩展到对活细胞的观察和实验研究，实现了形态与功能和生化研究的结合。相关学科如遗传学、胚胎学、生理学等的研究，都力求深入到细胞层次和亚细胞层次来解释各种生命现象。细胞成为生物学中探讨生命现象的发生规律及其本质的综合性体系，细胞学发展成为细胞生物学。

分子生物学技术的迅猛发展，带动细胞生物学研究不断向分子与基因水平深入。在分子水平上，细胞膜的结构与功能、活细胞内蛋白质的分选与折叠及定向运输、DNA 的复制与转录及表达调控、细胞骨架、细胞周期的调控等研究均取得了迅速的进展。在基因水平上，细胞分化、细胞衰老、细胞死亡等研究取得了可喜的成就。同时基因工程技术也不断发展，如基因分离、基因重组、转基因及基因治疗等。人类基因组计划（human genome project，HGP）也获得了突破性进展。当前细胞生物学的主要发展趋势是用分子生物学及物理、化学的方法，研究真核细胞基因表达的调节和控制，以期从根本上揭示遗传和发育的关系，以及细胞衰老、死亡和癌变的原因等生物学问题。

第三节 细胞生物学与医学

● 案例 1-3

美国科学家阿格雷（Agre）在分离纯化红细胞膜上的 Rh 血型抗原时，发现了一个 28kD 的疏水性跨膜蛋白。他将该蛋白的 mRNA 注入非洲爪蟾的卵母细胞中，在低渗溶液中，卵母细胞迅速膨胀。通过进一步的实验，他最终确定该蛋白为细胞膜上转运水的特异性蛋白，揭示了细胞膜上确实存在水通道。水通道蛋白的发现使我们对机体水代谢的生理机制有了更新的认识，对肾脏疾病和机体水代谢平衡紊乱的病理机制有了更深的了解。

问题：细胞生物学的发现总会影响到我们对于人体及其疾病的认识，那么细胞生物学与医学的关系表现在哪些方面呢？

细胞生物学与医学的关系密切，是现代医学的重要基础理论，其原理和方法也用来研究人体细胞的结构、功能、生命活动规律以及疾病的发生、发展和防治。细胞生物学的研究成果已经广泛应用于疾病的诊断和治疗，也必将进一步推动基础医学和临床医学的深入发展。

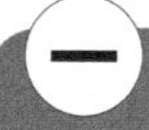 细胞生物学是现代医学的基础理论

细胞既是人体正常结构和功能的基本单位，也是病理发生的基本单位。人体的发育从受精卵开始，一个受精卵经过复杂的细胞生物学机制形成个体，个体中的细胞类型不同、数量庞大，但排列有序、功能协调。人体体温、血压及血糖等生理指标的形成和维持都与细胞的一些特定生理行为有关。人的衰老、死亡及疾病的发生、发展、转归等医学问题，都有非常直接的细胞生物学基础。

细胞生物学是基础医学的一门重要课程，与基础医学的其他学科，特别是组织胚胎学、病理学、生理学、医学遗传学、生物化学等关系非常密切，为这些相关学科提供研究基础和理论指导，这些学科也需要从细胞水平上阐明各自领域中生命现象的机制。掌握细胞生物学的基本理论、基础知识和技能，了解细胞生物学研究的新进展、新成果，可为学好基础医学课程建立扎实的知识平台。

细胞生物学也是临床医学的基础学科。细胞生物学领域所产生的各种新理论、新技术总是首先应用到医学中，在疾病的病因分析、诊断、治疗中发挥作用。现代医学的每一项重大成就，其直接根源常常是来自于对某个问题的生物学上认识的深化。目前细胞生物学研究的热点问题如细胞周期调控、细胞的分化和凋亡、细胞的信号转导与细胞间的相互通信及识别、细胞的衰老与死亡机制、肿瘤发生的机制、干细胞生物学特性等在医学中都具有重大的理论意义和应用价值。

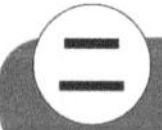 细胞生物学成果广泛应用于医学实践

细胞生物学成果应用于医学研究与实践已成为现实。例如，溶酶体的研究对了解细胞的变性坏死，特别是对风湿性关节炎、痛风的发生有所帮助，为治疗药物的设计提供了理论依据。在疾病的诊断上应用单克隆抗体技术已经研究出大量体外诊断试剂盒，使很多疾病的诊断简单而精确。在疾病的治疗方面，细胞治疗的时代已经到来，如从骨髓中分离、纯化造血干细胞进行移植早已成功应用于临床，目前干细胞替代疗法的临床应用范围越来越广。

知识链接

幽门螺杆菌的发现与胃溃疡的治疗

胃溃疡是一种常见的消化系统疾病。在 20 世纪 80 年代初期，医学界普遍认为胃溃疡是一种慢性病，压力和不良生活方式是主要病因，缺乏有效的治疗方法。1982 年澳大利亚学者巴里·马歇尔和罗宾·沃伦发现了幽门螺杆菌，并证明该细菌感染是导致胃炎、胃溃疡和十二指肠溃疡的“元凶”。马歇尔和沃伦的发现，改变了人们对胃病的认识，大幅度提高了胃溃疡等患者的治愈率。为此他们被授予 2005 年诺贝尔生理学或医学奖。

医学上的许多难题有望通过细胞生物学的研究得以解决。如恶性肿瘤是当前严重威胁人类健康的疾病，肿瘤细胞失去了原有细胞所具有的正常功能，脱离了细胞间接触抑制的控制，严重侵袭其他组织。如果了解了细胞的分化和肿瘤细胞的去分化机制，就可能找到使肿瘤细胞逆转，变为正常细胞的方法。此外，诸如思维与记忆、生殖与胚胎发育、器官移植、新药研制与开发及寿命的延长等都离不开细胞生物学的研究。

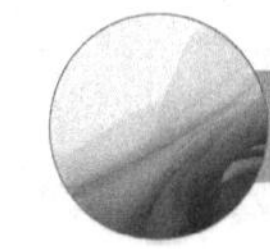

目标检测

一、单选题

1. 第一个看到活细胞的科学家是（　　）
   A. 罗伯特·胡克　　B. 列文虎克
   C. 鲁道夫·魏绍尔　　D. 施莱登
   E. 施万
2. 建立细胞学说的是（　　）
   A. 罗伯特·胡克和列文虎克
   B. 沃森和克里克
   C. 冯莫尔
   D. 施莱登和施旺
   E. 弗莱明和施特拉斯布格
3. 电子显微镜出现于（　　）
   A. 19 世纪 80 年代　　B. 19 世纪 90 年代
   C. 20 世纪初　　D. 20 世纪 20 年代
   E. 20 世纪 30 年代
4. 细胞生物学在三个层次上研究细胞的结构及生命活动规律，这三个层次为（　　）
   A. 显微水平、亚显微水平、个体水平
   B. 显微水平、亚显微水平、分子水平
   C. 细胞水平、个体水平、群体水平
   D. 显微水平、细胞水平、群体水平
   E. 分子水平、个体水平、显微水平
5. 提出“一切细胞来源于细胞”的是（　　）
   A. 达尔文　　B. 列文虎克
   C. 拉马克　　D. 孟德尔
   E. 鲁道夫·魏绍尔

二、思考题

1. 细胞生物学是怎样一门学科?
2. 细胞生物学的形成和发展经过了哪几个阶段?
3. 细胞学说的要点是什么?

（王敬红）

第二章 细胞的基本概念和分子基础

除病毒外，一切生物有机体都是由细胞构成。细胞大小不同、形态各异、种类繁多、功能多样、结构复杂、组装有序，但又具有高度的统一性。细胞是构成生物体的基本单位，单细胞生物由一个细胞构成，多细胞生物由多个细胞构成；低等生物有机体由少数未分化的相同细胞构成，高等生物有机体由高度分化、形态功能各不相同的细胞构成。细胞是代谢与功能的基本单位，任何生物体的新陈代谢都以细胞为单位进行，细胞具有一套独立的、有序的代谢系统。细胞是生物体生长和发育的基本单位，多细胞生物体通过一个受精卵的分裂和分化，产生形态和功能不同的细胞，细胞通过细胞之间的相互作用共同构建各种组织和器官，从而构成一个完整的有机体。细胞是遗传的基本单位，一般情况下，不论单细胞生物或多细胞生物的细胞，低等生物或高等生物的细胞，都含有本物种全套的遗传信息，即具有遗传的全能性，任何生命现象都是遗传信息按一定的时间、空间和一定的次序表达的结果。

第一节 细胞的化学组成

● 案例 2-1

患儿，女，2 岁，近两个月表现为面色苍白，食欲减退，不爱活动，不愿下地行走，有时萎靡不振。其血常规表现为 RBC 3×10^{12}/L，Hb 80g/L，WBC 10.5×10^{9}/L。

问题：该患者可能缺少哪种化学元素？

细胞具有复杂的化学成分，由 50 余种化学元素组成，这些化学元素在细胞内以各种化合物的形式存在，构成细胞精密的结构体系。组成细胞的化学元素有碳（C）、氢（H）、氧（O）、氮（N）、磷（P）、硫（S）、钾（K）、钙（Ca）、铁（Fe）、钠（Na）、镁（Mg）、碘（I）等，其中最主要的化学元素是碳（C）、氢（H）、氧（O）、氮（N），其次是磷（P）、硫（S）、氯（Cl）、钾（K）、钙（Ca）、铁（Fe）、钠（Na）、镁（Mg），这几种元素占原生质总量的 99.9%，称为大量元素或宏量元素。此外细胞中还有碘（I）、锌（Zn）、铜（Cu）、硒（Si）、钴（Co）、氟（F）等，这些元素在细胞内含量极低（不到 0.1%），称为微量元素或痕量元素。宏量元素和微量元素在细胞的生命活动中起着重要的作用，如缺锌影响骨骼生长和性发育，可引起口、眼、肛门或外阴部红肿、丘疹、湿疹；缺钙可引发生长发育迟缓、骨骼畸形、牙齿发育不良。

细胞内的化学元素以各种化合物的形式存在，从性质上分为无机化合物和有机化合物。生物体中的无机化合物主要有水和无机盐，水是原生质中含量最多的化合物，在细胞中以结合水或自由水的形式存在。结合水是指与蛋白质分子或其他物质结合的水，是细胞结构的重要组成成分；自由水是指游离状态存在的水，可自由流动，是良好的溶剂，参与细胞代谢、运输物质等活动，具有调节体温等作用。无机盐在原生质中含量较少，约为1%，通常是以离子形式存在，如阳离子有K^+、Ca^{2+}、Na^+、Fe^{2+}、Mg^{2+}等，阴离子有OH^-、Cl^-、HCO_3^-、PO_4^{3-}等，无机盐少数以化合物的形式存在，如 $CaCO_3$。无机盐含量虽少，但对维持细胞内外渗透压、调节细胞内外 pH、构成蛋白质结构有着重要作用。有机化合物是细胞的基本成分，主要有糖类、脂类、蛋白质、核酸、酶、维生素等，其中单糖、核苷酸、氨基酸、脂肪酸等为有机小分子，多糖、核酸、脂类、蛋白质等为有机大分子。有机化合物对维持细胞结构和生理功能起着非常重要的作用。

第二节　细胞内主要的大分子

●案例 2-2

吴某，女，17 岁，湖北人。该女年幼时走失，多年来一直在寻找自己的亲生父母。后在民政部门的帮助下，吴某找到家住四川丢失过孩子的李某。经司法鉴定中心 DNA 亲子鉴定显示，李某和吴某 DNA 相似达 99.99%以上，可以确定他们具有生物学上的亲子关系。DNA 亲子鉴定是目前亲子测试中最准确的一种方法，准确率可达 99.99999%，具有简便、快速、经济、实用的特点。

问题： DNA 的结构是怎样的？它在细胞中起着什么样的作用？

大分子是指分子量巨大的生物学物质，与生命活动关系极为密切，这类大分子通常是由简单的小分子物质聚合而成。细胞内主要的大分子为蛋白质、核酸、糖类等，这些大分子决定着细胞的形态结构，储存着细胞的遗传信息，发挥着特定的生理功能，共同维持细胞的生物学特性。

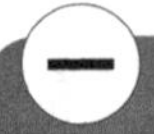

一　蛋白质

蛋白质（protein）是细胞内含量最多的大分子，种类繁多、结构复杂，在细胞的生命活动中起着非常重要且特殊的作用，决定着细胞的形态和结构。蛋白质由氨基酸（amino acid）通过缩合方式组成，自然界中有 300 多种氨基酸，常见的有 20 种。不同种类、不同数量、不同排列方式的氨基酸构成多种多样的蛋白质，蛋白质特定的结构和空间构象决定其功能的特异性。

（一）蛋白质的分子组成

1. 蛋白质的元素组成　蛋白质具有相似的元素组成，主要有 C、H、O、N，在元素组成中占比分别为 50%、7%、23%、16%。大多数蛋白质含有 P、S、Fe、Zn、Cu 等，含量较少，占 0～4%。

蛋白质是生物体内主要的含氮物质，且含氮量十分接近，平均为 16%，因此，一般可以通过测定样品中氮的含量来估算蛋白质的含量。

2. 蛋白质的化学组成　蛋白质彻底水解的终产物是氨基酸，所以氨基酸是构成蛋白质的基本组成单位。从氨基酸的结构通式来看（图 2-1A），每个氨基酸的 α-碳上都有一个酸性的羧基

（—COOH），一个碱性的氨基（—NH_2），以及一个结构不同的侧链（—R）。氨基酸的氨基都是连在 α-碳上，所以组成蛋白质的氨基酸均为 α-氨基酸（脯氨酸为 α-亚氨基酸）。

氨基酸既含有酸性基团又含有碱性基团，在水溶液中常常以兼性离子形式存在，因此氨基酸是两性电解质。根据侧链基团的结构和性质不同，可分为极性氨基酸、非极性氨基酸，极性氨基酸又可分为极性中性氨基酸、酸性氨基酸和碱性氨基酸。

一个氨基酸分子中的氨基（—NH_2）与另一个氨基酸分子中的羧基（—COOH）脱水缩合形成的化学键称为肽键（图 2-1B）。氨基酸通过肽键连接形成的化合物为肽，2 个氨基酸缩合形成二肽，3 个氨基酸缩合形成三肽，多个氨基酸按一定顺序缩合形成多肽，这种多肽分子为链状结构称为多肽链（polypeptide chain）。多肽链两个末端，有游离氨基的一端是氨基末端或 N 端，有游离羧基的一端是羧基末端或 C 端，多肽链的命名通常以 N 端到 C 端的氨基酸残基的顺序来命名。

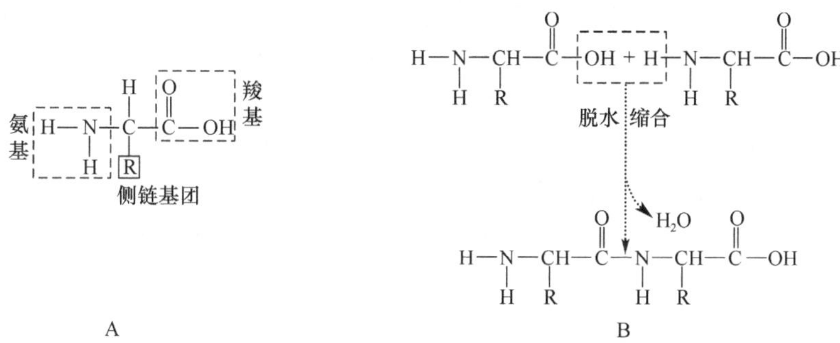

图 2-1　氨基酸的结构通式和肽键示意图

A. 氨基酸通式；B. 肽键的形成

（二）蛋白质的分子结构

蛋白质的分子结构包括一级、二级、三级和四级结构，其中二级、三级和四级结构是在一级结构的基础上通过盘曲、折叠的方式形成，又称为空间结构。蛋白质的分子结构决定着其生物学功能。

1. 蛋白质的一级结构　蛋白质分子中氨基酸的种类、数量和排列顺序称为蛋白质的一级结构。一级结构呈线性，肽键是维持一级结构稳定的主要化学键。一级结构是蛋白质的基本结构，决定着蛋白质的空间结构。1953 年，英国科学家桑格（F.Sanger）确定了胰岛素（图 2-2）的氨基酸序列，这也是第一个被确定一级结构的蛋白质分子。胰岛素有两条多肽链，A 链有 21 个氨基酸残基，B 链有 30 个氨基酸残基，分子中有 3 个二硫键，2 个位于两链之间，1 个位于 A 链。

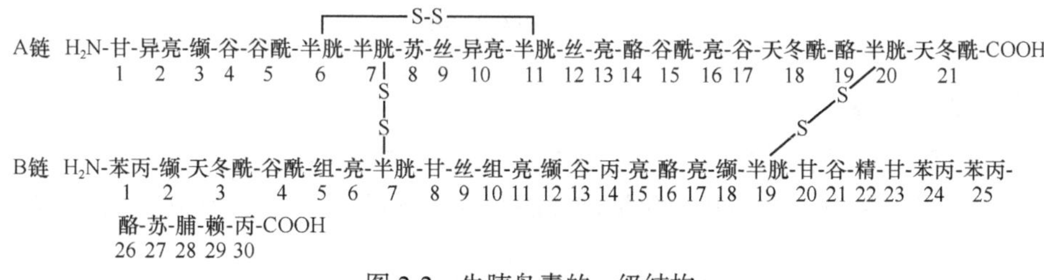

图 2-2　牛胰岛素的一级结构

2. 蛋白质的二级结构　蛋白质的二级结构是指在一级结构氨基酸残基排列顺序的基础上，多肽链中主链原子的局部空间排列，即构象（图 2-3B）。肽键中—C—N—键具有双键性质，不能旋转，因而肽键中的 C、H、O、N 四个原子和相邻的 α-C 原子都处于同一肽键平面，而多

肽链中与 α-C 原子相连的 C 和 N 原子是单键，可以自由旋转，使多肽链形成特殊的结构。

二级结构有 α-螺旋结构、β-折叠结构、β-转角、无规则卷曲四种类型。氢键是维系蛋白质二级结构稳定的主要化学键。

α-螺旋结构是多个肽键平面通过 α-C 原子旋转，形成的右手螺旋结构，氨基酸残基的 R 侧链分布在螺旋外侧，螺旋之间靠氢键维系其稳定。β-折叠结构是肽键平面折叠成锯齿状，氨基酸残基的 R 侧链交错伸向锯齿状的上下方，通过肽链间的氢键维系结构的稳定。β-转角是多肽链中第一个氨基酸残基的 C═O 与第四个氨基酸残基的—NH—形成氢键的 180° 回折。无规则卷曲是没有确定规律性的肽链构象。

3. 蛋白质的三级结构　蛋白质的多肽链在二级结构或超二级结构的基础上，进一步折叠或盘曲，依靠侧链基团次级键的作用所形成的空间结构称为蛋白质的三级结构（图 2-3C）。侧链基团之间形成的次级键包括氢键、疏水键、离子键和范德瓦耳斯力等。次级键都是非共价键，易受环境中各种因素如温度、pH、离子强度等的影响，有变动的可能性。由一条多肽链构成的蛋白质其最高级结构为三级结构，并且具有生物学活性，如各种免疫球蛋白。

4. 蛋白质的四级结构　由两条或两条以上，具有独立三级结构的多肽链之间通过次级键结合而形成的特定的空间结构称为蛋白质的四级结构（图 2-3D）。每条独立三级结构的多肽链称为亚基（subunit），一种蛋白质中的亚基可以相同也可以不同，如过氧化氢酶就由 4 个相同的亚基组成。多亚基组成的蛋白质形成四级结构才有生物学活性，亚基单独存在时没有生物学活性。

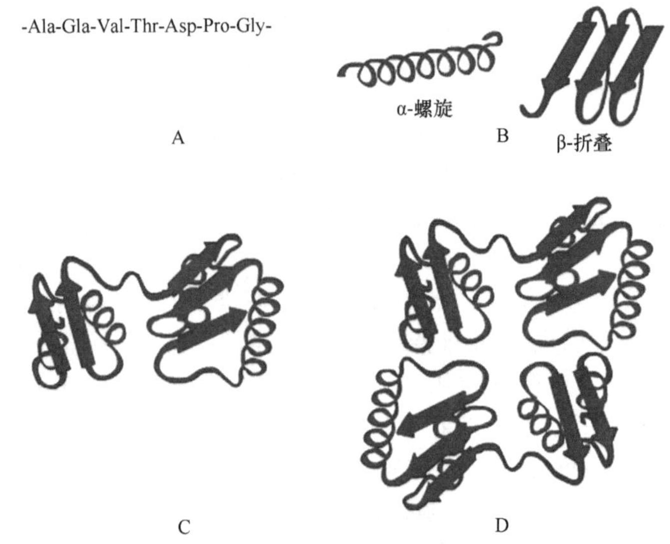

图 2-3　蛋白质的结构模式图

A. 一级结构；B. 二级结构；C. 三级结构；D. 四级结构

（三）蛋白质的功能

蛋白质在细胞和生物体的生命活动过程中，起着十分重要的作用。

1. 结构组成　蛋白质是细胞中含量最多的大分子有机物，是构成细胞形态和结构的主要成分。

2. 物质运输和信息传递　细胞膜上含有许多载体蛋白和受体蛋白，载体蛋白通过自身的构象变化或移动完成营养物质的运输；受体蛋白可以接受细胞外专一信号，产生相应的效应，进而激活细胞内一系列生物化学反应。

3. 免疫防御　高等生物的细胞对异物（细菌或病原生物）入侵，会产生识别和排除抗原物质的一种保护反应，形成具有识别或免疫功能的球蛋白（膜免疫球蛋白和抗体），以抵抗或防止异物侵入。

4. 催化作用　细胞内进行的一系列化学反应都是在酶的作用下完成的，酶是具有催化作用的一类特殊蛋白质。

5. 调节作用　细胞中有许多蛋白质具有调节功能，一类为激素调节蛋白，这类蛋白能调节体内激素的分泌。一类为基因调控蛋白，这类蛋白参与基因表达的调控，能激活或抑制基因的转录。

（四）蛋白质的结构与功能的关系

蛋白质丰富多样的功能与其特定的空间构象密切相关，空间构象决定蛋白质的生物学功能，空间构象的基础是蛋白质的一级结构。一级结构中活性部位的氨基酸残基发生改变会影响蛋白质的功能，如镰刀形细胞贫血病仅仅由众多氨基酸残基中β-亚基N端的第6号氨基酸谷氨酸被缬氨酸所代替造成。一级结构中非活性中心或非关键部位氨基酸残基的改变，则不影响蛋白质的功能，如胰岛素分子A链中8、9、10位和B链30位的氨基酸残基各不相同，但不影响其功能。

蛋白质空间构象是其功能活性的基础，空间构象发生改变，蛋白质的功能活性随之发生改变。蛋白质在变性时，空间构象发生变化，其功能活性丧失，当蛋白质复性时，空间构象复原，其功能活性得以恢复。某些特异性物质与蛋白质结合后，会诱导蛋白质空间构象发生改变，这种现象称为蛋白质的别构效应。蛋白质的别构效应普遍存在，对物质代谢和生理功能有着重要作用。例如，血红蛋白（Hb）在体内运输氧的功能就是通过其构象的变化实现的，Hb分子由四个亚基构成，在氧（O_2）分压高的部位，当一个亚基与一个O_2结合后，该亚基的空间构象发生改变，从而使相邻的亚基的构象也发生改变，使与氧气的亲和力增强易于结合，在二氧化碳（CO_2）分压高的部位，CO_2与HbO_2结合后，HbO_2的结构发生改变，4个亚基的结合变得更紧密，促使HbO_2释放O_2。

（五）蛋白质的分类

依据不同的标准，可将蛋白质划分为不同的类型。按分子的组成可以将蛋白质分为单纯蛋白质（如球蛋白、组蛋白等）和结合蛋白质（如脂蛋白、糖蛋白等）；按分子的形状可以将蛋白质分为球状蛋白质（如血红蛋白、肌红蛋白等）和纤维状蛋白质（如角蛋白等）；按分子的功能可以将蛋白质分为活性蛋白质（如酶、激素蛋白质等）和非活性蛋白质（如胶原蛋白、角蛋白等）。

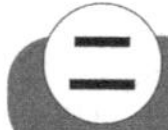

二 核酸

核酸（nucleic acid）是细胞中重要的存储生物信息的大分子，是生物遗传与变异的物质基础。因最早从脓细胞核中被分离出来，具有酸性，所以被称为核酸。经研究证明，核酸不仅存在于细胞核中，细胞质中也存在，不仅存在于高等生物中，低等生物包括细菌中也存在。

核酸由核苷酸聚合而成，结构复杂，具有重要的生物学意义，它既与生长繁殖、细胞分化、遗传变异等生命活动密切相关，又与肿瘤、病毒感染、遗传病等疾病的发生有关。核酸研究的不断深入，促进了现代生物技术的不断发展，如基因组学、基因工程技术、基因芯片技术、转基因与克隆技术等的应用，这些新技术、新理念也必将推动分子生物学、医药学的发展。

（一）核酸的种类和分布

细胞中的核酸主要分为两大类：脱氧核糖核酸（deoxyribonucleic acid，DNA）和核糖核酸（ribonucleic acid，RNA）。除病毒外的其他生物细胞中都含有DNA和RNA，有实验证明，这些生物以DNA为遗传物质。病毒则只含其中一种，要么是DNA，要么是RNA。真核细胞中，DNA主要存在于细胞核内，少量存在于细胞质中，动物细胞中的线粒体和植物细胞中的叶绿体均含有少量的 DNA。RNA 主要存在于细胞质中，少量存在于细胞核中。

（二）核酸的化学组成

核酸通过不同的方法水解后，其水解产物都是核苷酸（nucleotide），核苷酸是核酸的基本组成单位。核苷酸完全水解后释放戊糖、磷酸和含氮碱基（图 2-4C），这是组成核苷酸的基本成分。

1. 戊糖　核酸分子中的戊糖有两种，一种是核糖，另一种是脱氧核糖。两种戊糖只在第 2 位碳原子所连接的基团有差别，核糖为—OH，脱氧核糖为—H（图 2-4A）。脱氧核糖的结构较核糖更稳定。

2. 磷酸　核酸分子中均含有磷酸，磷酸为三元酸，呈酸性，在一定条件下可以通过酯键连接两个核苷酸中的戊糖，从而使核苷酸聚合成长链。

3. 碱基　核苷酸中的碱基是含氮杂环化合物，有嘌呤和嘧啶两大类。常见的嘌呤碱有腺嘌呤（A）和鸟嘌呤（G），嘧啶碱有胞嘧啶（C）、胸腺嘧啶（T）和尿嘧啶（U）（图 2-4B）。DNA 分子中含有的碱基有 A、G、C、T 四种，RNA 分子中含有的碱基有 A、G、C、U 四种，其中胸腺嘧啶仅存在于 DNA 中，尿嘧啶仅存在于 RNA 中。

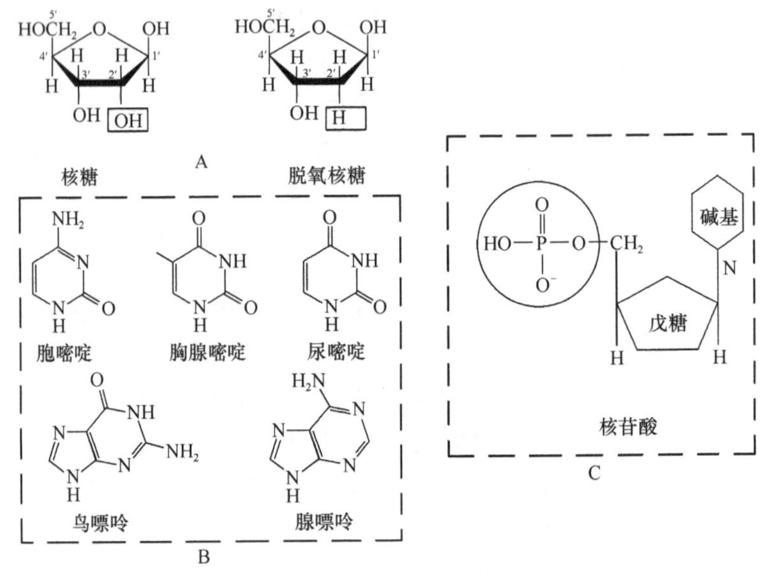

图 2-4　核酸的组成示意图

A. 戊糖的结构；B. 碱基的结构；C. 核苷酸的组成

4. 核苷酸　戊糖与碱基以糖苷键形式缩合而成的化合物称为核苷或脱氧核苷，核苷或脱氧核苷与磷酸脱水生成酯键，构成核苷酸或脱氧核苷酸。组成 RNA 的核苷酸有腺嘌呤核苷酸（AMP）、鸟嘌呤核苷酸（GMP）、胞嘧啶核苷酸（CMP）和尿嘧啶核苷酸（UMP）。组成 DNA 的核苷酸有腺嘌呤脱氧核苷酸（dAMP）、鸟嘌呤脱氧核苷酸（dGMP）、胞嘧啶脱氧核苷酸（dCMP）和胸腺嘧啶脱氧核苷酸（dTMP）。

5. DNA 和 RNA 的区别　DNA 和 RNA 在组成成分、结构和功能等方面有着较大的区别，见表 2-1。

表 2-1　DNA 和 RNA 的区别

类别	戊糖	碱基	核苷酸的种类	结构	主要分布	功能
DNA	脱氧核糖	腺嘌呤 鸟嘌呤 胞嘧啶 胸腺嘧啶	腺嘌呤脱氧核苷酸（dAMP） 鸟嘌呤脱氧核苷酸（dGMP） 胞嘧啶脱氧核苷酸（dCMP） 胸腺嘧啶脱氧核苷酸（dTMP）	双螺旋	细胞核	储存和传递遗传信息

续表

类别	戊糖	碱基	核苷酸的种类	结构	主要分布	功能
RNA	核糖	腺嘌呤 鸟嘌呤 胞嘧啶 尿嘧啶	腺嘌呤核苷酸（AMP） 鸟嘌呤核苷酸（GMP） 胞嘧啶核苷酸（CMP） 尿嘧啶核苷酸（UMP）	单链	细胞质	参与基因表达

（三）DNA 的结构和功能

1. DNA 的结构　DNA 分子是由许多的脱氧核苷酸聚合而成的多聚脱氧核苷酸链，通过磷酸基团的作用，相邻的 2 个脱氧核苷酸之间由 3'，5'-磷酸二酯键（图 2-5A）连接起来，即一个脱氧核苷酸的磷酸，与自身脱氧核糖上的 5'碳原子以酯键相连，又与另外一个脱氧核糖的 3'碳原子以酯键相连，形成一个磷酸二酯键将两个脱氧核苷酸连接起来。这样通过 3'，5'-磷酸二酯键的反复作用，将脱氧核苷酸一一连接起来，形成一条多聚脱氧核苷酸长链。

1953 年，沃森（J. Watson）和克里克（F. Crick）在继查伽夫（Chargaff）等发现 DNA 分子的碱基组成规律和 X 射线衍射图谱证实 DNA 螺旋结构的基础上，提出著名的 DNA 双螺旋结构模型（图 2-5B），揭示了生物界遗传信息的构成和传递的途径，拉开了分子生物学发展的序幕。DNA 双螺旋结构阐释了 DNA 分子的空间结构，该模型的要点如下：①DNA 分子由两条反向平行的多聚脱氧核苷酸链构成，一条链从 5'→3'，另一条链从 3'→5'，两条链围绕同一中心轴形成右手螺旋。②双螺旋结构中，脱氧核糖和磷酸交替排列，位于螺旋的外侧，构成 DNA 分子的基本骨架。DNA 分子两条链之间的碱基按照互补配对原则形成氢键相连，A 与 T 之间有两个氢键，G 与 C 之间有三个氢键（即 A=T，G≡C）；③DNA 分子中的双螺旋直径为 2.0nm，每个螺旋之间含有 10 个碱基对（bp），相邻的两个碱基对之间的距离为 0.34nm。

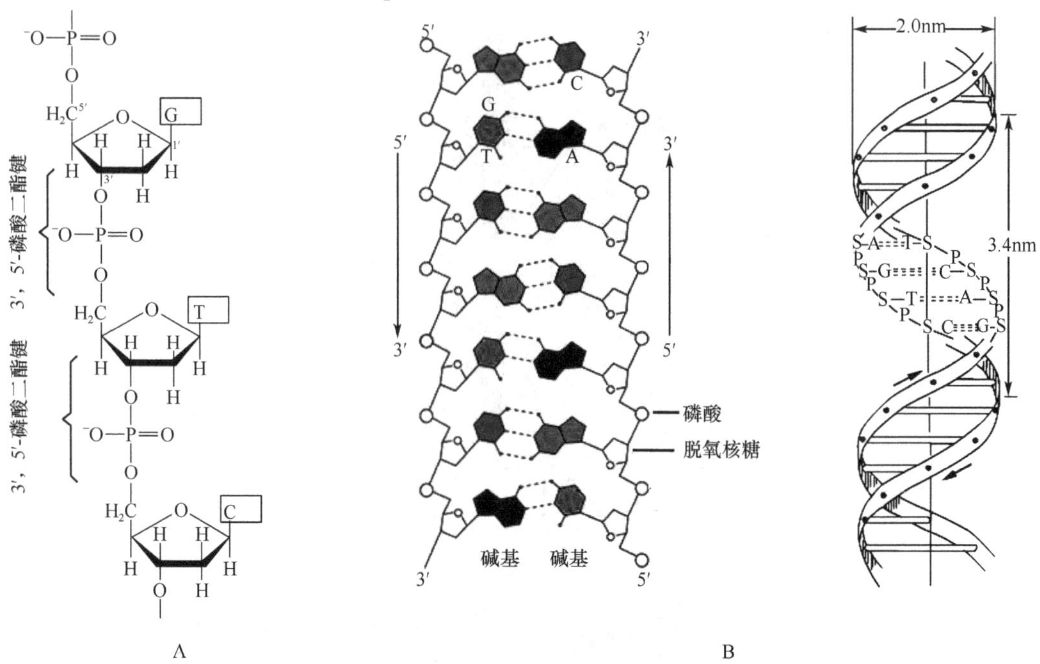

图 2-5　DNA 分子结构及双螺旋结构模式图

A. 3'，5'-磷酸二酯键的形成；B. DNA 双螺旋结构

2. DNA 的功能

（1）储存遗传信息：遗传信息（genetic information）是指 DNA 分子中特定的碱基排列顺序，虽然 DNA 分子只有 4 种碱基，但是 DNA 分子量巨大，所含碱基对的数量非常多且排列顺序都是随机的，这就决定了 DNA 分子的多样性和复杂性。假如一个具有 200 个碱基对的 DNA 分子，其碱基对的排列方式就有 4^{200} 种，即可以形成 4^{200} 种不同类型的 DNA 分子，所以决定生物各种性状的遗传信息就储存在碱基对的排列顺序中。

（2）DNA 的复制：以 DNA 分子的两条链为模板，在 DNA 解旋酶、聚合酶等的作用下，通过碱基互补配对原则合成子代 DNA 的过程称为 DNA 的复制（replication）。在细胞周期的 S 期，亲代 DNA 在解旋酶的作用下，从多个复制起始点解旋，将局部双链之间的氢键断开，形成两条单链；引物酶识别复制起始位点，以解开的一段 DNA 为模板，按照 5'→3'方向合成 RNA 短链，形成 RNA 引物；以每股单链为模板，在 DNA 聚合酶的催化下，利用细胞核内游离的脱氧核苷酸，按照碱基互补配对原则合成两条子链，新合成的 DNA 单链与模板链盘旋形成稳定的双螺旋结构，这样原来的 DNA 分子就复制成 2 个完全一样的子代 DNA 分子，子代 DNA 携带完整的遗传信息。因新合成的 DNA 分子中一条链来自亲代 DNA，一条链为新合成，所以这种复制方式称为半保留复制（semi-conservative replication）。DNA 复制时，从复制起点开始双向进行，在两侧形成复制叉。由于复制过程只能由 5'→3'方向合成，双链解旋后以 3'→5'走向为模板链的一条链合成方向为 5'→3'，与复制叉方向一致，而另一条以 5'→3'走向为模板链的合成链，其走向与复制叉移动的方向相反，该链在合成过程中形成许多不连续的片段，每一段短链片段称为冈崎片段（Okazaki fragment），这些片段最后在连接酶的作用下连成一条完整的 DNA 链。这样 DNA 一条链合成是连续的，另一条链合成是不连续的，故称为半不连续复制（semidiscontinuous replication）（图 2-6）。DNA 复制的精确性和体内修复机制，确保了遗传物质世代相传的稳定。

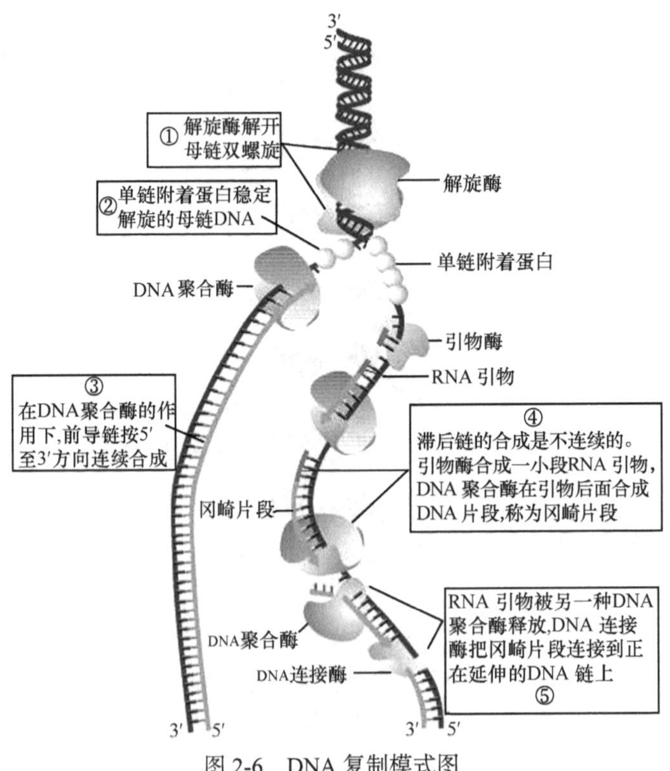

图 2-6　DNA 复制模式图

（3）DNA 的转录：以 DNA 分子中的一条链为模板，按照碱基互补配对原则合成 RNA 的过程称为转录（transcription）。转录时，DNA 的双链在解旋酶的作用下局部解旋，在引物和酶的作用下以一条链为模板，以游离的核苷酸为原料按照碱基互补配对原则（A=U、T=A、G≡C，RNA 中以 U 代替 T 和 DNA 中 A 配对），通过 RNA 聚合酶的作用合成一条 RNA 单链，RNA 合成后从模板链脱离，DNA 分子重新恢复双螺旋结构。DNA 转录的过程即是 DNA 将储存的遗传信息传递到 RNA 的过程。

（四）RNA 的结构和功能

RNA 是由核糖核苷酸通过磷酸二酯键聚合形成的多聚核苷酸长链，通常是以单链形式存在，有的 RNA 分子单链发生自身回折，互补区域形成局部双链结构，非互补区域形成环状突起。细胞内的 RNA 主要有三类：信使 RNA（messenger RNA，mRNA）、转运 RNA（transfer RNA，tRNA）和核糖体 RNA（ribosomal RNA，rRNA）。各类 RNA 在遗传信息表达的过程中起着不同的作用。

1. mRNA　是细胞内最不稳定的一类 RNA，在细胞中的含量较少，占细胞总 RNA 含量的 1%～5%。mRNA 的功能是传递 DNA 的遗传信息，与细胞质中的核糖体结合，作为蛋白质合成的模板，决定翻译的氨基酸排列顺序，故称为信使 RNA。原核生物中 DNA 转录为 mRNA 一般不进行加工，直接指导蛋白质的翻译。而真核生物中，mRNA 并非细胞核中 DNA 转录的直接产物，而是其前体核不均一 RNA（hnRNA）加工而成。mRNA 分子从 5'端的起始密码子（AUG）开始，每三个相邻的碱基为一个密码子，由密码子决定多肽链中氨基酸的序列。

2. tRNA　分子量最小，占细胞总 RNA 含量的 5%～15%，含有较多的稀有碱基。tRNA 的结构研究比较深入，二级结构中，局部区域形成双螺旋和环状突起，形成类似三叶草形的结构（图 2-7）。tRNA 主要由 5 部分组成：氨基酸臂、反密码子环、TΨCG 环、DHU 环和可变环。其中

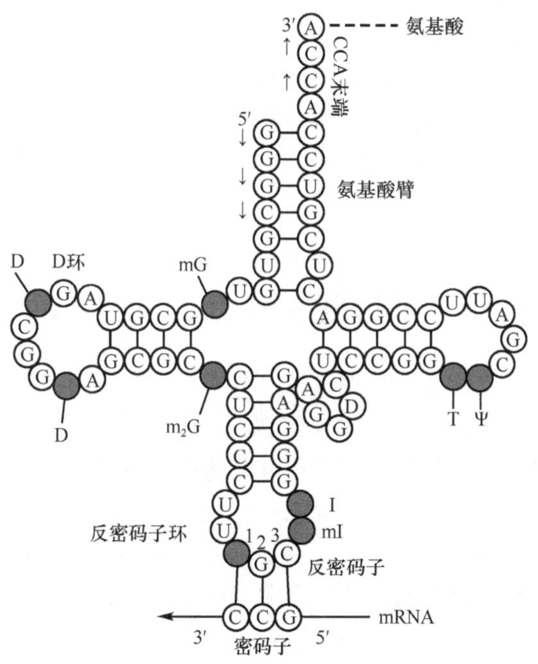

图 2-7　tRNA 的三叶草结构模式图

TΨC 环、DHU 环位于两侧，含有较多的稀有碱基，如二羟尿嘧啶（DHU）、假尿嘧啶（Ψ）、次黄嘌呤（I）等。氨基酸臂位于上方，3'端是结合氨基酸的部位，末端序列都是 CCA—OH。反密码子环位于下方，该环含有由三个核苷酸残基组成的反密码子，可以识别 mRNA 上的密码子，使所携带的氨基酸准确进入多肽链的合成位点。tRNA 的功能是在蛋白质的合成过程中，携带活化的特异性氨基酸到多肽链的特定位置。细胞内每一种 tRNA 携带一个特异性的氨基酸，每种氨基酸都有相对应的一种或几种 tRNA。

3. rRNA　在细胞内含量最多，占总 RNA 含量的 80%以上。rRNA 分子也是单链结构，部分区域形成螺旋结构，整体空间结构复杂。rRNA 与多种蛋白组合形成核糖体后，为蛋白质的生物合成提供场所。核糖体由大、小两个亚基组成，rRNA 是构成核糖体大、小亚基的骨架，决定着核糖体的结构和蛋白质附着的位置。

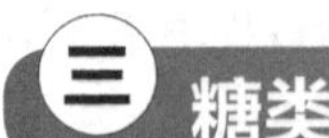

三 糖类

糖类是细胞的主要组成成分，主要由 C、H、O 三种元素组成，因多数糖类中 H 和 O 的比例为 2∶1，故又称碳水化合物。根据糖类的水解情况，可将其分为单糖、寡糖和多糖三类。单糖是指不能被水解成更简单的糖，细胞中的单糖有葡萄糖、核糖、脱氧核糖等。寡糖是指由 2～10 个单糖脱水缩合而成的糖，细胞中的寡糖主要是双糖，如乳糖、蔗糖、麦芽糖。多糖是指 10 个以上的单糖脱水缩合而成的糖，分子量较大。动物细胞中最重要的多糖是糖原，主要存在于肝细胞和肌细胞中，储存在肝细胞中的糖原称肝糖原，储存在肌细胞中的糖原称为肌糖原，植物细胞中重要的多糖是淀粉和纤维素。除上述糖类外，细胞中的糖类常常与其他有机大分子形成复合糖，如糖蛋白、糖脂等，这类糖主要存在于细胞膜表面和细胞间质中。

糖类在细胞的生命活动过程中起着重要的作用。

1. 氧化供能　糖的主要生理功能是提供能量。细胞中 1mol 的葡萄糖完全氧化分解可释放 2840kJ 的能量，供细胞代谢活动所需。

2. 组织构成　细胞中糖类与脂类、蛋白质结合形成复合糖，糖蛋白、糖脂参与细胞膜、神经组织的构成，核糖和脱氧核糖是核酸的基本组成成分。

3. 参与重要生理活动　复合糖中的糖链结构有着特殊的生理功能，如参与细胞的免疫、细胞间信息的传递和血液的凝固等过程。

第三节　细胞的形态、大小和数目

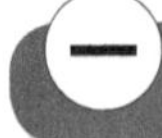

一 细胞的形态

细胞种类繁多，不同种类的细胞所处内外环境条件不同，其形态也各不相同，同种细胞的形态一般是固定的。细胞的形态有椭圆形、梭形、多面体形和球形等，它的形状常常与其功能和所处位置密切相关。例如，动物细胞中的神经细胞呈多角形的星状突起，与神经细胞有利于接收和传导外界的刺激信息有关。精子头部为卵圆形，并有细长的尾巴，有利于精子的运动（图 2-8）。血液中的红细胞呈双面凹陷的圆饼状结构，具有弹性和可塑性，能通过狭窄的血管。

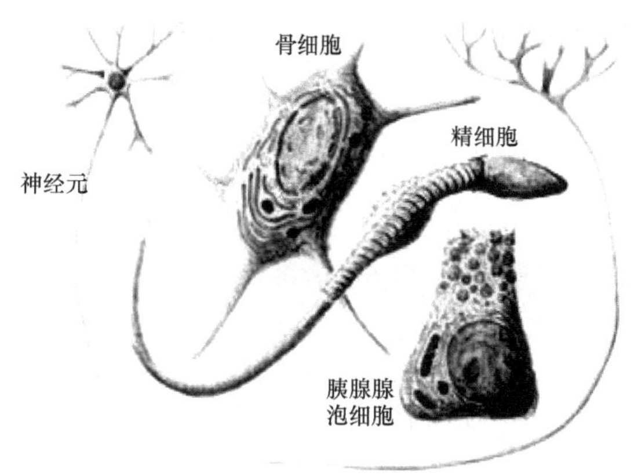

图 2-8 细胞的形态

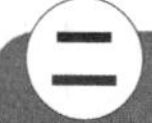

二 细胞的大小

细胞的大小通常情况下需借助显微镜等仪器才能观察，肉眼无法识别。不同生物种类的细胞大小千差万别，同种生物不同种类的细胞其大小也差别很大，最大的鸵鸟卵细胞直径可达 12cm 以上，已知最小的支原体细胞直径只有 0.1μm，需要借助电子显微镜才能观察到。人体内最大的细胞为成熟的卵细胞，直径约为 100μm，最小的细胞为精子，其直径最大的头部仅有 5μm。

细胞是有机体结构和功能的基本组成单位，其大小与细胞的功能是相适应的。例如，人体的神经细胞，个别直径可达 100μm，接受刺激和传导信息的星状突起可以长达 1m；成熟的红细胞直径 7μm，仅比最小的精子略大，其表面积与体积比较大，有利于物质的运输。卵生动物的卵细胞较大，其细胞质内含有丰富的营养物质以保障胚胎的正常发育。

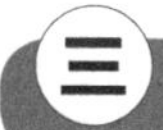

三 细胞的数目

根据细胞数量的多少，生物一般分为单细胞生物和多细胞生物。其中单细胞生物是指由一个细胞构成的生物，多细胞生物是指由多个至数以亿万计的细胞构成的生物。有些低等的多细胞生物，仅由几个或几十个分化程度低的同种细胞组成，而高等生物则由分化程度高、形态结构和功能不同的细胞构成。例如，人体是由一个受精卵细胞，经过一系列的有丝分裂和细胞分化，形成约 10^{14} 个细胞的个体。一般来说，生物体的大小与细胞的大小没有直接的关系，而是取决于细胞数量的差别。人体婴儿时期细胞数量约 10^{12} 个，体重约 6kg，成人细胞约 10^{14} 个，体重约 70kg，其体积和重量相差数十倍，但婴儿期和成人期细胞的大小并无差别，所以机体的生长是靠细胞数量的增多。

知识链接

流式细胞技术

流式细胞技术是目前最先进的细胞定量分析技术之一，通过流式细胞仪可对细胞进行定量分析和分选。流式细胞技术集单克隆抗体、免疫细胞化学技术、激光和电子计算机科学等现代高新技术为一体，可高速分析成千上万个细胞，同时也能对单一细胞进行多参数测定，具有速度快、精准度高的优点。目前，临床检测中诸如血细胞、肿瘤细胞、骨髓细胞等的检测也是通过流式细胞技术进行。

第四节　原核细胞与真核细胞

根据细胞的进化程度和是否含核膜包裹的细胞核，细胞可分为原核细胞（prokaryotic cell）和真核细胞（eukaryotic cell）。

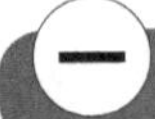

一　原核细胞

原核细胞起源比较早，是进化程度比较低的细胞，其体积较小，直径在1～10μm，结构简单（图2-9），含有少量的细胞器。原核细胞的外部由细胞膜包绕，细胞膜的外面还有一层起保护作用的细胞壁。

原核细胞的细胞质内有一个DNA分子聚集的区域，无膜性结构包围，这个区域称为拟核，其内只有一个DNA分子，这个DNA分子不与蛋白质结合，自身缠绕折叠成环状，裸露于细胞中。所以，原核细胞没有核仁、没有典型的核膜包裹的细胞核。原核细胞结构简单，基本结构包含细胞质、细胞膜、细胞壁，细胞质中没有内质网、线粒体、高尔基体、溶酶体等膜性结构的细胞器，有少量诸如核糖体、中间体等细胞器。

由原核细胞组成的生物是原核生物（prokaryote），原核生物均为单细胞生物。常见的原核生物包括蓝藻、绿藻、细菌、放线菌、古细菌、支原体、螺旋体、立克次体等。其中最典型的原核生物是细菌，唯一不具有细胞壁的原核生物是支原体。

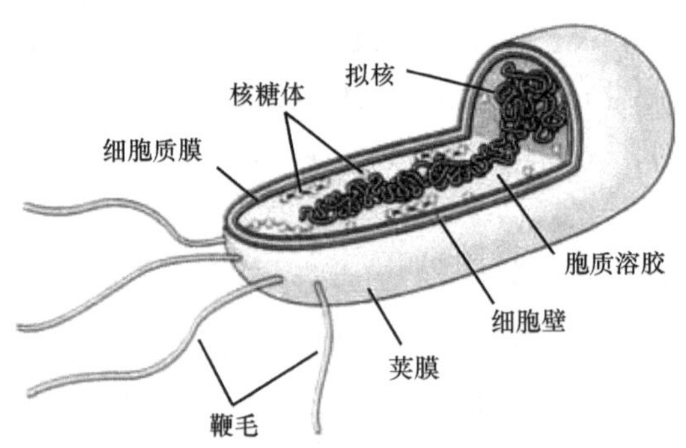

图2-9　原核细胞结构模式图

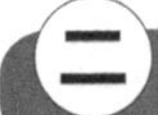

二　真核细胞

真核细胞是指含有真核（即核膜包裹的细胞核）的细胞，由原核细胞进化而来，在16亿～10亿年前原始的真核细胞（如甲藻）出现在地球上。真核细胞进化程度较原核细胞要高，其结构也比原核细胞要复杂，真核细胞除具细胞核外，在细胞质中出现了丰富的膜性结构的细胞器，以及一些具有特殊结构和功能的细胞器。除细菌和蓝藻外，所有的植物细胞和动物细胞均属于真核细胞。

真核细胞体积略大，直径在10～100μm，需要借助显微镜的帮助才能观察到。在光学显微镜下观察，真核细胞的内部结构为细胞膜、细胞核和细胞质三部分，细胞核中可观察到核仁。光学显微镜下观察的细胞结构称为显微结构。在电子显微镜下观察，真核细胞的结构可分为膜相结构和非膜相结构。膜相结构包括提供细胞独立而稳定内环境的细胞膜，以及细胞质中由膜包围的具有专门功能的结构单位，如线粒体、核膜、内质网、高尔基体、溶酶体和过氧化物酶体等。非膜相结构包括除膜相结构外的其他细胞器，如核糖体、染色体、中心体、核基质、细胞质基质、微丝、微管、核仁等（图 2-10）。膜相结构和非膜相结构阐释了细胞内部结构的完整性，说明了细胞核区域通过核膜、内质网、高尔基体、细胞膜与细胞外环境的联系。电子显微镜下观察的细胞结构称为亚显微结构。真核细胞在亚显微结构水平可划分为三大结构体系：①以脂质和蛋白质为主要成分的生物膜结构体系；②以核酸和蛋白质为主要成分的遗传信息表达结构体系；③由特异蛋白质为主要成分的细胞骨架体系。三大结构体系保证了细胞生命活动的完整性和高度有序性。

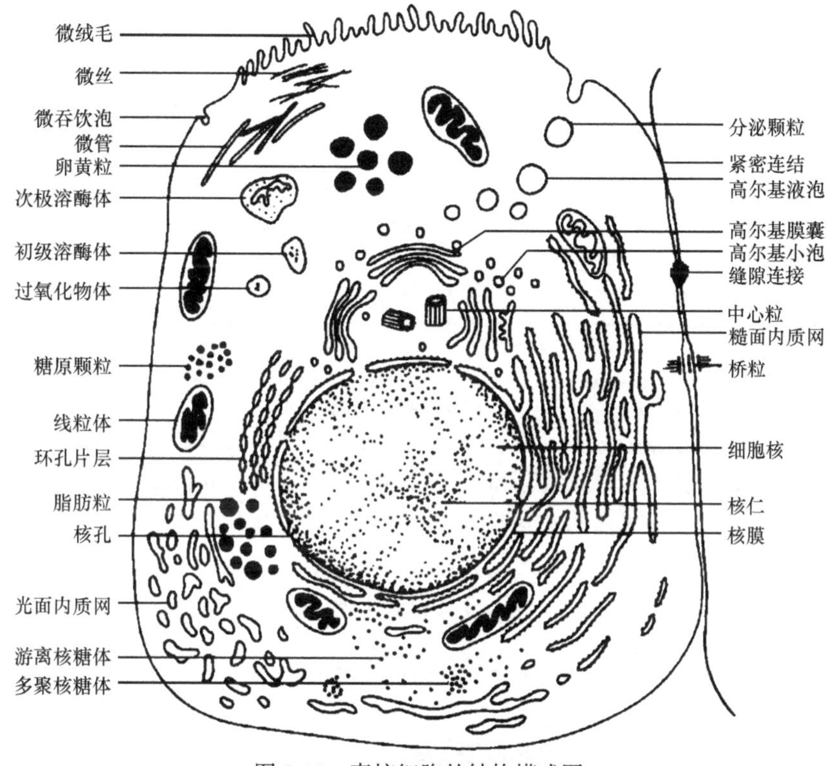

图 2-10 真核细胞的结构模式图

由真核细胞组成的生物称为真核生物，真核生物包括部分单细胞生物和全部多细胞生物。

三 原核细胞与真核细胞的比较

原核细胞早在 30 亿年前就出现在了地球上，而真核细胞在 16 亿～10 亿年前出现，原核细胞的起源要比真核细胞更为原始，真核细胞是在原核细胞的基础上进化而来。

原核细胞和真核细胞最根本的区别在于细胞内膜系统的分化与演变，真核细胞以内膜系统特化为基础，分化出双层膜包裹的细胞核和其他结构精细、功能专一的膜相细胞器（内质网、高尔基体等）。细胞结构的复杂化和功能的多样化，必然导致编码蛋白的基因数目相应扩增，使整个遗传信息的复制、转录和翻译过程变得复杂。其次真核细胞遗传信息表达有严格的阶段性和区域性，而原核细胞则在同时连续进行。细胞内部结构的复杂和细胞器数量的增多，也使真核细胞的体积要比原核细胞大。

虽然原核细胞和真核细胞差别较大，但拥有相同的基本特征。两类细胞都具有细胞膜，都有 DNA 和 RNA，都有合成蛋白质的核糖体，细胞增殖的方式都是细胞分裂。原核细胞和真核细胞的比较见表 2-2。

表 2-2　原核细胞和真核细胞的比较

特征	真核细胞	原核细胞
细胞大小	10～100μm，较大	1～10μm，较小
细胞核	有双层核膜，有核仁	无核膜、无核仁
细胞器	有线粒体 有内质网 有高尔基体 有溶酶体 有微管微丝	无线粒体 无内质网 无高尔基体 无溶酶体 一般无微管微丝
核糖体	80S	70S
细胞壁	动物细胞无 植物细胞有（主要成分为纤维素与果胶）	有（主要成分是肽聚糖）
DNA	含量多，双螺旋状，与蛋白质结合	一条，环状，不与蛋白质结合
细胞增殖方式	有丝分裂	无丝分裂
细胞骨架	有	无

知识链接

非细胞结构生命

非细胞结构生命主要有三类。①病毒：由一种核酸分子与蛋白质衣壳组成，具有增殖和变异的生命特征，其个体小、结构简单，所含遗传物质少，只能侵入寄主细胞才能表现生命现象；②类病毒：指在结构上比病毒更简单的一类感染物，无蛋白质衣壳，只有裸露的遗传物质，具有感染作用，在细胞受损时才能侵入寄主细胞；③朊病毒：又称为蛋白质侵染因子，是一类能侵染并在宿主细胞内复制的小分子无免疫性疏水蛋白质，最早于1982年在患羊瘙痒病的羊体内发现。

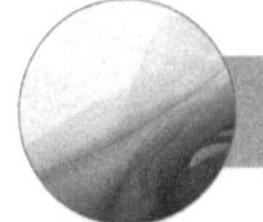

目标检测

一、单选题

1. 生命活动的基本单位是（　　）
   A. 细胞膜　B. 细胞核　C. 细胞
   D. 细胞质　E. 细胞壁
2. 下列原核细胞中，不具有细胞壁的细胞是（　　）
   A. 衣原体　B. 支原体
   C. 立克次体　D. 螺旋体
   E. 细菌
3. 下列生物体属于原核细胞的是（　　）
   A. 病毒　B. 酵母　C. 真菌
   D. 细菌　E. 类病毒
4. DNA 分子的结构是（　　）
   A. 双螺旋　B. 双链　C. 单链
   D. 环状　E. 放射状
5. 从分类学来看，病毒属于（　　）
   A. 原核细胞　B. 真核细胞
   C. 非细胞结构生物　D. 单细胞生物
   E. 多细胞生物
6. DNA 和 RNA 的区别是（　　）
   A. DNA 的戊糖是脱氧核糖
   B. DNA 的戊糖是核糖
   C. DNA 的碱基有尿嘧啶
   D. RNA 的碱基有胸腺嘧啶
   E. RNA 的碱基有腺嘌呤
7. 提出 DNA 的双螺旋结构的科学家是（　　）
   A. J.Watson 和 F.Crick

B. J.Watson 和 E.Chargaff
C. E.Chargaff 和 R.Hooke
D. F.Sanger 和 R.Hooke
E. F.Sanger 和 E.Chargaff

8. 真核细胞和原核细胞最大的差异是（　　）
A. 细胞核的结构不同
B. 细胞核的大小不同
C. 细胞核的物质不同
D. 有无细胞核膜
E. 有无核糖体

9. 原核细胞含有以下哪种细胞器（　　）
A. 线粒体　　B. 高尔基体
C. 核糖体　　D. 溶酶体
E. 内质网

10. 蛋白质的基本组成单位是（　　）
A. 酪氨酸　　B. 氨基酸
C. 组氨酸　　D. 缬氨酸
E. 脯氨酸

二、思考题

1. 简述 DNA 双螺旋结构的特点。
2. 简述 DNA 复制的特点。
3. 比较原核细胞与真核细胞的异同。

（王　飞）

第三章　细　胞　膜

细胞膜（cell membrane）又称为细胞质膜（plasma membrane），是包围在细胞外周的一层薄膜，厚度为 7～8nm，细胞膜的化学组成基本相同，主要由脂类、蛋白质和糖类组成。在生命的进化过程中，细胞膜是原始生命向细胞进化所获得的重要形态特征之一，标志着细胞生命形态的出现。在真核细胞内除了细胞膜外，还有由膜围绕构建的各种细胞器的膜，如内质网膜、线粒体膜、高尔基复合体膜等，称为细胞内膜。细胞膜和细胞内膜统称为生物膜（biomembrane）。每种生物膜虽然功能各不相同，但具有共同的结构特征，因此，学习细胞膜的结构与功能有助于对整个生物膜结构与功能有一个基本的了解。

● 案例 3-1

患儿，男，出生 1 天，因发现黄疸入院。该患儿足月顺产，生后 19 小时出现黄疸且逐渐加重，伴茶色尿。查体：重度黄疸，无贫血貌，无头颅血肿，肝脾不大，四肢无水肿。血液分析：RBC 4.57×10^{12}/L，Hb181g/L，椭圆形 RBC 27%。诊断为遗传性球形红细胞增多症。该病是最常见的红细胞膜异常，主要是在脂质双层下方维持红细胞膜形状稳定的蛋白质网络异常，引起红细胞的形状由双凹圆盘状变成球形，使红细胞通过较窄通道时不易变形而易裂。

问题：细胞膜的分子结构是怎样的？它有什么功能？它的异常还会引起什么疾病？

第一节　细胞膜的化学组成

细胞膜的主要成分是蛋白质和脂类，还有少量糖类。其中脂类占膜干重的 30%～70%，蛋白质占膜干重的 20%～70%，另外还含有 1%～10%的糖类。其中部分脂质和糖类结合形成糖脂，部分蛋白质和糖类结合形成糖蛋白。不同种类细胞膜的各种成分比例不同（表 3-1）。通常认为，功能越复杂的膜，蛋白质的比例越高。例如，人红细胞膜中蛋白质的含量约为 50%，而只起绝缘作用的神经髓鞘细胞膜中蛋白质的含量仅为 18%。

表 3-1　不同种类细胞膜化学成分百分含量（%）

细胞膜类别	蛋白质	脂质	糖类
髓鞘	18	79	3
人红细胞质膜	49	43	8
小鼠肝细胞膜	44	52	4

续表

细胞膜类别	蛋白质	脂质	糖类
变形虫质膜	54	42	4
盐杆菌质膜	75	25	0
线粒体内膜	76	24	0
叶绿体内膜	70	30	0

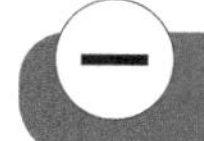

膜脂

膜脂（membrane lipid）是生物膜上所有脂类的统称，主要包括磷脂、胆固醇和少量糖脂。

（一）磷脂

磷脂是膜脂的基本成分，占膜脂的 55%～75%以上，磷脂可分为两类：甘油磷脂（glycerophosphatide）和鞘磷脂（sphingomyelin，SM）。

磷脂是由磷脂酰碱基和脂肪酸两部分通过甘油基团结合而成的。分子中的磷脂酰碱基较短，极性很强形成亲水性头部，疏水的较长的两条脂肪酸烃链构成了分子的尾部。这种一头亲水、一头疏水的分子称为兼性分子或双型性分子。磷脂的脂肪酸烃链上的碳原子数多为偶数，多由 16 个、18 个或 20 个碳原子组成，其中一条烃链常含有一个或数个双键，双键的存在造成这条不饱和链有一定角度的扭转（图 3-1）。组成磷脂的脂肪酸有饱和脂肪酸，也有不饱和脂肪酸。脂肪酸链的长度和不饱和程度可影响磷脂的相互位置，进而影响膜的流动性。

（二）胆固醇

胆固醇仅存在于真核细胞的质膜上，占膜脂的 20%以上，动物细胞膜中含量可达 30%。胆固醇分子由羟基基团组成的极性头部、非极性的类固醇环结构和一个疏水的碳氢链尾部三部分组成（图 3-2）。在膜中胆固醇分子散布在磷脂分子之间，其亲水的头部紧靠着磷脂的极性头部，类固醇环部分固定在靠近磷脂头部的碳氢链上，其余部分游离（图 3-3）。胆固醇分子对磷脂的脂肪酸尾部的运动有干扰作用，所以胆固醇对调节膜的流动性、增加膜的稳定性和降低水溶性物质的通透性等方面起着重要作用。有人曾发现给动物喂食缺乏胆固醇的食物，结果这些动物的红细胞脆性增加，容易引起细胞的破裂。因此，可以想象要是没有胆固醇，细胞就无法维持正常的生理功能，生命也将终止。

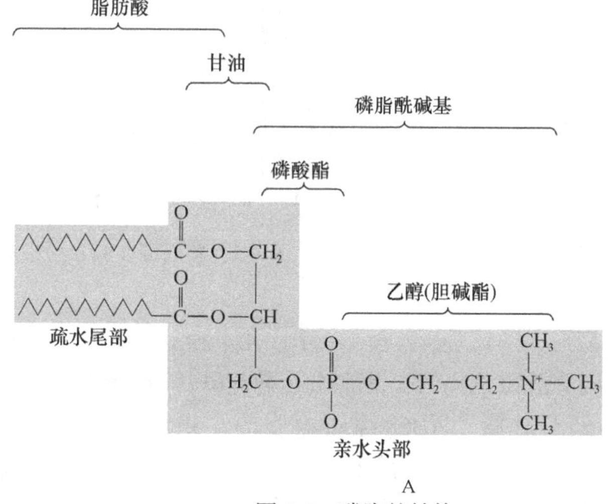

图 3-1　磷脂的结构

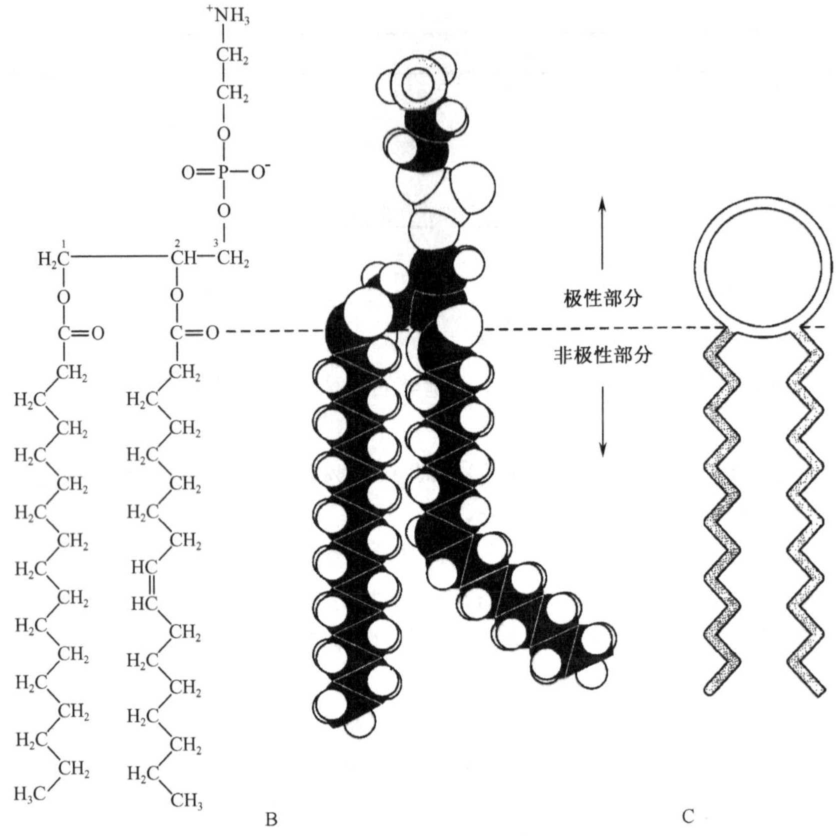

图 3-1　磷脂的结构（续）

A. 磷脂酰胆碱；B. 磷脂酰乙醇胺立体结构；C. 磷脂的表现形式

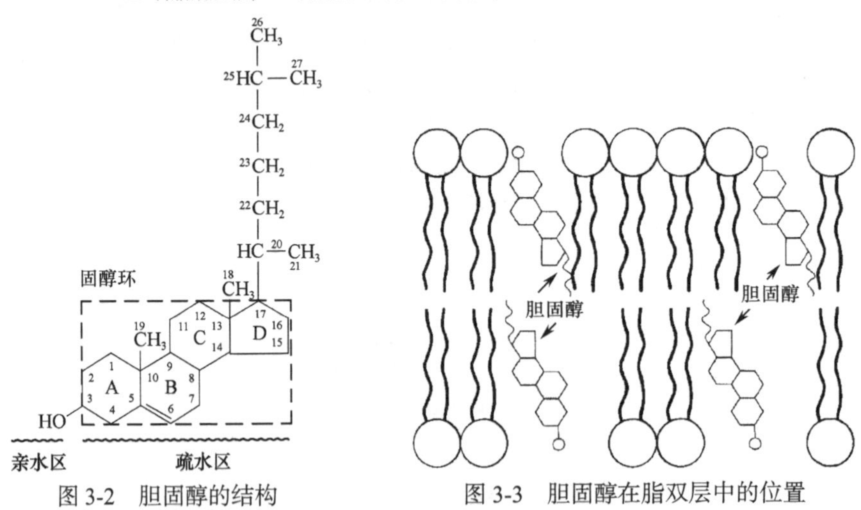

图 3-2　胆固醇的结构

图 3-3　胆固醇在脂双层中的位置

（三）糖脂

糖脂是糖和脂质结合所形成的物质，为含有一个或几个糖基的脂类，广泛分布在所有细胞膜上，但含量较少，占膜脂总量的 5%以下。糖脂分为糖基酰甘油和糖鞘脂。目前已发现 40 多种糖脂，如脑苷脂、神经节苷脂、ABO 血型糖脂等。最简单的糖脂是半乳糖脑苷脂（galactocerebroside），只有一个半乳糖残基为其极性头部。最复杂的是神经节苷脂（ganglioside），其分子头部有一个或几个唾液酸（*N*-乙酰神经氨酸）和糖的残基（图 3-4）。

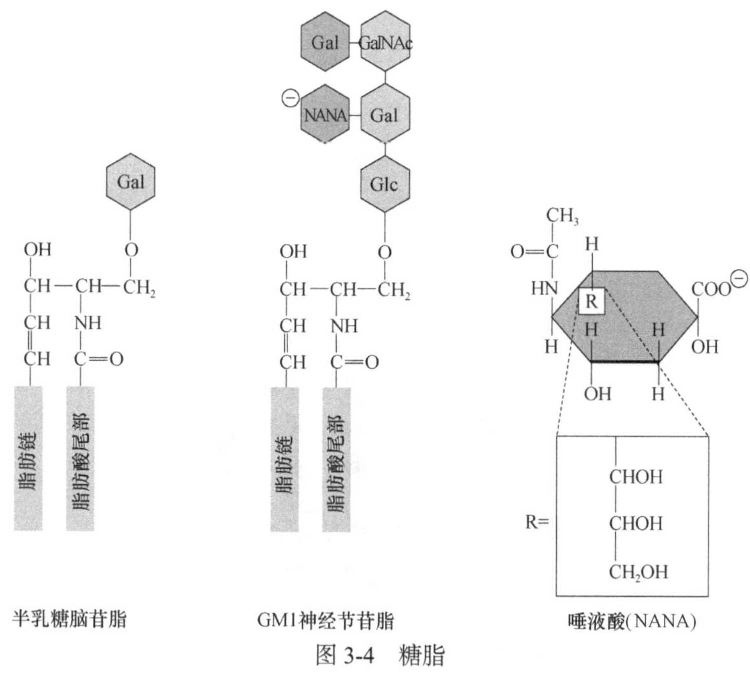

图 3-4　糖脂

二　膜蛋白

膜蛋白是细胞膜的重要组成部分，决定了细胞膜的大部分功能。膜蛋白含量的多少与种类的多样性都与膜的功能密切相关。在不同细胞中膜蛋白的种类和含量差别很大，大多数真核细胞膜中含量约为 50%，它们作为酶、载体、受体等执行着重要的生物学功能。根据蛋白质在膜中的位置及其与膜脂分子的结合方式，分为外在蛋白（extrinsic protein）、内在蛋白（intrinsic protein）和脂锚定蛋白（lipid anchored protein）3 种类型。

（一）外在蛋白

外在蛋白又称外周蛋白（peripheral protein）或附着蛋白（attachment protein），占膜蛋白的 20%～30%。外在蛋白完全外露在脂双层的内侧或外侧，以非共价键附着在脂的极性头部，为水溶性蛋白（图 3-5）。例如，红细胞膜表面的血红蛋白、膜载体、特异受体、酶、表面抗原。外在蛋白结合力较弱，只要改变溶液的离子强度甚至温度就可以从膜上分离下来，而膜结构不会被破坏，外在蛋白可以增加膜的强度。

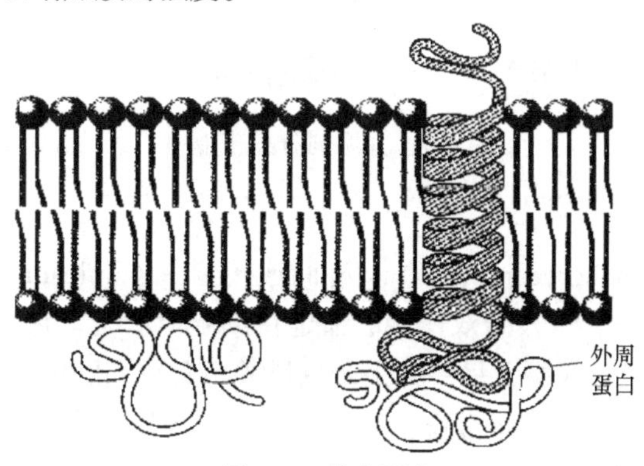

图 3-5　外在蛋白

（二）内在蛋白

内在蛋白又称镶嵌蛋白（mosaic protein）或整合蛋白（integral protein），是细胞膜功能的主要承担者，占膜蛋白的 70%～80%。它们有的嵌入脂双层内部称为镶嵌蛋白；有的贯穿于整个脂双层，称为跨膜蛋白（transmembrane protein）。实际上，内在蛋白几乎都是完全穿过脂双层（图 3-6）。内在蛋白与膜脂双层结合很紧密，只有用去垢剂使膜崩解后，才能将其分离（图 3-7）。

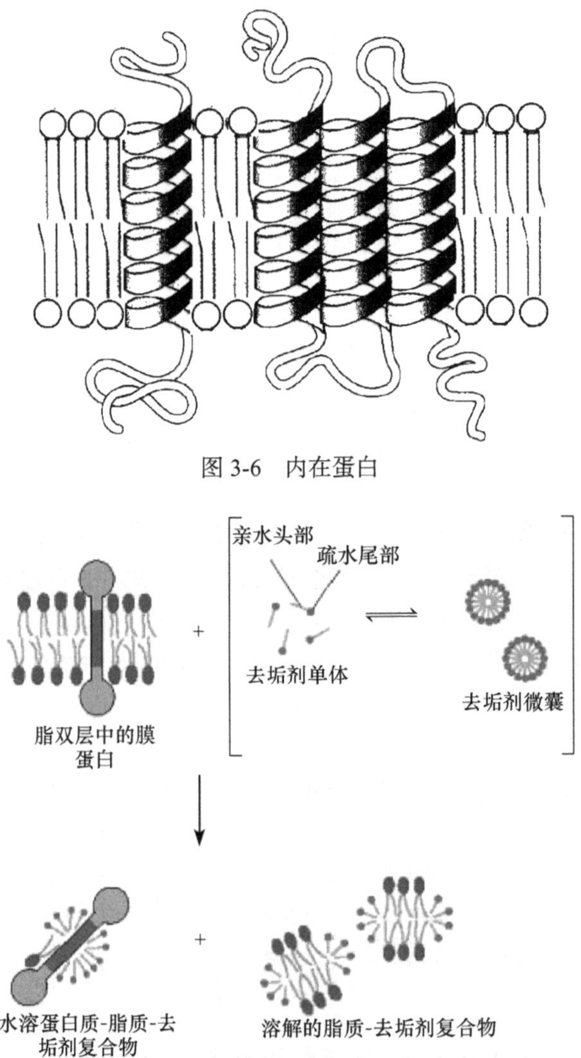

图 3-6　内在蛋白

图 3-7　去垢剂分离膜蛋白

（三）脂锚定蛋白

脂锚定蛋白（lipid-anchored protein）又称脂连接蛋白（lipid-linked protein），是通过共价键的方式同脂分子结合，插入脂双层中，锚定在细胞质膜上。它同脂的结合有两种方式，一种是蛋白质直接结合于脂双层，另一种是蛋白质并不直接同脂结合，而是通过一个糖分子间接同脂结合（图 3-8）。这类膜蛋白位于膜的两侧，形同外在蛋白，但与膜结合紧密，不易分离。

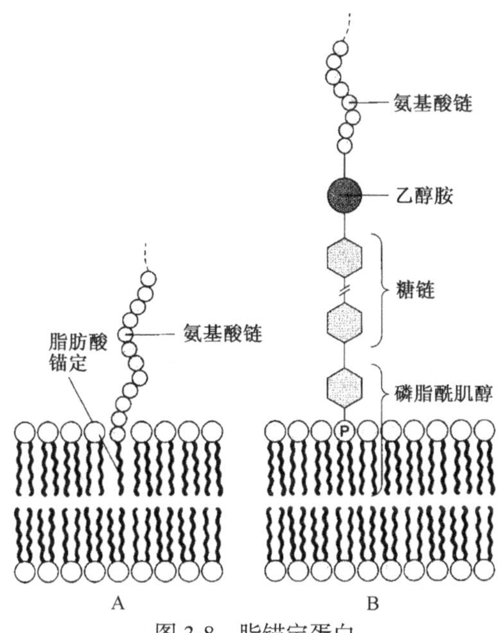

图 3-8 脂锚定蛋白

A. 通过脂肪酸将蛋白质锚定在质膜上；B. 通过糖链将蛋白质锚定在质膜上

脂锚定蛋白分为两类，一类是糖基磷脂酰肌醇（glycosylphosphatidylinositol，GPI）连接的蛋白，许多细胞表面的受体、酶、细胞黏附分子都是这类蛋白。一种很少见的贫血——阵发性血红蛋白尿就是由于 GPI 合成缺陷，造成红细胞容易破裂所致。另一类是存在于细胞质面的脂锚定蛋白，它通过长的包埋在脂双层中的碳氢链进行锚定。目前至少发现两种蛋白（Src 和 Ras）是通过这种方式锚定在质膜的细胞质面上，且这种锚定方式与细胞从正常状态向恶性状态转化有关。

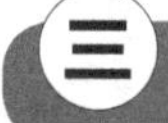

三 膜糖类

细胞膜中的糖类占膜重量的 2%～10%，细胞膜糖类主要是一些寡糖链和多糖链，7%以共价键和膜脂结合形成糖脂，剩下 93%与蛋白质结合形成糖蛋白。这些糖链绝大多数裸露在膜的外面（非细胞质一侧）。应特别指出，细胞质膜上的膜糖都位于质膜的外表面，内膜系统的膜糖则位于内表面。

在糖蛋白中，糖是以寡聚糖的形式与蛋白质多肽链连接，糖与氨基酸的连接有两种形式，即 O-连接和 N-连接（图 3-9）。

糖脂是糖和脂质结合所形成的物质，目前知道最清楚的就是红细胞质膜上的糖脂。红细胞膜上的糖脂就是 ABO 血型系统的血型抗原，血型免疫活性特异性的分子基础就是糖链的糖基组成。A、B、O 三种血型抗原的糖链结构基本相同，只是糖链末端的糖基有所不同。A 型血的糖链末端为 *N*-乙酰半乳糖，B 型血为半乳糖，AB 型血两种糖基都有，O 型血则缺少这两种糖基（图 3-10）。

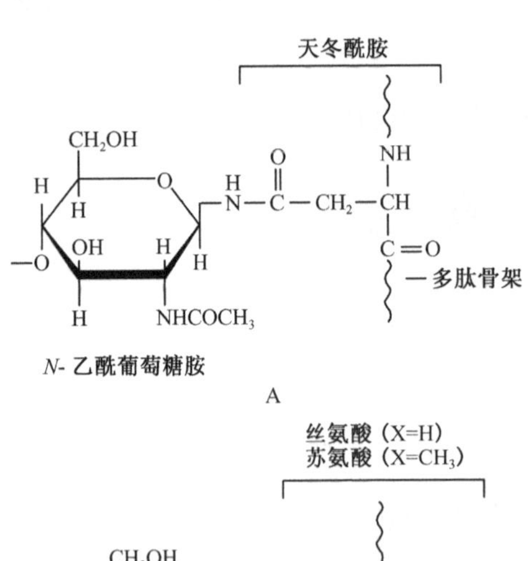

图 3-9　糖与多肽链接的两种方式

A. N-连接；B. O-连接

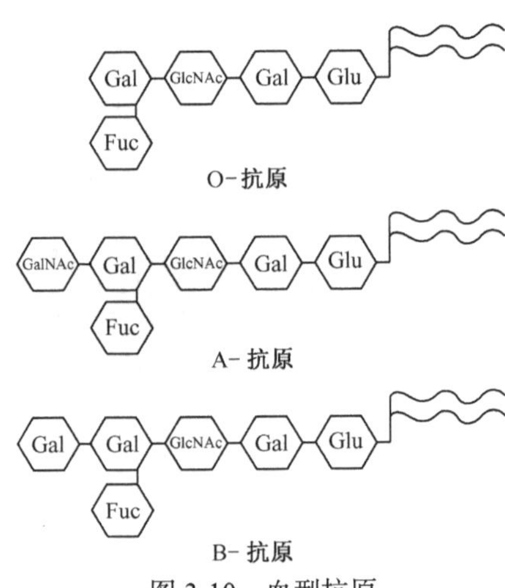

图 3-10　血型抗原

知识链接

细胞膜组分和结构的早期研究

19 世纪末，耐格里（Nageli）、普费弗（Pfeffer）和欧文顿（Overton）相继发现，不同物质进出细胞的快慢不同，认为这种速率差可能是细胞膜通透限制所致。

1895 年，欧文顿（E.Overton）用植物的根毛做实验，推测细胞膜由脂质组成，初步明确了细胞膜的化学组成。

1925 年，戈特（E.Gorter）和格伦德尔（F.Grendel）根据对红细胞质膜的研究，首次提出质膜是由双层脂分子构成的。

1932 年科尔（Cole）、1934 年夏皮罗（Shapiro）分别用海胆卵做实验，发现卵细胞质膜的表面张力要比纯油滴小得多。

1935 年，丹尼利（J.F.Danielli）和哈维（H.Harvey）提出了第一个质膜模型，即片层结构模型。

第二节　细胞膜的分子结构与特性

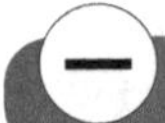

一　细胞膜的分子结构

细胞膜主要由蛋白质、脂类和糖类三种物质组成，它们是如何排列组合和相互作用构成细胞膜的？科学家们从 19 世纪末就开始了对细胞膜结构的研究，迄今为止提出了几十种细胞膜的分子结构模型，下面介绍几种具有代表性的模型。

（一）双分子片层模型

1935 年詹姆斯·丹尼利（James Danielli）和休·戴维森（Hugh Davson）提出了双分子片层模型，又称为三明治式模型。该模型认为膜的骨架是脂质形成的双层结构，脂分子的疏水尾部在膜的内部彼此相对，亲水端朝外，脂双层的内外两侧都由一层球形蛋白质包被，即蛋白质-脂质-蛋白质的三层结构。并且在 1954 年对该模型进行了修改：蛋白质是以 β-折叠与脂类极性端结合形成疏网状结构。膜上有一些二维伸展的孔，孔的表面也是由蛋白质包被的，这样使孔具有极性，水、极性溶质分子通过小孔穿过细胞膜，非极性溶质直接穿过脂双层（图 3-11）。

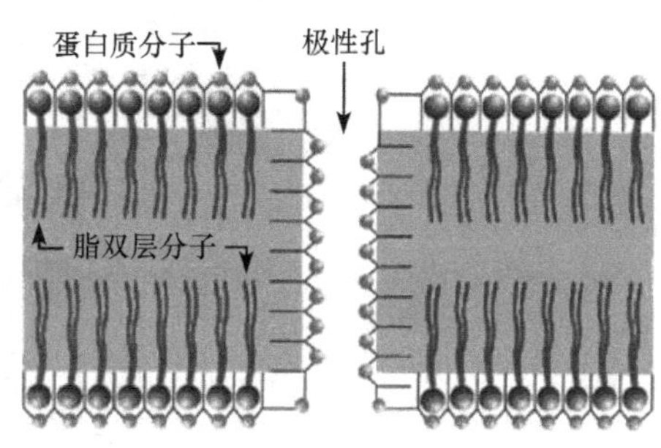

图 3-11 修改后的双分子片层模型

（二）单位膜模型

单位膜模型（unit membrane model）是罗伯森（J. D. Robertson）在 1959 年提出的，他用电镜超薄切片技术获得了清晰的细胞膜照片，电镜显示暗-明-暗三层结构的图像（图 3-12），即内外两侧是厚度各为 2.0nm 的电子密度高的暗带，中间是厚度约 3.5nm 电子密度低的亮带，膜全层厚约 7.5nm，这种结构称为单位膜（图 3-13）。该模型认为暗带是磷脂分子的亲水端和蛋白质分子，明带则是磷脂分子的疏水尾部。

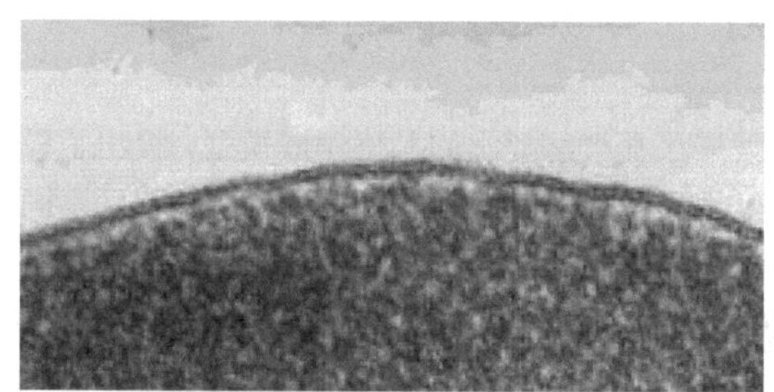
图 3-12 细胞膜的三层结构电镜图

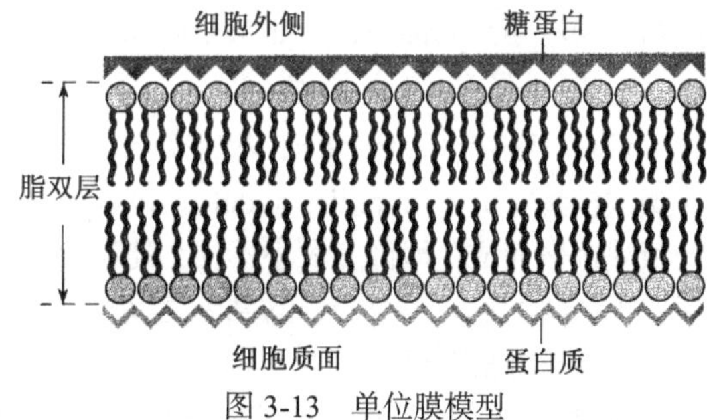

图 3-13 单位膜模型

（三）流动镶嵌模型

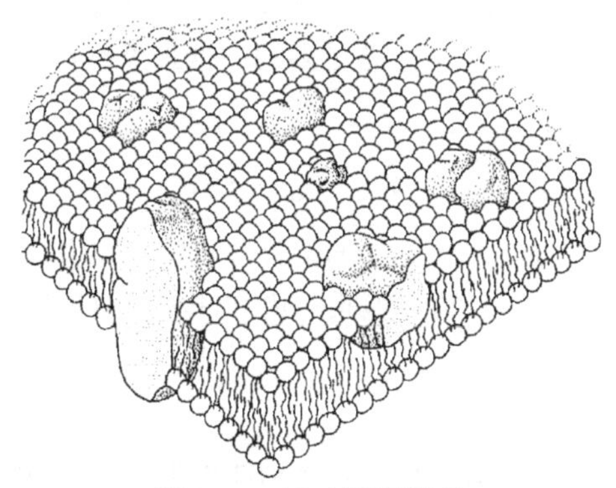
图 3-14 流动镶嵌模型

流动镶嵌模型（fluid mosaic model）是由辛格（Singer）和尼科尔森（Nicolson）于 1972 年提出的，目前被广泛接受。流动镶嵌模型认为细胞膜的骨架是磷脂双分子层，磷脂分子以疏水性尾部相对，极性头部朝向膜的内外两侧组成细胞膜骨架；蛋白质或嵌在脂双层表面，或嵌在其内部，或横跨整个脂双层，表现出分布的不对称性（图 3-14）。

流动镶嵌模型突出了膜的流动性和不对称性，在此基础上提出了生物膜结构模型（图3-15）。即细胞膜的外侧表面还有糖类分子，形成糖脂、糖蛋白；细胞膜的内外表面上，脂类和蛋白质的分布不平衡，反映了膜两侧的功能不同；磷脂双分子层具有流动性，其脂类分子可以自由移动，蛋白质分子也可以在脂双层中横向移动。这些是对流动镶嵌模型的补充。

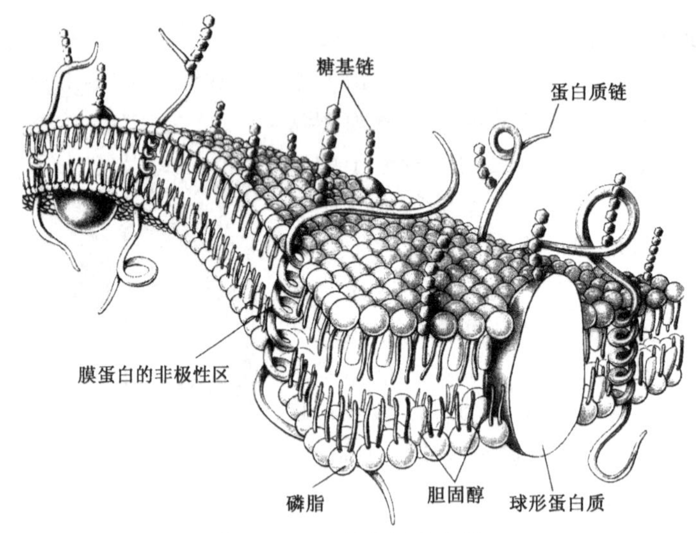

图 3-15　生物膜结构模型

（四）晶格镶嵌模型

晶格镶嵌模型（crystal mosaic model）是 1975 年由瓦拉赫（Wallach）提出的，是对流动镶嵌模型的补充，强调膜流动的整体性，用膜脂可逆地进行无序（液态）和有序（晶态）的相变来解释生物膜的流动性。膜镶嵌蛋白对脂类分子的运动有控制作用。镶嵌蛋白和它周围的脂类分子形成晶格状态，这些不移动的脂类分子称界面脂质，而流动的脂质呈小片、点状分布。所以脂质的流动是局部的，并非整个脂双层都在流动。

（五）板块镶嵌模型

1977 年杰恩（Jain）和怀特（White）进一步发展了瓦拉赫提出的晶格镶嵌模型，提出了板块镶嵌模型（block mosaic model）。该模型认为生物膜实际上是由刚性较大、流动性程度不同的板块镶嵌而成。即许多大小不同、能独立移动的脂质区（有序结构板块）之间有流动的脂质区（无序结构板块）分布，这两者之间处于一种连续的动态平衡之中。

（六）脂筏模型

脂筏（lipid raft）是质膜上富含胆固醇和鞘磷脂的微结构域（microdomain），即在生物膜上胆固醇、鞘磷脂等富集形成的有序脂相，如同漂浮在脂双层上的“脂筏”一样载着各种膜蛋白。这是近些年提出的一种模型，解释了生物膜的某些性质和功能，但仍需更多的证据来支持。

 细胞膜的特性

人们通过大量的实验观察到细胞膜具有一些重要的特性，如细胞膜的选择透过性、膜蛋白的极性和镶嵌特性、细胞膜的流动性和不对称性等，这里我们介绍细胞膜的流动性和不对称性两个重要特性。

（一）细胞膜的流动性

细胞膜的流动性是指膜内部分子的运动，即膜脂和膜蛋白的运动性，它是保证细胞膜正常功能的必要条件。

1. 膜脂的流动性　膜脂的流动是造成细胞膜流动的主要因素。概括起来，膜脂的运动方式（图 3-16）主要有以下六种。①侧向扩散：脂质分子在同一膜平面侧向地与相邻分子互相快速交换位置，这是膜脂的基本运动方式，也是造成膜流动的主要成因。其交换速率约每秒 10^7 次，

每秒移动的距离可达 2μm；②旋转运动：膜脂分子围绕着与膜平面垂直的轴快速旋转；③摆动运动：膜脂分子围绕着与膜平面垂直的轴左右摆动，尾部摆动幅度大，头部摆动幅度小；④伸缩震荡：脂肪酸链沿着纵轴方向进行伸缩震荡运动；⑤翻转运动：脂质分子从双分子层的一侧以 180°翻转到另一侧。这种翻转运动在大多数膜上很少发生且速度极慢，但在合成脂质活跃的内质网膜上，磷脂分子经常发生翻转；⑥旋转异构：脂酰烃绕 C—C 键旋转，导致异构化运动。

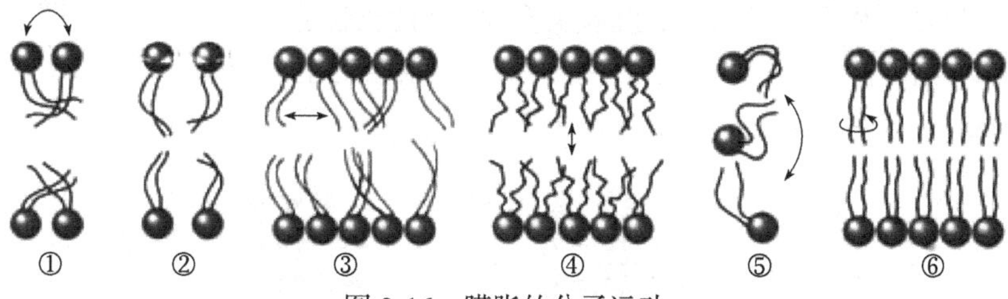

图 3-16　膜脂的分子运动

2. 膜蛋白的流动性　膜蛋白也具有流动性，但由于膜蛋白的分子量较大，同时受到细胞骨架的影响，它不可能像膜脂那样运动，其运动速度要慢得多，而且并非所有的蛋白质分子在整个膜上都能自由地流动，绝大多数蛋白只能在细胞膜的特定区域流动。运动方式主要有侧向扩散和旋转运动两种。比较经典的证明膜蛋白流动性的实验是 1970 年弗莱（Frye）和埃迪登（Edidin）用仙台病毒介导完成人鼠细胞的融合，37℃下培养 40 分钟后，两种颜色的荧光均匀点状分布于细胞膜周围（图 3-17），说明膜蛋白是具有流动性的。

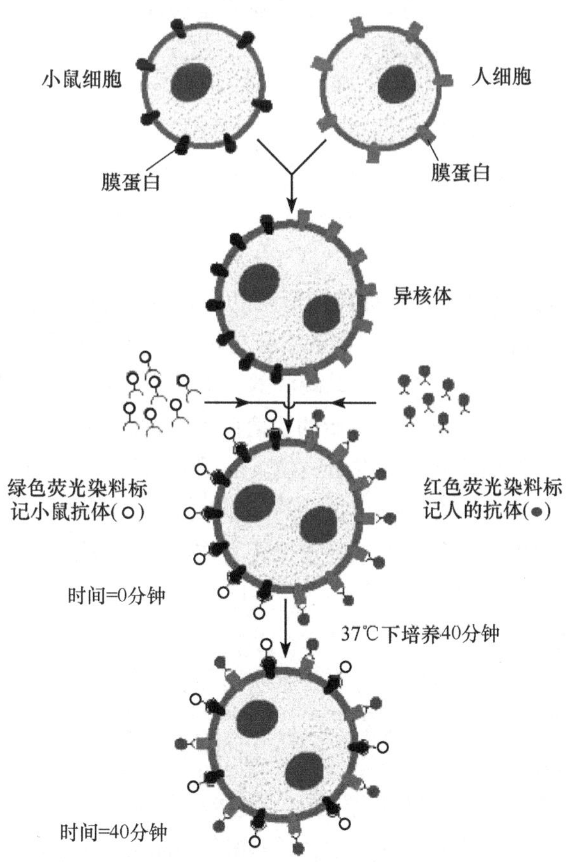

图 3-17　通过细胞融合证明膜蛋白的流动性

3. 影响膜流动性的因素

（1）温度：是影响膜流动性最主要的因素。在正常生理条件下，膜脂一般呈液晶态（能流动，具有一定形状和体积的物态）；但当温度下降至某一点时，则变为凝胶状（不流动）的晶态；如温度上升，晶态又可转变为液晶态。膜脂状态的相互转化称为相变，引起相变的温度称相变温度。在相变温度之上，膜脂分子总是处于不断的运动之中。相变温度越低，膜脂分子流动性就越大；反之，相变温度越高，膜脂分子的流动性也就越小（图 3-18）。图中所示是由磷脂酰胆碱和磷脂酰乙醇胺构建的人工脂双层。在相变温度之上，磷脂有较大自由度；在相变温度以下，磷脂运动大大受限，成为结晶的胶态。

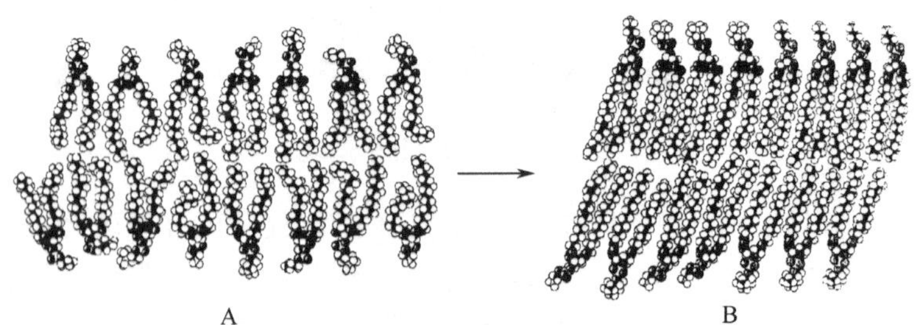

图 3-18 温度影响脂双层的结构状态

A. 似液态；B. 似凝胶态

（2）胆固醇：对细胞膜的流动性具有调节作用，这种作用随温度的不同而改变。在相变温度以上，它可以减小脂质分子尾部的运动，限制膜的流动性；而在相变温度以下，它可以增强脂质分子尾部的运动，提高膜的流动性。

（3）脂肪酸链的长度：脂肪酸链短则其尾部间的相互作用较小，使膜的流动性增加；反之，脂肪酸链长则其尾部的相互作用较大，使膜的流动性降低。

（4）脂肪酸链的不饱和程度：饱和程度高的脂肪酸链紧密有序地排列，膜流动性小；而不饱和脂肪酸链不饱和双键的存在会降低分子间排列的有序性，从而增强了膜的流动性。

（5）卵磷脂和鞘磷脂比值的影响：卵磷脂所含的脂肪酸链短，不饱和程度高，相变温度低。因此，若卵磷脂含量高，则流动性大。而鞘磷脂与之相反，饱和程度高，相变温度也高。因此，若鞘磷脂含量高，则流动性低。卵磷脂与鞘磷脂的比值越高，膜的流动性就越大。衰老的细胞膜和动脉硬化的细胞膜上的卵磷脂与鞘磷脂的比值低，膜的流动性低。

（6）膜蛋白对膜流动性的影响：内在蛋白使其周围的脂类成为界面脂，导致膜脂的微黏度增加、膜脂流动性降低。膜中内在蛋白与膜外的配体、抗体及其他大分子相互作用均影响膜蛋白的流动性。另外，内在膜蛋白与膜下细胞骨架相互作用也会限制膜蛋白的运动。因此，内在膜蛋白的数量越多，膜的流动性越小。

（二）细胞膜的不对称性

以脂双层的疏水端为界，细胞膜被分隔为胞质面和非胞质面的内外两层。膜的主要成分是蛋白质、脂质和糖类，膜的不对称性主要是指这些成分在细胞膜内外两侧分布的不对称以及这些分子在方向上的不对称。

1. 膜脂分布的不对称性　表现在脂双层中各类脂分布的比例不同，各种细胞的膜脂不对称性差异很大。例如，在人红细胞膜脂双层中，磷脂酰胆碱和鞘磷脂多分布在外层，而磷脂酰乙醇胺、磷脂酰丝氨酸多分布在内层，并且导致了内层的负电荷大于外层（图 3-19）。

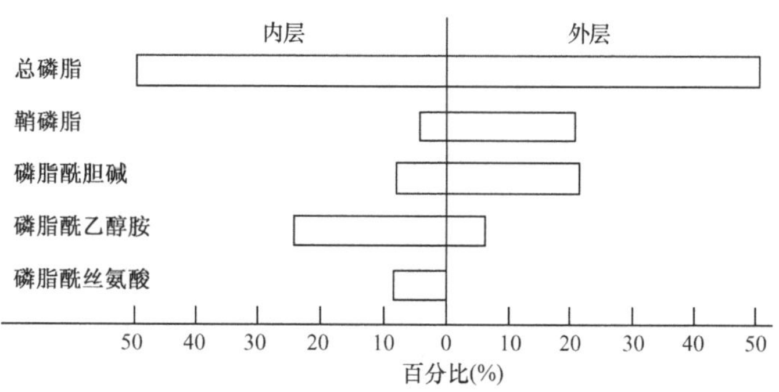

图 3-19 人红细胞膜中磷脂的不对称分布

2. 膜蛋白分布的不对称性 表现为每种膜蛋白在膜中都有特定的排布方向，与其功能相适应，这是膜蛋白不对称性的主要因素。膜蛋白的不对称性包括外周蛋白分布的不对称以及内在蛋白内外两侧氨基酸残基数目的不对称。红细胞膜的冰冻蚀刻标本显示，细胞质面的蛋白质比外表面少；每种蛋白质分子在膜上都有确定的排布方向，如细胞膜上的受体、酶和载体蛋白都位于膜的外表面（图 3-20）。

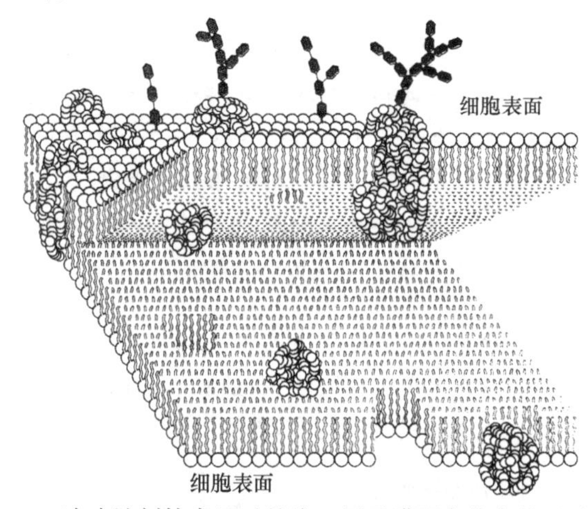

图 3-20 冰冻蚀刻技术显示的脂双层及膜蛋白分布的不对称性

3. 膜糖类分布的不对称性 是指膜糖以糖蛋白或糖脂的形式存在，无论是糖脂（图 3-21）还是糖蛋白的糖基都是位于膜的外表面（图 3-22）。这种膜结构的不对称性决定了膜功能的方向性，使膜内外表面具有不同功能。

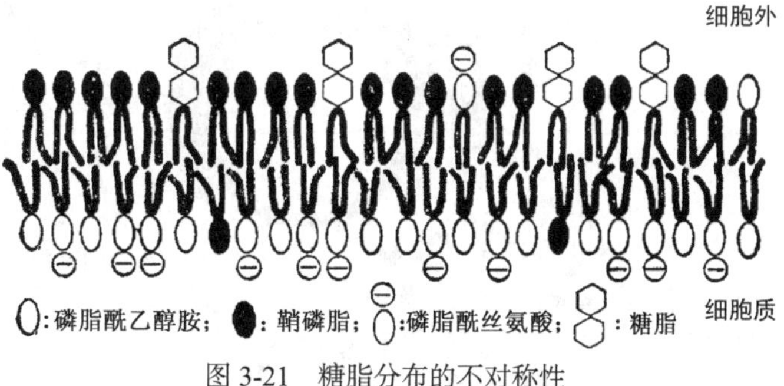

图 3-21 糖脂分布的不对称性

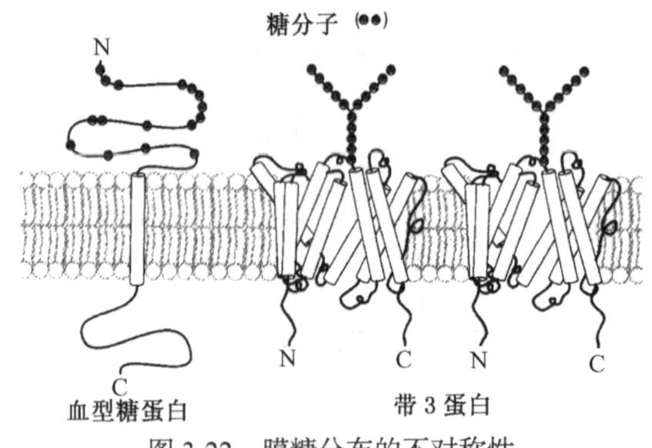

图 3-22　膜糖分布的不对称性

第三节　细胞膜的功能

● 案例 3-2

1989 年 12 月 3 日，美国匹兹堡大学的一位器官移植专家，经过约 21 小时的努力，成功地为一名患者进行了世界首例心脏、肝脏和肾脏多器官移植手术。这位名叫辛迪·马丁的妇女当年 26 岁，是第二次接受移植手术治疗。三年前她曾做过心脏移植手术，但她体内对移入的心脏产生了排斥作用，并患了肝炎和肾功能障碍。发生原因主要是受体和移植物的白细胞膜上的抗原（human leucocyte antigen，HLA）不同。这次马丁手术后情况正常。

问题：细胞膜抗原是什么？细胞膜有什么功能？

细胞膜位于细胞外周，把细胞与外界环境分隔开来，对细胞内部起保护作用，维持细胞内微环境的相对稳定，使细胞内的各种生化反应正常进行，并且它还是细胞与外界环境进行信息传递、物质和能量交换的门户。细胞膜的结构和功能见图 3-23。

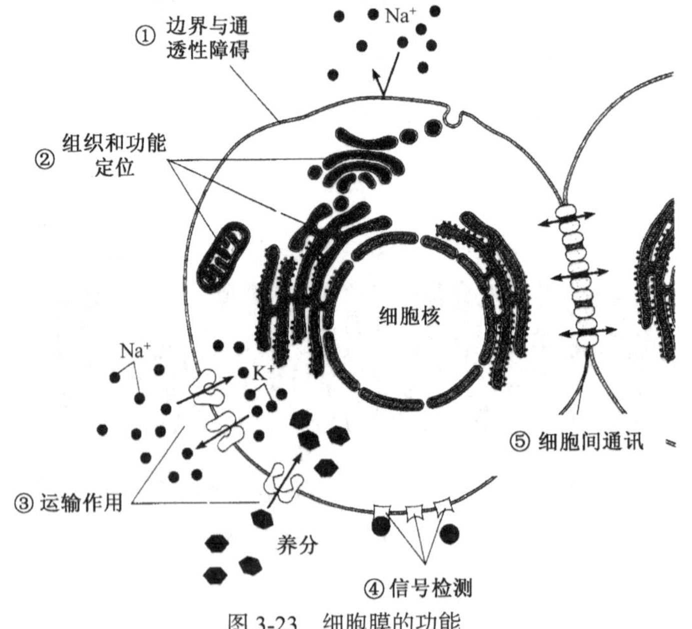

图 3-23　细胞膜的功能

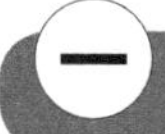

细胞膜与物质运输

细胞膜使细胞成为一个相对独立的系统，但细胞不是一个封闭的系统，细胞的生存、生长和发育依赖于细胞内外的物质交换。物质通过细胞膜的运输方式分为两大类：一是小分子和离子的跨膜运输；二是大分子和团块物质的膜泡运输。

（一）跨膜运输

跨膜运输分为被动运输（passive transport）和主动运输（active transport）两类。

1. 被动运输　是指物质顺浓度梯度，由高浓度一侧经细胞膜向低浓度一侧转运的跨膜运输，转运所需动力来自浓度梯度，不需要消耗能量。被动运输包括简单扩散和易化扩散。

（1）简单扩散（simple diffusion）：又称自由扩散，是指一些脂溶性物质由膜的高浓度侧向低浓度侧的扩散过程，不耗能，不需要载体，这种运输方式称为简单扩散。简单扩散的速率与物质的分子大小及对脂类的相对可溶性有关。通常分子越小、脂溶性越大，通过脂双层的速率越快（图 3-24）。事实上，在细胞的物质转运过程中，通过简单扩散运输的很少，脂溶性物质如苯、醇、类固醇激素，非极性小分子 O_2、CO_2、N_2 及一些不带电荷的极性小分子如水、尿素、甘油等可通过简单扩散的方式穿过脂双层。

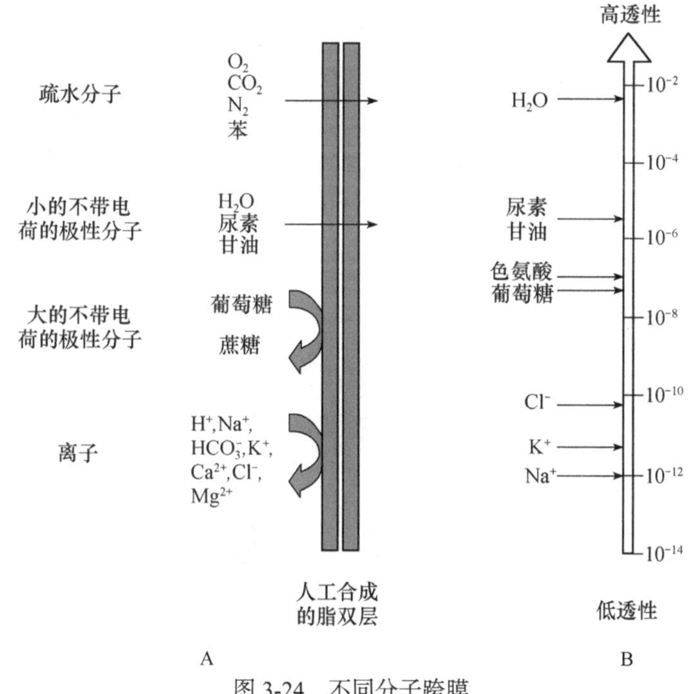

图 3-24　不同分子跨膜

A. 人工脂双层膜对不同分子的相对通透性；B. 不同分子通过人工脂双层膜的渗透系数

（2）易化扩散（facilitated diffusion）：又称协助扩散，是指一些非脂溶性物质或亲水性的小分子物质借助跨膜蛋白的帮助顺浓度梯度扩散的方式。例如，Na^+、K^+、葡萄糖、氨基酸、核苷酸等物质的运输。根据参与运输的跨膜蛋白的不同，易化扩散分为载体蛋白介导的易化扩散和通道蛋白介导的易化扩散两种方式。

1）载体蛋白介导的易化扩散：某些膜转运蛋白上具有特殊的结合位点，能特异地与某物质进行暂时性的结合，使构象发生变化并顺浓度梯度运输该物质。某些小分子亲水性物质如葡萄糖、氨基酸、核苷酸就是依靠这种方式进出细胞的。葡萄糖先结合在细胞膜的外面，并引起载体蛋白的构象改变，将葡萄糖的结合位点转向细胞膜内，最终将葡萄糖释放到细胞质中，随后载体蛋白构象复原。这种运输过程所需动力来自被转运物质的浓度势能差（图 3-25）。

2）通道蛋白介导的易化扩散：通道蛋白是一类贯穿脂双层的、中央带有亲水性孔道的膜蛋白。当孔道开放时，物质可经孔道从高浓度一侧向低浓度一侧扩散，称为通道蛋白介导的易化扩散。各种带电荷离子如 Na^+、K^+、Ca^{2+}、Cl^-等以此方式迅速穿膜转运。有些通道蛋白形成的通道处于持续开放状态，如钾泄漏通道，K^+可以不断外流。有的是间断开放的，仅在特定刺激下才打开，而且是瞬时开放瞬时关闭，在几毫秒的时间里，一些离子顺着浓度梯度自由扩散通过细胞膜，这类通道蛋白又称为闸门通道（gated channel）。闸门通道主要有两类：表面受体与细胞外的特定物质——配体（ligand）结合引起闸门开放的称配体闸门通道；受膜电位变化控制的称电压闸门通道（图 3-26）。目前发现的通道蛋白已有 50 多种，主要是离子通道，几乎存在于所有的细胞膜中，目前研究了解较多的有神经和肌肉细胞膜上的与神经冲动传导及肌肉收缩有关的离子通道。

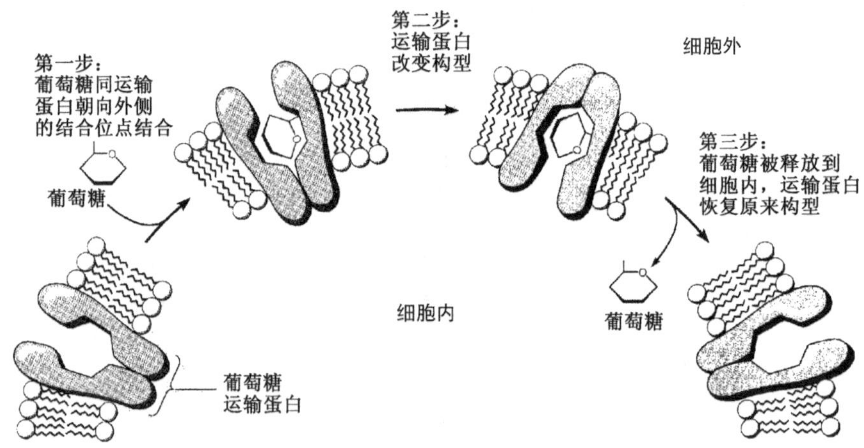

图 3-25　红细胞膜中载体蛋白促进葡萄糖扩散示意图

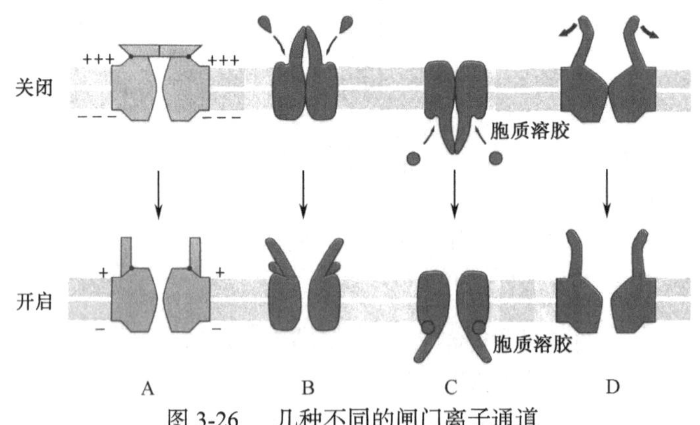

图 3-26　几种不同的闸门离子通道

A. 电压闸门；B. 配体闸门（细胞外配体）；C. 配体闸门（细胞内配体）；D. 动力闸门

2. 主动运输　是指物质在载体蛋白帮助下消耗细胞代谢能，逆浓度梯度（从低浓度一侧向高浓度一侧）通过细胞膜的运输方式。常见的主动运输有离子泵和协同运输。

（1）钠钾泵（Na^+- K^+泵）：普遍存在于哺乳动物细胞膜上，其实质是 Na^+，K^+- ATP 酶，既是载体又是酶（图 3-27）。它可使 ATP 水解并释放出能量，逆浓度梯度转运 Na^+、K^+。

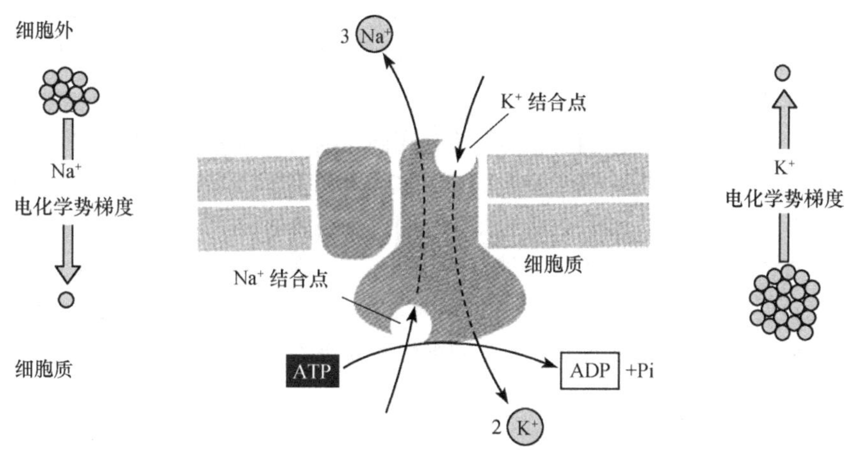

图 3-27　Na^+-K^+泵示意图

Na^+，K^+-ATP 酶通过磷酸化和去磷酸化过程实现构象的变化，导致与 Na^+、K^+的亲和力发生变化。首先在膜内侧 Na^+与酶结合，激活 ATP 酶活性，使 ATP 分解，酶被磷酸化，引起酶构象的改变，Na^+结合位点转向膜外侧；这种磷酸化的酶对 Na^+的亲和力低，对 K^+的亲和力高，因而把 Na^+释放到细胞外，同时与细胞外的 K^+结合，K^+与磷酸化酶结合后促使酶去磷酸化，酶的构象恢复原状，于是与 K^+结合的部位转向膜内侧，K^+与酶的亲和力降低，使 K^+在膜内被释放，而又与 Na^+结合（图 3-28）。如此可反复进行。钠钾泵每完成一次转运过程，可同时泵出 3 个 Na^+，泵入 2 个 K^+。

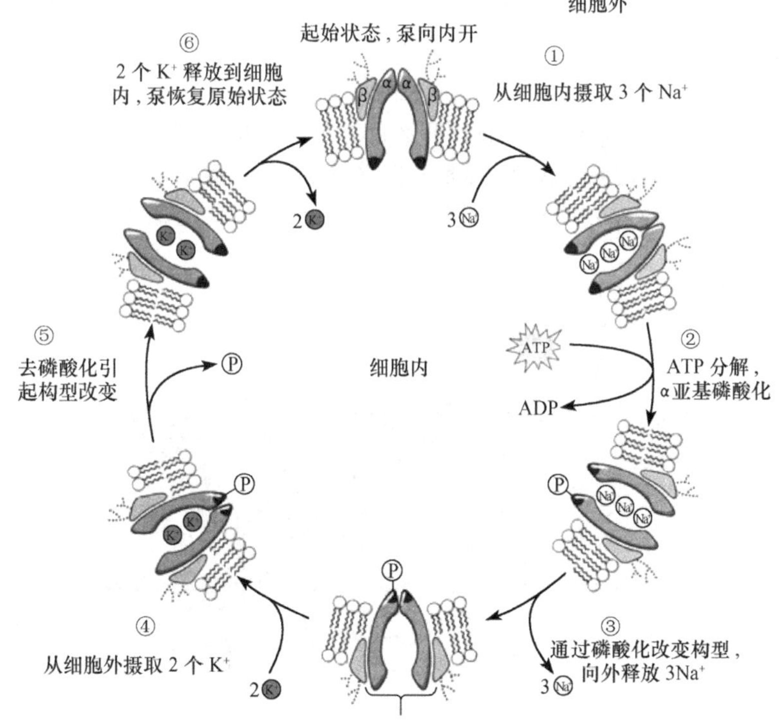

图 3-28　Na^+，K^+-ATP 酶工作原理示意图

Na^+-K^+泵的作用：①维持细胞的渗透性，保持细胞的体积；②维持低 Na^+高 K^+的细胞内环境，维持细胞的静息电位，同时也是动作电位的基础。

临床上用洋地黄毒苷、乌苯苷、地高辛等强心剂治疗充血性心力衰竭，其机制是这些药物能抑制心肌细胞 Na^+-K^+泵的活性，从而降低钠钙交换器效率，使内流 Ca^{2+}增多，加强心肌收缩，因而具有强心作用。

（2）钙泵：又称 Ca^{2+}-ATP 酶。它与钠钾泵相同，也是一种跨膜蛋白，且广泛分布在细胞膜、肌浆网或内质网膜上，其中以骨骼肌的肌浆网膜上最多。钙泵对于细胞是非常重要的，因为 Ca^{2+}通常与信号转导有关，Ca^{2+}浓度的变化会引起细胞内信号途径的反应，导致一系列的生理变化。一般真核细胞外 Ca^{2+}浓度高于细胞内 Ca^{2+}浓度，在肌细胞中，大量 Ca^{2+}储存在肌浆网中，其浓度高达 10^{-2}mol / L。细胞内外、肌浆网内外的 Ca^{2+}浓度差，主要是由 Ca^{2+}-ATP 酶来维持的。Ca^{2+}-ATP 酶每分解一分子的 ATP，向细胞膜外转运两个 Ca^{2+}或转运两个 Ca^{2+}进入肌浆网（图 3-29）。

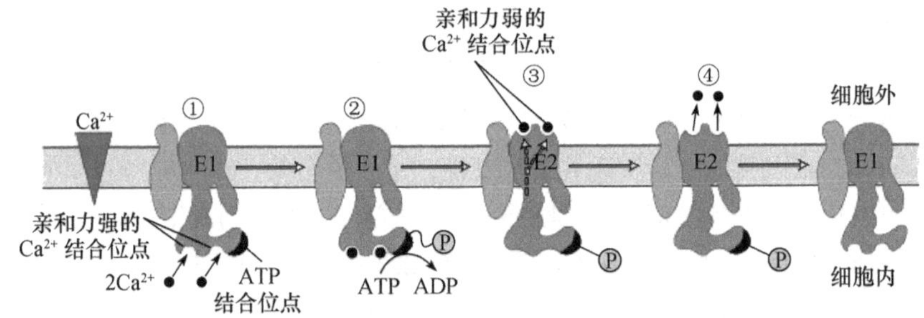

图 3-29 Ca^{2+}-ATP 酶工作原理示意图

位于肌浆网（sarcoplasmic reticulum）上的钙泵是了解最多的一类钙泵，肌浆网是一类特化的内质网，形成的网管状结构位于细胞质中，具有储存 Ca^{2+}的功能。肌细胞膜去极化后引起肌浆网上的钙通道打开，大量 Ca^{2+}进入细胞质，引起肌肉收缩之后由钙泵将 Ca^{2+}泵回肌浆网。

（3）协同运输（co-transport）：又称偶联运输，是指一种物质的运输依赖于第二种物质的同时运输，运输的能量不是来自 ATP，而是来自膜两侧离子的电化学浓度梯度。根据物质运输方向与离子沿浓度梯度的转移方向，协同运输又可分为同向运输（symport）与反向运输（antiport）（图 3-30）。

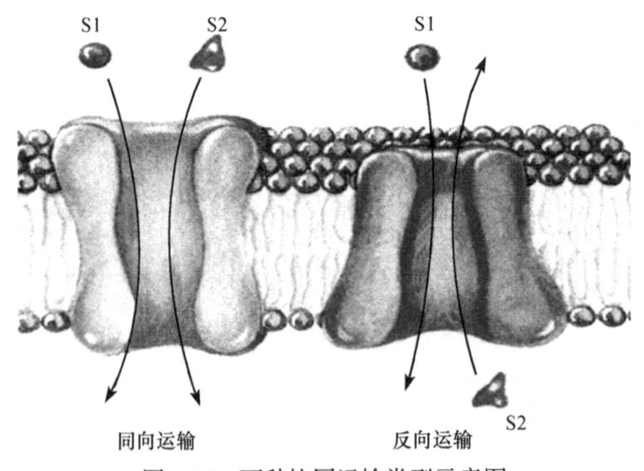

图 3-30 两种协同运输类型示意图

1）同向运输：指物质运输方向与离子转移方向相同。例如，小肠上皮细胞对葡萄糖的吸收就是伴随着 Na^+的进入，细胞内的 Na^+又被钠钾泵泵出细胞外，细胞内始终保持较低的 Na^+浓度，形成电化学梯度。在转运过程中，葡萄糖与 Na^+结合在同一载体的不同位点上，由于 Na^+可顺电化学梯度流入细胞，这样葡萄糖就与 Na^+相伴逆浓度梯度进入细胞。在该过程中，葡萄糖转运并不直接消耗 ATP，而是间接的，直接动力是 Na^+浓度梯度。Na^+顺浓度梯度转运的同时伴有葡萄糖的逆浓度梯度转运是同向协同运输（图 3-31）。

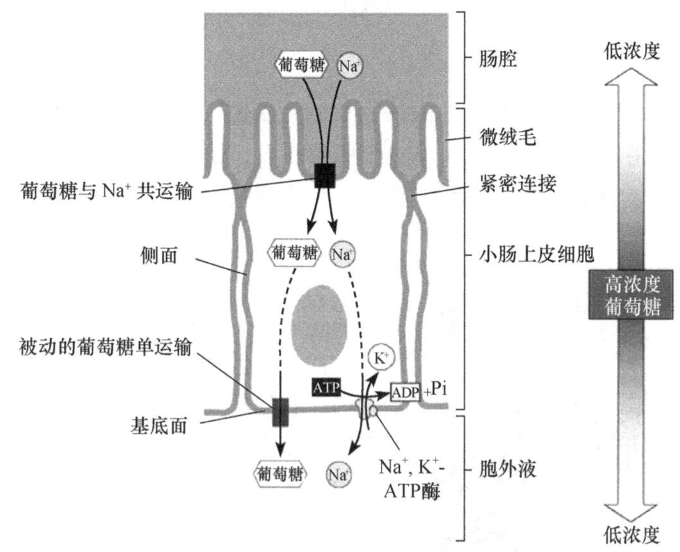

图 3-31 小肠上皮细胞吸收葡萄糖示意图

葡萄糖分子通过 Na^+驱动的共运输方式进入上皮细胞；再经载体介导的协助扩散方式进入血液；Na^+-K^+泵消耗 ATP 维持 Na^+的电化学势梯度

2）反向运输：是指物质跨膜运输的方向与离子转移的方向相反。常见的反向协同运输载体蛋白有 Na^+-Ca^{2+}和 Na^+-H^+交换载体。当 Na^+顺浓度梯度进入细胞时，提供能量使 Ca^{2+}逆浓度梯度排出细胞外，这是细胞向外环境驱出 Ca^{2+}的一种重要机制。

综上所述，可以看出主动运输这种方式，能够保证活细胞按照生命活动的需要，主动地选择吸收所需要的营养物质，并且排出新陈代谢产生的废物和对细胞有害的物质。可见，主动运输对于活细胞完成生命活动有重要作用。

（二）膜泡运输

一些大分子和颗粒物质如蛋白质、多核苷酸、多糖等被运输时并不直接穿过细胞膜，而是质膜首先内陷形成膜泡，然后通过一系列膜囊泡的形成和融合来完成转运的过程，这种运输称为膜泡运输。此运输过程中涉及质膜的融合和断裂，因此需要消耗细胞的能量。根据物质运输的方向，膜泡运输可分为胞吞作用和胞吐作用。

1. 胞吞作用（endocytosis） 又称为内吞作用，是指通过细胞膜内陷将细胞外的大分子和颗粒物质包裹形成囊泡，从而被转运到细胞内的过程。根据摄入物质的状态、大小和特异程度不同，将胞吞作用分为吞噬作用、胞饮作用和受体介导的胞吞作用 3 种方式（图 3-32）。

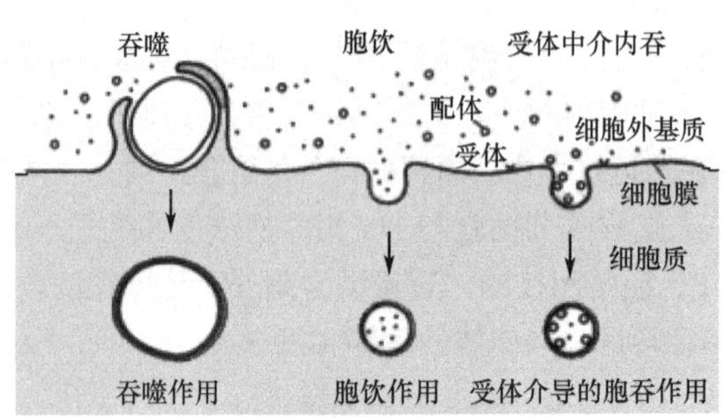

图 3-32　胞吞作用

（1）吞噬作用：是细胞摄入较大的固体颗粒性物质的过程，形成的囊泡较大。

吞噬的过程：被吞噬的物质首先吸附在细胞膜表面，随后在接触部位细胞膜向内凹陷，最后凹陷颈部的膜融合封闭将物质包裹形成囊泡，并从细胞膜上分离进入细胞质，成为吞噬体或吞噬泡。吞噬体在细胞内与溶酶体融合，将吞入的物质进行消化分解。

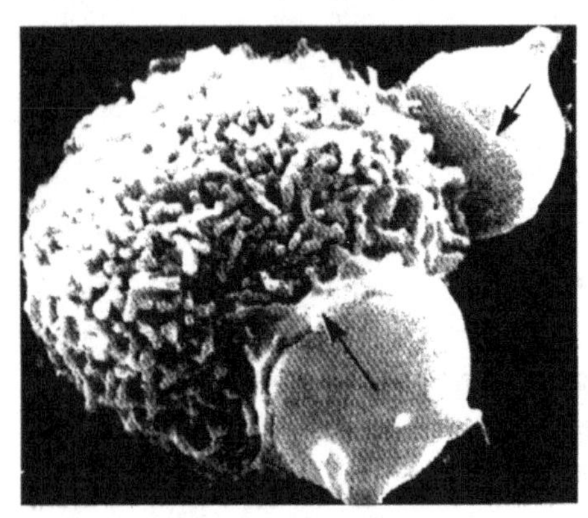
图 3-33　吞噬细胞吞噬衰老的红细胞

在大多数高等动物细胞中，吞噬作用是一种保护措施而非摄食手段。哺乳动物大多数细胞没有吞噬作用，只在少数特化细胞中存在，如巨噬细胞、中性粒细胞等，它们通过吞噬作用摄取和消灭感染的细菌、病毒以及损伤的细胞、衰老的红细胞（图 3-33）等。

（2）胞饮作用：是细胞摄入液体物质和溶质的过程。所有的真核细胞都具有这种功能。细胞吞饮时周围环境中的物质借助静电引力或与表面某些物质的亲和力吸附在细胞表面，该部位细胞膜在网格蛋白的帮助下发生凹陷，包围液体或溶质物质后与质膜分离，形成吞饮体或吞饮泡。吞饮体有的与溶酶体结合，将被吞入的物质降解为小分子的氨基酸、核苷酸、糖等进入细胞质被细胞利用，有的则储存在细胞内。多数情况下，胞饮作用是一个连续发生的过程，也是胞吞作用的基本形式，以保证液体等物质不断被摄入细胞中，供细胞生命活动所需（图 3-34）。

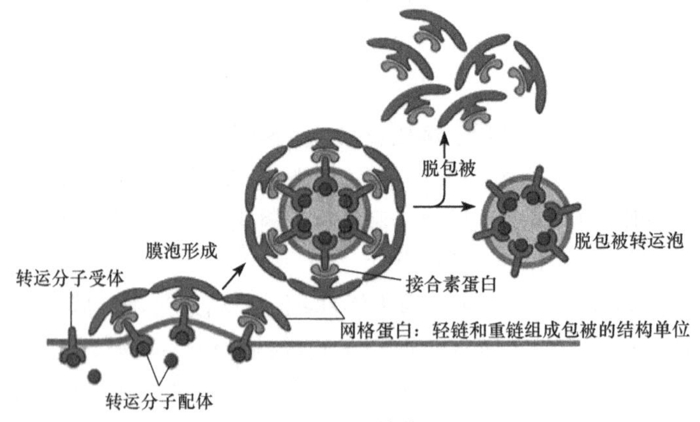

图 3-34　胞饮作用

（3）受体介导的胞吞作用：细胞通过受体、配体结合摄入特定的细胞外蛋白或其他物质的作用叫受体介导的胞吞作用。此过程中，被摄取的大分子物质（配体）首先与细胞膜上的受体相识别并与之结合，形成受体–大分子复合物，然后该处的质膜形成有被小窝（coated pits），有被小窝是质膜向内凹陷的部位，有被小窝凹陷并与质膜脱离后转变为有被小泡，从而将细胞外物质摄入细胞内。此后的过程就与吞饮体所进行的过程相同。但这种受体介导的胞吞作用是一种选择浓缩机制，具有高度特异性，既可保证细胞大量地摄入特定的大分子，同时又避免了吸入细胞外大量的液体，大大地提高了内吞效率。激素、维生素 B_{12} 和低密度脂蛋白等都是通过这种途径进入细胞的。

例如，细胞对胆固醇的摄取，就是受体介导的胞吞作用的典型例子。胆固醇主要在肝细胞中合成，随后与磷脂和蛋白质形成低密度脂蛋白（low-density lipoprotein，LDL），释放到血液中。LDL 颗粒（图 3-35）芯部含有约 1500 个胆固醇分子，这些胆固醇分子被酯化成长链脂肪酸。芯部周围由一脂单层包围，脂单层包含磷脂分子和未酯化的胆固醇及一个非常大的单链糖蛋白质（apolipoprotein B-100），这个蛋白质分子可以专一性和细胞膜上的受体结合。细胞膜中 LDL 受体是分散存在的，有被小窝形成过程中，LDL 受体即集中于有被小窝。当低密度脂蛋白（配体）与 LDL 受体特异性结合时，就促使有被小窝凹陷，进而与细胞膜脱离并进入细胞，形成有被小泡。有被小泡很快脱去衣被转变为无被小泡，无被小泡间相互融合后形成内体。内体膜上有 H^+泵，使腔内 pH 降低，受体与 LDL 分离，被分选到两个不同的小囊泡中。含有 LDL 受体的小泡返回到细胞膜上的有被小窝区以备再利用；而含有 LDL 的小泡与溶酶体融合，并将 LDL 分解为游离的胆固醇和蛋白质（图 3-36）。如果细胞内胆固醇的量已过剩，胆固醇将抑制 LDL 受体的合成，细胞就停止对胆固醇的摄取。有的人因为 LDL 受体蛋白的编码基因有遗传缺陷，造成血液中胆固醇

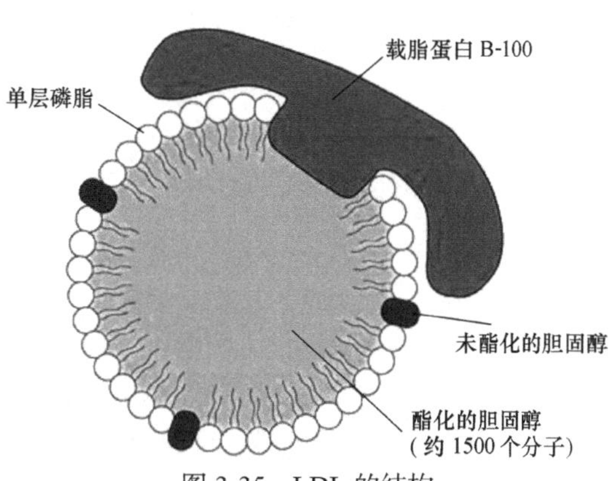

图 3-35 LDL 的结构

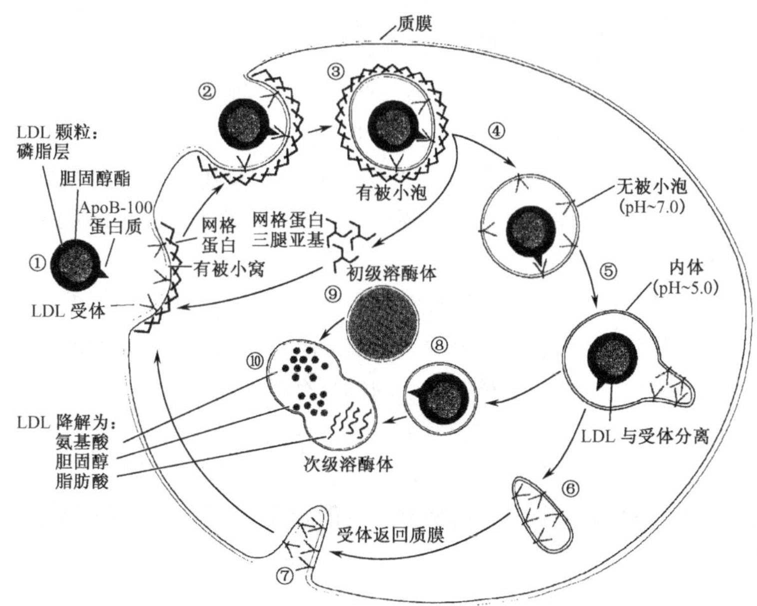

图 3-36 受体介导的 LDL 内吞过程

含量过高，因而会过早地患上动脉粥样硬化症（atherosclerosis），这类人往往因易患冠心病而英年早逝。

2. 胞吐作用（exocytosis） 又称外排作用，是与内吞作用相反的过程，是将细胞内的分泌泡或其他某些膜泡中的物质通过细胞膜运出细胞的过程。细胞内合成的某些大分子物质由膜包围形成囊泡，从细胞内部逐步移至细胞膜内表面并与细胞膜融合从而将物质排出细胞之外。根据排出的机制，分为组成型分泌途径和调节型分泌途径（图 3-37）。

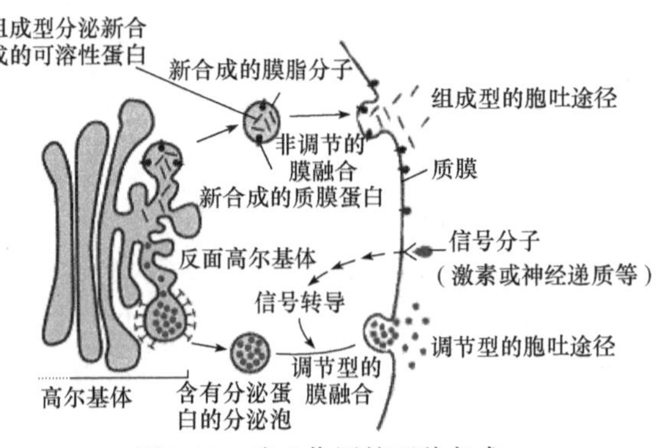

图 3-37 胞吐作用的两种方式

（1）组成型分泌途径：在真核细胞的内质网上合成的分泌蛋白，被转运到高尔基复合体，然后在高尔基复合体内被修饰、浓缩和分类，最后包装形成分泌囊泡，分泌囊泡被迅速转运到细胞膜处排出，这种分泌过程称结构型分泌途径。

（2）调节型分泌途径：是专指某些具有特殊功能的分泌细胞（如内分泌腺体细胞、神经细胞等）将内含物排出的途径。这些分泌细胞产生的分泌物（如激素、黏液或消化酶）储存在分泌泡内，当细胞在受到胞外信号刺激时，分泌囊泡才移到细胞膜处，与质膜融合并将内含物释放出去。

二 细胞膜抗原与免疫

细胞膜上有许多细胞膜抗原，它们在输血、器官移植和肿瘤研究中都有重要意义。凡能刺激机体免疫系统产生抗体或效应淋巴细胞，并与相应抗体或效应淋巴细胞发生特异性结合出现各种生理或病理过程的异物分子，统称为抗原（antigen）。细胞膜抗原多为镶嵌在细胞膜上的糖蛋白和糖脂，具有特定的抗原性。下面主要介绍两种与医学有关的细胞膜抗原。

（一）ABO 血型抗原

ABO 血型系统是 1900 年奥地利兰德斯坦纳发现和确定的人类第一个血型系统，是人类红细胞膜上的主要血型抗原。红细胞质膜上的糖脂是 ABO 血型系统的血型抗原，A、B、O 三种血型抗原的糖链结构基本相同，只是糖链末端的糖基有所不同。

输血时若血型不合会使输入的红细胞发生凝集，引起血管阻塞和血管内大量溶血，造成严重后果。所以在输血前必须做血型鉴定。在临床医学中，除输血、移植免疫外，对新生儿溶血病、自身免疫性溶血性贫血特异性抗体的检查，也都需要血型知识和有关技术。

（二）组织相容性抗原

能引起个体间组织器官移植排斥反应的抗原称组织相容性抗原（histocompatibility antigen），是决定受者与供者组织相容性的抗原，即受者接受供者移植器官的能力。通常把引起急而快排斥反应的抗原称为主要组织相容性抗原，人类主要组织相容性抗原主要存在于白细胞中，所以称人白细胞抗原，由于该抗原与同种或异种器官移植排斥反应有密切关系，又称器官移植抗原。

现在已知的组织相容性抗原有 140 多种，可形成不同的组织型，除同卵双生子外，每个人的组织型都不相同。这样 HLA 为免疫系统提供了识别的标志。T 细胞表面有识别 HLA 抗原的受体，当异体组织、器官移植时，就能识别异体细胞的 HLA，并与之结合，产生毒素等活性物质直接杀伤外来细胞，产生排斥反应。异体器官能否移植成功，关键是组织型是否相容。亲缘关系越近，相容性程度就越高，移植成功率也就越高，若组织型不相容则产生排斥反应。对组织型的鉴定也可用于同卵或异卵双生子的判断，以及亲子鉴定等法医问题。

三 细胞膜受体与细胞识别

细胞识别（cell recognition）是指细胞对同种或异种细胞、同源或异源细胞的认识。细胞膜受体（cell membrane receptor）是细胞表面的一种或一类分子，它们能选择性识别、结合生物活性物质（称配体），从而导致相应的生物效应。配体是指可以传递信息的化学信号，如激素、神经递质、抗原、药物及其他有生物活性的化学物质。配体必须与受体特异性结合，并通过受体介导，才能对细胞产生效应。细胞识别就是细胞通过膜表面的受体与配体选择性地相互作用，从而导致胞内一系列生理生化变化，最终表现为细胞整体的生物学效应。细胞识别现象普遍存在，如细胞膜的信息传递、细胞之间的黏着、受精过程等。

（一）细胞膜受体结构和类型

细胞膜受体的化学本质是镶嵌在膜脂双层中的膜蛋白质，一般一个完整的受体应包括三部分。①识别部：是受体糖蛋白向着细胞外的糖链部分。由于糖链是多种多样的，故它可以识别环境中不同的信息分子并与之结合；②转换部：是受体与效应器之间的偶联成分，它将受体所接受的信号，转换为蛋白质的构象变化，传给效应器；③效应部：是受体向着细胞质的部分，一般具有酶的活性，在受体与化学信号结合以后被激活，产生相应的生物效应。膜受体的三部分可以是不同的蛋白质分子，也可以是同一蛋白质的不同亚单位。

细胞膜表面受体主要有三种类型：离子通道偶联受体（图 3-38）、G 蛋白偶联受体（图 3-39）和酶偶联受体（图 3-40）。

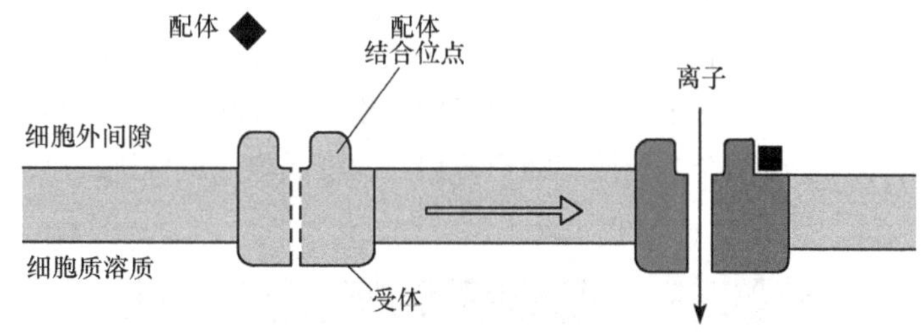

图 3-38 离子通道偶联受体

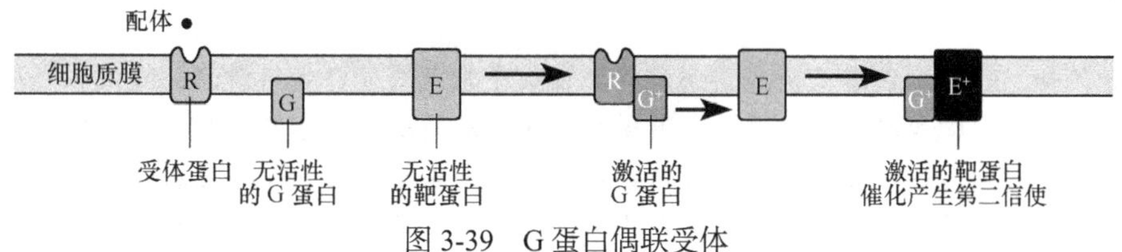

图 3-39 G 蛋白偶联受体

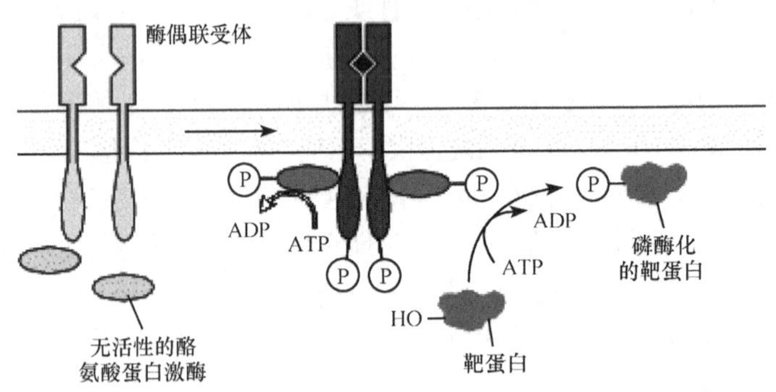

图 3-40　酶偶联受体

（二）细胞膜受体的生物学特性

1. 特异性　指受体与配体的结合具有专一性，通常一种受体只与一种配体结合。它们依靠分子与分子之间的立体构象互补把两者契合在一起，就像“钥匙和锁”的关系。但这种特异性并非绝对专一，有些受体可与一种以上的配体结合，而有的配体又可与一种以上的受体结合，使细胞产生不同的生物学效应。

2. 高亲和性　受体与配体的结合能力很强，极低浓度的配体即可与受体结合产生很明显的生物学效应。

3. 可饱和性　细胞表面的受体数量有限，较低浓度的信号分子就能使受体处于饱和状态。

4. 可逆性　由于受体与配体是非共价键结合，因此结合力较弱。当结合引起生物学效应后，配体与受体就解离，受体可恢复到原来状态，再次被利用。

（三）细胞识别产生的效应

1. 由细胞识别导致配体进入细胞。例如，运输蛋白中的低密度脂蛋白、生长调节因子中的上皮生长因子、毒素中的白喉毒素，在与相应的受体结合后能一起进入细胞，然后配体与原先的受体分开，再在细胞内引起反应。

2. 由细胞识别导致细胞间的黏着，如生殖细胞受精、病原体侵入等的起始。吞噬细胞能与细菌结合，并将细菌吞进细胞；细胞有趋化性，如白细胞向伤口处迁移，细菌向营养物运动，都是因为它们表面有相应的受体。

3. 由细胞识别导致信息的跨膜传递。例如，一些受体与来自血流中的相应多肽激素结合后，能通过质膜中的其他分子改变细胞质中某些分子的浓度（如环腺苷酸）从而引起生物效应；另一些受体与相应的神经递质结合，能使膜通道开启，改变膜电位或促进细胞分泌。

第四节　细胞表面与细胞连接

● 案例 3-3

患者，女，32 岁，因患天疱疮前来就诊。该病早期是鼻子、嘴唇溃烂，随病程进展，口腔中会出现水疱，前胸和躯干处出现大小不等的水疱，疱不融合，疱壁薄而松弛，内为透明淡黄色稍粘稠液体。疱易破，破后遗留红湿的糜烂面。天疱疮是一种慢性复发性以表皮内大疱形成为特点的自身免疫性皮肤病。患者自身产生针对细胞间黏连的分子——抗桥粒跨膜黏连蛋白，导致桥粒破坏，组织液通过细胞间隙渗入皮肤，引起严重的皮肤水疱。

问题：什么是桥粒？细胞连接还有哪些种类？

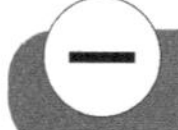

一 细胞表面

细胞表面（cell surface）是指包围在细胞质外层的一个复合结构体系和功能体系，是细胞与细胞或细胞与外环境相互作用并产生各种复杂功能的部位。细胞表面由 3 部分组成：细胞外被、胞质溶胶、细胞表面的特化结构。

（一）细胞外被

电子显微镜下可看到质膜外侧有薄薄的染色较深的物质，这就是细胞外被，即质膜的内部蛋白和糖脂伸出于脂双层外侧糖链部分。因此，有人把细胞外被又称为糖萼（图 3-41）。细胞外被的糖链由于种类、数目、排列顺序等的差异，储存着大量的信息，与细胞的保护、细胞识别、免疫应答和通信联络等作用密切相关。

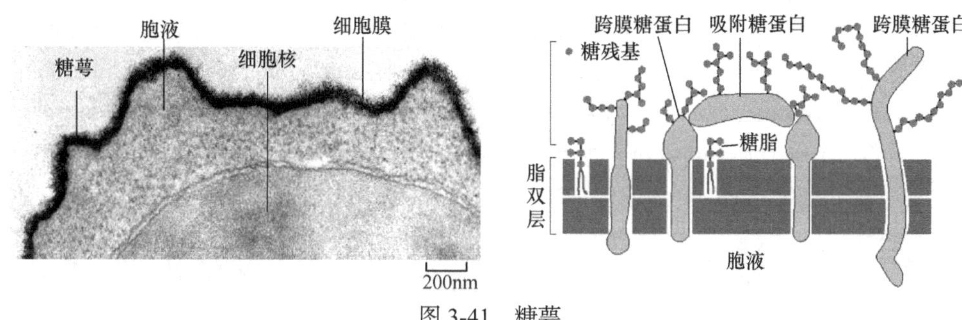

图 3-41 糖萼

细胞外被的生物学功能有以下几种。

1. 保护作用 在消化管、呼吸道上皮游离面的细胞外被可以防止消化酶、细菌等对上皮的损害。

2. 细胞识别 细胞识别与构成细胞外被的寡糖链密切相关。每种细胞的寡糖链的单糖残基具有一定的排列顺序，编成了细胞表面的密码，为细胞的识别提供了分子基础，是细胞的“指纹”。同时细胞表面上有寡糖链的特异受体，对寡糖链具有识别作用。因此，细胞识别实质上是分子识别。

3. 决定血型 血型是指由红细胞表面抗原的差别所形成的不同类型。例如，人红细胞表面的 ABO 血型抗原，就是膜上的一种鞘糖脂。血型的差异主要是鞘糖脂中的糖链部分一个糖基的差异。

此外，细胞表面受体介导的细胞内吞作用也与外被的糖链有关。

（二）胞质溶胶

胞质溶胶是沉积在细胞膜内表面的黏滞透明的胶态物质，厚度为100～200nm，包括纤维连接蛋白、透明质酸等大分子，使细胞具有较高的抗张强度，维持细胞的形态与运动。

（三）细胞表面的特化结构

细胞表面常因功能和生理状态的不同而发生结构的特化，有些细胞表面分化出微绒毛、纤毛、鞭毛等特化结构。例如，肠上皮细胞刷状缘中的细胞表面呈绒毛状，扩大细胞的表面积有利于物质的吸收；鞭毛与细胞的运动有关，是微管特化的细胞器。

二 细胞连接

细胞连接（cell junction）是指在细胞质膜的特化区域，通过膜蛋白、细胞骨架蛋白或者胞外基质形成的细胞与细胞之间、细胞与细胞基质之间的连接结构。它不但能加强细胞的机械联系和组织的牢固性，同时还能协助细胞间的代谢活动，是动物上皮细胞间普遍存在的结构。根据结构和功能的不同，细胞连接可分为紧密连接、锚定连接和通讯连接 3 种。

（一）紧密连接

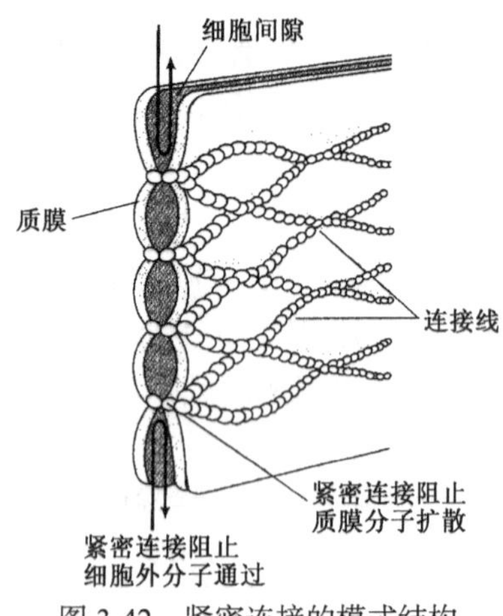

图 3-42　紧密连接的模式结构

紧密连接（tight junction）又称封闭小带（zonula occludens），是一种将相邻细胞网状嵌合在一起的连接方式，它存在于脊椎动物的上皮细胞间，质膜紧密结合，将细胞间隙封闭。在电镜下可以看到连接区域具有跨膜蛋白质形成的焊接线网络，焊接线也称嵴线，类似拉链，封闭了细胞与细胞之间的空隙。根据电子显微镜观察的结果绘制出了紧密连接的模式结构（图 3-42）。

首先，紧密连接的主要功能是连接相邻细胞，封闭相邻细胞间的间隙（图 3-43），防止物质在细胞间隙双向渗漏，限制了膜蛋白在脂双层中的流动，从而保证了机体内环境的相对稳定。例如，膀胱上皮细胞的紧密连接，可以防止尿液回流到组织；脑毛细血管内皮以及睾丸支持细胞之间存在的紧密连接，分别构成了血脑屏障和血睾屏障，保护这些重要器官和组织免受异物侵害。

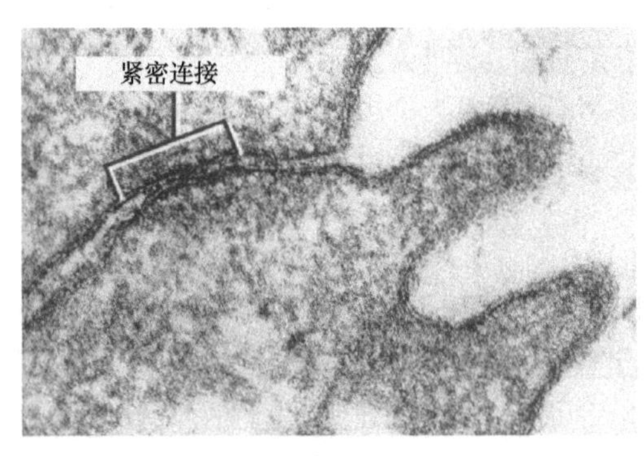

A

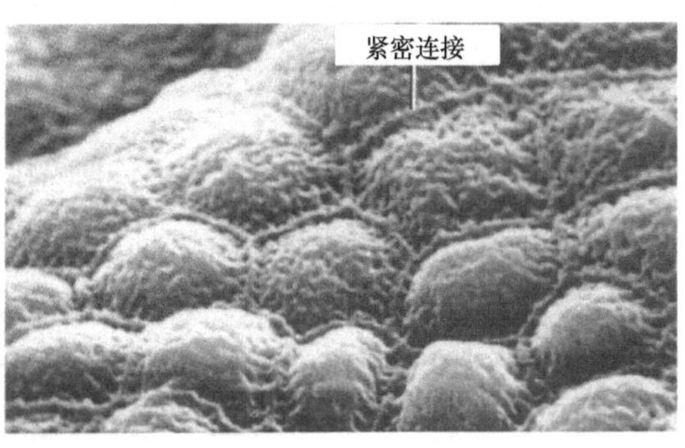

B

图 3-43　肌组织毛细管的细胞间的紧密连接

A. 上皮细胞切片观察到的紧密连接；B. 扫描电子显微镜观察的上皮顶部细胞周围的环状紧密连接

其次，紧密连接可限制膜转运蛋白的扩散，使不同功能的蛋白质维持在不同的质膜部位，以保证物质转运的方向性。例如，能将葡萄糖分子从肠腔主动运至细胞内的载体蛋白只存在于小肠上皮细胞肠腔面的质膜，而将葡萄糖分子从细胞内经细胞外被运送到血液的载体蛋白则分布在细胞基底和侧壁的质膜。如果没有紧密连接栅栏，蛋白质在膜内的运动将导致两种载体蛋白的混杂分布，而引起小肠吸收功能的混乱。此外，紧密连接还具有隔离和一定的支持功能。

（二）锚定连接

锚定连接（anchoring junction）是动物各组织广泛存在的一种细胞连接方式，在上皮组织、心肌和子宫颈等组织中含量尤为丰富，是两细胞骨架成分间的连接，或细胞骨架成分与另一细胞外基质相连接而形成的结构。锚定连接根据参与连接的成分不同，可分为黏着连接和桥粒连接两种。

1. 黏着连接（adhering junction）　是由肌动蛋白纤维介导的锚定连接形式，可分为细胞与细胞之间形成的黏着带和细胞与细胞外基质之间形成的黏着斑两种。

黏着带又称为带状桥粒，位于某些上皮细胞紧密连接下方，相邻细胞间形成一个连续的带状连接结构，跨膜蛋白通过微丝束间接将组织连接在一起，相邻质膜并不融合，而是黏合，两膜间有 15～20nm 的间隙，提高组织的机械张力（图 3-44）。黏着带不仅能使细胞间相互联系成一个坚固的整体，而且对脊椎动物形态发生时神经管的形成有重要作用。

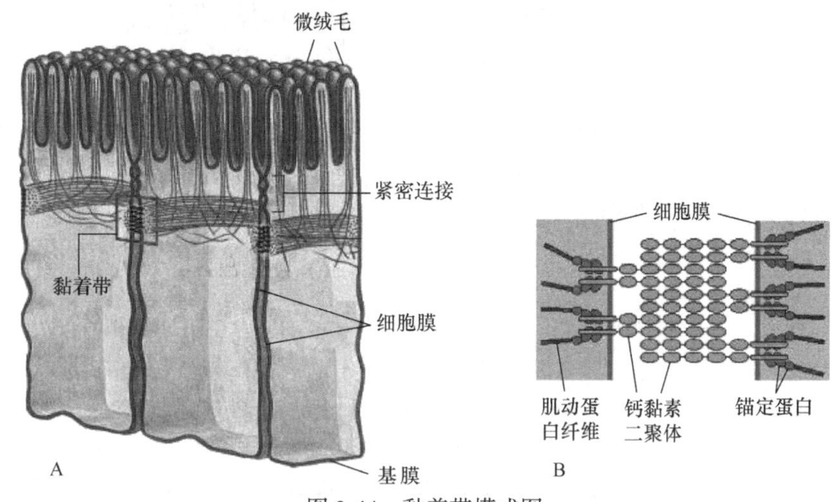

图 3-44 黏着带模式图

黏着斑是细胞通过肌动蛋白纤维和整联蛋白与细胞外基质之间的连接方式，细胞内的微丝束通过附着蛋白锚定在连接部位的跨膜蛋白上，介导细胞与细胞外基质黏着。存在于某些细胞的基底，呈局限性斑状。黏着斑的形成对细胞迁移是不可缺少的，也有细胞附着与支持的功能。

2. 桥粒连接（desmosome junction） 是由中间纤维介导的锚定连接形式，有较强的抗张、抗压作用。桥粒连接多见于上皮，尤以皮肤、口腔、食管、阴道等处的复层扁平上皮细胞间较多。根据其分布部位的不同，分为桥粒和半桥粒。

桥粒是相邻细胞间形成的纽扣样或铆钉样的结构，可将两个细胞牢固地扣接在一起（图 3-45）。桥粒的主要功能是维持上皮组织细胞的整体性，增加细胞的机械强度。

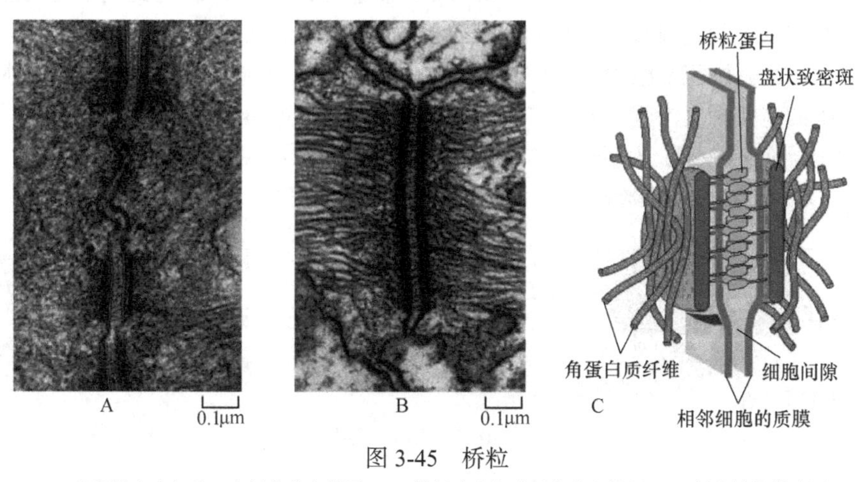

图 3-45 桥粒

A. 老鼠肠上皮细胞三个桥粒的电镜图；B. 蝾螈表皮细胞桥粒的电镜图；C. 桥粒结构模式图

半桥粒位于上皮细胞的底面，是上皮细胞与基底层的连接结构，形态上类似半个桥粒（图3-46）。它不是连接相邻细胞，而是将上皮细胞铆接在基膜上，可防止上皮细胞层的脱落。

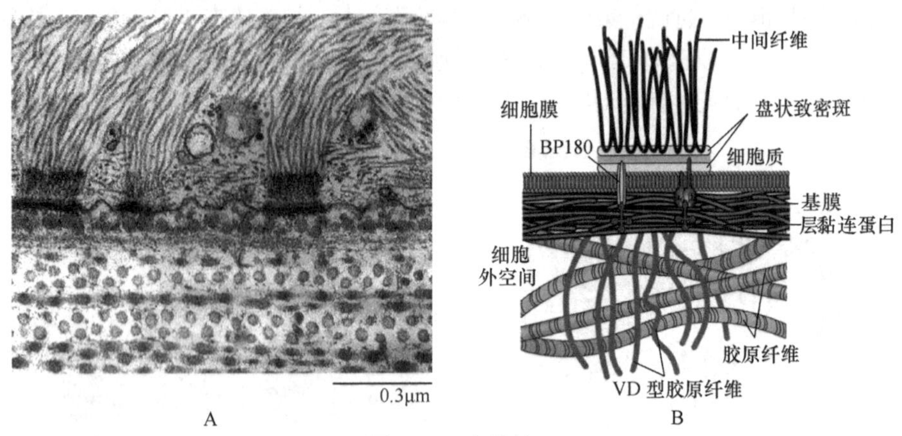

图 3-46　半桥粒

A. 半桥粒电镜图；B. 半桥粒结构模式图

知识链接

大疱性类天疱疮

大疱性类天疱疮（BP）是一种好发于老年人的大疱性皮肤病。临床上以躯干、四肢出现张力性大疱为特点。常见于60岁以上老年人，女性略多于男性，目前认为BP是一种自身免疫性疾病，预后较好。基本损害为张力性的厚壁大疱，在正常皮肤或红斑基础上发生，疱呈圆形或椭圆形，直径大多在1cm左右，也可达数厘米如鸽蛋般。疱壁较厚，不易破溃，挤压水疱并不向周围扩展。水疱内容物大多清亮，少数为血性，继发感染则疱液呈脓性。

（三）通讯连接

通讯连接（communication junction）是介导相邻细胞间的物质转运、化学或电信号的传递的连接，主要包括间隙连接、化学突触和胞间连丝。这里重点介绍间隙连接。

间隙连接是在相互接触的细胞之间建立的有孔道的、由连接蛋白形成的亲水性跨膜通道，允许无机离子、第二信使及水溶性小分子物质从中通过，从而沟通细胞达到代谢与功能的统一。间隙连接处相邻细胞膜之间有2～3nm的间隙，由此而得名。间隙连接的基本结构单位是连接子。每个连接子由6个跨膜蛋白呈环状排列而成，中央形成一个直径大约1.5nm的亲水性通道。相邻细胞膜上的连接子对接就形成完整的间隙连接结构（图 3-47）。间隙连接分布非常广泛，除骨骼肌细胞及血细胞外，几乎所有的动物细胞都利用间隙连接进行通讯。

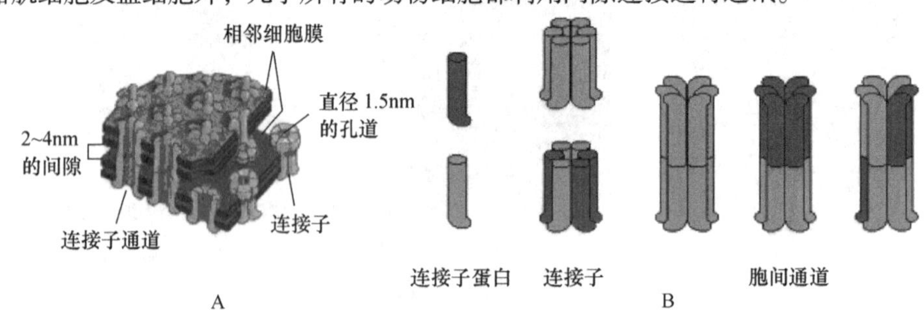

图 3-47　间隙连接的结构示意图

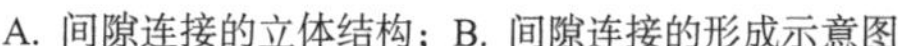
A. 间隙连接的立体结构；B. 间隙连接的形成示意图

间隙连接的功能：①协调细胞间活动的一致性。例如，心肌细胞的活动具有全或无现象，细胞间收缩功能的协调是通过间隙连接来完成的；②参与信息的传递及神经冲动的传导。连接子通道的开关受膜电位、胞质中 Ca^{2+}浓度等多种因素的影响而处于动态变化中，间隙连接的通透性随通道直径的改变而变化；③参与细胞的分化、生长与发育。

第五节　细胞膜与疾病

细胞膜是细胞结构的重要组成部分，它是细胞进行各种生命活动的必要保证，只有细胞膜的结构与功能正常，细胞才能进行物质的转运、能量转换、信息传递、细胞识别和细胞免疫等生命活动。膜结构的任何成分改变和功能异常，都将导致细胞发生一定的病理变化，乃至机体的功能紊乱，由此引起疾病。

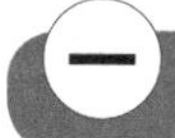

一 膜转运系统异常与疾病

细胞膜控制着细胞内外物质的转运，有的物质转运需要膜上载体蛋白的帮助。如果载体蛋白的结构或功能异常，则会引起物质代谢的异常，从而引起机体疾病。例如，肾小管上皮细胞，其细胞膜转运系统异常可引起胱氨酸尿症与肾性糖尿病等疾病。

（一）胱氨酸尿症

胱氨酸尿症是一种遗传性膜转运异常疾病，是由于患者肾小管上皮细胞膜转运胱氨酸的载体蛋白异常引起的。胱氨酸尿症患者的临床表现是尿中含有大量胱氨酸，胱氨酸不易溶于水，当患者每日排尿中达 0.5～1.0g 胱氨酸时，超过饱和浓度，胱氨酸从尿液中析出，形成结晶，造成尿路结石。

（二）肾性糖尿病

肾性糖尿病也是遗传性膜转运异常的疾病。它的病因是肾小管上皮细胞膜转运葡萄糖的载体蛋白功能缺陷，致使糖的再吸收障碍，引起糖尿。

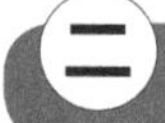

二 膜受体异常与疾病

细胞膜上的受体在结构和数量上发生改变，可导致疾病或机体功能不全。

（一）免疫功能异常

如无丙种球蛋白血症，患者的 B 淋巴细胞膜上缺少作为抗原受体的免疫球蛋白，患者 B 淋巴细胞就不能接受抗原刺激分化成浆细胞，也不能产生相应的抗体，机体抗感染功能严重受损，使患者常反复出现肺感染疾病。

（二）重症肌无力症

此病患者体内产生了乙酰胆碱受体的抗体，此抗体与乙酰胆碱受体结合，封闭了乙酰胆碱的作用。另外抗体还可以促使乙酰胆碱受体的分解，患者的受体大大减少，从而导致重症肌无力症。也有人认为膜受体缺损可能与基因突变有关。

三 细胞膜与肿瘤

肿瘤产生的原因与机制是非常复杂的，下面仅就肿瘤细胞与正常细胞在细胞膜上显著不同部分做简单阐述。

（一）糖蛋白改变

糖蛋白以下几个方面的改变都可能与肿瘤有关。①膜上某种糖蛋白的丢失：各种肿瘤细胞都有黏连蛋白的缺失，失去了原来正常细胞与细胞之间的黏着作用，这样肿瘤细胞彼此之间的黏着性和亲和力降低，使肿瘤细胞易于脱落，浸润病灶周围组织或者通过血液、淋巴液转移到其他部位；②糖蛋白糖链的改变：糖蛋白出现唾液酸化，使癌细胞表面唾液酸残基增加，机体免疫活性细胞不能识别与攻击肿瘤细胞，出现免疫逃避现象；③合成新的糖蛋白：如小鼠乳腺癌可产生一种表面糖蛋白，它掩盖小鼠主要组织相容性抗原，使肿瘤细胞具有可移动性。

（二）糖脂改变

糖脂改变表现在糖链缩短、糖基缺失及出现新的糖脂，这可能是与酶的活化或抑制有关。例如，在结肠、胃、胰腺癌和淋巴瘤细胞中，都发现鞘糖脂组分的改变和合成肿瘤细胞自己特有的新糖脂。

（三）表面降解酶的改变

与正常细胞比较，肿瘤细胞表面的糖苷酶和蛋白水解酶活性增加，造成细胞膜对蛋白质和糖的运输能力增强，为肿瘤细胞的分裂和增殖提供物质基础。

（四）膜抗原改变

膜抗原改变主要表现为原有抗原的消失和异型抗原的产生。例如，红细胞、血管内皮细胞等均携带 ABO 抗原，如果这些部位发生肿瘤，可以使原有的 ABO 抗原消失，产生异型抗原。例如，O 型血胃癌患者，正常时胃黏膜细胞表面只有单一的 O 型抗原，而病变后，在胃癌细胞表面可出现 A 型抗原，增加了一个单糖残基，这可能与某些糖基转移酶活性改变有关。膜抗原最特征性的改变，是肿瘤相关移植抗原（TATA）的出现。

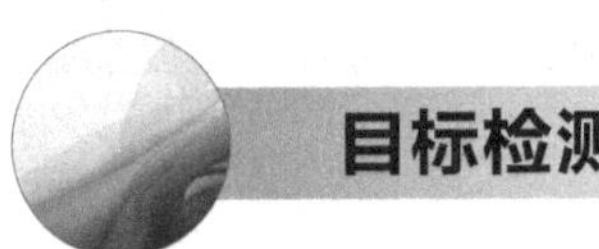

目标检测

一、单选题

1. 葡萄糖进入红细胞的物质运输方式是下面哪种（　　）
   A. 离子泵运输
   B. 受体介导的内吞作用
   C. 简单扩散
   D. 易化扩散
   E. 胞饮作用
2. 标志着细胞生命形态出现的结构是（　　）
   A. 细胞核　　B. 细胞质
   C. 核仁　　D. 细胞膜
   E. 细胞器
3. 能封闭上皮细胞间隙的连接方式为（　　）
   A. 紧密连接　　B. 黏着连接
   C. 桥粒连接　　D. 间隙连接
   E. 锚定连接
4. 细胞摄入微生物或细胞碎片的过程称为（　　）
   A. 吞噬作用　　B. 吞饮作用
   C. 异噬作用　　D. 内吞作用
   E. 受体介导的内吞作用
5. 关于细胞膜功能的叙述，不正确的是（　　）
   A. 细胞膜的功能越复杂，蛋白质的种类和数量越多
   B. 细胞膜为细胞提供相对稳定的内环境
   C. 细胞间信息的交流使生物体作为一个

整体完成生命活动

D. 相邻细胞间的信息交流全靠细胞间接触

E. 细胞膜能控制物质进出细胞，这种功能是相对的

6. 细胞膜上一般不含（　　）

A. 胆固醇　　B. 磷脂

C. 糖蛋白　　D. 血红蛋白

E. 糖脂

7. O_2和CO_2通过细胞膜的运输方式是(　　)

A. 主动运输　　B. 离子泵

C. 协同运输　　D. 易化扩散

E. 简单扩散

8. 红细胞膜表面的抗原化学本质是（　　）

A. 磷脂　　B. 蛋白质　　C. 糖脂

D. 糖蛋白　　E. 卵磷脂

9. 介导相邻细胞间的物质转运、化学或电信号的传递的连接是（　　）

A. 紧密连接　　B. 黏着连接

C. 桥粒连接　　D. 间隙连接

E. 锚定连接

10. 包围在细胞质外层的复合结构和多功能体系称为（　　）

A. 细胞膜　　B. 细胞表面

C. 细胞外被　　D. 胞质溶胶

E. 细胞外基质

二、思考题

1. 比较几种细胞膜模型，试述细胞膜的特性。
2. 各种跨膜运输方式的特点分别是什么？
3. 简述细胞膜受体的生物学特性。

（彭艳华）

第四章　核　糖　体

核糖体（ribosome）是 1953 年 Robinsin 等在电镜下观察植物细胞时发现的一种颗粒状小体。除哺乳动物的成熟红细胞外，核糖体几乎存在于所有的细胞内，即使是最简单的支原体细胞也含有上百个核糖体。此外，核糖体也存在于线粒体和叶绿体中，可以说核糖体是细胞最基本的不可缺少的结构。1958 年 Robinsin 建议将其命名为核糖核蛋白体，简称核糖体或核蛋白体。核糖体是一种非性相结构的细胞器，电镜下直径为 15～25nm。核糖体可以游离在细胞质中，也可以附着在内质网上，常见于细胞内蛋白质合成旺盛的区域。它是细胞内蛋白质合成的场所，可按照 mRNA 的指令将氨基酸合成蛋白质多肽链。

第一节　核糖体的类型与结构

案例 4-1

已知很多肿瘤细胞的 rRNA 合成率大大增加，它们的核仁亦增大。核仁的大小可能就代表着 rRNA 基因的活性，在卵细胞中，核仁越大，rRNA 合成速率则越高。癌细胞的形态特征是胞质嗜碱性增强，核仁数目增多变大，蛋白质合成增强。

问题： 核仁、rRNA、核糖体与蛋白质合成有着怎样的关系？

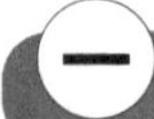

一 核糖体的基本类型和化学成分

（一）核糖体的基本类型

根据沉降系数（sedimentation coefficient，S）的不同，将核糖体分为 3 种基本类型。

1. 80S 核糖体　分子量为 4 800 000，主要存在于真核细胞。

2. 70S 核糖体　分子量为 2 500 000，主要存在于原核细胞，一些动、植物细胞的线粒体或叶绿体拥有的核糖体，往往与之类同。

3. 55S 核糖体　是已发现的沉降系数最小的核糖体，是存在于真核细胞线粒体内的一种核糖体，负责完成线粒体的翻译过程。

核糖体均由大、小不同的两个亚单位构成，分别称为大亚基和小亚基。核糖体大、小亚基在细胞内常常游离于细胞质基质中，只有当小亚基与 mRNA 结合后，大亚基才与小亚基结合形成完整的核糖体。肽链合成终止后，大、小亚基解离，又游离于细胞质基质中。

根据存在的部位不同，真核细胞的核糖体分为两种类型：附着核糖体和游离核糖体。附着核糖体是指附着在糙面内质网和外层核膜上的核糖体；游离核糖体是指以游离形式分布在细胞质基质中的核糖体。

（二）核糖体的化学成分

核糖体由蛋白质和 rRNA 两类物质组成，蛋白质成分约占核糖体的 40%，主要分布在核糖体的表面，rRNA 约占 60%，主要分布在核糖体内部。两者以非共价键的方式结合，并由此形成具有特定空间结构的核糖体。

需要特别指出的是，线粒体核糖体是已发现的蛋白质含量最高的一类核糖体，此类核糖体中，蛋白质约占 75%，rRNA 约占 25%。

知识链接

核糖体蛋白异常可导致红细胞再生障碍性贫血

诸多临床和实验证据表明，核糖体蛋白基因（ribosomal protein gene，RPG）的异常表达不仅影响蛋白质的翻译过程，而且会导致细胞发育异常、生长停顿或死亡，引起各种病变。例如，先天性纯红细胞再生障碍性贫血（Diamond-Blackfan anemia，DBA）是一种遗传性骨髓衰竭疾病，引起机体多系统的发育障碍，血液系统主要表现为大细胞性贫血，骨髓红系前体细胞减少及恶性转化倾向。目前普遍认为，参与核糖体 40S 小亚基装配的核糖体蛋白 RPS19 的异常与 DBA 的发病有关。据统计，25%的 DBA 患者携带 RPS19 基因突变，20%的患者携带其他核糖体蛋白的基因突变。RPS19 的缺失通过 RP-MDM2-P53 环路，使 P53 在红系造血祖细胞和前体细胞内聚集，造成其过度凋亡，红系造血衰竭。

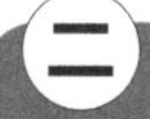

二 核糖体的结构

电镜观察，核糖体（图 4-1）的大亚基略呈圆锥形，有一侧伸出 3 个突起，中央为一凹陷，底部为扁平状。小亚基为长条形，1/3 处有一条细的缢痕。大、小亚基结合，凹陷部彼此对应，它是蛋白质合成中供 mRNA 结合、穿行的部位。在大亚基中央，有一条管状结构，用于新生多肽链的释放。

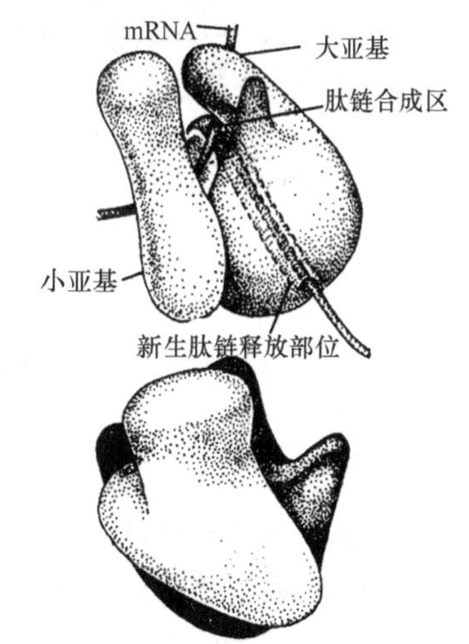

图 4-1 不同侧面观的核糖体立体结构模式图

实验表明，核糖体是一种自组装（self-assembly）结构。核糖体的形成与组装是蛋白质与核酸两种生物大分子依照一定的时空顺序，在不同结构层次水平上发生和进行的高度有序的自组装过程。

当蛋白质和 rRNA 合成加工成熟之后，则开始装配核糖体的大、小两个亚基，真核生物核糖体亚基的装配在细胞核的核仁部位，原核生物核糖体亚基的装配则在细胞质。蛋白质和 rRNA 在组装形成核糖体的过程中，由单链的 rRNA 分子首先折叠成复杂的三维结构，组成大、小亚基的骨架，之后构成核糖体的多种蛋白质分子通过与 rRNA 的识别，自动组装到骨架上，构成严格有序的超分子结构——大、小亚基（图 4-2）。

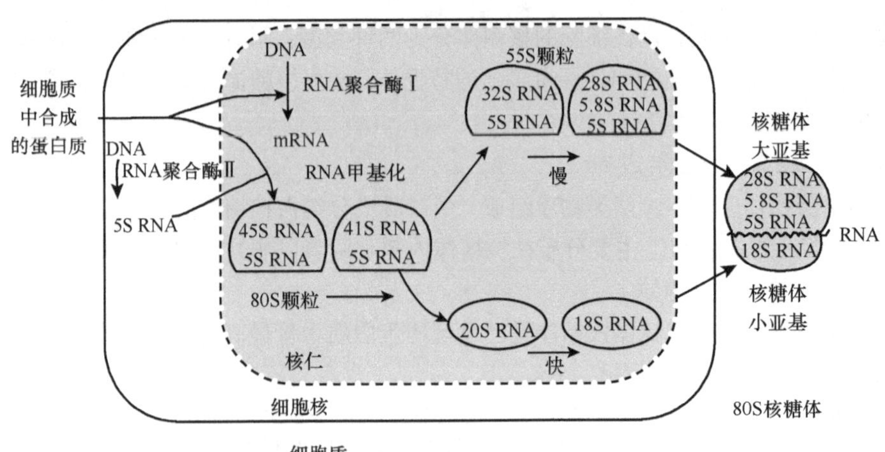

图 4-2　核糖体自组装示意图

核糖体上有多个与蛋白质合成有关的功能活性部位，主要有以下几种。①供体部位：又称 P 位，主要位于小亚基，是肽酰-tRNA 结合的位置；②受体部位：又称 A 位，主要位于大亚基上，是氨酰-tRNA 结合的部位；③转肽酶结合部位：位于大亚基上，其作用是催化氨基酸间的缩合反应而形成肽链；④GTP 酶活性部位：GTP 酶又称转位酶，能分解 GTP 分子，并将肽酰-tRNA 由 A 位转到 P 位（图 4-3）。

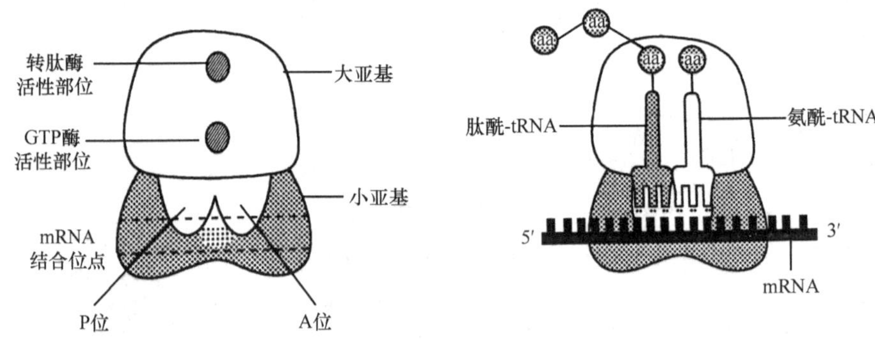

图 4-3　核糖体主要活性部位示意图

第二节　核糖体的功能

案例 4-2

某女士的儿子刚刚被诊断为镰刀形红细胞贫血症，她和丈夫均正常。医生告诉她，镰刀形红细胞贫血症是常染色体隐性遗传病，是一种血红蛋白病，由于患者 β 珠蛋白基因的第 6 位密码子由 GAG 突变为 GTG，导致生成了异常血红蛋白所致。

问题：密码子的改变怎样影响蛋白质的生物合成？

核糖体是细胞内蛋白质合成的“生产车间”，在核糖体上进行的蛋白质生物合成是一个由 mRNA、tRNA 及诸多因子共同参与的复杂过程。

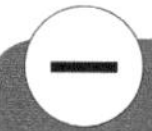

一 蛋白质分子生物合成过程

蛋白质是由许多氨基酸按照特定的排列顺序组成的。蛋白质的生物合成过程就是遗传信息的翻译过程，即将核酸中的遗传信息，以遗传密码翻译方式转变为蛋白质中氨基酸的排列顺序。DNA 分子储存的遗传信息，通过转录及加工修饰生成 mRNA，mRNA 穿过核膜进入细胞质与核糖体结合，作为直接的模板来指导翻译，在 tRNA、rRNA、蛋白质、酶和供能物质的共同参与下，以各种氨基酸为原料，完成蛋白质的生物合成过程。

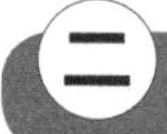

二 核糖体与蛋白质合成

在核糖体上进行的蛋白质合成过程可分为三个阶段，即起始、延伸和终止。

（一）起始

起始是在起始因子的作用下，将带有甲硫氨酸的 tRNA 与 mRNA 结合到核糖体上形成起始复合物的过程。起始复合物由大、小亚基、mRNA 与甲硫氨酰-tRNA（真核生物）共同构成。起始复合物的核糖体上有 P 位和 A 位，可结合氨酰-tRNA。此过程原核生物与真核生物略有不同，起始复合物中真核生物为甲硫氨酰-tRNA，原核生物为甲酰甲硫氨酰-tRNA。起始复合物的形成是关键步骤，影响起始复合物形成的因素均能影响蛋白质的生物合成。

tRNA 是氨基酸的运载工具，在蛋白质生物合成过程中起关键作用。mRNA 携带的遗传信息必须经过 tRNA 的运载才能被翻译形成蛋白质的一级结构——多肽链。

（二）延伸

肽链的延伸过程分为进位、成肽及转位三个阶段。进位指氨酰-tRNA 根据遗传密码的指引进入核糖体 A 位的过程。成肽指在转肽酶的作用下，P 位上的甲酰甲硫氨基（原核生物）或甲硫氨基（真核生物）与 A 位上氨酰-tRNA 上的氨基酸形成肽键，使 P 位上的 tRNA 变为空载并从核糖体上释放，而 A 位上形成二肽。转位是指在转位酶的作用下，核糖体沿 mRNA5'→3'方向移动一个密码子，A 位上的肽链进入 P 位，A 位留空，下一个氨基酸进入 A 位，此过程重复进行，使肽链延伸。

mRNA 分子上以 5'→3'方向，从 AUG 开始每三个连续的核苷酸组成一个密码子，mRNA 中的 4 种碱基可以组成 64 种密码子。这些密码对应着 20 种氨基酸，还决定了翻译过程的起始和终止位置。从对遗传密码性质的推论到决定各个密码子的含义，进而全部阐明遗传密码，是科学上最杰出的成就之一，科学家通过遗传学和生物化学实验，于 1966 年编排出遗传密码表。

（三）终止

当肽链延伸到 A 位出现 mRNA 的终止密码子时，在各种释放因子的作用下，核糖体从 mRNA 脱离下来，并解离为大、小两个亚基，肽链合成终止（图 4-4）。

核糖体在执行蛋白质合成功能时，常以多聚核糖体的形式存在。两个核糖体之间有 5～15nm 距离，按估算在 mRNA 链上每 80 个核苷酸即附有一个核糖体。多聚核糖体的形成是由于第一个核糖体在 mRNA 链上随着翻译的进行而向 3'端移动，空出的起始部位会与第二个核糖体结合，以后第三个、第四个核糖体也可在 mRNA 的起始位点进入。通过多个核糖体在一条 mRNA 链上的同时翻译，大大提高蛋白质的合成速度。

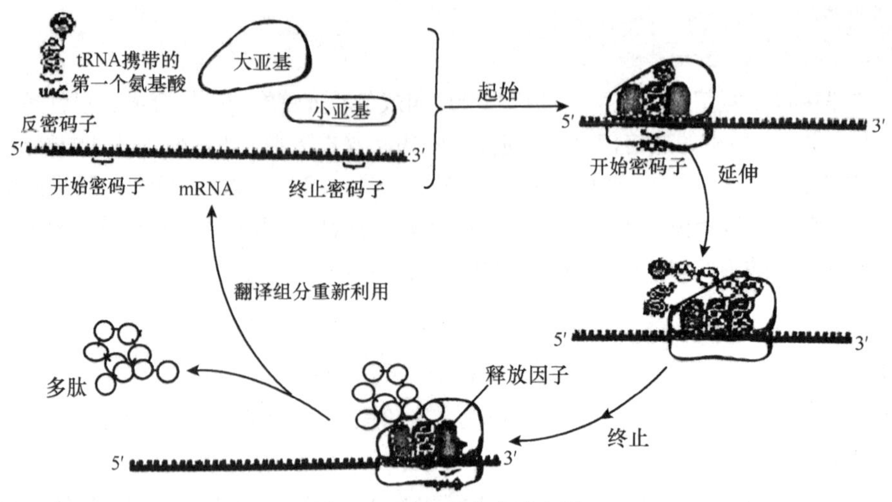

图 4-4　蛋白质合成示意图

附着核糖体和游离核糖体都能够合成蛋白质，但它们合成的蛋白质的用途不同。一般认为，附着核糖体合成分泌蛋白，如消化酶、抗体等，合成后输送到细胞外，供生物体其他细胞或器官使用，此外还合成膜蛋白、溶酶体蛋白等。游离核糖体合成的是细胞所需的基础性蛋白，供细胞自身使用，如细胞内代谢所需的酶、组蛋白、核糖体蛋白等。

知识链接

蛋白质合成异常与自闭症

加拿大麦吉尔大学和蒙特利尔大学的研究人员发现蛋白质合成与自闭症之间的重要关联。研究人员在实验鼠的体内发现一种称作神经配蛋白（neuroligin）的神经连接蛋白，其异常的高度合成可导致自闭症的症状。实验表明，神经连接蛋白合成失调，会导致大脑细胞兴奋与抑制，而用化合物抑制蛋白质合成或用基因治疗（gene therapy）靶向神经配蛋白可以纠正成年鼠的自闭症行为。

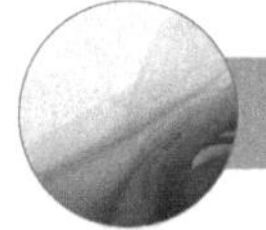

目标检测

一、单选题

1. 80S 核糖体存在于（　　）
   A. 原核细胞中
   B. 真核细胞的线粒体中
   C. 真核细胞中
   D. 原核细胞的线粒体中
   E. 真核细胞和原核细胞中
2. 下述哪种蛋白质的合成与附着核糖体无关（　　）
   A. 消化酶　B. 抗体蛋白
   C. 溶酶体的酶　D. 染色体上的蛋白质
   E. 激素
3. 细胞内合成蛋白质的场所是（　　）
   A. 线粒体　B. 溶酶体　C. 核糖体
   D. 内质网　E. 高尔基复合体
4. 以下为构成核糖体成分的是（　　）
   A. rRNA　B. mRNA　C. tRNA
   D. DNA　E. 核小体
5. 一条 mRNA 上可以结合的核糖体数目为（　　）
   A. 仅有 1 个　B. 仅有 2 个
   C. 仅有 3 个　D. 没有
   E. 多个
6. 真核生物核糖体亚基的装配发生在（　　）
   A. 细胞器中　B. 核仁中
   C. 线粒体中　D. 细胞基质中

E. 细胞质中

7. 组成蛋白质的基本单位是（　　）

A. 核糖体　　B. 核小体

C. 核苷酸　　D. 氨基酸

E. 酶

8. 与 mRNA 链的结合和新生肽链的释放分别在（　　）

A. 小亚基、大亚基

B. 小亚基、小亚基

C. 大亚基、小亚基

D. 大亚基、大亚基

E. 大、小亚基同时进行

9. 核糖体可附着于（　　）

A. 内质网　　B. 高尔基复合体

C. 线粒体　　D. 中心体

E. 细胞膜

10. 氨基酸的运载工具是（　　）

A. DNA　　B. tRNA　　C. rRNA

D. mRNA　　E. 蛋白质

二、思考题

1. 核糖体上有哪几个活性部位？各有何作用？

2. 核糖体有哪两种存在形式？它们合成的蛋白质有何不同？

3. 蛋白质合成的一般步骤是什么？

（廖林楠）

第五章 细胞的内膜系统

内膜系统（endomembrane system）是真核细胞特有的结构，是细胞质内，在结构、功能和发生上具有一定联系的动态膜性结构的总称。主要包括内质网、高尔基复合体、溶酶体和过氧化物酶体等细胞器。这些细胞器在结构上相互关联，在功能上相互协同。线粒体虽然也是细胞质内的膜性结构，但由于它含有自身的 DNA，是一类半自主性细胞器，在结构、功能及发生上均有一定的独立性，因此一般不将它列入内膜系统。

内膜系统有效增加了细胞内膜的总面积，为酶提供了附着的支架，将细胞内环境分成许多不同的功能区域，保证各种生化反应所需的独特的环境。

第一节 内 质 网

● 案例 5-1

地方性氟中毒患者可表现出记忆力减退、头晕、头痛、共济失调等中枢神经系统功能障碍症状。电镜观察显示慢性氟中毒新生仔鼠大脑皮质神经元线粒体减少，糙面内质网和游离核糖体减少。氟病区胎儿脑组织除氟含量增加外，皮质神经细胞线粒体肿大，糙面内质网扩张，核膜破裂，其内线粒体、微管、小泡及突触数目减少，可能导致神经元之间的联系减少及突触功能异常，继而使胎儿出生后的智力发育受到影响。

问题：糙面内质网是什么？机体发生病变时糙面内质网会随之发生什么样的变化？

内质网（endoplasmic reticulum，ER）是由膜形成的一系列扁平囊腔和管状的腔，彼此相通形成一个隔离于细胞基质的三维管道系统，是细胞中的重要细胞器。1945 年波特（K. R. Porter）和克劳德（Claude）等用电子显微镜观察培养的小鼠成纤维细胞时，发现细胞质中有一些形状和大小略有不同的小管和小泡样结构，相互吻合连接成网状，并集中在内质中，故称为内质网。后来发现内质网不仅存在于细胞的内质部位，通常还与质膜和核膜相连，并且与高尔基体关系密切。除了人的成熟红细胞外，内质网普遍存在于动、植物细胞中。

一 内质网的形态结构与类型

（一）内质网的形态结构

内质网是细胞质中由一层单位膜围成的分支小管、小囊或扁平囊状结构连通而成的管道系

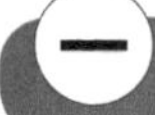

统，其周缘常分离出一种小泡状结构（图5-1）。内质网通常占有膜系统的一半以上，占细胞体积的10%以上。电镜下观察，内质网膜厚度为5～6nm，小管、小泡和扁囊是内质网的基本结构单位。由内质网膜围成的空间称为内质网腔。内质网外与细胞膜相连，内与核膜的外膜相连，将细胞中的多种结构连成一个整体。

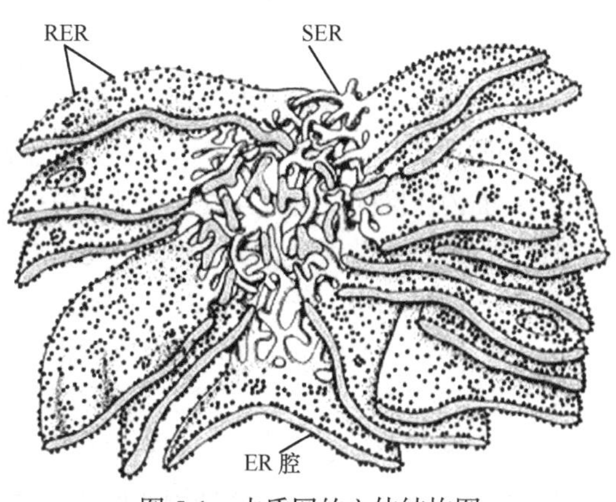

图5-1 内质网的立体结构图

内质网对细胞的生理变化非常敏感，在不正常或服药状态下，如饥饿、缺氧、患肝炎、服用激素等，可见肝细胞内的内质网囊泡化。在不同类型的细胞中，内质网的数量、形态和类型差异很大。同一细胞在不同发育阶段和生理状态下内质网结构也不同。例如，大鼠肝细胞中的内质网以扁囊和小管状结构为主，而睾丸间质细胞中的内质网则由大量的小管连接成网状。

（二）内质网的类型

根据内质网膜外表面是否有核糖体附着可将内质网分为糙面内质网（rough endoplasmic reticulum，RER）和光面内质网（smooth endoplasmic reticulum，SER）两大类（图5-2）。

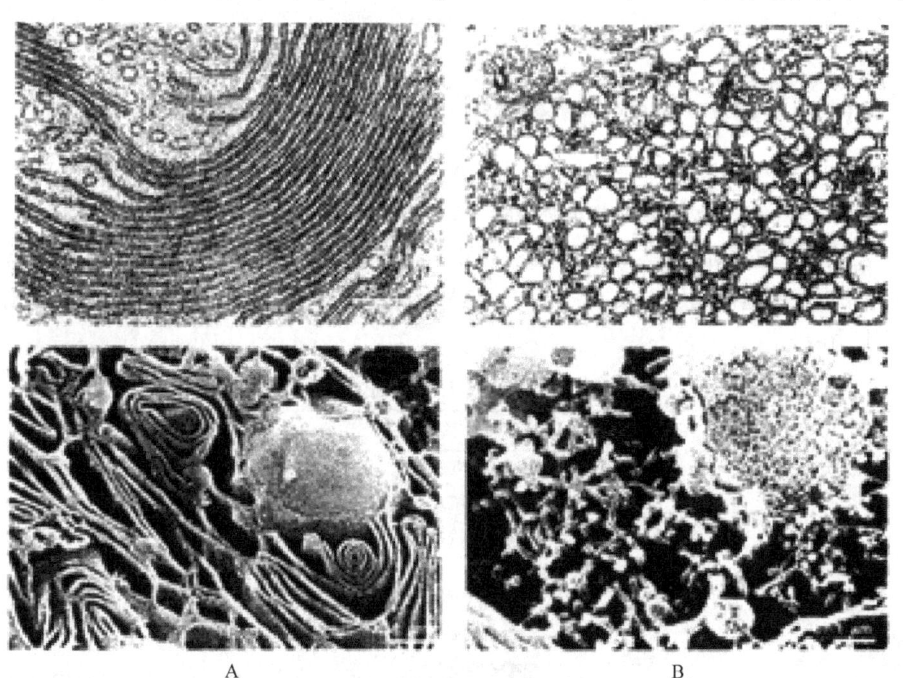

图5-2 透射电镜和扫描电镜观察的内质网

A. 糙面内质网；B. 光面内质网

上半部是透射电镜照片，下半部是扫描电镜照片

1. 糙面内质网 电镜下糙面内质网多呈囊状或扁平囊状，排列较为整齐，因在其外表面附着大量的颗粒状核糖体，表面粗糙而得名。它是内质网和核糖体共同形成的复合机能结构。

糙面内质网是一个动态的结构，在不同的状态下，糙面内质网可发生量和形态的改变。在蛋白质合成及分泌活性高的细胞（如浆细胞、肝细胞等）及细胞再生和病毒感染时，糙面内质网数量增多，且常呈板层状紧密排列；在干细胞、胚胎细胞等未分化或未成熟的细胞中，糙面内质网的数量较少，细胞质中含有大量的游离核糖体。在萎缩的细胞（如饥饿时）及有某种物质贮积的细胞，其糙面内质网则萎缩、减少。当细胞受损时，糙面内质网上的核糖体往往脱落于胞质内，糙面内质网的蛋白质合成下降或消失；当损伤恢复时，其蛋白质合成也随之恢复。糙面内质网含量的高低也常反映肿瘤细胞的分化程度。在分化程度低、生长快的癌细胞中，很少见到糙面内质网。而分化程度高、生长慢的癌细胞中，糙面内质网较多。常以此作为癌细胞分化的指标之一。因此糙面内质网的分布情况及发达程度可作为判断细胞功能状态和分化程度的一个指标。

2. 光面内质网　电镜下光面内质网是由分支小管或圆形小泡构成的膜性网状结构，膜上没有核糖体颗粒附着，表面光滑。细胞中几乎不含纯的光面内质网，它们作为内质网这个连续结构的一部分，在一定部位与糙面内质网相连通，有的还与质膜或核外膜相连。光面内质网在一些特化的细胞中含量比较丰富，如肾上腺皮质细胞、睾丸间质细胞、卵巢黄体细胞和横纹肌细胞等；此外成年的白细胞、肥大细胞及汗腺细胞的光面内质网也发达。

在生理状态下，随着细胞功能的升降，光面内质网的数量也呈现相应改变。在病理状态下，光面内质网的数量和形态会发生一定的变化。例如，在患淤胆时，从形态结构上看，肝细胞光面内质网显著增生，但其多功能氧化酶的活性反而下降，这实际上是细胞衰竭的表现。许多成瘾药物和嗜好品，如巴比妥类、毒品、酒等，可导致肝细胞光面内质网的增生。在药物及某些芳香族化合物（主要为致癌剂）的影响下，光面内质网有时可在胞质内形成葱皮样层状结构。

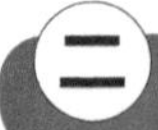

二 内质网的化学组成

内质网和其他生物膜系统一样，也是由脂类和蛋白质组成。内质网膜中脂类占 30%～40%，蛋白质占 60%～70%。脂类主要成分为磷脂，磷脂中磷脂酰胆碱（卵磷脂）含量最多，鞘磷脂含量少，没有或很少含胆固醇。内质网约有 30 多种膜结合蛋白，还具有大量的酶（表 5-1）。葡萄糖-6-磷酸酶普遍存在于内质网，被认为是标志酶。这些酶在内质网膜中的分布与它们的生化功能密切相关。

表 5-1　内质网膜上检测到的某些酶类

催化类型	酶	作用位点朝向
糖代谢	葡萄糖-6-磷酸酶	腔
	β-葡糖醛酸酶	腔
	葡糖醛酸基转移酶	腔
	糖基转移酶	胞质溶胶
脂代谢	脂肪酸 CoA 连接酶	胞质溶胶
	磷脂酸磷酸酶	胞质溶胶
	胆固醇羟基化酶	胞质溶胶
	转磷酸胆碱酶	胞质溶胶
	磷脂转位酶	胞质溶胶和腔
与药物脱毒相关的氧化酶	细胞色素 P450	胞质溶胶
	NADPH-细胞色素 P450 还原酶	胞质溶胶
	细胞色素 b5	胞质溶胶
	NADH-细胞色素 b5 还原酶	胞质溶胶
蛋白质的加工	蛋白质二硫键异构酶	腔

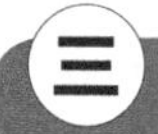

三 内质网的主要功能

内质网是行使多种重要功能的细胞器。它是一个复杂的网状膜系统，在细胞内将细胞质基质分隔成许多不同的小区域，使细胞内的一些物质代谢能在特定的环境条件下进行，同时它在细胞内极为有限的空间里建立起大量的膜表面，有利于多种酶的分布及各种生化反应过程高效率地进行，具有承担细胞内物质运输的作用。糙面内质网和光面内质网的功能有所不同。

（一）糙面内质网的功能

糙面内质网的主要功能是进行附着核糖体合成的蛋白质的运输，并在运输的同时对新合成的蛋白质进行加工修饰和折叠，帮助这些蛋白质准确到达目的地。

1. 分泌蛋白质的合成与转运　分泌蛋白质也称为输出性蛋白，主要包括肽类激素、酶类（消化酶）和抗体等。研究表明分泌蛋白质的合成是在糙面内质网上进行的。蛋白质的合成均起始于细胞质基质中的游离核糖体，但分泌蛋白质在合成开始不久后便转到内质网膜上合成，合成的肽链释放到内质网腔中。分泌蛋白质的合成及移入内质网腔的过程，目前较为公认的是信号假说。

知识链接

信号肽与信号假说

20 世纪 60 年代，雷德曼（Redman）和萨巴蒂尼（Sabatini）用分离的糙面内质网研究其上附着核糖体合成的蛋白质进入内质网腔的机制；1971 年，布洛贝尔（Blobel）和 Sabatini 等对上述机制做出的解释是：分泌蛋白的 N 端含有一段特殊的信号序列，该序列将多肽和核糖体引导到内质网膜上，多肽边合成边通过内质网膜上的转运通道蛋白进入内质网腔；1975 年，Blobel 和 Sabatini 等根据进一步实验结果，提出了信号假说，认为蛋白质上的信号肽，指导蛋白质转至内质网上合成。1999 年，Blobel 等因信号假说获得了诺贝尔生理学或医学奖。

（1）信号肽的合成：核糖体合成要进入内质网腔的蛋白质时，在 mRNA 的 5′端的起始密码后有一段编码特殊氨基酸序列的密码子，称为信号密码。由信号密码编码的最先被翻译的这段氨基酸序列，由 18～30 个疏水氨基酸组成，称为信号肽。凡是能合成信号肽的核糖体，都能在信号肽的引导下附着到内质网的表面，并结合于该处。核糖体合成的多肽链中若没有信号肽，则留在细胞质基质中完成多肽链的合成。

（2）信号肽与信号识别颗粒（SRP）结合：信号识别颗粒存在于细胞基质中，由 6 个结构不同的多肽亚单位和 1 个沉降值为 7S 的小分子 RNA 组成（图 5-3）。SRP 能识别暴露于核糖体之外的信号肽，并与之结合；同时 SRP 的翻译暂停结构域与核糖体受体部位（A 位）作用，从而暂时停止蛋白的合成过程。

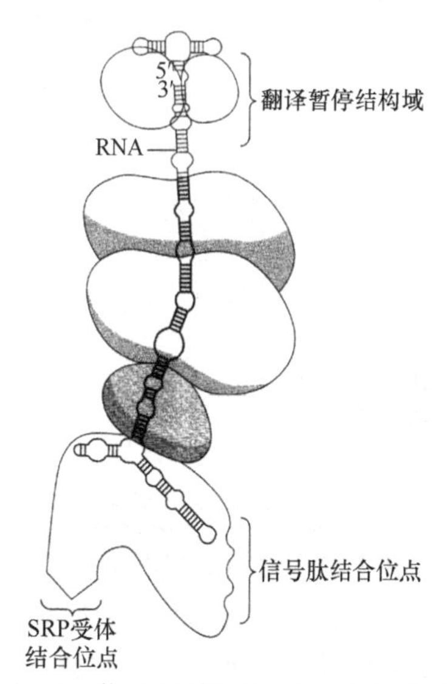

图 5-3　信号识别颗粒（SRP）的组成

（3）SRP 介导核糖体附着于糙面内质网膜上：SRP 能识别内质网膜上的 SRP 受体，并与它们特异结合，使核糖体附着到内质网膜上的蛋白质转运通道。

（4）SRP 释放与蛋白质转运通道的打开：当 SRP-信号肽-核糖体-mRNA 复合物锚定到内质网膜上后，SRP 释放出来，此时蛋白质转运通道打开，核糖体与通道结合，多肽链进入通道内。SRP 与核糖体脱离，核糖体上的 A 位点空出，多肽链继续合成并进入到内质网腔。释放的 SRP 又回到胞质中循环使用。蛋白质转运通道是个动态结构，当携带有多肽链的核糖体与内质网膜结合时，通道张开；当核糖体完成蛋白质合成脱离内质网膜时，便呈关闭状态。

以上（1）～（4）的过程是核糖体与内质网附着过程，是蛋白质翻译转运中最重要的过程（图 5-4）。

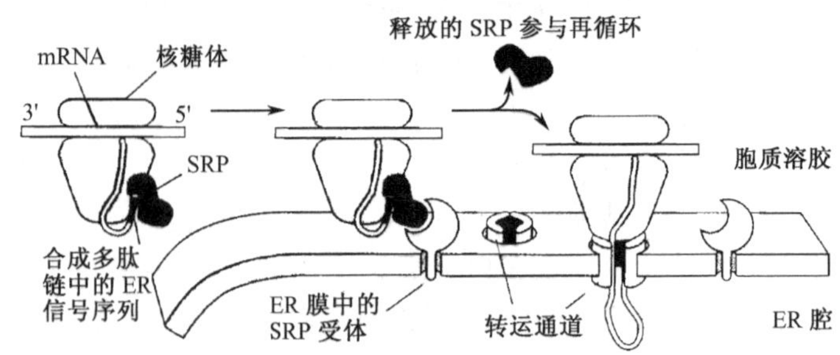

图 5-4　信号序列与 SRP 引导核糖体附着到 ER 膜

（5）随着 SRP 的释放，蛋白质的合成重新开始，并向内质网腔转运。

（6）切掉信号肽。当转运完成后，信号肽进入到内质网腔，由内质网膜内表面的信号肽酶切去，与之相连的合成中的多肽链继续进入内质网腔，直至合成完整的多肽链，切下的信号肽被降解。

（7）蛋白质合成结束。此时蛋白转运通道关闭，核糖体与内质网脱离，进入胞质中开始合成新的蛋白质。

以上（5）～（7）步是分泌蛋白质向内质网腔转运的过程（图 5-5）。

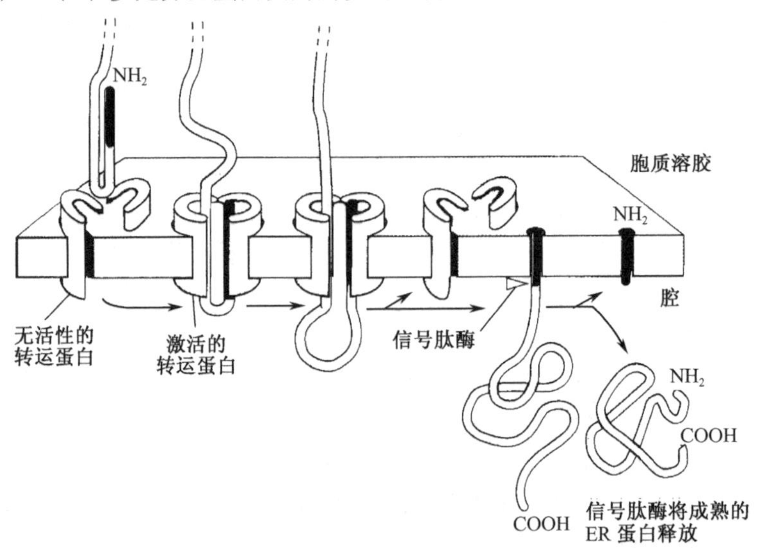

图 5-5　分泌蛋白质向内质网腔转运的过程

蛋白质转运通道结合信号序列，合成的多肽以袢环的形式从蛋白质转运通道穿过膜的脂双层。在转运的某一适当时机，蛋白质转运通道向两侧打开，信号序列释放，使其进入脂双层，然后被信号肽酶切割。转运的多肽以可溶的形式释放到内质网的腔中。为简便起见，图中略去了核糖体

2. 蛋白质的修饰与加工　蛋白质的修饰与加工包括糖基化、羟基化、酰基化、二硫键形成等，其中最主要的是糖基化，几乎所有内质网上合成的蛋白质最终都被糖基化。蛋白质糖基化是指单糖或寡聚糖与蛋白质共价结合形成糖蛋白的过程。在糖蛋白中，糖与蛋白质的连接方式有两种，一种是 *N*-连接糖蛋白，即寡糖分子与天冬酰胺残基侧链的—NH_2 的 N 原子共价结合形成的。另一种是 *O*-连接糖蛋白，由寡糖与蛋白质的酪氨酸、丝氨酸和苏氨酸残基侧链

上的—OH共价结合形成。

在糙面内质网上进行的糖基化修饰大多为*N*-连接的糖基化，其始于糙面内质网，完成于高尔基复合体，糖基化修饰伴随着多肽链的合成同时进行。寡聚糖由*N*-乙酰葡萄糖胺、甘露糖和葡萄糖组成，当寡聚糖在细胞质基质中合成后，与位于糙面内质网膜上的多萜醇分子的焦磷酸键连接而被活化，并从胞质面翻转到内质网腔面。在内质网腔面膜上的糖基转移酶的作用下，被活化的寡聚糖与进入内质网腔的多肽链上的天冬酰胺残基侧链上的氨基基团连接，形成*N*-连接糖蛋白（图5-6）。

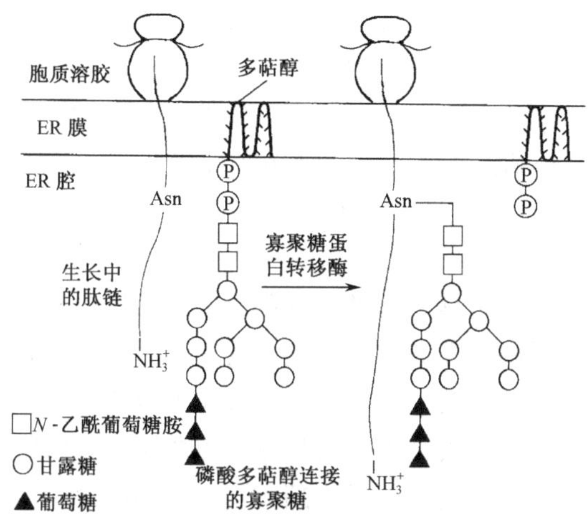

图5-6　糙面内质网内的蛋白质糖基化

糖基化的作用：①使蛋白质能够抵抗消化酶的作用；②赋予蛋白质传导信号的功能；③某些蛋白只有在糖基化之后才能正确折叠。

3. 蛋白质的折叠与装配　进入到内质网腔内的多肽链要在内质网腔里进行折叠形成一定的空间结构，经过正确折叠和装配的蛋白质才能通过内质网膜并以衣被小泡的形式运输到高尔基复合体内，而折叠不正确的肽链或未装配成寡聚体的蛋白质亚单位，不论是在内质网膜上还是在腔中，一般都不能进入高尔基复合体。

研究表明蛋白质多肽链的折叠需要内质网腔内可溶性驻留蛋白的参与。这类蛋白称为重链结合蛋白，简称Bip蛋白，能特异性地识别新生肽链或部分折叠的多肽并与之结合，帮助这些多肽进行折叠、装配和转运，但本身并不参与最终产物的形成，只起陪伴作用，故称为分子伴侣。蛋白二硫键异构酶附着在内质网膜的腔面上，可反复切断和形成二硫键，以帮助新合成的蛋白质处于正确折叠的状态。结合蛋白可以识别不正确折叠的蛋白或未装配好的蛋白亚单位，并促使它们重新折叠与装配。一旦这些蛋白形成正确构象或装配完成，便与结合蛋白分离，进入高尔基复合体（图5-7）。

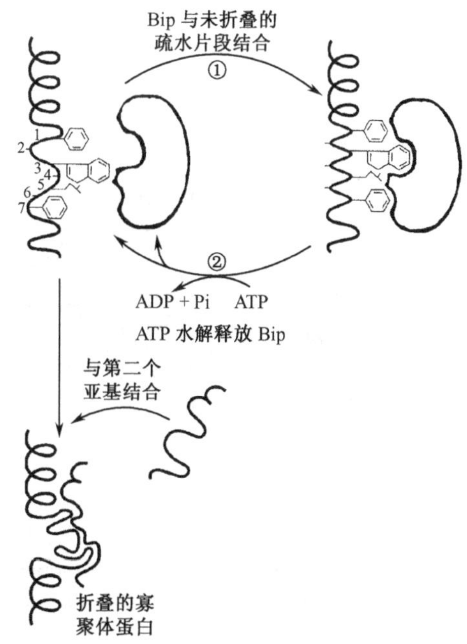

图5-7　Bip在ER腔中的作用

Bip与转运到ER中蛋白的疏水部分结合，防止蛋白质的变性或降解，使其正确地折叠。结合有蛋白质的Bip在ATP水解后释放被结合的蛋白质，如果释放的蛋白仍然是未折叠的，Bip将重新与这种蛋白质结合。Bip还可帮助两种不同的蛋白质共同装配

4. 蛋白质的转运　糙面内质网合成的蛋白质有不同的转运途径：①分泌蛋白进入内质网腔后，经糖基化作用，被包裹于由内质网分泌的囊泡中，以转运小泡的形式进入高尔基复合体，进一步修饰加工后形成大囊泡，最终以分泌颗粒的形式被排出到细胞之外；②膜嵌入蛋白经膜泡运输到细胞膜上或其他细胞器膜上，或保留在内质网膜上；③有的蛋白质需要留在内质网腔或运输到其他细胞器内发挥作用。

（二）光面内质网的功能

不同细胞中的光面内质网虽然形态相似，但因其化学组成及所含酶的种类不同，常常表现出不同的功能。

1. 类固醇激素的合成　光面内质网膜含有一整套脂类合成、激素转化酶系，参与合成膜脂和类固醇激素。例如，肾上腺皮质细胞、睾丸间质细胞和卵巢黄体细胞等分泌类固醇激素的细胞中都有丰富的光面内质网。实验证明，这些光面内质网先合成胆固醇，然后将胆固醇氧化、还原、水解进一步转化为类固醇激素，分别为肾上腺激素、雄激素和雌激素等。

2. 脂的合成与代谢　除线粒体特有的两种磷脂外，细胞所需要的全部脂类包括磷脂和胆固醇几乎都是在光面内质网上合成的。在光面内质网合成的磷脂主要是磷脂酰胆碱，需要的底物有 2 个脂肪酸、1 个磷酸甘油和 1 个胆碱，在脂酰基转移酶、磷酸酶和胆碱磷酸转移酶的催化下合成。新合成的脂类分子最初只位于内质网膜朝向胞质溶胶一侧，在内质网膜中磷脂转位因子即翻转酶的作用下，很快翻转到内质网腔面，使内质网的脂双层能平行伸展（图 5-8）。

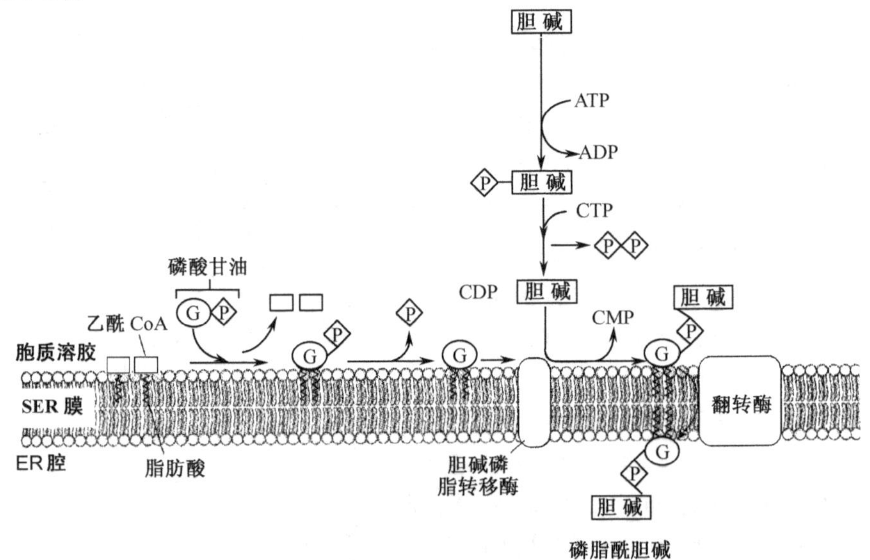

图 5-8　在光面内质网膜中合成磷脂酰胆碱

首先，内质网膜中脂肪酸与胞质溶胶中的磷酸甘油结合，然后脱磷，在内质网膜中胆碱磷脂转移酶的作用下，将胞质溶胶中的 CDP-胆碱与内质网膜中的甘油脂肪酸结合形成磷脂酰胆碱。新合成的磷脂酰胆碱朝向胞质溶胶一侧，但可在内质网膜中翻转酶的作用下翻转到内质网的腔面

脂类的代谢也是在光面内质网上进行的。小肠上皮细胞摄入的脂肪酸、甘油和一酰甘油，在光面内质网上酯化为三酰甘油，肝细胞摄取的脂肪酸也是在光面内质网上被氧化还原酶分解，或者再度酯化；光面内质网还可以参与脂肪酸的去饱和作用。

3. 糖原代谢　光面内质网在糖类代谢中起着重要作用，如肝细胞内糖原的分解代谢。肝细胞的光面内质网很丰富，已有实验证明，细胞质基质中糖原被降解为葡萄糖-6-磷酸，这种形式的糖不能被运出肝细胞并进入血液，必须由光面内质网膜上的葡萄糖-6-磷酸酶将其分解为磷酸和葡萄糖，使葡萄糖转移入内质网腔再被释放到血液中（图 5-9），供其他细胞使用。

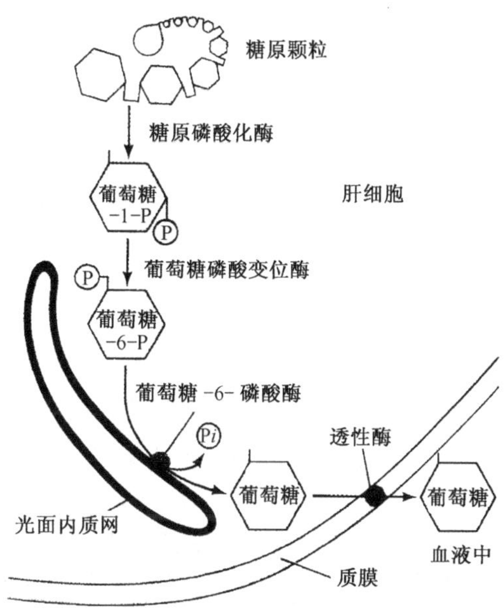

图 5-9　光面内质网在糖原代谢中的作用

4. 解毒作用　肝细胞的光面内质网膜中含有一些能与外源性物质结合，参与解毒作用的酶系，这些酶可使具有一定毒性的脂溶性代谢产物和外来的药物等在此经过氧化、还原、水解或结合等处理，成为无毒水溶性物质排出体外。例如，肝细胞对苯巴比妥类药物等具有解毒作用。

5. 储存与调节　肌细胞中含有发达的特化的光面内质网，称为肌浆网。肌浆网膜上的 Ca^{2+}-ATP 酶可将细胞质基质中的 Ca^{2+}泵入肌浆网腔储存，当肌细胞受到神经冲动刺激后，肌浆网 Ca^{2+}释放，引起肌肉收缩。胃底腺壁细胞的光面内质网有氯泵，当分泌盐酸时将 Cl^- 释放，参与盐酸的形成。

第二节　高尔基复合体

案例 5-2

电镜观察发现，羊膜上皮层在羊水过少时变薄，上皮细胞萎缩，微绒毛短粗，尖端肿胀，数目少，有鳞状上皮化生现象，细胞中糙面内质网及高尔基复合体也减少，上皮细胞和基膜之间半桥粒减少。认为有些原因不明的羊水过少可能与羊膜本身病变有关。

问题：什么是高尔基复合体？机体病变时高尔基复合体会发生什么样的改变？

意大利医生卡米洛·高尔基于 1898 年首次用镀银法在猫头鹰的神经细胞中发现一种网状结构，因此定名为高尔基体。电镜下证实，这种细胞器是由几部分膜性结构共同组成的，故称为高尔基复合体（Golgi complex）。20 世纪 50 年代以后，由于电子显微镜技术、超速离心技术、放射自显影及现代细胞分子生物学技术的应用，人们对高尔基复合体的微细结构和功能有了更加深入的了解。

一　高尔基复合体的形态结构

在电子显微镜下观察，高尔基复合体是由单位膜构成的囊、泡结构复合体，由扁平膜囊（saccule）、大囊泡（vacuole）、小囊泡（vesicle）三种基本成分组成（图 5-10）。

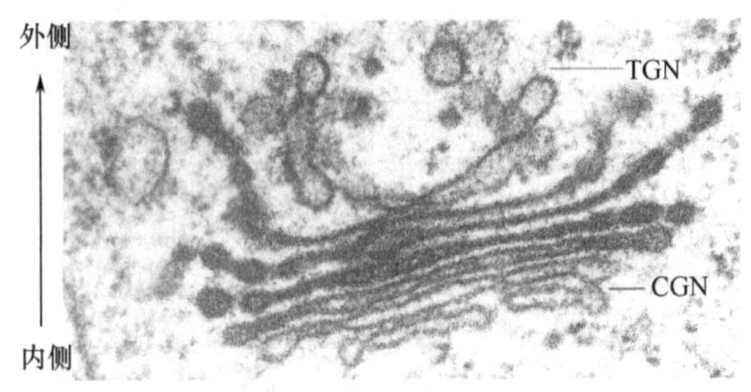

图 5-10　高尔基体电镜照片

（一）扁平膜囊

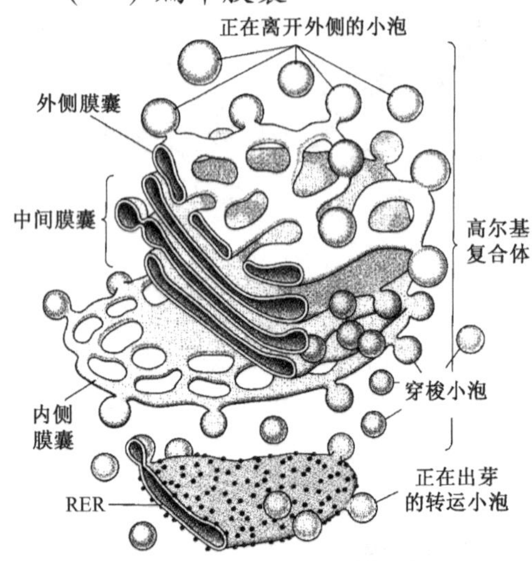

图 5-11　高尔基复合体结构

高尔基体的内侧是囊泡结构，靠近糙面内质网，中间部分是扁平膜囊，外侧也是囊泡结构

细胞中，3～8 个扁平膜囊重叠在一起，呈弓形或半球形，构成了高尔基复合体的主体结构。扁平膜囊均由光滑的膜围绕而成，膜表面没有核糖体附着。扁平膜囊的囊腔宽为 15～20nm，囊腔中有中等电子密度的无定形或颗粒状物质。相邻扁平膜囊的间距为 20～30nm，扁平膜囊之间有小管相连形成复合结构。

扁平膜囊有凸面和凹面之分。凸面靠近内质网对着细胞核，称为形成面（forming face）或顺面（cis face），呈分支的管网结构，是膜性小泡融合的部位。凹面对着质膜，称为成熟面（mature face）或反面（trans face），管网状，有囊泡与之相连，是膜性小泡出芽放出的部位。凸面和凹面之间的部分为中间膜囊，由扁平膜囊和管道构成，多层，是高尔基复合体最富特征性的结构组分。来自内质网的蛋白质和脂类从形成面向成熟面转运（图 5-11）。

（二）小囊泡

小囊泡也称为运输小泡（vesicle），散布于扁平膜囊周围，多集中在形成面附近。小囊泡的直径为 40～80nm，膜厚度约为 6nm，一般认为，小囊泡是邻近高尔基体的糙面内质网以芽生方式形成的，内携有糙面内质网合成的蛋白质，其电子密度较低。小囊泡的功能是将糙面内质网所合成的蛋白质转运给高尔基复合体，并与扁平膜囊的形成面融合，不断补充扁平膜囊的膜结构。

（三）大囊泡

大囊泡也称为浓缩泡（vacuole），直径为 100～150nm，膜厚度约 8nm，是由成熟面扁平膜囊的膜局部膨胀，然后脱落所形成。多见于高尔基复合体的成熟面或末端，它内含扁平膜囊的分泌物，并有对所含分泌物继续浓缩的作用，所以又称分泌泡，其内容物电子密度高。大囊泡的形成，不仅运输了扁平膜囊内加工、修饰的蛋白质等大分子物质，而且使扁平膜囊的膜不断消耗而更新。

不同细胞中高尔基复合体的数目和发达程度不同。在分化程度高、分泌功能旺盛的细胞中，如神经细胞、胰腺细胞、肝细胞等高尔基复合体很发达。但成熟的红细胞和粒细胞中高尔基复合体消失或明显萎缩。在未分化的细胞，如肿瘤细胞、胚胎细胞、干细胞等高尔基复合体往往较少。在病理状态下，高尔基复合体常发生异常变化，如数量的增减、囊泡扩张或收缩等。肿瘤细胞的高尔基复合体变化明显，一般分化低、生长快的肿瘤细胞高尔基复合体发育较差；分化程度较高的肿瘤细胞高尔基复合体发育较好。有些肿瘤细胞的高尔基复合体还有肥大、萎缩和髓鞘样结构等现象。当巨噬细胞吞噬活动旺盛时，可见形成许多吞噬体、高尔基复合物增多并从其上断下许多高尔基体小泡。当各种细胞萎缩时可见高尔基体变小和部分消失。当高尔基复合体损伤时大多出现扁平膜囊的扩张以及扁平膜囊、大囊泡和小囊泡崩解。

二 高尔基复合体的化学组成

大鼠肝细胞的分离实验表明，高尔基复合体膜成分大约含 55%蛋白质和 45%脂类。通过对多种细胞膜相结构的化学分析发现，组成高尔基复合体的膜脂中磷脂酰胆碱的含量介于内质网膜和质膜之间，中性脂类主要包括胆固醇、胆固醇酯和三酰甘油（表 5-2）。高尔基复合体是构成细胞膜和内质网之间相互联系的一种过渡性细胞器。

表 5-2　糙面内质网膜、高尔基体和细胞质膜的磷脂组成

膜类型	总磷脂	磷脂类型				
		神经鞘磷脂	磷脂酰胆碱	磷脂酰乙醇胺	磷脂酰丝氨酸磷脂肌醇	胆固醇
糙面内质网	61%	3.4%	47.8%	36.8%	5.6%	0.12%
高尔基体	45%	14.2%	31.4%	36.5%	4.7%	0.47%
细胞质膜	40%	19.2%	32.0%	34.4%	4.6%	0.51%

高尔基复合体含有多种酶类，主要有参与糖蛋白合成的糖基转移酶，如唾液酸转移酶；参与磷脂合成的转移酶，如磷酸甘油磷脂酰转移酶。糖基转移酶被认为是高尔基复合体的标志酶，它们主要参与糖蛋白和糖脂的合成。此外，在高尔基体复合体中还存在着其他的一些重要的酶类，如 NADH-细胞色素 c 还原酶、NADPH-细胞色素还原酶的氧化还原酶和酪蛋白磷酸激酶等。

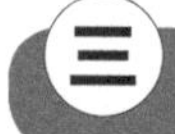

三 高尔基复合体的功能

高尔基复合体在内膜系统中处于中介地位，主要功能是将内质网合成的蛋白质进行加工、分类与包装，然后分门别类地运送到细胞特定的部位或分泌到细胞外。而且内质网上合成的脂质一部分也要通过高尔基复合体向细胞膜和溶酶体膜等部位运输。此外，高尔基复合体在细胞内膜的转化上也起重要作用。因此高尔基复合体是细胞内物质运输的特殊通道。

（一）参与细胞的分泌活动

根据早期光镜的观察，已有人提出高尔基复合体与细胞的分泌活动有关。随着现代科学的发展，运用电镜、细胞化学及放射自显影技术更进一步证实了这个观点。将鼠胰腺组织放入含放射线标记的培养基中，电镜观察 3 分钟后放射性出现在糙面内质网；7 分钟后放射性移至高尔基复合体扁平膜囊；37 分钟后出现在大囊泡中；117 分钟后，出现在靠近细胞顶部的酶原颗粒及胞外的分泌物中。因此高尔基体在分泌活动中所起的作用，主要是将糙面内质网运来的蛋白质，进行加工（如浓缩或离析）、储存和运输，最后形成分泌泡通过胞吐作用排出细胞之外。当形成的分泌泡自高尔基囊泡上断离时，分泌泡膜上带有高尔基囊膜所含有的酶，还能不断起作用，促使分泌颗粒不断浓缩、成熟（图 5-12）。其中最典型的，如胰外分泌细胞中所形成的酶原颗粒。

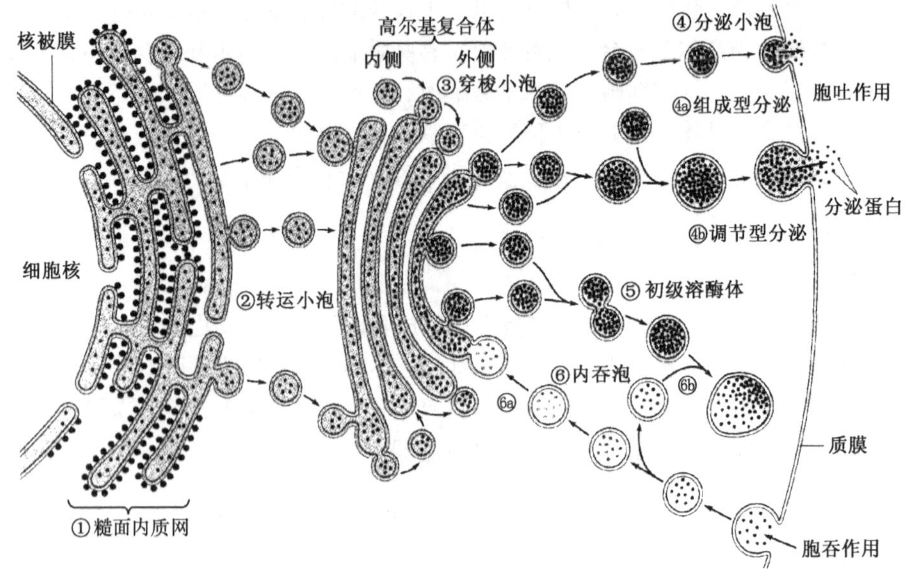

图 5-12　高尔基复合体参与细胞的分泌

6a. 内吞泡与反面高尔基体融合；6b. 内吞泡与融酶体融合

（二）对蛋白质的修饰加工作用

高尔基复合体的修饰加工作用主要是对内质网合成的蛋白质的糖基化及对前体蛋白质的水解作用等。

高尔基复合体对蛋白质的糖基化修饰作用是在高尔基复合体的各个特异的功能区室中进行的。在内质网中合成的蛋白质大多已就地进行了糖基化，但需要进一步加工。细胞内 *N*-糖基化主要有两种，分别是高甘露糖寡聚糖和复合寡糖。进入高尔基体的糖蛋白，形成高甘露糖寡聚糖侧链所需的修饰比较简单，只要切除 3 分子的甘露糖。形成复合寡聚糖比较复杂，要切除 5 分子的甘露糖，加上 2 分子 *N*-乙酰葡萄糖胺、2 分子半乳糖、2 分子唾液酸，有时还要加上岩藻糖（图 5-13）。高尔基体另外一种糖基化是 *O*-糖基化，将糖链转移到多肽链中丝氨酸、苏氨酸或羟赖氨酸的羟基的氧原子上。

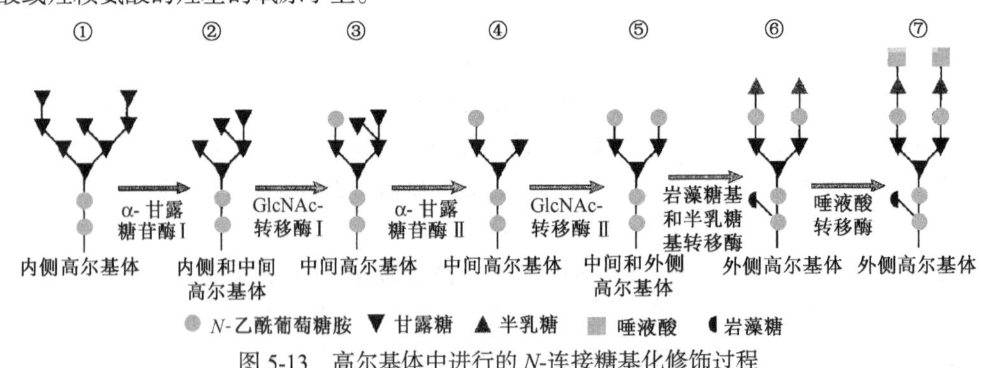

图 5-13　高尔基体中进行的 *N*-连接糖基化修饰过程

有些蛋白质在 RER 内合成后，通过高尔基复合体的水解作用，将蛋白质 N 端或 C 端切除，成为有活性的成熟蛋白，或将含有多个相同氨基酸序列的前体水解为有活性的多肽，如神经肽。人胰岛素由胰岛 B 细胞中的 RER 合成，是一种没有生物活性的蛋白原，称为胰岛素原。它除含有胰岛素的A、B两条多肽链外，还有一条起连接作用的C肽链。当胰岛素原被运输至高尔基复合体时，在转肽酶的作用下切除C肽后成为有活性的胰岛素（图5-14）。还有胰高血糖素、血清蛋白等的成熟，也是经过在高尔基复合体中的切除修饰后完成的。

（三）对蛋白质的分选和运输

糙面内质网合成的蛋白质，经高尔基复合体修饰加工后形成分泌蛋白、膜蛋白和溶酶体酶，依据蛋白质上的信号肽或信号斑，高尔基复合体对蛋白质进行分选，包装到不同的小泡：①可形成运输分泌蛋白的分泌泡，分泌蛋白被运出细胞外；②可形成有膜蛋白的运输小泡，膜蛋白被运送到细胞膜的不同部位；③可形成由溶酶体酶蛋白组成的溶酶体，溶酶体酶留在细胞质中发挥作用。

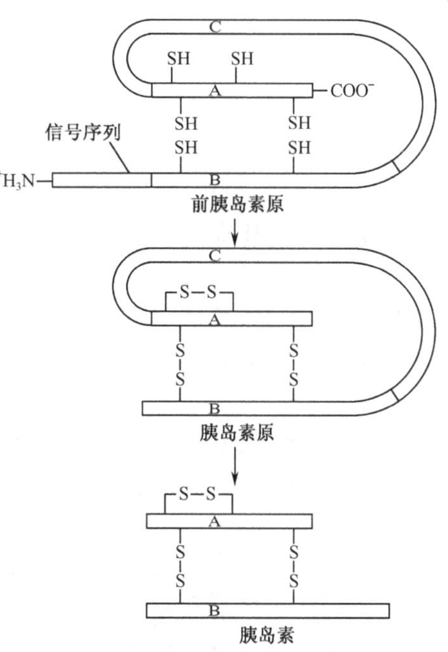

图5-14 胰岛素分子的加工成熟

（四）参与膜的转化

高尔基复合体的膜无论是厚度还是化学组成，都处于内质网膜和质膜之间，从膜的逐渐变化可以看出，高尔基复合体与膜的转化有密切关系。从分泌蛋白的运输和排出过程来看，由内质网芽生的运输小泡与形成面高尔基复合体融合，运输小泡的膜成为高尔基复合体扁平膜囊的膜，而高尔基复合体的成熟面又不断形成分泌泡向细胞膜移动，最后与细胞膜融合，分泌泡膜成为细胞膜的一部分，膜的这种交通过程也称为膜流。膜流不仅在物质运输上起重要作用，而且还使膜性细胞器的膜成分不断得到补充和更新。

第三节 溶 酶 体

案例5-3

患者，女，18岁，因感染水痘后氨基转移酶水平持续升高而就诊。通过血液生化检查，该患者谷丙转氨酶、谷草转氨酶、总胆固醇均高于正常值范围，CT检查示肝、脾肿大，肝脏活检标本显示在Kupffer细胞中存在严重弥漫性脂肪变性、脂质积累和胆固醇酯晶体，这一发现标志着该患者缺乏溶酶体酸性脂肪酶。该患者被确诊为溶酶体酸性脂肪酶缺乏症，该病是一种罕见的常染色体隐性遗传性溶酶体贮积病。

问题：溶酶体是一种什么细胞器？溶酶体内含有什么物质？有什么作用？溶酶体贮积病的发病机制是什么？

1955年迪夫（C. Duve）等用超离心技术从小鼠肝细胞中分离出一种单层膜包被的囊状的微小颗粒，经细胞化学鉴定这种颗粒内含丰富的酸性水解酶，具有消化多种内源性和外源性大分子物质的功能，被命名为溶酶体（lysosome）。溶酶体具有溶解或消化的功能，是细胞内的消化器官。现已清楚，溶酶体广泛分布于除哺乳动物成熟的红细胞以外的真核细胞中。

一 溶酶体的形态结构与组成

溶酶体是由一层6～8nm厚的单位膜包围而成的球形或卵圆形的囊泡状细胞器，大小不一，多数直径在0.2～0.8μm（图5-15）。溶酶体内含60多种高浓度的酸性水解酶，主要包括酸性磷酸酶、核糖核酸酶、脱氧核糖核酸酶、组织蛋白酶、芳基硫酸酯酶、乙酰基转移酶等（图5-16），水解酶最适的pH在3.5～5.5。不同类型的细胞，溶酶体所含酶的种类和数量也不相同，通常不能在同一溶酶体内找到上述所有的酶，但酸性磷酸酶普遍存在于各种溶酶体中，是溶酶体的标志酶。在生理状态下，溶酶体的酶只在溶酶体膜内发挥作用而不外逸，如果溶酶体膜被破坏，水解酶就会溢出，整个细胞会被消化并波及周围的细胞。

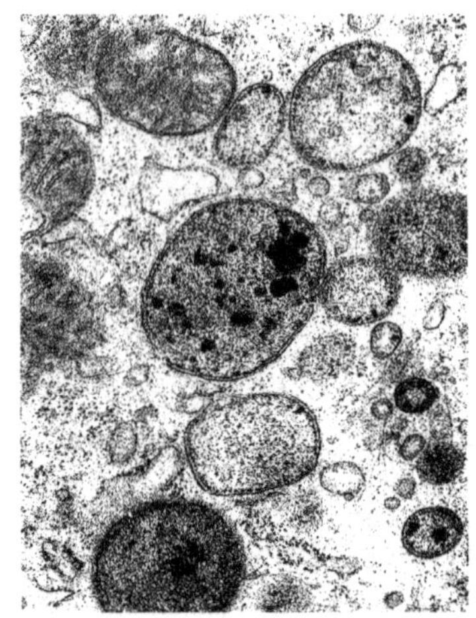

图5-15　溶酶体的形态、大小

具吞噬作用的肝Kupffer细胞中不同大小的溶酶体，图中示出至少10个不同大小的溶酶体

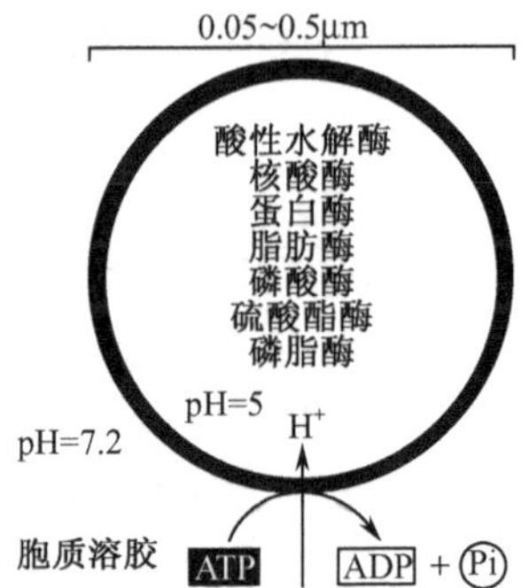

图5-16　溶酶体的形态、大小及所含主要酶类

二 溶酶体的类型

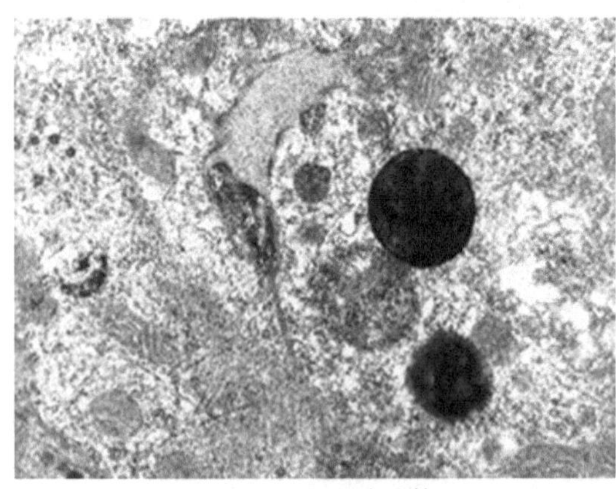

图5-17　初级溶酶体

溶酶体在形态及内含物上呈现多样性和异质性。根据其生理功能的不同阶段可分为初级溶酶体（primary lysosome）、次级溶酶体（secondary lysosome）和残余体（residual body）。

（一）初级溶酶体

初级溶酶体由高尔基复合体的成熟面芽生的运输小泡和内体合并而成（图5-17）。内含尚未被激活的水解酶，没有作用底物及消化产物。溶酶体膜与质膜厚度相近，但成分不同，主要区别：①膜内含有质子泵，可将H^+泵入溶酶体，使其pH降低，维持酸性环境；②膜蛋白高度糖基化，其糖链突向溶酶体内表面，可保护溶酶体膜，防止溶酶体内水解酶的消化；③具有多种载体蛋白用于水解的产物向外运输。

（二）次级溶酶体

次级溶酶体内含水解酶和相应的底物（图5-18），是一种将要或正在进行消化作用的溶酶体。根据其作用底物的来源和性质不同，可分为异噬溶酶体（heterophagic lysosome）和自噬溶酶体（autophagiclysosome），前者消化的物质来自外源，后者消化的物质来自细胞本身。

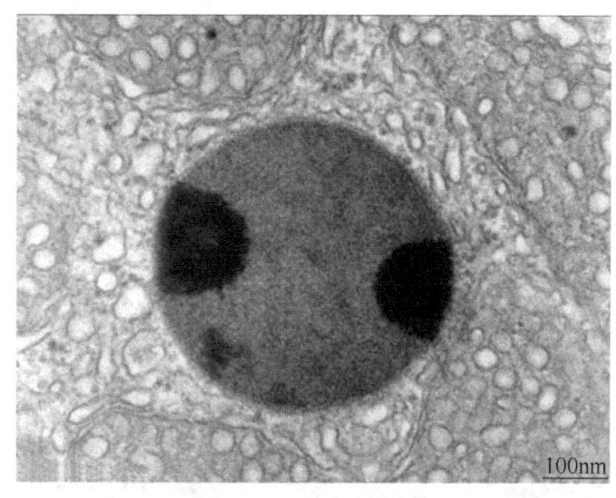

图 5-18　次级溶酶体

1. 自噬溶酶体　它的作用底物是内源性的，即细胞内衰老或破损的细胞器及细胞质中过量储存的脂类、糖原颗粒等。这些物质先被细胞本身的膜（如内质网膜）所包围形成自噬体，自噬体再与初级溶酶体融合形成自噬溶酶体。自噬溶酶体在消化、分解自然更替的一些细胞内的结构上起重要作用，参与衰老细胞器的清除和更新，是细胞内的“清道夫”。当细胞受到药物、射线、机械损伤作用及在病变中时，其数量明显增多。

2. 异噬溶酶体　它的作用底物是一些被摄入到细胞内的外源性物质，包括外源性的细胞和一些大分子物质，如细菌、红细胞、血红蛋白、铁蛋白、酶和糖原颗粒等。细胞先以胞吞方式将这些外源物质摄入细胞内，形成吞噬体或吞饮体，再与初级溶酶体融合形成异噬溶酶体。异噬溶酶体在机体防御系统中起重要作用，常见于单核-吞噬细胞系统的细胞、白细胞、肝细胞和肾细胞等。

初级溶酶体和次级溶酶体的形成及它们在细胞的消化中的作用如图 5-19 所示。

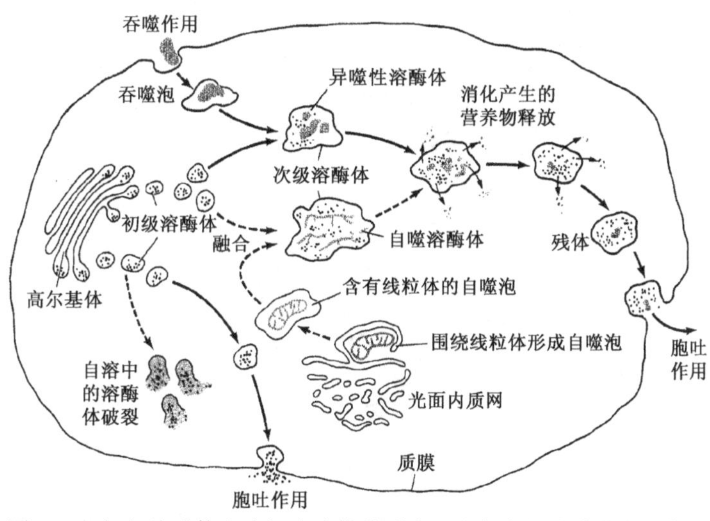

图 5-19　初级溶酶体和次级溶酶体的形成及它们在细胞消化中的作用

（三）残余体

残余体又称后溶酶体（post-lysosome），是次级溶酶体到达终末阶段，由于水解酶的活性降低或消失，残留一些未消化的残渣。在电镜下可见到电子密度高、色调较深的残余物。残余体可通过外排作用排出细胞，也可能长期蓄积在细胞内逐年增多。根据残余物的不同，可分为以下几种。

1. 多泡体　是单位膜包围有许多小泡而形成，由于其基质的电子密度不同，可呈现有浅淡或致密的多泡体。常见于神经细胞、壁细胞和卵母细胞中。

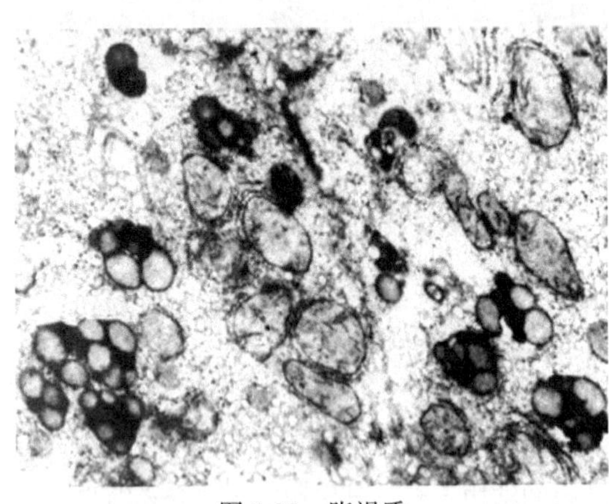

图 5-20　脂褐质

2. 含铁小体　是单位膜包围电子密度高的含铁颗粒，颗粒直径 50～60nm。常见于单核-吞噬系统细胞中，当机体摄入大量铁质时，肝和肾等器官的巨噬细胞中可出现许多含铁小体。

3. 脂褐质　为形状不规则、由单位膜包围的小体，其内容物电子密度较高，常含有浅亮的脂滴。常见于神经细胞、肝细胞和心肌细胞中，随着细胞寿命的增长，其数量也不断增多且并不被排出细胞，如老年斑，肝细胞中的脂褐质（图 5-20）。

4. 髓样结构　外有单位膜，内容物为膜性成分组成，呈同心层状、板状和指纹状等排列。常见于单核/巨噬细胞、大肺泡细胞、肿瘤细胞和病毒感染细胞中。

三　溶酶体的功能

（一）自噬作用

自噬作用是溶酶体对自身结构的吞噬降解，主要清除降解细胞内衰老或破损的细胞器及不再需要的生物大分子（图 5-21）。这些大分子物质与初级溶酶体融合形成次级溶酶体，在各

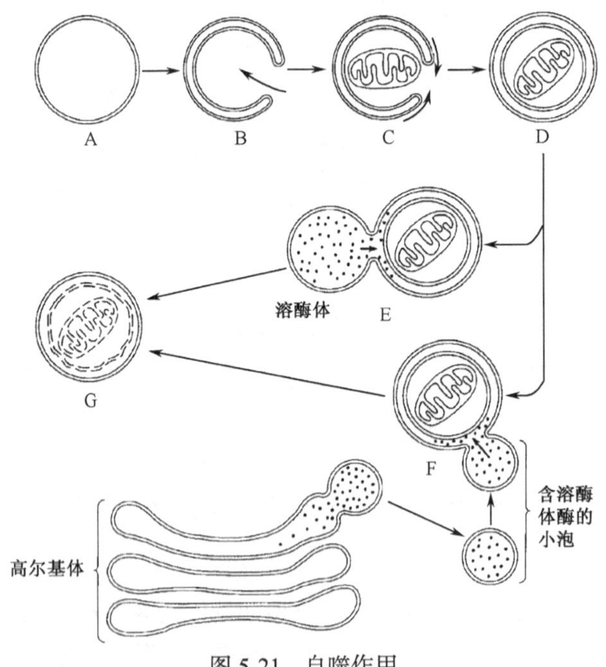

图 5-21　自噬作用

A，B. 内质网形成一个双膜的杯形结构；C. 衰老的细胞器（线粒体）从杯口进入；D. 然后封口；E. 形成双膜的小泡；小泡与成熟的溶酶体融合；F. 或与来自高尔基体分泌的含溶酶体酶的小泡融合；G. 溶酶体的酶降解融合泡中的底物

种水解酶的作用下，可被分解为简单的可溶性小分子物质，如蛋白质分解为氨基酸，脂肪分解为甘油和脂肪酸，碳水化合物分解为单糖等，这些小分子物质通过溶酶体膜脂双层或膜载体蛋白转运，重新释放到细胞质中被细胞利用。一些未被完全消化的物质残留下来，形成残余体。由此可见，溶酶体通过自噬作用可以清除细胞内衰老和病变的细胞器，促进细胞组织成分的更新。

（二）异体吞噬

异体吞噬是溶酶体消化分解细胞感染的病毒、细菌或其他一些颗粒的作用。通过溶酶体的吞噬作用，可以保护细胞免受细菌和病毒等的侵染，对细胞起到防御保护的作用（图 5-22）。

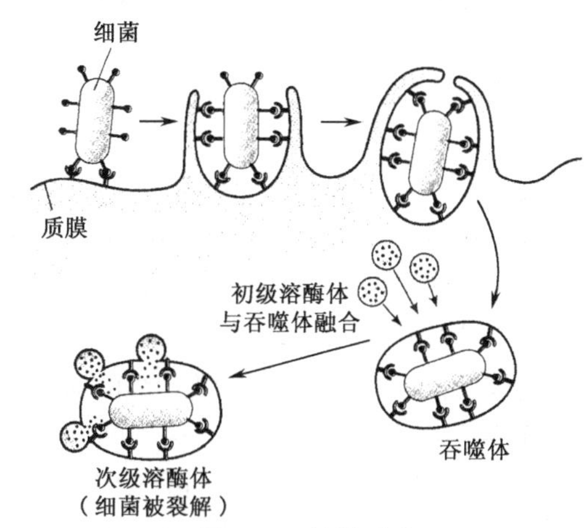

图 5-22 异体吞噬

吞噬作用（phagocytosis）的第一阶段是细胞质膜上的受体与细菌结合，然后将被感染的细菌包裹起来形成吞噬体，接着是溶酶体与吞噬体融合，通过溶酶体酶的作用将被吞噬的细菌降解

（三）细胞外的消化

通常溶酶体只在细胞内发挥作用，但在某些特殊的细胞，溶酶体酶被释放到细胞外，可消化分解细胞外的物质。例如，哺乳动物精子、卵细胞的受精过程，精子头部的顶体是一个特化的溶酶体，当精子与卵细胞外被接触时，顶体膜便与精子的细胞膜互相融合并将水解酶释放出来，消化围绕在卵细胞外的放射冠，使精子的核进入卵细胞，完成受精过程。

（四）自溶作用与器官、组织退化

自溶是细胞的自我毁灭，在一定条件下，溶酶体膜破裂，使自身细胞和组织被释放出来的水解酶降解，这一过程称为细胞的自溶作用。在生理状态下，自溶作用在个体发育过程中对器官、组织的形态建成具有重要作用。例如，两栖类蝌蚪变态时，尾部逐渐消失是由于蝌蚪尾部细胞含有丰富的溶酶体，溶酶体膜破裂，释放组织蛋白酶消化尾部退化的细胞。此外，人体卵巢黄体的萎缩而使子宫内膜的周期性变化，也与溶酶体的自溶作用有密切关系。

（五）参与激素的合成与分泌调节

在分泌细胞中，溶酶体参与激素的分泌过程。在甲状腺滤泡上皮细胞中合成的甲状腺球蛋白，被分泌到甲状腺滤泡腔内储存，并被碘化，当腺体接受垂体分泌的促甲状腺素刺激后，甲状腺滤泡上皮细胞又将碘化甲状腺球蛋白吞入细胞并与溶酶体融合，甲状腺球蛋白被水解成甲状腺激素。因此，甲状腺激素是在溶酶体的参与下形成的。另外，溶酶体还可以通过自噬作用调节细胞分泌激素的多少，当产生激素的细胞中形成的分泌泡过多时，可通过分泌泡与溶酶体的融合而降解多余的分泌物。

四 溶酶体与疾病

研究表明，某些疾病的发生与溶酶体的功能状态密切相关。在某些因素的作用下，如果溶酶体膜发生破裂或溶酶体缺乏某些酶，都会影响细胞的正常生理功能而引起病变。另外，溶酶体与肿瘤的发生也有一定的关联。溶酶体结构和功能异常引起的疾病，称为溶酶体病。

（一）溶酶体酶缺乏与溶酶体贮积症

溶酶体中酸性水解酶的合成，与其他蛋白质的生物合成过程一样，是由基因决定的，当基因突变引起酶蛋白合成障碍时，可造成溶酶体酶缺乏。溶酶体贮积症（lysosomal storage disease）是机体由于基因缺陷，使溶酶体中缺少某种水解酶，致使相应作用物不能消化和降解而大量积蓄在溶酶体中，造成细胞代谢障碍所致的代谢性疾病。

1. Ⅱ型糖原贮积症　患者细胞中常染色体上的一个基因缺陷，使溶酶体内缺乏 α-1，4-葡萄糖苷酶，导致糖原不能降解为葡萄糖，从而糖原在肝脏和肌肉细胞中的溶酶体内大量积蓄。临床表现为肌无力、心脏增大、进行性心力衰竭，多于 2 周岁前死亡，故此病又称为心脏型糖原沉着病。

2. GM2 神经节苷脂贮积症变异型 B　又称家族性黑矇性痴呆，是由于溶酶体缺少氨基己糖酯酶，导致神经节苷脂 GM2 积累，影响细胞功能。患者表现为渐进性失明、痴呆和瘫痪，2～6 岁死亡，该病主要出现在犹太人群中。

（二）溶酶体自溶与疾病

溶酶体的自溶作用导致了细胞组织的损伤，引起机体疾病的发生。

1. 硅沉着病　又称矽肺，是一种职业病，临床表现是肺泡的弹性降低，肺功能损害。其形成原因与溶酶体膜的破裂有关。当空气中的矽尘颗粒（SiO_2）吸入肺泡后，被巨噬细胞吞噬形成吞噬小体，并与初级溶酶体融合形成次级溶酶体。SiO_2 在溶酶体内形成矽酸分子。矽酸分子能以其羧基与溶酶体膜上的受体产生氢键，使溶酶体膜破裂，大量矽酸分子和水解酶流入细胞质内，发生自溶引起巨噬细胞死亡。死亡的巨噬细胞释放的 SiO_2 被正常巨噬细胞吞噬后，重复上述过程。受损或已破坏的巨噬细胞释放“致纤维化因子”，使成纤维细胞增生并分泌大量的胶原纤维，使肺组织局部出现胶原纤维结节，降低了肺的弹性，妨碍了肺的功能而形成硅沉着病。

2. 类风湿关节炎　病因虽然还不十分清楚，但此病所表现出来的关节骨膜组织的炎症变化及关节软骨细胞的腐蚀，被认为是细胞内的溶酶体的酶局部释放所致。其原因可能是由于某种类风湿因子如抗 IgG，被巨噬细胞、中性粒细胞等吞噬，促使溶酶体酶外逸。而其中的一些酶，如胶原酶，能腐蚀软骨，产生关节的局部损害，而软骨消化的代谢产物，如硫酸软骨素，又能促使激肽的产生而参与关节的炎症反应。

3. 休克　休克过程中发生的细胞与机体的损伤也与溶酶体的自溶有关。在休克过程中，机体微循环发生紊乱，组织缺血、缺氧，引起细胞 pH 降低和三羧酸循环受阻，使膜不稳定，引起溶酶体酶的外漏，造成细胞与机体的损伤。休克时机体细胞内溶酶体增多，体积增大，吞噬体显著增加。溶酶体内的酶释放，多在肝和肠系膜等处，引起细胞和组织自溶。因此，在休克时，测定淋巴液和血液中溶酶体酶的含量高低，可作为细胞损伤程度的定量指标。通常以酸性磷酸酶、β-葡糖醛酸酶与组织蛋白酶为指标。

（三）溶酶体与恶性肿瘤

溶酶体可能与恶性肿瘤的发生有关。有研究者应用电镜放射自显影技术，观察到致癌物质进入细胞，先储存于溶酶体内，再与染色体整合，并诱发细胞的恶性转变。也有研究证实，致癌物质引起的细胞分裂调节功能障碍及染色体畸变，可能与细胞受到损伤后溶酶体酶的释放有关。也有人认为溶酶体代谢过程中的某些产物是肿瘤细胞增殖的物质基础。至于溶酶体与恶性肿瘤的发生是否有直接关系，尚待进一步深入地研究。

第四节　过氧化物酶体

● 案例 5-4

Zellweger 综合征是一类与过氧化物酶体有关的遗传病，也称脑肝肾综合征，其特征在于存在于肝脏、肾脏或是脑部细胞中的过氧化物酶体的减少或缺乏。脑、肝、肾异常，出生后 3～6 个月内死亡。

问题：过氧化物酶体是一种什么样的细胞器？过氧化物酶体有什么作用？

过氧化物酶体（peroxisome）最先被称作微体（microbody），是由一层单位膜包裹的囊泡，通常比线粒体小。在 1965 年 C. Duve 等发现微体中含有多种氧化酶和过氧化氢酶，能分解细胞的过氧化物，故又命名为过氧化物酶体。它普遍存在于所有的真核细胞中。过氧化物酶体和溶酶体在形态大小上比较相似，并且也有降解生物大分子的能力，但两者所含的酶类和性质等方面有所不同（表 5-3）。

表 5-3　过氧化物酶体与初级溶酶体的特征比较

特征	初级溶酶体	过氧化物酶体
形态大小	多呈球形，直径为 0.2～0.5μm，无酶晶体	球形，哺乳动物细胞中直径多在 0.15～0.25μm，内常有酶晶体
酶的种类	酸性水解酶	氧化酶类
pH	5 左右	7 左右
是否需 O_2	不需要	需要
功能	细胞内的消化作用	多种功能
发生	酶在糙面内质网合成，经高尔基复合体出芽形成	酶在胞质基质中合成，经分裂与组装形成
识别标志酶	酸性水解酶等	过氧化氢酶

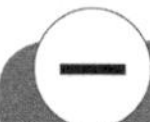 过氧化物酶体的形态结构与组成

电镜下观察，过氧化物酶体是由一层单位膜包裹，直径为 0.2～1.5μm，通常为 0.5μm 的圆形、椭圆形小体。基质中含有细小的颗粒状物质，中央常有高密度的核样体（图 5-23）。

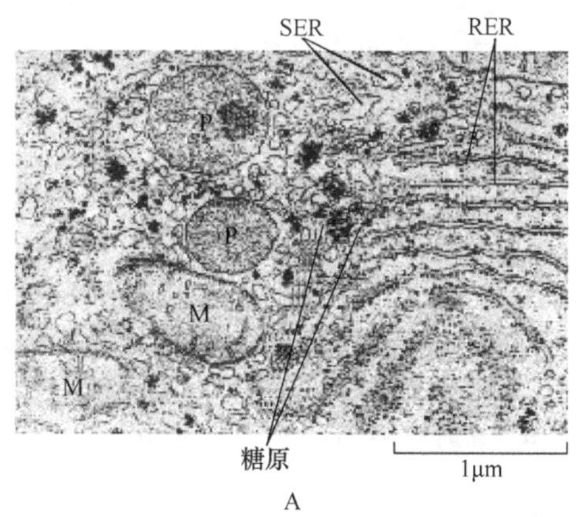

A

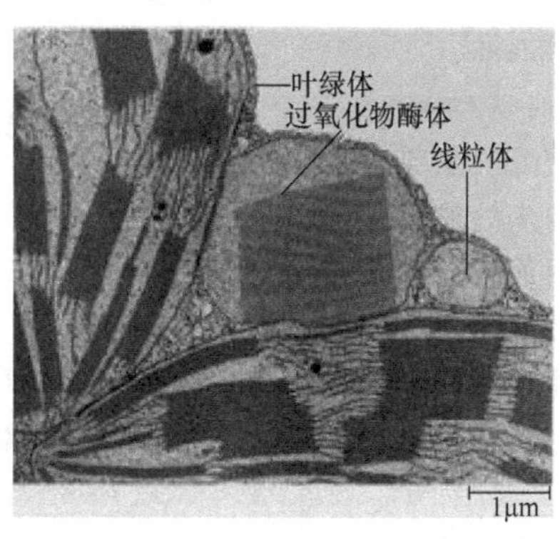

B

图 5-23　过氧化物酶体电镜图

A. 大鼠肝细胞中的过氧化物酶体（P）和其他细胞器如线粒体（M）；B. 烟草叶肉细胞中具有晶格状核心的过氧化物酶体

过氧化物酶体基质内含有多种酶，主要有三大类：过氧化氢酶类和过氧化物酶类、氧化酶类及其他酶类。过氧化氢酶和过氧化物酶可把细胞中的 H_2O_2 分解为 H_2O，过氧化氢酶是过氧化物酶体的特征性酶。氧化酶类是把相应的底物氧化成 H_2O_2。其他酶类主要包括异柠檬酸脱氢酶、苹果酸脱氢酶及乙醛酸还原酶等，主要参与植物细胞内脂肪的氧化。在过氧化物酶体中，当尿酸氧化酶大量存在时，在细胞中央会形成一个晶格状的核心，为其在电镜下的特异性识别标志。

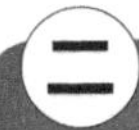

二 过氧化物酶体的功能

不同生物体、不同细胞中过氧化物酶体的形态、数量及所含酶的种类不同。其功能主要有以下几点。

（一）使毒性物质失活

过氧化物酶体利用 H_2O_2 氧化各种底物，如甲酸、甲醛、酚、醇等，氧化的结果是使这些有毒性的物质变成无毒性的物质，同时也使 H_2O_2 进一步转变成无毒的 H_2O。因为 H_2O_2 在细胞内积累过多时，对细胞有毒害作用，所以过氧化物酶体对细胞有保护作用。这种解毒作用对于肝、肾特别重要，过氧化物酶体担负着解除血液中各种毒素的作用。例如，人们饮入的乙醇主要以这种方式被氧化成乙醛，从而解除了乙醇对细胞的毒性作用。

（二）对氧浓度的调节作用

过氧化物酶体的氧化能力随氧张力增强而成正比地提高。因此，在高浓度氧的情况下，过氧化物酶体的强氧化作用会使氧的浓度得以有效调节，使细胞免受高浓度氧的毒性作用。

（三）脂肪酸的氧化

动物组织中有 25%～50%的脂肪酸是在过氧化物酶体中氧化的，其他则是在线粒体中氧化的。大鼠在服用降脂灵后，肝细胞过氧化物酶体酶浓度升高 10 倍。另外，由于过氧化物酶体中有与磷脂合成相关的酶，所以过氧化物酶体也参与脂的合成。

近年来，越来越多的过氧化物酶体病的病种被发现，如肾上腺脑白质营养不良、脑肝肾综合征、Refsum 病、肢近端型点状软骨发育不良等。

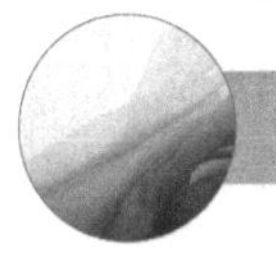

目标检测

一、单选题

1. 内质网膜的标志酶是（　　）
   A. 酸性磷酸酶
   B. 糖基转移酶
   C. 葡萄糖-6-磷酸酶
   D. 唾液酸转移酶
   E. 过氧化氢酶

2. 蛋白质涉及 *O*-连接寡糖的糖基化作用主要发生在（　　）
   A. 糙面内质网腔内
   B. 糙面内质网膜上
   C. 光面内质网膜上
   D. 高尔基复合体内
   E. 溶酶体内

3. 下面哪种细胞器的膜上附着大量核糖体（　　）
   A. 光面内质网　　B. 高尔基复合体
   C. 溶酶体　　D. 过氧化物酶体
   E. 糙面内质网

4. 溶酶体酶的分选主要是由______来完成的（　　）
   A. 内质网　　B. 高尔基复合体
   C. 溶酶体　　D. 过氧化物酶体

E. 线粒体

5. 光面内质网不参与下面哪个活动（　　）
A. 脂类合成　　B. 脂类代谢
C. 糖原的合成与分解　　D. 解毒代谢
E. 蛋白质的糖基化

6. 高尔基复合体的标志酶是（　　）
A. 糖基转移酶
B. 甘露糖苷酶
C. L-氨基酸氧化酶
D. 磺基-糖基转移酶
E. 葡萄糖-6-磷酸酶

7. 肌细胞中的肌浆网是______特化的结构（　　）
A. 糙面内质网　　B. 光面内质网
C. 高尔基复合体　　D. 溶酶体
E. 过氧化物酶体

8. 高尔基复合体的主体部分是（　　）
A. 小囊泡　　B. 扁平膜囊
C. 大囊泡　　D. 小管
E. 小泡

9. 分泌蛋白是在细胞内______合成的（　　）
A. 细胞质基质　　B. 糙面内质网
C. 光面内质网　　D. 线粒体
E. 细胞核

10. 下列酶参与糖原的分解的是（　　）
A. 糖基转移酶　　B. 葡萄糖-6-磷酸酶
C. 蛋白酶　　D. 甘露糖苷酶
E. 磷脂酶

二、思考题

1. 简述内质网的形态结构、分类及功能。
2. 简述高尔基复合体的形态结构及其主要功能。
3. 简述溶酶体的类型及功能。

（彭艳华）

第六章　线　粒　体

线粒体（mitochondrion）是一种重要的细胞器，普遍存在于真核细胞中（哺乳动物成熟的红细胞除外）。1894 年德国生物学家 Altmann 首先在动物细胞内发现，并将这些粒状、棒状结构描述为生命小体（bioblast）。1897 年 Benda 将其命名为线粒体。

细胞的生命活动，如物质合成、运动、分裂、兴奋传导、主动运输、生物发光等需要能量，能量的供应基地主要是线粒体。细胞生物氧化和能量转换主要在线粒体内完成，细胞生命活动所需能量的 80%由线粒体提供，线粒体相当于细胞的“动力工厂”和“能量转换站”。

此外，线粒体与细胞凋亡、信号传导、氧自由基的生成及多种离子的跨膜转运、调节电解质稳态平衡等都有密切关系。

第一节　线粒体的形态结构及化学组成

案例 6-1

飞翔鸟类胸肌细胞中线粒体的数量比不飞翔鸟类多；运动员肌细胞线粒体的数量比缺乏锻炼的人多（研究表明，马拉松运动员腿部肌肉细胞中线粒体的数量比一般人多出一倍以上）；体外培养细胞时，新生细胞比衰老或病变细胞的线粒体多。

问题： 线粒体在细胞中究竟有哪些特点？

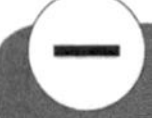

一　线粒体的形态、大小、数量与分布

在动植物细胞中，线粒体呈高度的动态变化，包括形态、体积与数目和分布的变化。

正如其早期被发现命名时的取意，光学显微镜下，线粒体呈颗粒或短线状，直径为 0.3～1.0μm，长度为 1.5～3.0μm。其形态随细胞生命活动的变化而变化。例如，骨骼肌细胞中有时可出现 8～10μm 的巨大线粒体，人成纤维细胞线粒体可长达 40μm；处于低渗环境下，线粒体膨胀呈颗粒状；在高渗环境下，线粒体又伸长为线状。

线粒体数目受到物种遗传信息的调控。不同类型真核生物细胞中线粒体数目相差较大，在同一种高等动植物体内，线粒体数目与细胞类型相关。例如，哺乳动物肝细胞中有 800～2000 个，肝癌细胞中数目明显减少，而成熟红细胞中没有线粒体。一般情况下，细胞新陈代谢旺盛，线粒体就多，反之较少。例如，人和哺乳动物的心肌、肝脏、骨骼肌、胃壁细胞中较多；而精子、淋巴细胞、上皮细胞中较少。动物细胞比植物细胞的线粒体多。

知识链接

线粒体的融合与分裂

动、植物细胞中均可观察到频繁的线粒体融合与分裂现象，这被认为是线粒体形态调控的基本方式，也是线粒体数目调控的基础。多个颗粒状的线粒体融合可形成较大体积的线条状或片层状线粒体，同时后者也可通过分裂形成较小体积的颗粒状线粒体。当融合与分裂的比值大致处于平衡状态时，细胞内线粒体的数目与体积基本保持不变。反之，则会出现线粒体数目的增加或减少。线粒体的分裂同样依赖特定的基因和蛋白质来调控。分裂时表现为内外膜同时发生内陷并最终在内陷处被分断的过程。

线粒体在细胞内的分布与细胞内的能量需求密切相关。能量需求集中的区域线粒体分布密集。如横纹肌细胞中，线粒体沿肌原纤维排布，以保证肌肉收缩时的能量供应；精子的线粒体沿鞭毛紧密排列，保证运动时由线粒体产生 ATP 供给能量。

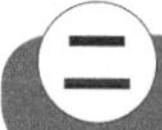

二 线粒体的超微结构

线粒体的形态和大小等呈现多样变化，其基本结构均为内外两层单位膜封闭包裹而成。其结构主要由外膜、内膜、膜间腔和基质腔组成（图 6-1）。外膜平展，起界膜作用；内膜向内折叠延伸形成嵴。在不同的真核生物中，嵴的形态变化很大（“袋状嵴”常见于动物细胞，内膜规则性折叠；“管状嵴”常见于植物细胞，内膜不规则内陷形成很多弯曲小管）。内膜之内的空间为基质腔。外膜和内膜之间的空间称为膜间腔，宽度比较稳定。内外两层膜将线粒体内部空间与细胞质隔离。

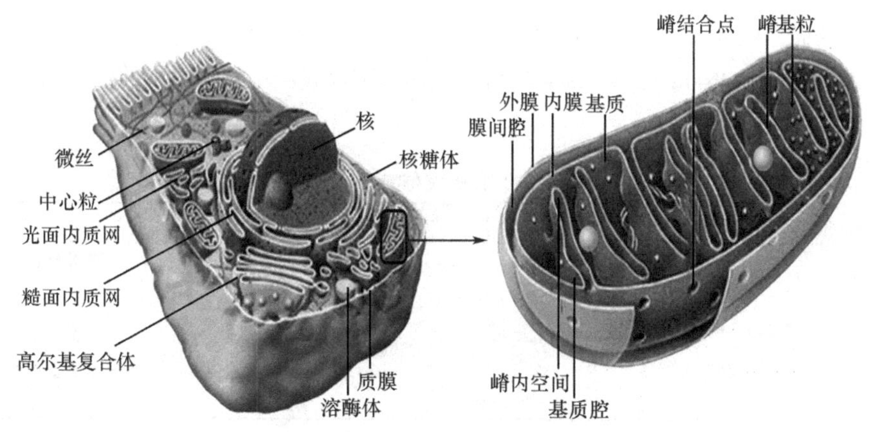

图 6-1　线粒体的形态结构

（一）外膜

外膜是线粒体最外面的一层平滑的单位膜，厚约 6nm。其上有排列整齐的筒状通道（成分为孔蛋白），直径为 2～3nm，随细胞的状态可逆性开闭。这种膜结构决定了外膜有较高的通透性，分子量小于 1000 的小分子物质（ATP、NAD、辅酶 A、水、蔗糖及质子等）均可自由通过；当孔蛋白通道完全打开时，可以通过分子量高达 5000 的分子；膜间隙中的离子环境几乎与细胞质相同。

外膜上还分布着一些特殊的酶类，如参与肾上腺素氧化、脂肪酸链延伸和色氨酸降解的酶等，外膜既参与膜磷脂的合成，也对在线粒体基质中彻底氧化的物质先行初步分解。外膜的标志酶是单胺氧化酶（monoamine oxidase）。

（二）内膜

内膜是位于外膜内侧的一层单位膜结构，厚 6～8nm。内膜的通透性很低，只允许不带电荷的小分子物质通过，分子量大于 150 的物质便不能通过。内膜具有选择通透性，大分子物质、H^+、ATP、丙酮酸等借助内膜上特殊的载体蛋白进行运输，以保证活性物质的代谢。内膜蛋白质含量高，约占 80%，部分蛋白质为电子传递链成分。从能量转换角度看，内膜起主要作用。

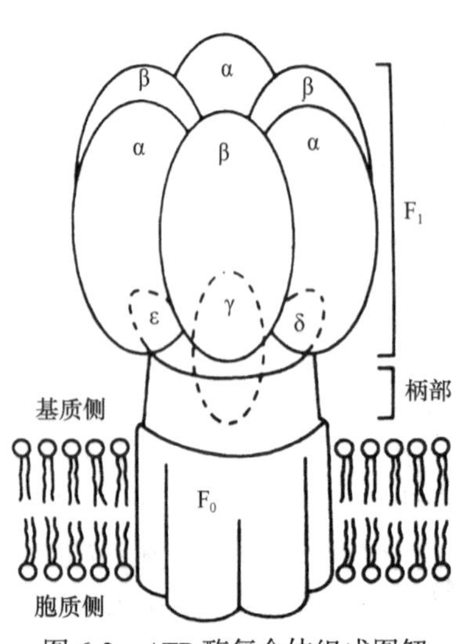

图 6-2　ATP 酶复合体组成图解

内膜向内延伸形成嵴，大大增加了内膜的表面积，有利于高效进行生化反应。据测算，肝细胞线粒体内膜的表面积相当于外膜的 5 倍、细胞质膜的 17 倍。高等动物细胞线粒体内膜的嵴大多为层状嵴，相互平行且与线粒体长轴垂直，如胰腺细胞；人白细胞线粒体内膜的嵴为分支管状。通常情况下，需要能量较多的细胞，线粒体嵴的数量也较多。内膜的标志酶是细胞色素氧化酶。

早期的研究发现，嵴上存在许多规则排列的颗粒，称为基粒（elementary particle）。实验证明，这些颗粒即为 ATP 合酶（ATP synthase）。

基粒在内膜（包括嵴）的基质面上规则排列，是带柄的球状小体。每个线粒体有 10^4～10^5 个基粒。基粒与内膜表面垂直，相距约 10nm。基粒由多种蛋白质亚基组成，分为头部、柄部和基片三部分（图 6-2）。头部为球形，与柄部相连凸出在内膜表面；柄部与嵌入内膜的基片相连。基粒能催化 ADP 磷酸化形成 ATP，又称 ATP 酶复合体（也称 F_0F_1 偶联因子），是偶联磷酸化的关键装置。基粒各部分的化学成分、功能及特性见表 6-1。

表 6-1　基粒各部分的化学成分、功能及特性

基粒的组成	化学成分	功能	形状	特性
头部（偶联因子 F_1）	5 种亚基	催化 ATP 合成与分解	球形	水溶性复合体
	F_1 抑制蛋白	调节 ATP 酶复合体的活力		
柄部	蛋白质（OSCP）	调控质子（H^+）通道		对寡霉素敏感
基片（偶联因子 F_0）	3 种亚基	连接 F_1 与内膜；质子（H^+）穿膜通道	嵌于内膜	疏水性蛋白质复合体

（三）膜间腔

膜间腔是线粒体外膜和内膜之间的腔隙，宽度维持在 6～8nm。细胞活跃呼吸时，可显著扩大。膜间腔内的液态介质含有可溶性酶、底物和辅助因子等。腺苷酸激酶是膜间腔的标志酶，其功能为催化 ATP 分子末端磷酸基团转移到 AMP，生成 ADP。电镜下可观察到线粒体的内、外膜上存在着一些内外膜相互接触的地方，此处膜间腔变狭窄，称转位接触点，是物质转运到线粒体的临时性结构，分布着控制蛋白质等物质进出线粒体的通道蛋白和特异性受体。

（四）基质

线粒体基质为富含可溶性蛋白质的胶状物质，充满在内膜和嵴围成的内部空间中。基质有一定的 pH 和渗透压，分布有三羧酸循环、脂肪酸氧化、核酸合成、蛋白质合成、氨基酸分解等相关的酶类，是线粒体内进行重要生化反应的场所。此外，基质中还含有 DNA、RNA、核糖体，以及转录、翻译所必需的重要分子。一些较大致密颗粒内含 Ca^{2+}、Mg^{2+}、Fe^{2+}等阳离子，可能具有调节线粒体内部离子环境的作用。

三 线粒体的化学组成

（一）固形成分

线粒体的固形成分主要是蛋白质和脂类（表 6-2）。

表 6-2 线粒体的固形成分

成分	干重（占线粒体）	物质组成
蛋白质	65%～70%	可溶性蛋白：基质中的酶、膜外周蛋白 不溶性蛋白：膜镶嵌蛋白、膜结构酶蛋白
脂类	25%～30%	磷脂、少量肌醇、胆固醇等

线粒体内膜、外膜在化学组成上的根本差异表现在蛋白质和脂类的比值不同，外膜约为 1∶1，内膜约为 1∶0.25。

（二）线粒体中的酶

线粒体是细胞中酶种类最多的细胞器，已分离出 120 多种酶。其中氧化还原酶约占 37%，连接酶占 10%，水解酶占 9%以下，标志酶约 30 种。这些酶分别位于线粒体的不同部位，在线粒体行使细胞氧化功能时起重要作用（表 6-3）。

表 6-3 线粒体中的主要酶

分布部位	酶	标志酶
外膜	合成线粒体脂类的酶	单胺氧化酶
内膜	呼吸链氧化反应酶系、ATP 合成酶系	细胞色素氧化酶
膜间腔	可溶性酶	腺苷酸激酶
基质	三羧酸循环酶系、丙酮酸和脂肪酸氧化酶系、蛋白质和核酸合成酶系等	苹果酸脱氢酶

（三）其他成分

线粒体还含有环状 DNA 和完整的遗传系统、核糖体、多种辅酶（CoQ、FMN、FAD、NAD^+等）、维生素、金属离子和水等。

第二节 线粒体的功能

案例 6-2

患者，男，主诉近 1 个月感觉没精神，稍微一活动就没劲，比跑了 3000m 还要累。通过检查，确诊其患有线粒体病。

问题： 线粒体的主要功能是什么？它与机体的能量供应有着什么样的关系？

在线粒体内，糖类、脂肪和蛋白质等主要能源物质完成最终氧化分解，并释放能量，线粒体是细胞的能量转换站。线粒体的主要功能是进行氧化磷酸化，合成 ATP，为细胞生命活动提供能量。

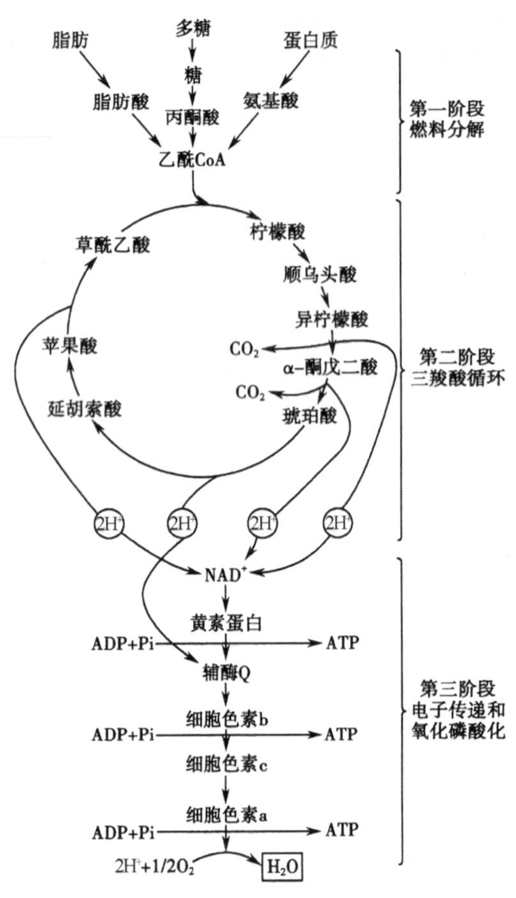

图 6-3　细胞有氧呼吸和 ATP 的产生过程

细胞呼吸是指细胞依靠酶的催化，将细胞内各种供能物质彻底氧化分解并释放出能量的过程。由于该过程消耗氧气，释放二氧化碳，因此又称细胞氧化。细胞氧化的基本过程可分为三个步骤，即糖酵解、三羧酸循环、电子传递和氧化磷酸化。

人体摄取的食物中的大分子物质蛋白质、糖类和脂类等，通过消化系统分解成小分子的氨基酸、单糖、甘油和脂肪酸等，经过吸收进入循环系统后，以不同方式进入细胞。

在细胞质基质，葡萄糖降解成丙酮酸和乙酰乙酸。专性厌氧生物，可在无氧条件下，将丙酮酸还原成乳酸或乙醇；专性需氧生物在有氧条件下，丙酮酸进入线粒体经过三羧酸循环（线粒体基质中进行）、电子传递和氧化磷酸化（线粒体内膜上进行），最终被彻底氧化分解为 CO_2 和 H_2O，释放能量，促进 ATP 合成（图 6-3）。蛋白质和脂肪的彻底氧化与糖类相似，只是第一步有所区别。

以下以葡萄糖为例，分析其彻底氧化分解的全部过程（表 6-4）。

表 6-4　葡萄糖氧化分解过程

过程	场所	底物	产物	产生 ATP 分子
第一阶段	细胞质基质	葡萄糖	丙酮酸 乙酰乙酸	2 个
第二阶段	线粒体基质	柠檬酸	CO_2、H^+	36 个
第三阶段	线粒体内膜	H^+、O_2	H_2O	

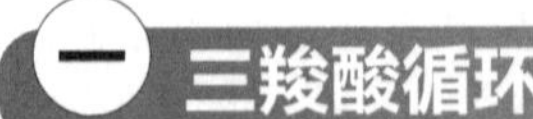

一　三羧酸循环

该过程在线粒体基质中进行。三羧酸循环是生物体内重要的代谢途径，它是糖的有氧氧化的必经之路，也是脂肪及氨基酸的代谢途径。

丙酮酸进入线粒体，在线粒体基质中丙酮酸脱氢酶系（丙酮酸脱氢酶、二氢硫辛酸乙酰转移酶、二氢硫辛酸脱氢酶 3 种酶和 5 种辅酶组成）作用下，形成乙酰辅酶 A（乙酰 CoA），参与到三羧酸循环中。

三羧酸循环开始于 3 个羧基的柠檬酸（乙酰辅酶 A 与草酰乙酸缩合而成），柠檬酸经一系列的酶促反应，氧化脱羧，最终降解成草酰乙酸。而草酰乙酸又可以和另一个乙酰辅酶 A 分子结合，重新生成柠檬酸，开始下一个循环，周而复始，故又称柠檬酸循环。每循环 1 次，氧化分解 1 分子的乙酰基，生成 4 对 H^+和 2 分子 CO_2。CO_2逐渐扩散到线粒体外，然后再转移到细胞外。H^+经过线粒体内膜上的呼吸链（电子传递链），最终传递给 O_2，生成水。

二 电子传递和氧化磷酸化

该过程在线粒体内膜上进行。线粒体内膜上有序地排列着一系列酶和辅酶并形成相互关联的链状，由于能够可逆性地接受和释放 H^+或电子，称为电子传递链或呼吸链。其中有 3 个主要的能量释放部位：NADH→辅酶 Q，细胞色素 b→细胞色素 c，细胞色素 a→O_2，每个部位裂解释放的能量可以使 1 分子 ADP 与磷酸分子结合成 1 分子 ATP，即 ADP+Pi→ATP，并将能量以高能磷酸键的形式储存在 ATP 分子中。

由于电子从底物传递到氧所发生的氧化作用，其中释放的能量通过转换，使 ADP 磷酸化形成 ATP，所以称为氧化磷酸化。H^+具有高能电子，当高能电子沿着呼吸链传递，释放的能量使 ADP 与 Pi 合成 ATP。

1 分子葡萄糖经糖酵解、丙酮酸脱氢、三羧酸循环，脱下 12 对 H^+和 e^-，e^-通过内膜上一系列呼吸链酶系的逐级传递，最后使 $1/2O_2$成为 O^{2-}，O^{2-}与基质中的 2 个 H^+化合生成水，e^-传递过程中释放的能量被用于 ADP 磷酸化生成 ATP。

综上所述，在葡萄糖氧化分解过程中，1 分子葡萄糖在细胞内彻底氧化成 CO_2和 H_2O，净生成 38 个 ATP。细胞质糖酵解产生 2 分子的 ATP，其余 36 个 ATP 都是在线粒体内氧化过程中形成的。ATP 的形成是在呼吸链的电子传递过程中完成的。ADP 和 Pi 作为原料需要运入线粒体基质，线粒体内产生的 ATP 需要运输到线粒体外作为直接能源，这些物质进出线粒体需要依赖专门的结构完成，即由专一性的“运载工具”——运输蛋白完成，其中有一种腺苷转移酶能利用内膜内外的 H^+势能，完成运输功能，这样，保证了细胞正常生理活动所需的能量供应。

知识链接

电 子 传 递

O_2获得电子生成 H_2O 是电子传递的最终反应。由于该反应中 O_2只接受低能电子，较高能量的电子在进入 O_2之前必须释放多余的能量。体外的化学反应中电子的多余能量以热量的形式放出。而在线粒体内，高能电子的能量则被用于向膜间隙转运质子。可见，电子传递是一个由高能态向低能态顺序进行的放能过程，不需要任何能量驱使。参与电子传递的电子载体有 5 种：黄素蛋白、细胞色素、泛醌、铁硫蛋白和铜原子。

第三节 线粒体的半自主性

● 案例 6-3

1963 年，M.Nass 和 S.Nass 在鸡胚肝细胞线粒体中发现了 DNA 样物质，推测线粒体中可能存在遗传物质 DNA。之后，人们陆续从各种生物的线粒体中纯化出了 DNA。

问题： 线粒体 DNA 与细胞核 DNA 有何异同？其编码功能是独立完成的吗？

进一步研究发现，线粒体有自身的遗传系统和蛋白质合成体系（mRNA、tRNA、rRNA、核糖体和氨基酸活化酶等），能合成自身所需的少数蛋白质。研究中又揭示出线粒体 DNA 的变化和线粒体结构与功能变化相关，证明了线粒体 DNA 具有遗传功能，因此将线粒体 DNA 看作真核细胞的第二遗传系统。

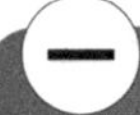

一 线粒体 DNA

线粒体是人类细胞除细胞核外唯一含有遗传物质 DNA 的细胞器。线粒体基因组只有一个 DNA 分子（mitochondrial DNA，简称 mtDNA），不含蛋白质组分，呈裸露的双链环状，双链中一条为重链，一条为轻链（图 6-4）。mtDNA 含有 16 569 个碱基对，共含 37 个基因，其中有 13 个与氧化磷酸化有关的多肽基因；22 个 tRNA 基因；2 个 rRNA 基因（编码 12S rRNA 和 16S rRNA）。

1981 年人类的线粒体基因组被成功测序，目前已有 1000 多种真核生物的 mtDNA 序列信息被解读。这些信息为了解线粒体的起源与进化提供了很重要的资料。

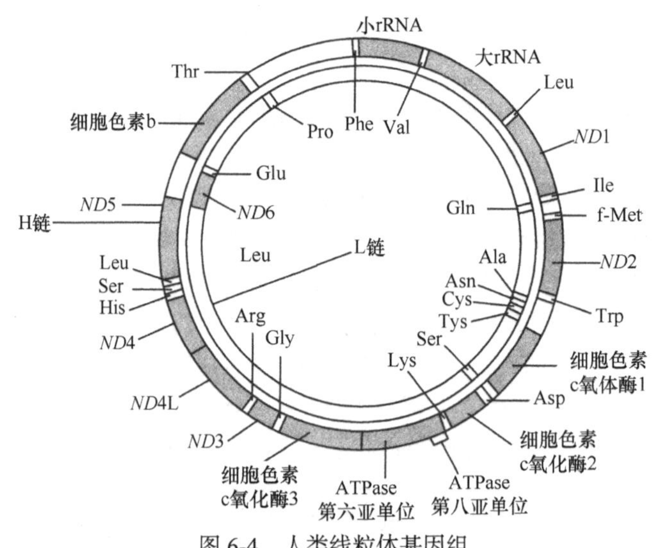

图 6-4　人类线粒体基因组

mtDNA 以自身为模板，通过半保留方式进行复制。其复制贯穿于整个细胞周期，不局限于 S 期。其复制周期与线粒体增殖平行，保证了线粒体本身的 DNA 在生命过程中的连续性。

知识链接

人类线粒体基因的特点

与细胞核基因相比，线粒体基因有以下特点：①基因排列紧密，无内含子序列；②有些基因之间无间隔，有的基因甚至有重叠；③基因的突变率高，且缺乏修复能力；④部分线粒体基因的密码子与细胞核基因的密码子不同。例如，细胞核基因的 UAG 为终止密码子，而在线粒体中则是编码色氨酸的密码子。AGA、AGG 不是精氨酸的密码子而是终止密码子；⑤线粒体基因表现为母系遗传。

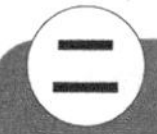

二 线粒体蛋白质合成

哺乳动物线粒体中有100多种蛋白质，大多数酶或蛋白质由核基因编码，在细胞质核糖体中合成后转运到线粒体中。mtDNA主要编码线粒体的tRNA、rRNA和一些线粒体蛋白质，如电子传递链酶复合体的亚基、ATP酶亚单位等，并在线粒体内的核糖体合成。线粒体中的核糖体大小因生物种类不同而各异，低等真核细胞如酵母为70S～80S；动物细胞线粒体核糖体较小，为50S～60S。

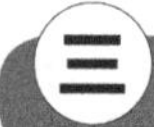

三 线粒体是半自主性细胞器

线粒体虽然有自己的遗传系统和蛋白质合成系统，但其生长和增殖受核基因组和自身基因组两套遗传系统的控制，体现出半自主性。

mtDNA的遗传信息量小，合成的蛋白质约占线粒体全部蛋白质的10%，大多数酶和蛋白质依赖于核基因编码。线粒体的复制、转录和翻译受到核遗传系统的控制和指导。

第四节　线粒体与疾病

案例 6-4

患者，女，19岁，因反复水肿伴蛋白尿4年，胸闷，纳差2周入院。经各种检查证实其存在高乳酸血症，临床考虑线粒体病可能。经检测患者及其母亲外周血单核细胞线粒体DNA未发现常见位点突变。电镜下见肾小管上皮细胞胞质内形态、大小不一的变形线粒体，患者最终诊断为线粒体病。

问题：如何根据细胞内线粒体形态、结构等的变化进行疾病的辅助诊断？

线粒体的生命活动需要多达1000～2000种蛋白质，目前已经确定在线粒体中发挥某种功能的蛋白质有近900种。如果线粒体基因组中发生任何突变，都会累及基因组中的一个重要功能区域，可能使所编码的蛋白质结构或功能受到影响甚至丧失某些功能。此时，线粒体的生命活动可能出现障碍，导致机体发生疾病。

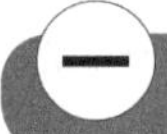

一 疾病过程中的线粒体变化

在各种细胞器中，线粒体的结构和功能比较复杂，对细胞病变或损伤比较敏感。当细胞内、外环境发生改变时，线粒体结构、数量及代谢反应均发生明显改变，这在分子细胞病理学检查方面提供了重要依据。

1. 线粒体与心肌等亢进　当心瓣膜或心肌和骨骼肌功能亢进时，线粒体增生。

2. 线粒体与急性细胞损伤　当细胞中毒或缺氧时，线粒体崩解和自溶使其数目减少，嵴被破坏，并且基质或嵴内可形成病理性包容物。当遇射线、各种毒素和渗透压改变时，都可引起线粒体变大变圆，从而导致肿胀。

3. 线粒体与肿瘤　肿瘤组织或细胞线粒体内嵴的数目减少，电子传递链组分及ATP酶含量均减少，呼吸能力减弱，无氧糖酵解代偿性增加，影响到物质的彻底氧化分解。

4. 线粒体对缺血性损伤的反应　当机体组织和器官缺血时，细胞内氧分压下降，细胞内ATP水平急剧降低，线粒体的功能随之减弱以至停止。缺血、缺氧严重时，线粒体内膜的通透性改变，ATP酶的活性降低，引起内室浓缩，外室扩大，体积增加，线粒体肿胀等变化，最终引起细胞凋亡或坏死。

知识链接

线粒体与疾病治疗

线粒体是细胞的能量代谢中心，其各组成成分在疾病治疗方面都起着很大的辅助作用。临床上应用较多的是线粒体内膜上的一些结合蛋白质，如细胞色素c是电子传递系统中的重要成分，为治疗组织缺氧（如一氧化碳中毒、新生儿窒息、高山缺氧、肺功能不全、心肌炎及心绞痛等）的药物；辅酶Q用于治疗肌肉萎缩症、牙周病和高血压、急性黄疸型肝炎的辅助药物；NAD^+可用于治疗进行性肌肉萎缩症和肝炎疾病等。

二 线粒体DNA突变可导致多种疾病

细胞中的线粒体DNA是裸露的，无组蛋白的保护，基因基本无内含子，排列紧密，且无DNA损伤修复系统，所以容易受各类诱变因素的损伤而发生突变，突变率比核DNA高10～20倍。

线粒体DNA异常所引起的疾病称线粒体遗传病。目前临床上已发现100多种线粒体遗传病，如Leber遗传性视神经病、肌阵挛性癫痫伴碎红纤维病等。

线粒体DNA具有下列遗传学特征。

1. mtDNA为母系遗传　母系遗传是指由细胞质基因控制的性状，在杂合体中总是与母亲相似的现象。其原因在于：线粒体存在于细胞质中，而成熟的精子头部仅含有少量的细胞质。受精时，只是精子的细胞核进入卵母细胞，结果受精卵细胞质中的线粒体基本来自母方，其基因控制的性状自然就只表现为母方的性状。发生在母亲生殖细胞中的mtDNA突变会传给她的子女，她的女儿们又将其mtDNA传给下一代，表现为母系遗传。

2. mtDNA具有阈值效应　即mtDNA突变数目达到某一数量时，可引起某组织或器官的功能异常并出现临床症状。不同的组织器官对能量的依赖程度不同，如脑、骨骼肌、心脏、肾脏、肝脏等对能量的依赖性依次降低，当线粒体中ATP合成减少，最先受损的是中枢神经系统，其后是肌肉、心脏、肾脏和肝脏。

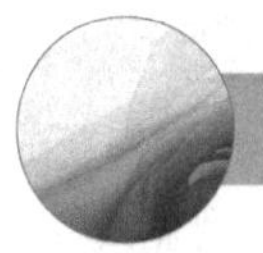

目标检测

一、单选题

1. 细胞内由内外两层单位膜套叠而成的封闭性的囊状结构的细胞器是（　　）
   A. 溶酶体　B. 内质网
   C. 高尔基复合体　D. 线粒体
   E. 过氧化物酶体
2. 基粒分布于线粒体的（　　）
   A. 基质中　B. 外膜上　C. 外室中
   D. 内室中　E. 内膜和嵴膜上
3. 线粒体中ATP的生成部位是（　　）
   A. 外膜　B. 内膜　C. 膜间腔
   D. 基质　E. 基粒
4. 线粒体内膜的主要标志酶是（　　）
   A. 细胞色素氧化酶
   B. 单胺氧化酶
   C. 苹果酸脱氢酶

D. 腺苷酸激酶
E. ATP 合成酶

5. 下列生化反应发生在线粒体基质中的是（　　）
A. ATP 合成　　B. 丙酮酸生成
C. 三羧酸循环　　D. 氧化磷酸化
E. 糖酵解

6. 发生电子传递的部位是（　　）
A. 外膜　　B. 外室　　C. 内室
D. 内膜　　E. 线粒体基质

7. 下列属于半自主性细胞器的是（　　）
A. 高尔基复合体　　B. 线粒体
C. 核糖体　　D. 溶酶体
E. 内质网

8. 线粒体基质的主要标志酶是（　　）
A. RNA 聚合酶　　B. 腺苷酸激酶
C. 细胞色素氧化酶　　D. 单胺氧化酶
E. 苹果酸脱氢酶

9. 下列属于线粒体 DNA 特点的是（　　）
A. 环状双链 DNA
B. 和组蛋白结合
C. 基因间有非编码序列
D. 结构稳定，不容易突变
E. 闭环单链 DNA

10. 三羧酸循环开始于（　　）
A. 丙酮酸　　B. 柠檬酸
C. 乙酰辅酶 A　　D. 草酰乙酸
E. 乳酸

二、思考题

1. 为什么说线粒体是一种半自主性的细胞器？
2. 简述线粒体内的三羧酸循环过程。
3. 线粒体内膜上的氧化磷酸化是如何进行的？

（王宏霞）

第七章 细胞骨架

细胞骨架（cytoskeleton）有狭义和广义之分。狭义的细胞骨架指细胞质骨架，广义的细胞骨架包括细胞质骨架、细胞核骨架、细胞膜骨架和细胞外基质。一般来讲，细胞骨架是指存在于真核细胞质内的蛋白纤维网架系统，即细胞质骨架，主要包括微管（microtubule，MT）、微丝（microfilament，MF）和中间纤维（intermediate filament，IF）（图 7-1）。细胞骨架不仅对细胞形态与内部结构的合理排布起支架作用，还与细胞的运动、细胞内物质的运输、细胞器的位移、细胞信息传递、基因表达及细胞分裂分化等有关，是细胞内的重要结构体系。

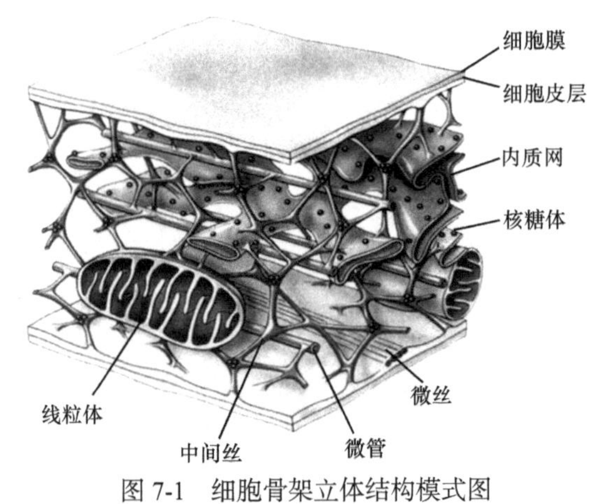

图 7-1 细胞骨架立体结构模式图

第一节 微 管

案例 7-1

患者，男，69 岁，有固执、多疑表现及渐进性记忆障碍，近事遗忘，常不能记得当天发生的日常琐事，远事记忆尚可。经检查诊断为阿尔茨海默病。本病的病理变化之一是神经元中微管聚合障碍，影响了物质运输，使神经元的营养和代谢不能正常进行。

问题：微管是一种怎样的结构？它在细胞中发挥哪些作用？

微管在真核细胞中普遍存在。细胞质内微管呈网状或束状分布，是一种动态结构，可以很快地组装与去组装。微管也可以是稳定的结构，与其他蛋白共同组装成中心粒、鞭毛、纤毛等。

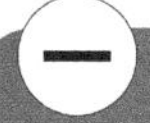

微管的化学组成

（一）微管蛋白

构成微管的基本成分是微管蛋白，它是一类酸性蛋白。微管蛋白主要包括 α 微管蛋白（α-tubulin）和 β 微管蛋白（β-tubulin），它们占微管总蛋白的 80%～95%。α 微管蛋白和 β 微管蛋白具有相似的三维结构，均为球形，大小相近，分子质量约 55kDa。在细胞质中，两者通常以非共价键紧密结合，形成比较稳定的异二聚体。近年来又发现了第 3 种微管蛋白，即 γ 微管蛋白。γ 微管蛋白存在于中心粒周围基质中，尽管它不是构成微管的主要成分，仅占微管蛋白总量的 1%以下，但对微管的形成、微管的数量、微管的极性及细胞分裂等起重要作用。

（二）微管结合蛋白

微管结合蛋白（microtubule-associated protein，MAP）并不是微管的组成构件，而是在微管蛋白装配成微管之后，结合在微管表面的一类辅助蛋白，主要有 MAP-1、MAP-2、Tau、MAP-4 等几种，是维持微管结构和功能的必需成分，与微管共同组成微管系统。一般认为，微管结合蛋白由两个区域组成：一个是碱性的微管结合区，该区域与微管结合，可明显加速微管的成核作用；另一个是酸性的突出区域，以横桥的方式与其他骨架纤维相连接，突出区域的长度决定微管在成束时的间距大小。

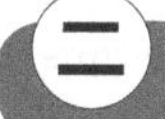

微管的结构与组装

（一）微管的结构及存在形式

微管为中空的管状结构，管的外径约 25nm，内径约为 15nm，长度变化很大。在大多数细胞中，微管仅有几微米长，但在某些特定细胞中，如在中枢神经系统运动神经元的轴突中可达数厘米。α、β 微管蛋白异二聚体是微管的基本结构单位。微管蛋白异二聚体首先首尾相接形成具有正（β 端）、负（α 端）之分的极性细长的原纤维，然后 13 根原纤维同向侧面结合围成中空的微管（图 7-2）。由于原纤维具有极性，所以整个微管也具有极性，正极的最外端是 β 微管蛋白，负极的最外端是 α 微管蛋白。

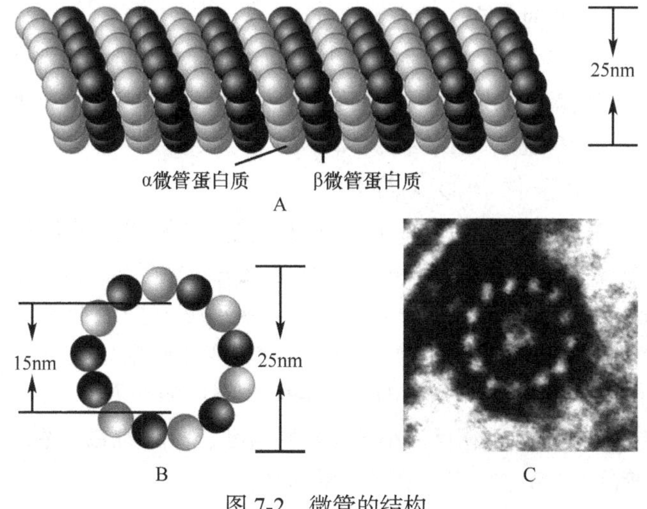

图 7-2　微管的结构

A. 微管结构模式图；B. 微管横切面模式图；C. 微管横切面电镜照片

细胞中，微管有三种存在形式，即单管、二联管、三联管（图 7-3），它们各自执行不同的功能。

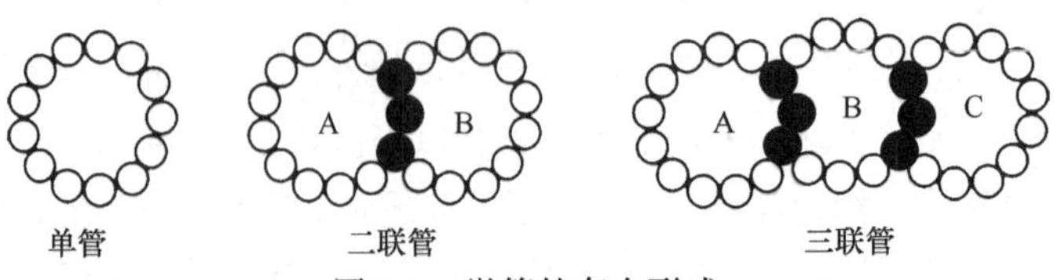

图 7-3 微管的存在形式

细胞中的大部分微管是单管微管，单管微管由 13 根原纤维组成，在细胞质中常分散或呈束状分布。细胞质中的单管微管可随细胞周期发生变化，在低温、Ca^{2+}和秋水仙碱等作用下容易解聚，属于不稳定微管，如纺锤丝微管。二联管由 A、B 两根单管组成，A 管有 13 根原纤维，B 管与 A 管在相连接处共用 3 根原纤维，二联管主要构成鞭毛和纤毛的杆状部分。三联管由 A、B、C 三根单管组成，A 管与 B 管、B 管与 C 管两两之间，分别共用 3 根原纤维，三联管主要分布于中心粒、鞭毛和纤毛的基体。二联管和三联管作为细胞内特定结构的主体组分，通常不易受低温、Ca^{2+}及秋水仙碱等的影响，它们属于稳定微管。

（二）微管的组装

除神经细胞轴突、纤毛和鞭毛等结构中的微管外，大多数微管根据细胞的生理需要，微管蛋白表现聚合或解聚，使微管组装或去组装，从而改变微管的结构与分布，实现微管的功能。微管的组装可分为三个时期。

1. 成核期 微管开始组装时，先由 α、β 微管蛋白异二聚体聚合成一个短的丝状核心，然后异二聚体在核心的两端和双侧扩展，形成片状结构，当片状结构聚合扩展至 13 根原纤维时，即合拢成一段微管，这个过程称为成核期。由于该期微管蛋白异二聚体的聚合速度缓慢，是微管组装的限速阶段，故又称为延迟期。

2. 聚合期 在这一时期，细胞内高浓度的游离微管蛋白，使微管蛋白二聚体在微管两端的聚合、组装速度远远快于解离速度，微管因此而得以生长、延长，也称延长期。

3. 稳定期 随着细胞质中游离微管蛋白浓度的下降，微管在正、负两端的聚合与解聚速度达到平衡，微管长度趋于相对稳定，称为稳定期。

微管组装的“踏车”模型认为，在一定条件下，微管正端发生组装，使微管得以延长；而其负端则可通过去组装使微管缩短。当一端组装的速度和另一端解聚的速度相同时，微管的长度保持稳定，即所谓的踏车现象（图 7-4）。

（三）微管组装的条件和影响因素

微管的组装是一个受到多种因素影响、具有高度时空顺序性的自我调控过程。体外研究表明，微管蛋白浓度是影响微管组装的关键因素之一，只有当微管蛋白达到一定浓度时，才可进行微管的聚合组装。微管蛋白聚合与微管组装时必需的最低微管蛋白浓度，称为临界浓度。临界浓度可随温度及其他聚合、组装条件的变化而变化。除微管蛋白浓度外，目前还发现，较高的 Mg^{2+}浓度、适当的 pH（约 6.9）、合适的温度（＞20℃）及 GTP 的水平等，都是微管组装的必要条件。相反，小于 4℃的温度、较高的 Ca^{2+}浓度和秋水仙碱与长春碱等，都可抑制微管的聚合组装，甚至促使微管解体。

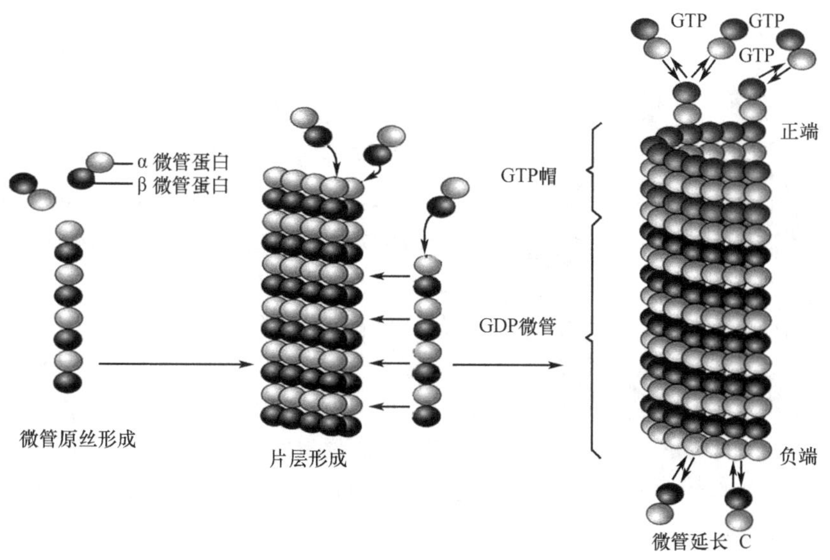

图 7-4 微管的组装过程与踏车现象模式图

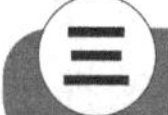

微管的功能

（一）维持细胞的形态

维持细胞形态是微管的基本功能。微管的自身特点决定其具有一定的强度，能够抵抗压力，这种特性给细胞提供了支持力。在体外培养的细胞中，微管围绕细胞核向外呈放射状分布，构成细胞的支架，维持细胞的形态。人的红细胞为双凹的圆饼状，这种形态是靠质膜周缘部分的环形维管束来维持的。如果用秋水仙碱处理细胞，可见微管解聚，细胞变圆，原有的细胞形态消失。

（二）参与纤毛、鞭毛和中心粒的构成

纤毛与鞭毛具有相似的结构，内部的微管呈“9+2”的排列方式，即外周为 9 组二联管，中央为两根单管，两根中央单管的外周包有中央鞘。每个二联管靠近中央的一根称为 A 管，另一根为 B 管。A 管向相邻二联管的 B 管伸出动力蛋白臂，并向中央伸出放射状的辐条，与中央鞘相连（图 7-5）。

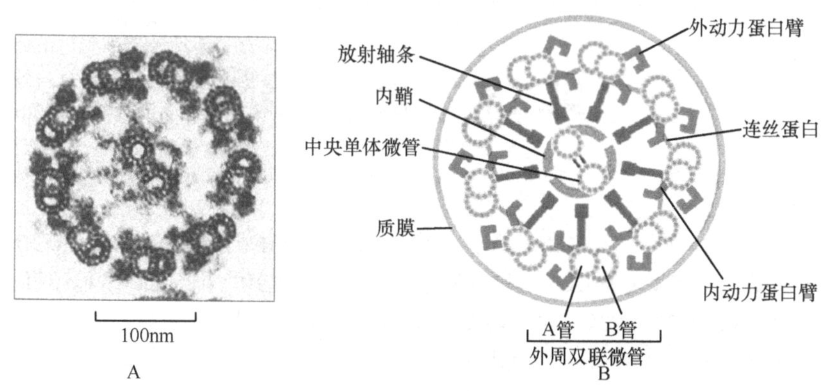

图 7-5 纤毛与鞭毛的结构

A. 纤毛横切面电镜照片；B. 纤毛和鞭毛结构示意图

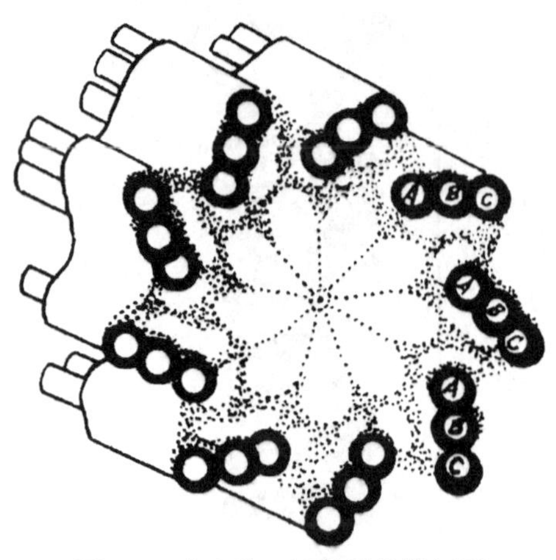

图 7-6　中心粒亚显微结构横切图

纤毛和鞭毛的基部埋藏在细胞内的部分称为基体。其基本结构与中心粒相同，为“9+0”的形式，即外周为 9 组三联管，中央没有微管。每组三联管相互之间斜向排列围成一圈（图 7-6）。

（三）维持细胞器的定位和分布

微管及其相关蛋白对维持真核细胞内膜性细胞器的定位及分布具有重要作用。例如，细胞内线粒体的分布与微管相伴随，微管使糙面内质网在细胞质中展开分布，使高尔基体位于细胞中央、细胞核的外侧。用秋水仙碱处理细胞后，微管解聚，内质网出现坍塌，积聚到细胞核附近；而高尔基体分解成小的囊泡，分散存在于细胞质中。除去秋水仙碱后，微管重新组装，细胞器的分布又恢复至正常。

（四）参与细胞内物质运输

真核细胞内部是高度区域化的体系，细胞内物质的合成部位与其功能部位往往不同。因此，新合成的物质或细胞器必须运输至功能部位才能发挥作用。微管可以为细胞内物质的运输提供“轨道”，其极性对运输方向具有重要的指导作用。细胞的分泌颗粒、色素颗粒等物质及线粒体等细胞器的定向运输都是沿着微管“轨道”进行的。

（五）参与染色体的运动，调节细胞分裂

细胞从间期进入分裂期时，细胞质微管全面解聚，重新装配形成纺锤体，介导染色体的运动。细胞分裂末期，纺锤体解聚，细胞质微管重新装配形成。

知识链接

紫杉醇——抗癌药物

紫杉醇别名红豆杉醇，是目前已发现的最优秀的天然抗癌药物，在临床上广泛用于乳腺癌、卵巢癌等的治疗。紫杉醇通过对微管的作用而抑制细胞的有丝分裂。与秋水仙碱和长春碱的作用不同，紫杉醇能促进微管装配，抑制微管解聚，其结果使有丝分裂时不能形成纺锤体，细胞的增殖受到抑制，从而发挥抗肿瘤的作用。目前临床所需的紫杉醇主要是从红豆杉中提取，由于红豆杉属植物生长缓慢，且紫杉醇的含量相当低，使紫杉醇的进一步开发利用受到极大限制。目前，研究者们正在寻找获取紫杉醇的新途径，以解决植物源匮乏的问题。

第二节　微　　丝

案例 7-2

患者，男，1 岁 2 个月，因皮肤瘀斑、鼻出血就诊。查体：轻度贫血貌，全身散在瘀点、瘀斑，以颜面为著。血常规：WBC 6.76×10^{9}/L，RBC 4.18×10^{12}/L，PLT 18×10^{9}/L。诊断为湿疹血小板减少伴免疫缺陷综合征。此病的主要病因是微丝结构异常。

问题：什么是微丝？微丝的主要功能有哪些？

微丝（microfilament，MF）是由肌动蛋白组成的骨架纤维，以束状、网状或散在等方式分布于细胞质中。微丝普遍存在于真核细胞中，一般位于细胞的外周，靠近细胞膜的位置。与微

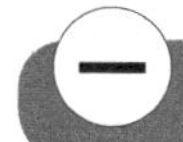

管相比，微丝较细、较短，但更富韧性。

一 微丝的化学组成

（一）肌动蛋白

肌动蛋白（actin）是构成微丝的主要成分。肌动蛋白在细胞内以两种方式存在，一种是游离状态的单体，又称球状肌动蛋白（globular actin，G-actin）。另一种是由单体组装成的纤维状肌动蛋白多聚体，称为纤维状肌动蛋白（filamentous actin，F-actin）。纯化的肌动蛋白单体是由一条多肽链构成的球形分子，由 375 个氨基酸残基组成，分子质量约为 43kDa，外观呈哑铃状，结构不对称，具有极性（图 7-7）。

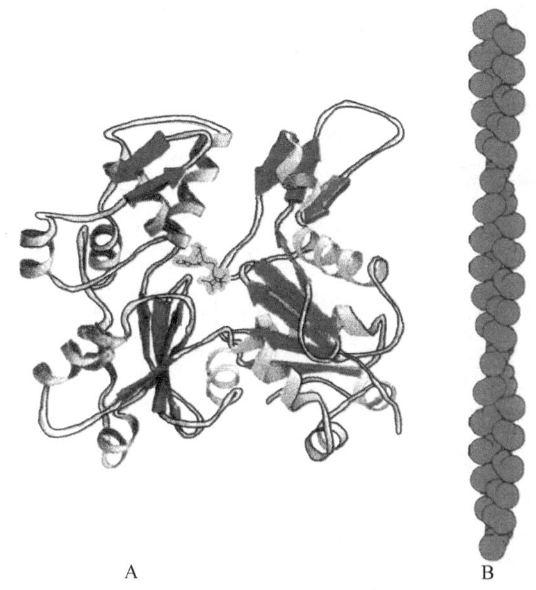

图 7-7 肌动蛋白的结构

A. 球状肌动蛋白分子的模式结构；B. 纤维状肌动蛋白

目前，已分离得到的肌动蛋白可分为三类，即 α-肌动蛋白、β-肌动蛋白和 γ-肌动蛋白。α-肌动蛋白为横纹肌、心肌、血管及肠壁平滑肌细胞所特有；β-肌动蛋白主要存在于非肌细胞的细胞质中；γ-肌动蛋白，主要存在于非肌细胞，也见于肌细胞。

肌动蛋白在进化上高度保守，酵母和兔子肌肉的肌动蛋白有 88%的同源性，不同类型肌细胞的 α-肌动蛋白分子一级结构仅相差 4～6 个氨基酸残基，β-肌动蛋白或 γ-肌动蛋白与 α-横纹肌肌动蛋白相差约 25 个氨基酸残基。

（二）微丝结合蛋白

微丝结合蛋白（actin-binding protein，ABP）通过与肌动蛋白结合，调控微丝的装配、结构、功能等。目前已经分离出来的微丝结合蛋白有 100 多种，常见的类型有以下几种。①单体隔离蛋白：能与球状肌动蛋白结合，抑制肌动蛋白的聚合；②单体聚合蛋白：促进结合的单体肌动蛋白安装到肌动蛋白纤维；③成核蛋白：促进肌动蛋白成核，开始纤维状肌动蛋白组装的第一步；④加帽蛋白：结合在肌动蛋白纤维的正极或负极形成“帽子”，阻止其他单体添加，调节肌动蛋白纤维的长度；⑤交联蛋白：具备 2 个以上的微丝结合位点，可以将 2 条以上的纤维联系在一起形成束状或网络状结构；⑥解聚蛋白：引起肌动蛋白纤维解聚，形成肌动蛋白单体；⑦纤维切断蛋白：能结合在微丝中部，将微丝切断；⑧膜结合蛋白：可将肌动蛋白纤维固定在细胞膜上或参与细胞黏附。图 7-8 为部分微丝结合蛋白及其主要功能。

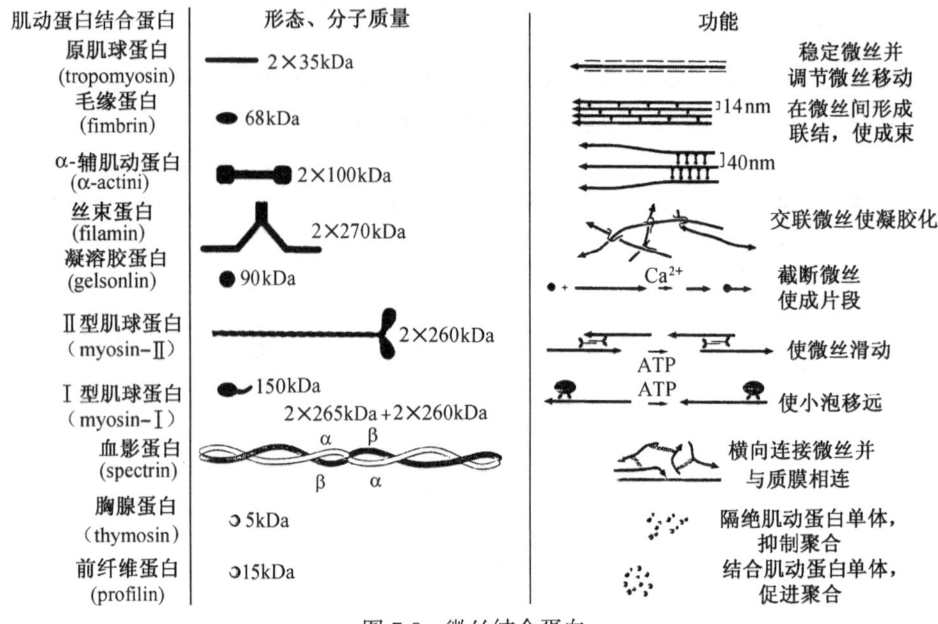

图 7-8　微丝结合蛋白

二 微丝的结构与组装

（一）微丝的结构

微丝是一种实心的结构，在电子显微镜下，两条肌动蛋白纤维以右手螺旋方式相互缠绕，形成直径约 7nm 的微丝，其螺距为 37nm，正好为 14 个球状肌动蛋白分子聚合的长度（图 7-9）。由于肌动蛋白单体具有极性，装配的微丝也有极性。细胞中，有些微丝可形成稳定的永久性结构，如肌肉中的细肌丝、小肠上皮细胞微绒毛中的微丝。有些微丝也可组成不稳定的暂时性结构，如动物细胞分裂时的胞质环、细胞迁移时的伪足等都有临时微丝束。

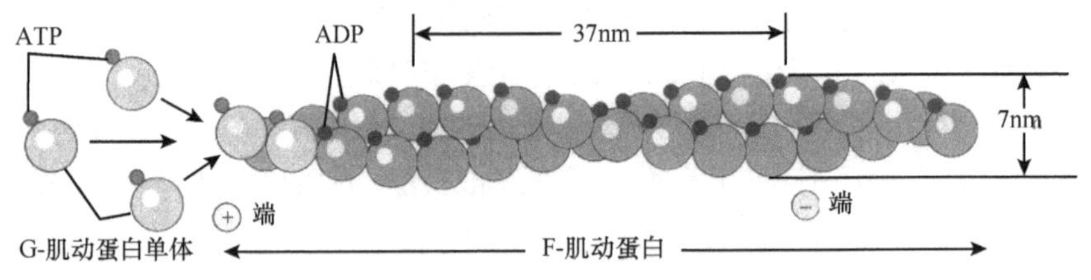

图 7-9　肌动蛋白亚单位组成微丝

（二）微丝的组装

在大多数非肌细胞中，微丝是一种动态结构，在一定条件下可进行组装和解聚，以维持细胞的形态，参与细胞的运动。

微丝的组装过程分为三个阶段：成核期、延长期和平衡期。成核期是微丝组装的起始限速过程，需要一定的时间。在这一时期球状肌动蛋白聚合形成三到四聚体的核心，核心形成后，球状肌动蛋白则迅速在核心两端聚合，使肌动蛋白纤维延长，进入延长期。随着球状肌动蛋白浓度的不断降低，其聚合加入微丝的速度与从微丝上解离的速度达到平衡，进入平衡期，此时微丝长度基本不变。

微丝的组装也存在“踏车现象”。微丝组装时两极均可添加球状肌动蛋白，但正极添加的速度比负极快，一定条件下，速度差异可达 10 倍。当球状肌动蛋白的浓度介于正、负极临界浓度之间时，其在正极不断组装使微丝延长，在负极不断脱落，导致微丝缩短，两者速度相等，即形成“踏车现象”。

（三）影响微丝组装的因素

微丝的装配除了受球状肌动蛋白浓度的影响，还受 ATP、某些盐浓度等的影响。在含 Mg^{2+} 和高浓度的 Na^{+}或 K^{+}溶液的诱导下，肌动蛋白单体聚合组装，使微丝延长；而含有 Ca^{2+}及较低浓度的 Na^{+}或 K^{+}溶液，则会导致微丝解聚为肌动蛋白单体。

肌动蛋白的聚合与解聚也受某些药物分子的影响。细胞松弛素是真菌分泌的生物碱，能与微丝的正极结合，抑制微丝聚合。细胞松弛素有很多种，其中细胞松弛素 B 是第一个用于研究细胞骨架的药物。将细胞松弛素 B 作用于细胞后，可破坏微丝网络，抑制微丝的功能，如细胞的移动、吞噬作用、胞质分裂等。鬼笔环肽是从毒蘑菇中分离的毒素，它与细胞松弛素的作用相反，只与聚合的微丝结合，而不与肌动蛋白单体分子结合。与聚合的微丝结合后，抑制微丝的解体，因而破坏微丝的聚合与解聚的动态平衡。

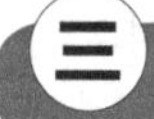

三 微丝的功能

（一）维持细胞的形态

在大多数细胞中，细胞膜下有一层由微丝和微丝结合蛋白组成的网状结构，称为细胞皮层（cell cortex），该结构极大地增加了细胞膜的韧性与强度，有助于维持细胞的形态。在细胞中还有一种由大量微丝平行排列、积聚成束而形成的稳定纤维结构，称为应力纤维（stress fiber），该结构通常与细胞长轴平行并贯穿细胞的全长，可加大细胞的强度和韧性，并使之具有抵抗细胞表面张力的功能。此外，小肠上皮细胞游离面伸出大量微绒毛，其聚集成束的微丝及相关的微丝结合蛋白，赋予微绒毛结构刚性，维持微绒毛的直立状态和摆动功能。

（二）参与细胞运动及胞内物质运输

细胞的多种运动，如胞质环流、变形运动、细胞的内吞和外吐、细胞内物质运输等都与微丝有关。在炎症时，白细胞以变形运动的方式从血管渗出并向炎症部位游走，这种变形运动依赖于肌动蛋白和微丝结合蛋白的相互作用。在细胞内物质运输的过程中，微丝可提供运输轨道。

知识链接

变 形 运 动

变形运动是各种变形细胞或游走细胞的属性。细胞变形运动可分为伸展、附着和收缩三个过程。伸展的过程是通过肌动蛋白的聚合使细胞表面形成突起，也称伪足，伪足中充满肌动蛋白纤维；附着即当伪足接触到合适的表面时，与基质形成新的黏附点，这时细胞膜上的蛋白与肌动蛋白纤维紧密结合，并与细胞外基质或另一细胞表面分子结合，为细胞移动提供牢固的锚定点；收缩即细胞后部的黏附点脱离基质，细胞利用刚形成的锚定点，通过内部的收缩使胞体向前移动，这一步涉及肌动蛋白纤维的解聚。

（三）参与肌肉收缩

电镜观察显示，肌原纤维的每个肌节由粗肌丝和细肌丝组成，粗肌丝由肌球蛋白组成，细肌丝由肌动蛋白、肌钙蛋白和原肌球蛋白组成。肌肉的收缩是粗、细肌丝相对滑动的结果。

（四）参与细胞分裂

有丝分裂末期的细胞质中，肌动蛋白组装成大量平行排列的微丝，它们在质膜下卷曲形成环状的收缩环。随着收缩环的逐渐收缩，细胞质缢裂成两部分，形成两个子细胞。

（五）参与细胞内信号传递

微丝可作为某些信息传递的介质。细胞表面的受体在受到外界信号作用时，可触发质膜下肌动蛋白的结构变化，从而启动细胞内激酶变化的信号传导过程。

第三节　中 间 纤 维

案例 7-3

患者，女，5岁，于出生后1年皮肤摩擦即出现水疱，以四肢关节处为著，夏季发生率高，水疱处疼痛明显，皮肤愈后无瘢痕。查体：四肢关节外侧及背部见多个清亮水疱。诊断为单纯性大疱性表皮松解症。本病是由于中间纤维蛋白基因突变导致。

问题：中间纤维的化学组成和结构如何？对细胞的生命活动有何作用？

中间纤维直径10nm左右，介于微丝和微管之间。与微管、微丝不同，中间纤维的化学成分复杂，没有极性，是最稳定的细胞骨架成分，它在真核细胞中广泛存在，其分布具有严格的组织特异性。

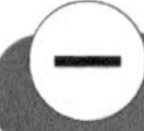

一　中间纤维的化学组成与类型

（一）中间纤维蛋白

中间纤维由中间纤维蛋白分子组成，中间纤维蛋白是长的线性蛋白，目前已发现数十种。按照组织来源及免疫学性质，可将中间纤维蛋白分为六种类型（表7-1）。

表7-1　中间纤维蛋白的主要类型及分布

类型	中间纤维蛋白	分子质量（kDa）	组织分布
Ⅰ	酸性角蛋白	40～60	上皮细胞
Ⅱ	中性/碱性角蛋白	50～70	上皮细胞
Ⅲ	波形蛋白	54	间充质细胞
	结蛋白	53	肌肉细胞
	周边蛋白	57	外周神经元
	胶原纤维酸性蛋白	51	神经胶质细胞
Ⅳ	神经原纤维蛋白		神经元
	NF-L	67	
	NF-M	150	
	NF-H	200	
Ⅴ	核纤层蛋白		各种类型细胞
	核纤层蛋白A	70	
	核纤层蛋白B	67	

续表

类型	中间纤维蛋白	分子质量（kDa）	组织分布
V	核纤层蛋白 C	60	
VI	巢蛋白	200	神经干细胞

（二）中间纤维结合蛋白

中间纤维结合蛋白（intermediate filament associated protein，IFAP）是一类在结构和功能上与中间纤维有密切联系，但其本身并不是中间纤维结构组分的蛋白。中间纤维结合蛋白作为细胞中中间纤维超分子结构的调解者，介导中间纤维之间或中间纤维与细胞其他结构间相互作用形成中间纤维网络，常见的有大疱性类天疱疮抗原、斑珠蛋白、桥粒斑蛋白、网蛋白、锚蛋白、丝聚蛋白等。

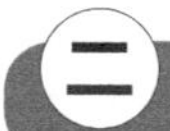

二 中间纤维的结构与组装

中间纤维蛋白具有相似的基本结构：由头部、杆状区、尾部三部分组成（图 7-10）。杆状区为α螺旋区，约由 310 个氨基酸残基组成，其长度和氨基酸顺序是高度保守的。杆状区两端分别是非螺旋的头部（N 端）和尾部（C 端），呈球形，包括 4 个螺旋区，它们之间被 3 个短小间隔区隔开，杆状区的氨基酸组成是高度可变的。各种中间纤维蛋白之间的区别主要取决于头部、尾部的长度和氨基酸顺序。

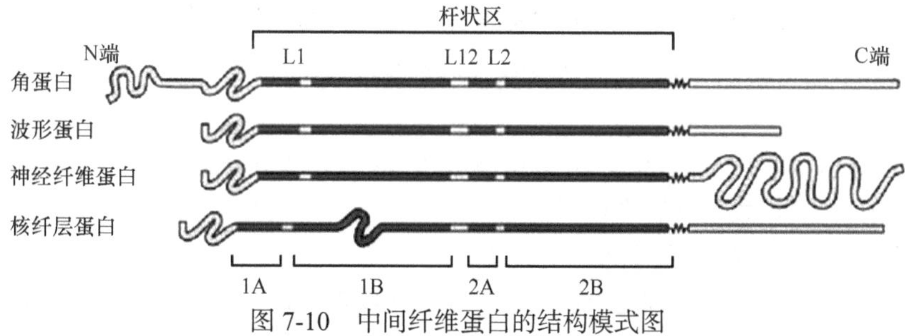

图 7-10　中间纤维蛋白的结构模式图

中间纤维的组装较微管、微丝更为复杂，大致分为四步（图 7-11）：①2 个中间纤维蛋白分子以相同的方向形成双股螺旋二聚体；②由 2 个二聚体以反向平行和半分子交错的方式组装成四聚体；③四聚体首尾相连组装成一条原纤维；④8 根原纤维盘绕成一条中间纤维。

细胞中，中间纤维蛋白绝大部分都被装配成中间纤维，游离的单体很少，也没有踏车行为。

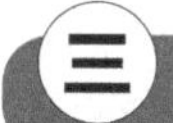

三 中间纤维的功能

近年来，采用转基因和基因剔除等方法证实，中间纤维在细胞生命活动中起着相当重要的作用。

（一）在细胞内形成一个完整的支撑网架系统

中间纤维向外可与细胞膜和细胞外基质相连，向内与细胞核的核膜和核基质相连，在细胞质中与微管、微丝及其他细胞器相连，构成细胞完整的支撑网架系统，维持着细胞及细胞器、细胞核的位置及形态。

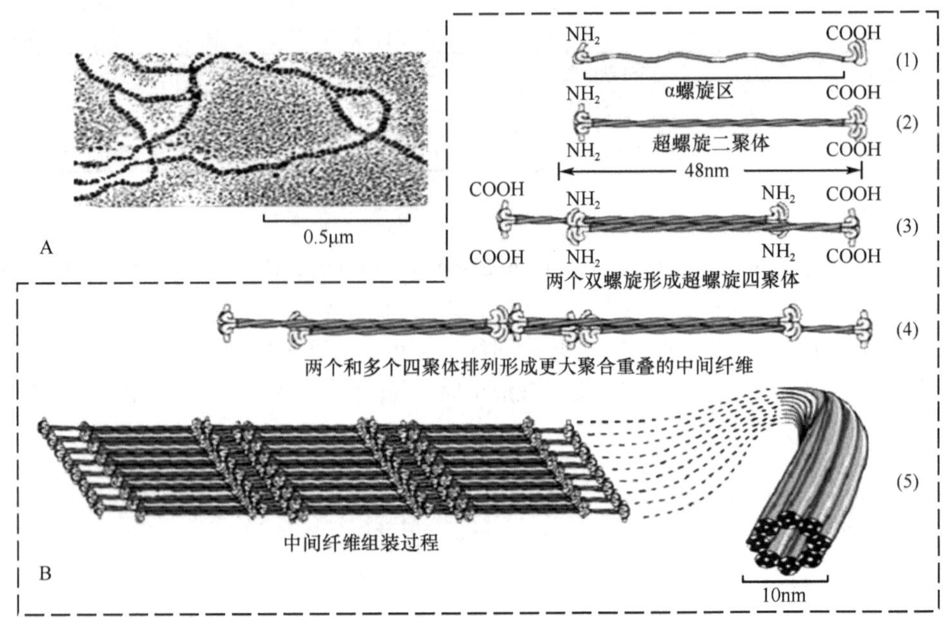

图 7-11 中间纤维的电镜照片和组装过程示意图

A. 中间纤维的电镜照片；B. 中间纤维的组装过程示意图

（二）为细胞提供机械强度支持

体外实验证实，中间纤维比微管和微丝更耐受剪切力，在受到较大的剪切力时产生机械应力而不易断裂，在维持细胞机械强度方面有重要作用。中间纤维在那些容易受到机械张力的细胞中特别丰富，如神经元、肌细胞及皮肤的上皮细胞。

（三）参与细胞连接

中间纤维参与桥粒和半桥粒连接，通过这些连接，中间纤维可在细胞间形成一个网络，起到维持细胞形态、提供机械强度支持的作用。

（四）参与细胞内信息传递

由于中间纤维外连质膜和细胞外基质，内穿到达核骨架，因此形成一个跨膜的信息通道。中间纤维蛋白在体外与单链 DNA 有高度亲和性，有实验证实，在信息传递过程中中间纤维水解产物可进入核内，调节复制和转录。

（五）参与细胞内的物质运输

中间纤维与微管、微丝组成完整的网络，共同完成细胞内的物质运输。研究发现，中间纤维与 mRNA 的运输有关，胞质 mRNA 锚定于中间纤维，可能对其在细胞内的定位及是否翻译起重要作用。

（六）参与细胞分化

中间纤维蛋白的表达具有组织特异性，表明中间纤维与细胞分化可能具有密切的关系。

知识链接

中间纤维与疾病的诊断

不同类型的细胞有不同类型的中间纤维，而绝大多数肿瘤细胞即便在转移后仍保持其来源细胞特征性的中间纤维类型。例如，皮肤癌以表达角蛋白为特征，肌肉瘤表达结蛋白，神经胶质瘤表达神经胶质酸性蛋白。目前已建立了主要人类肿瘤类群的中间纤维目录，中间纤维单克隆抗体分析技术已经成为临床病理肿瘤诊断的有力工具。

第四节　细胞骨架与疾病

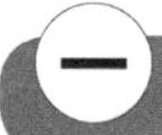 细胞骨架与遗传性疾病

细胞骨架蛋白或相关蛋白的基因突变可引起细胞骨架结构或功能的异常，这些突变是一些遗传性疾病的主要发病原因。

不动纤毛综合征是一类遗传性疾病，其病因往往是由于纤毛、鞭毛结构中具有 ATP 酶活性的动力蛋白臂缺失或缺陷，从而使气管上皮组织纤毛运动麻痹，精子尾部鞭毛不能运动，导致慢性气管炎和男性不育等。Wiskott-Aldrich 综合征，以 X 连锁隐性遗传方式遗传，是一种以血小板减少、湿疹、反复感染为主要症状的免疫缺陷疾病，患者微丝结构异常，血小板和淋巴细胞变小，微绒毛数量减少，主要病因为微丝在体内的成核及聚合异常。单纯性大疱性表皮松解症是由于角蛋白 14 基因突变，引起角蛋白结构异常，不能组装成正常的角蛋白中间纤维网络，使皮肤抵抗机械损伤的能力下降，轻微的挤压即可破坏基底细胞，使患者的皮肤起疱。

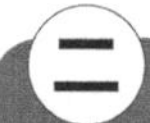 细胞骨架与神经系统疾病

细胞骨架蛋白的结构和功能异常与多种神经系统疾病相关。例如，微管相关蛋白 Tau 蛋白主要分布在神经元轴突中，具有促进微管聚合，防止微管解聚和维持微管功能稳定的作用，其功能异常可能导致神经退行性改变。例如，阿尔茨海默病（Alzheimer’s disease，AD）又称为老年痴呆症，是一种以进行性记忆和认知功能丧失为临床特征的大脑退行性疾病。发病原因是 Tau 蛋白高度磷酸化形成双股螺旋丝，从而使神经原纤维缠结，微管聚集缺陷，胞内运输障碍，导致本应运输至神经末梢的成分聚集在受累的神经元细胞内，最终导致神经元细胞退变。亨廷顿舞蹈病（Huntingdon’s disease，HD）患者的神经元细胞质内微管蛋白和微丝聚合蛋白 Sial 缠结，胞内运输受阻，引起异常聚集物的形成，最终导致疾病的发生。

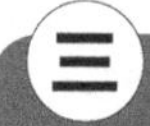 细胞骨架与肿瘤

在肿瘤细胞中，常出现细胞骨架结构的异常。例如，肿瘤细胞中心体结构显著异常，包括中心粒数量过多，中心粒周围基质过量，中心粒筒状结构混乱，中心粒长度异常，中心粒错位和中心粒蛋白异常磷酸化等。利用免疫荧光抗体技术使细胞内微管显色，发现肿瘤细胞内的微管数量明显减少、分布紊乱，甚至达不到细胞膜下的细胞质溶胶层。恶性肿瘤具有侵袭组织向周边或远处转移的能力，这些特性也与细胞骨架的变化有关。

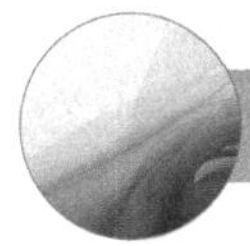

目标检测

一、单选题

1. 关于微管的特征，下列描述不正确的是（　　）
   A. 中空管状结构
   B. 存在形式有单管、二联管、三联管
   C. 外径约为 15nm
   D. 原纤维有 13 根
   E. 装配过程分延迟期、聚合期、稳定期三个阶段
2. 构成微管的基本成分是（　　）
   A. 球状肌动蛋白　　B. 纤维肌动蛋白

C. 微管蛋白 D. 马达蛋白
E. 肌钙蛋白

3.下列结构不是由微管构成的是（ ）
A. 鞭毛 B. 纤毛 C. 纺锤体
D. 染色体 E. 中心体

4. 微丝最主要的化学成分是（ ）
A. 原肌球蛋白 B. 肌钙蛋白
C. 动力蛋白 D. 捆绑蛋白
E. 肌动蛋白

5. 下列抑制微丝组装的是（ ）
A. Cu^{2+} B. 秋水仙碱
C. 长春碱 D. 细胞松弛素
E. H^{+}

6. 下列与微丝功能无关的是（ ）
A. 细胞连接 B. 肌肉收缩
C. 胞质分裂 D. 胞质环流
E. 细胞移动

7. 下列不属于中间纤维功能的是（ ）
A. 固定细胞核
B. 参与物质运输
C. 参与细胞内信息传递
D. 参与细胞连接
E. 是细胞分裂时收缩环的主要成分

8. 下列关于微丝的说法，不正确的是（ ）
A. 是一种实心结构 B. 有极性
C. 直径为 7nm D. 无踏车现象
E. 与微管相比较细，更富韧性

9. 形成细胞中的应力纤维的是（ ）
A. ATP B. 微丝 C. 纺锤体
D. 微管 E. 中间纤维

10. 下列具有严格的组织特异性的是（ ）
A. 中间纤维 B. 微丝 C. 纺锤体
D. 中心粒 E. 微管

二、思考题

1. 何谓细胞骨架？细胞骨架包括哪几种组分？
2. 解释微管组装的踏车现象。
3. 试比较微管、微丝、中间纤维的化学组成和结构。

（王敬红）

第八章　细　胞　核

细胞核（nuclear）是细胞遗传物质储存、复制和转录的场所，对细胞代谢、生长、分化及繁殖具有重要的调控作用。细胞核的出现是生物进化历程中的一次重要飞跃，也是真核生物区别于原核生物的重要标志。原核细胞没有细胞核，其DNA物质位于细胞质的局部，称为拟核。真核细胞中遗传物质被核被膜所包围，既保证了细胞的遗传稳定性，又使得遗传信息的转录和翻译在不同的时间和空间进行，从而确保了真核细胞基因表达的准确和高效。细胞核也是细胞生长、繁殖、分化等各种生理功能的调控中心。除成熟的红细胞外，大多数细胞一旦失去细胞核，生命活动就会停止。

第一节　细胞核的形态

案例 8-1

患者，男，46岁。体检行超声检查时在其甲状腺右侧叶中级外缘探及一大小约为10 mm×9 mm中等偏低回声结节，纵横比＞1，轮廓不清，边界模糊，表面包膜断续，超声提示甲状腺右侧叶异常回声结节。经超声引导下粗针穿刺活检术确诊为甲状腺乳头状癌。

问题：癌细胞有何特征？细胞核有何异常？细胞核与疾病的发生有关吗？

一　细胞核的形态、位置和数目

细胞核的形态、位置和数目因细胞类型不同而异。细胞核的形态一般与细胞形态相适应，球形或柱形细胞的核多呈圆球形或椭圆形；细长的肌细胞的核呈杆状；哺乳动物中性粒细胞的核呈分叶形；形态不规则细胞的核可呈杆状、折叠状或锯齿状。

通常每个细胞只有一个细胞核，但也有些细胞为双核或多核。例如，肝细胞、软骨细胞为双核，骨骼肌细胞可有数百个核。细胞核一般位于细胞中央；但有些也可位于细胞一侧，如腺细胞；而在脂肪细胞中，由于脂滴较多，核常被挤于细胞边缘。

核质比

细胞核的大小在不同生物和不同生理状态下有所差异。高等动物的细胞核一般在5～10μm，常用核质比，即细胞核和细胞质的体积比，来表示细胞核的相对大小。核质比=细胞核

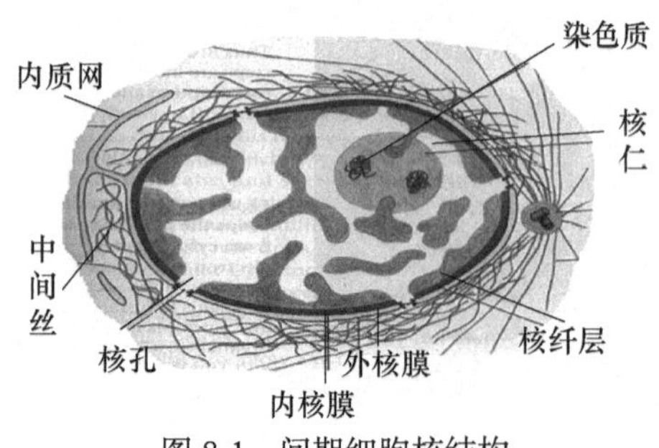

图 8-1　间期细胞核结构

的体积/细胞质的体积，其与细胞类型、发育时期、生理状态等有关。幼稚细胞的核较大，成熟细胞的核较小。例如，胚胎细胞、肿瘤细胞、淋巴细胞的核质比较大，而表皮角质化细胞、衰老细胞的核质比较小。

细胞核的形态随细胞的增殖周期过程而呈现周期性的变化。细胞在两次分裂之间的时期称为细胞间期，只有处于分裂间期的细胞，才能观察到完整的细胞核结构，包括核被膜、核仁、染色质、核纤层和核基质（图 8-1）。细胞进入到分裂期后，核被膜裂解，各种核组分重新组合，无明显的核结构，染色质转化为染色体。

知识链接

细胞核与疾病

细胞核是细胞内遗传物质储存、复制和转录的场所，是细胞生命活动的控制中心。细胞核的结构和功能异常会导致各种疾病，在癌变的细胞中可见明显的核形态变化。与正常细胞相比，肿瘤细胞通常具有高核质比，核结构呈异型性，表现为核外形不规则，核表面突出或凹陷，核分叶，呈桑椹状或弯月形等。染色质呈粗颗粒状，大小不等，分布不均，多分布在核的边缘。

第二节　核　被　膜

案例 8-2

早老症又称儿童早老症、早衰综合征。全球平均每 400 万～800 万个新生儿中就有 1 人患有早老症，患病的孩子虽然出生时看似正常，但一年多后就会出现加速衰老症状。他们的衰老速度相当于正常儿童的 5～10 倍，通常在 13 岁左右因心脏病发作或卒中等而死亡。研究发现该病的发生缘于一个 LMNA 的基因突变，该基因在正常情况下能够制造核纤层蛋白。由于缺失该物质，故引发早老症。

问题：什么是核纤层？核纤层有何作用？

核被膜（nuclear envelope）又称核膜（nuclear membrane），位于分裂间期细胞核的最外层，为内膜系统的一部分，是细胞区域化的结果。核被膜的特殊位置决定了它有两方面的作用，一方面构成了核、质之间的天然性选择屏障，使核内物质处于一个较为稳定的环境，成为相对独立的系统；另一方面核被膜又不是完全封闭的，核、质之间有频繁的物质交换和信息交流，这主要是通过核被膜上的核孔复合体进行的。

核被膜由双层单位膜组成，主要成分为蛋白质和脂类，蛋白质占 65%～75%，脂类次之，此外可能还有少量的 DNA 和 RNA。电镜下，核被膜包括内外两层核膜、核周隙、核孔复合体及核纤层等结构。

一　外核膜

外核膜（outer nuclear membrane）朝向胞质，形态结构和生化性质与糙面内质网相似，表面附有大量核糖体颗粒，常见与糙面内质网相连。因此，外核膜可被看作是内质网膜的特化区域，有利于核被膜与内质网间的物质交流及核被膜的更新。外核膜的胞质面可见中间丝、微管形成的细胞骨架网络，可能与细胞核在细胞质中的空间定位有关。

二 内核膜

内核膜（inner nuclear membrane）朝向胞质，表面光滑，无核糖体附着。内外两层膜厚度基本相同，约为 7.5nm。内核膜上有特异蛋白，如核纤层蛋白 B 受体（lamin B receptor，LBR），为核纤层 B 蛋白提供结合位点，从而把核被膜固定在核纤层（nuclear lamina）上，即核纤层对内核膜有支撑作用。

在真核细胞的细胞周期中，核膜随细胞周期的运转而进行有规律的解体与重建。在分裂间期，核膜完整；而在分裂期，双层核膜崩解成单层膜泡，核孔复合体解体，核纤层去装配；在分裂末期，核膜开始围绕染色体重新形成，核孔复合体、核纤层重新装配，如此周而复始。核膜将 DNA 与细胞质分隔开，形成独立的微环境，既保护 DNA 分子免受损伤，又有利于定位于核膜上的染色体解旋、凝缩、平均分配于子细胞核，保证了遗传物质的准确传递。

三 核周隙

在外核膜与内核膜之间有 20～40nm 的透明间隙，称为核周隙（perinuclear space），其宽度随细胞类型、细胞功能状态而改变。核周隙内充满液态不定形物质，含有多种蛋白质和酶，并与内质网腔相通。

四 核孔复合体

所有真核细胞的核膜上均分布着由内、外核膜融合而形成的小孔，称为核孔（nuclear pore）。核孔的数目和分布随细胞的种类和功能状态的不同而呈现较大的变化，一般来说，合成功能旺盛的细胞其核孔数目较多。例如，代谢低、增殖不活跃的有核红细胞和淋巴细胞的核孔数仅为 1～3 个/μm^2，而高度分化、代谢活跃的细胞（肝、肾、脑等细胞）中，核孔数为 12～20 个/μm^2，非洲爪蟾卵母细胞中核孔数可高达 60 个/μm^2。一个典型的哺乳动物细胞核膜上一般有 3000～4000 个核孔。

（一）核孔复合体的结构模型与成分研究

电镜下，核孔并不是一个单纯的孔洞，而是一个复杂且由多种蛋白质构成的有规律的盘状结构体系，称为核孔复合体（nuclear pore complex，NPC）。关于核孔复合体的结构已有多种结构模型，目前普遍被接受的是捕鱼笼式（fish trap）模型。该模型认为核孔复合体的基本结构包括以下 4 个部分。①胞质环（cytoplasmic ring）：是朝向胞质面并与外核膜相连的环状结构，其上对称分布有 8 条细长的纤维；②核质环（nucleoplasmic ring）：朝向细胞核基质并与内核膜相连，其上也对称分布有 8 条细长的纤维，这些纤维的末端交汇成捕鱼笼式或篮网状结构的核篮（nuclear basket）；③核孔复合体中央颗粒（central granule）：又称中央栓（central plug），由跨膜糖蛋白组成，位于核孔的中央，呈颗粒状或棒状，对核孔复合体在核膜上的锚定有一定作用；④辐（spoke）：由核孔边缘伸向中央呈辐射状八重对称的结构，可把胞质环、核质环、中央栓连接在一起（图 8-2）。

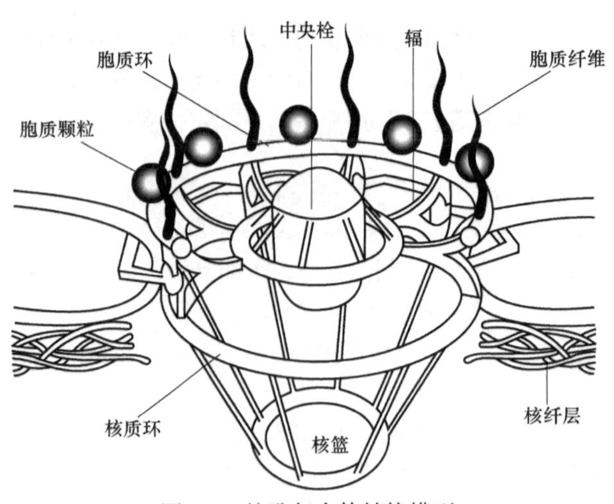

图 8-2　核孔复合体结构模型

核孔复合体是一个多蛋白复合体，由约 30 种不同的核孔蛋白（nucleoporin，Nup）组成。这些核孔蛋白在进化上高度保守，多含有由苯丙氨酸（Phe，F）和甘氨酸（Gly，G）组成的 FG 重复序列。这些序列填充于核孔复合体的活性运输通道内，可提供与核转运受体-亲核蛋白复合体的结合位点，从而介导亲核蛋白通过核孔复合体进入细胞核。有些核孔蛋白缺乏 FG 重复序列，被认为是核孔复合体形成的支架。只有少数核孔蛋白具有跨膜结构域，可使核孔复合体锚定在核膜上。大多数核孔蛋白对称地分布于核孔复合体中央通道的胞质面和核质面，少数不对称地分布于中央通道的两侧。

（二）核孔复合体的功能

核孔复合体是细胞核和细胞质间物质交换的双向选择性亲水通道，既介导蛋白质的入核转运，又介导 RNA、核糖体蛋白颗粒的出核转运。同时，核孔复合体参与核质交换又是双功能性的，即可通过被动运输和主动运输两种形式来控制细胞核和细胞质间的物质交换。

1. 通过核孔复合体的被动运输　核孔复合体作为被动运输的亲水通道，其有效直径为 9～10nm，有的可达 12.5nm，故无机离子及小分子物质，如水分子、K^+、Ca^{2+}、Mg^{2+}、Cl^-等及单糖、氨基酸、核苷酸等分子质量低于 5000Da 的物质，均可以自由地通过核膜，但核膜对有些离子，如 Na^+，有一定的屏蔽作用，有些小分子也可能因与其他大分子结合而不能自由通过。绝大多数大分子及一些小颗粒物质，通过核孔复合体选择性运输的方式进行转运。

2. 通过核孔复合体的主动运输　细胞内许多大分子物质、颗粒和纤维物质的转运，目前认为与核转运受体有关，并具有选择性。核转运受体分为核输出受体（nuclear export receptor）和核输入受体（nuclear import receptor），是一些可溶性蛋白质或核糖核蛋白（RNP），呈酸性。核转运受体既能与核孔复合体结合，同时其分子中又具有与转运物结合的区域。被转运的大分子物质中具有可与核转运受体识别的位点，即核输入信号（nuclear import signal，NIS）[也称核定位信号（nuclear localization signal，NLS）]和核输出信号（nuclear export signal，NES），当这些信号被核转运受体识别并结合后，可使核孔的孔径发生暂时性扩大，从而允许带有这些信号、直径较大的分子通过核孔。核孔复合体上分布的 ATP 酶，提供分子转运所需的能量。

3. 亲核蛋白的核输入　在胞质中合成、经核孔转运到细胞核中发挥作用的蛋白质称为亲核蛋白（karyophilic protein），如核糖体蛋白、组蛋白、DNA 聚合酶、RNA 聚合酶等。核输入信号存在于多种亲核蛋白中，通常为 4～8 个氨基酸残基组成的短肽或信号斑，这些信号可位于蛋白质的任何部位。不同亲核蛋白的核输入信号氨基酸组成虽有所差异，但均富含带正电荷的Lys、Arg等碱性氨基酸，且一般都含有Pro，有些亲核蛋白中存在多个核定位信号。

核输入信号首先被发现于SV40病毒的T抗原，该抗原对于病毒DNA在宿主细胞中的复制具有重要作用，常分布于被SV40感染的宿主细胞核内。若T抗原分子中一个八肽片段的某个氨基酸残基发生突变，T抗原就不能进入细胞核内，此段八肽片段即为T抗原的核输入信号，可通过与核转运受体结合而被主动转运到细胞核内。有关核质蛋白（nucleoplasmin）的实验证实了核输入信号的存在。核质蛋白是一种与核小体组装相关的亲核蛋白，可被酶切成头、尾两部分，把带有放射性标记的完整核质蛋白和它的头部、尾部片段分别注射到爪蟾卵母细胞的细胞质中，结果发现完整的核质蛋白和其尾部片段可以在细胞核内出现，而它的头部却停留在细胞质中。把直径为20nm的胶体金颗粒用尾部包裹，虽然该颗粒的直径已大大超出了核孔复合体允许物质被动运输的有效直径（9nm），但电镜下可观察到胶体金颗粒通过核孔复合体进入到细胞核中（图8-3）。上述实验表明，协助核质蛋白由胞质进入细胞核的核输入信号存在于该蛋白的尾部，该信号与核转运受体结合，使核孔暂时性扩大，允许较大的蛋白质进入细胞核内。

4. 生物大分子的双向运输　核孔复合体除了将亲核蛋白运输到细胞核内以外，还要把新合成的核糖体亚基、RNA和一些与RNA结合的蛋白复合体输出到细胞质，这些颗粒的直径达15nm，不能以自由扩散的形式通过核孔，而是靠核孔复合体的主动运输来完成的。用实验手段将直径为20nm的胶体金颗粒包上小RNA分子（tRNA或5S rRNA）注射到蛙的卵母细胞核内，可发现它们迅速地通过核孔复合体进入细胞质中。若把它们注入细胞质中，则停留在细胞质内。该实验说明，核孔复合体除了具有识别核输入信号的受体外，尚有一个或多个识别RNA（或输出信号）的受体。

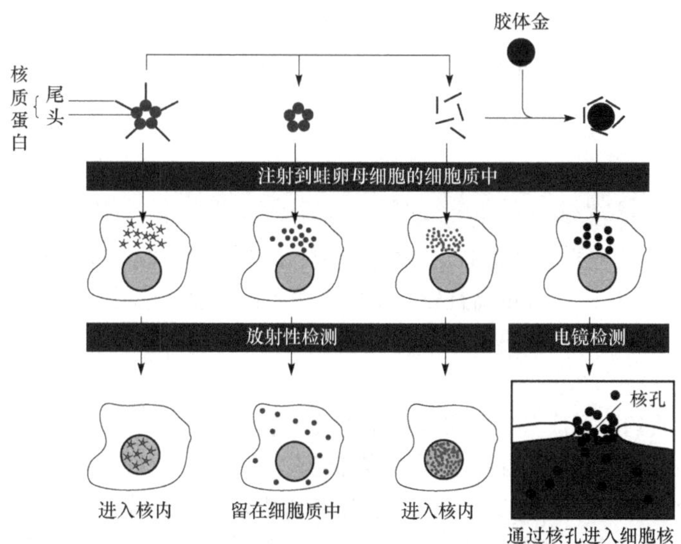

图8-3　核质蛋白通过核孔复合体的选择性运输

五 核纤层

核纤层（nuclear lamina）是内核膜下的一层纤维蛋白网，广泛存在于高等真核细胞中，其内连核骨架，外接中间纤维，构成贯穿于细胞核和细胞质的网架结构体系（图8-1）。

核纤层的主要成分是核纤层蛋白（lamin），其分子质量为60～70kDa，是中间丝蛋白超家族成员。哺乳动物和鸟类细胞的核纤层蛋白有 A、B、C 三种类型。组装好的核纤层纤维直径约为 10nm，具有较强的刚性，通过核纤层蛋白 B 与内核膜上的核纤层蛋白受体结合，成为核膜的重要支撑结构。

核纤层具有多种功能：①支架作用，核纤层蛋白外与内核膜相连，内与核骨架相连，共同构成有弹性的网架结构，维持细胞核的形态；②核纤层蛋白与染色质的特异部位结合，为其提供附着点，参与染色质凝聚；③参与核膜重建，分裂前期，核纤层蛋白磷酸化、解聚，lamin A 和 lamin C 分散到胞质中，lamin B 则参与核膜小泡结合。分裂末期，去磷酸化的核纤层蛋白在核周围聚合，重新形成核膜。

第三节　染色质与染色体

案例 8-3

患者，女，14 岁，发育迟缓。身材矮小，颈短；眼裂小且向外上方倾斜，鼻根低平，舌外伸，流涎；双侧通贯手，智力低下。患者出生时其母亲年龄 42 岁。经染色体核型分析确诊该患者为 21 三体综合征（三体型）。

问题：该病的发病机制如何？目前有治愈的可能吗？

染色质（chromatin）和染色体（chromosome）是遗传物质的载体，具有共同的化学组成，能被碱性染料着色，但在细胞周期的不同时相表现不同的相态。在间期细胞核中，遗传物质呈延伸、分散的细丝网状的染色质状态；而在细胞进入有丝分裂期时，染色质高度螺旋、折叠、盘曲成短棒状的染色体。可见，染色质与染色体是同一物质在细胞周期不同阶段的不同表现形式。

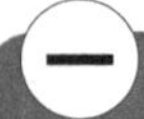

一　染色质的化学组成

染色质和染色体的主要成分是 DNA 和组蛋白，此外还含有非组蛋白和少量的 RNA，DNA 和组蛋白的比例约为 1∶1，含量高且较为稳定，两者占染色质总化学含量的 98%以上，非组蛋白与 RNA 的含量可随细胞生理状态不同而有很大变化。

（一）DNA

DNA 是染色质的重要成分，携带有大量遗传信息，具有高度稳定性和高度复杂性。在真核细胞中有多少个 DNA 分子，就会有多少条染色体。在同一物种体细胞中的 DNA 分子结构和含量一致，但不同物种的 DNA 分子，其长度和所含碱基对的数量有很大差异。一般来说，生物体的遗传复杂性越高，基因组越大、越复杂，但基因组的大小并不能完全反映生物体遗传复杂性的高低，如肺鱼 DNA 含量就比人的 DNA 含量高出 15 倍。

单倍体细胞中所含有的全部遗传信息称为基因组（genome），人的基因组含有大约 3×10^9 个核苷酸对，由 24 条不同的 DNA 分子组成 24 条染色体，即 22 条常染色体和 2 条性染色体。

在细胞分裂的间期，每条染色体的 DNA 分子都要进行复制；在分裂后期，两个相同的 DNA 分子分配到子细胞中。为保证 DNA 复制和均等分配，染色体 DNA 必须具有 3 种特殊序列。①着丝粒（centromere）序列：位于复制完成的两条姐妹染色单体的连接部，与纺锤体微管相连，协助染色体平均分配到两个子细胞中，维持遗传的稳定性；②端粒（telomere）序列：为富含 G 的简单重复序列，在维持 DNA 分子末端复制的完整性及染色体独立性和稳定性方面均有重要作用；③复制源（replication origin）序列：是 DNA 复制的起点，在 DNA 复制时，真核细胞 DNA 的多个复制源序列可被成串激活，DNA 双链在复制起点处解旋并打开进行复制，从而使 DNA 分子可在不同区域同时进行复制。

（二）组蛋白

组蛋白（histone）是真核细胞特有的、构成染色质的主要蛋白质，富含带正电荷的精氨酸、赖氨酸等碱性氨基酸，可与带负电荷的酸性 DNA 紧密结合，对维持染色质结构的稳定性起关键作用。组蛋白包括 5 种，H_1、H_2A、H_2B、H_3 和 H_4，按照功能分为两类：①核小体组蛋白（nucleosomal histone）：包括 H_2A、H_2B、H_3 和 H_4 四种，通过其 C 端的疏水性氨基酸帮助 DNA 卷曲形成核小体。核小体组蛋白在进化上高度保守，无种属和组织特异性，特别是 H_3 和 H_4。例如，牛和豌豆进化上的分歧有 3 亿年，但其组蛋白 H_4 的 102 个氨基酸残基中，仅有 2 个不同；②H_1 组蛋白分子：在构成核小体时 H_1 组蛋白起连接作用。H_1 组蛋白在进化上较不保守，有一定的种属和组织特异性，在哺乳动物中，H_1 有不同亚型，而某些种属甚至没有 H_1 组蛋白。

组蛋白在细胞周期的 DNA 合成期与 DNA 同时合成，合成后立即从胞质转移到细胞核内与 DNA 紧密结合，抑制 DNA 的复制和转录。组蛋白甲基化可增强组蛋白与 DNA 的结合力，从而降低 DNA 的转录活性。当组蛋白 N 端氨基酸发生多种共价修饰（如乙酰化、磷酸化等）后，可改变组蛋白的电荷性质，导致组蛋白与 DNA 结合力减弱，从而有利于复制和转录的进行。

（三）非组蛋白

染色质中除组蛋白外的其他所有蛋白质统称为非组蛋白（nonhistone），是维持染色体结构和催化酶促反应的蛋白质。非组蛋白富含带负电荷的天冬氨酸、谷氨酸，属酸性蛋白质。非组蛋白在细胞内含量较少，但种类繁多，有 500 多种。非组蛋白在整个细胞周期都能合成，具有与特异 DNA 序列识别和结合的特性，表现出种属和组织特异性。非组蛋白可在核小体串珠结构的基础上帮助 DNA 分子进一步折叠，形成不同的结构域，从而有利于 DNA 的复制和 RNA 的转录，并能特异性解除组蛋白对 DNA 的抑制作用，促进复制和转录，调控基因的表达。

（四）RNA

染色质中含有少量的 RNA，其含量变化较大，大部分是新合成的各类 RNA 前体，还有部分 RNA 具有促使染色体结构稳定的作用，如端粒 RNA。

二 染色质的组装

人类一个体细胞的细胞核中的 DNA 连接起来可长达 1.74m，而这么长的 DNA 要在直径只有 5μm 的细胞核内储存并行使其功能，需经过与组蛋白、非组蛋白等相互作用，经过有序的折叠、螺旋、包装，构建染色体的高级结构，才能保证遗传物质在细胞分裂过程中平均地分配到子细胞中。大量的研究结果证实，染色质的基本结构是由无数核小体串联组成，核小体经过进一步折叠、压缩，最终包装成染色体。

（一）核小体

核小体（nucleosome）是染色质的基本结构单位，每个核小体由一个组蛋白核心、200bp

左右的 DNA 及 1 分子的组蛋白 H_1 组成。组蛋白核心由 H_2A、H_2B、H_3、H_4 各 2 分子组成一个八聚体球形结构，形成直径约为 10nm 的圆盘状颗粒，大约有 146bp 的 DNA 缠绕在核心颗粒的外周 1.75 圈。组蛋白核心常以特定位点与 DNA 双螺旋小沟中富含 AT 的区域结合，该位置的结合有利于 DNA 分子在组蛋白八聚体的弯曲盘旋。相邻的两个核小体之间有一长约 60bp 的 DNA 片段相连，称为连接 DNA（linker DNA）。连接 DNA 对内切核酸酶敏感。组蛋白 H_1 与连接 DNA 结合，封闭了核小体 DNA 的进出口，可稳定核小体的结构，并与染色质的凝聚有关（图 8-4）。染色质中平均每 200bp 出现一核小体，一个 DNA 分子可连接多个核小体颗粒，形成直径为 10nm 的串珠状结构。核小体串珠的形成使 DNA 分子压缩为原先的 1/7。

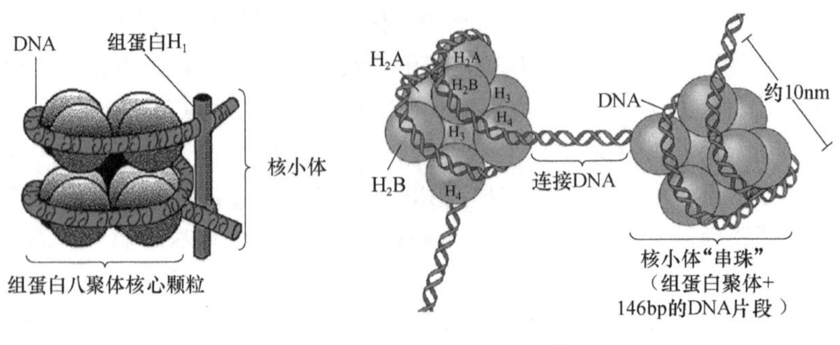

图 8-4　核小体结构模型示意图

A. 核小体的结构　B. 核小体“串珠”及连接

（二）染色质的组装

现在人们公认，染色质的基本结构单位是核小体，而核小体如何进一步组装成染色体，普遍被大家所接受的是多级螺旋模型（multiple coiling model）和染色体的支架–放射环结构模型（scaffold-radial loop structure model）。

1. 多级螺旋模型　由 DNA 与组蛋白包装成的核小体在组蛋白 H_1 的介导下彼此连接成直径约为 10nm 的核小体串珠状结构，构成了染色体的一级结构。

将细胞核进行温和处理时，在电镜下往往很少见到染色质呈伸展的串珠状结构，而是观察到以一种结构较为紧密、直径约为 30nm 的染色质纤维形式存在。30nm 的染色质纤维为核小体串珠结构进一步盘绕形成的中空螺线管（solenoid）。在组蛋白 H_1 存在的情况下，由直径 10nm 的核小体串珠结构螺旋盘绕，每圈 6 个核小体，形成外径 30nm、内径 10nm 的螺线管（图 8-5）。

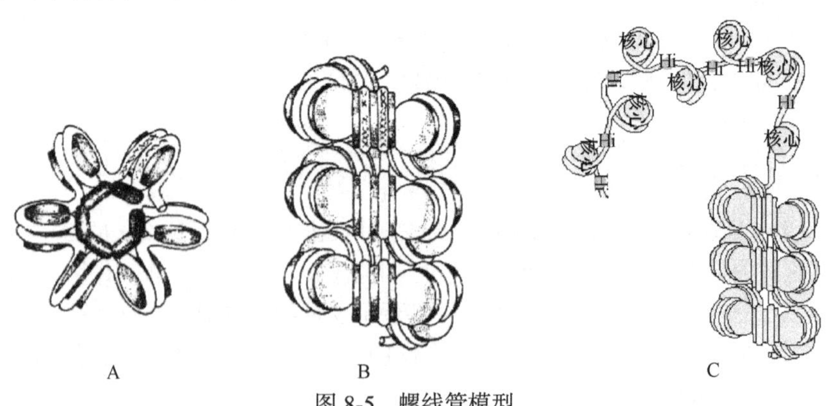

图 8-5　螺线管模型

A. 顶面观；B. 侧面观；C. 从核小体到螺线管图解

组蛋白 H_1 通常位于中空螺线管内部，是螺线管形成和稳定的关键因素。组蛋白 H_1 分子可成簇地结合于 DNA 上或成簇地从 DNA 分子上脱落，从而使螺线管形成或松解，进而对相关基因的活性进行调节。螺线管是染色质包装的二级结构。

Bak 等于 1977 年用从人胚胎离体培养的分裂细胞中分离出的染色体经温和处理后，在电镜下看到直径 0.4μm、长 11～60μm 的染色线，称为单位线（unit fiber）。在电镜下观察发现，单位线是由螺线管进一步螺旋化形成的圆筒状结构，称为超螺线管（supersolenoid），这是染色体构建的三级结构。

超螺线管进一步螺旋和折叠，形成长 2～10μm 的染色单体，即染色体构建的四级结构。根据多级螺旋模型，由 DNA 线性分子到染色体经过了四级结构的包装（图 8-6），DNA 双螺旋到核小体压缩率为 1/7，核小体到螺线管压缩率为 1/6，螺线管到超螺线管压缩率为 1/40，超螺线管到染色单体压缩率为 1/5，DNA 长度压缩为原先的 1/10 000～1/8000。

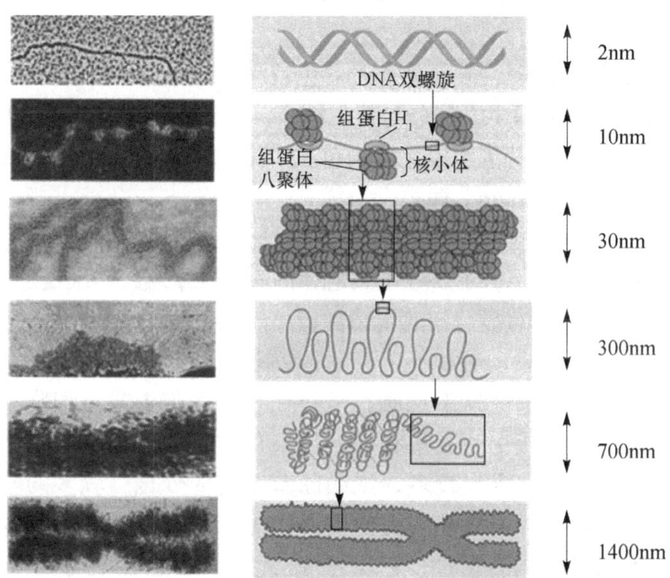

图 8-6　染色体包装模型示意图及电镜照片

2. 染色体支架–放射环结构模型　目前对染色质的包装，在一级结构和二级结构上有一致的认识，但 30nm 的螺线管如何进一步包装成染色单体，尚存在不同的看法。

1977 年，利姆里（Laemmli）等发现，当去除染色体的组蛋白和大部分非组蛋白后，电镜下观察到在染色体的核心是由非组蛋白构成的支架，DNA 侧环从支架的一点出发又返回到其相邻近的点，构成染色体纵轴周围的放射环（图 8-7）。

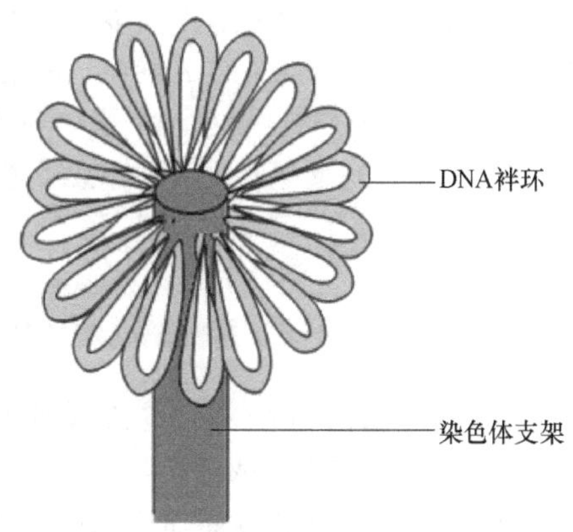

图 8-7　染色体组装的放射环模型

染色体支架-放射环模型认为染色体是由 30nm 的螺线管折叠的袢环构成的，袢环的基部集中于染色单体的中央，染色质纤维沿染色体纵轴从中央支架向周围放射状伸出，每个 DNA 袢环长 30 000～100 000bp，平均包含 315 个核小体。每 18 个袢环以染色体支架为核心呈放射状平面排列，形成微带（miniband）。微带是染色体更高级的结构，大约 1×10^6 个微带沿染色体中央支架纵向排列，形成染色单体(chromatid)。

三 常染色质与异染色质

间期染色质按其形态特点和染色性能的不同分为两类：常染色质（euchromatin）和异染色质（heterochromatin）。

（一）常染色质

常染色质是间期核内碱性染料染色时着色较浅、螺旋化程度低、结构较松散、处于伸展状态的染色质细纤丝。常位于细胞核的中央，也可以袢环形式伸入到核仁内，螺旋化程度低。

常染色质 DNA 主要由单一序列或中度重复序列的核苷酸组成。常染色质具有转录活性，在正常状态下经常处于功能活性状态，参与 DNA 复制及 RNA 转录过程，在一定程度上调节、控制着细胞的代谢活动。常染色质多在细胞周期 S 期的早期和中期复制。

（二）异染色质

异染色质为间期细胞核内碱性染料染色时着色较深、螺旋化程度高、凝集成块的染色质。

异染色质主要分布于核的周边，部分与核仁结合。异染色质螺旋化程度高，其转录活性低，甚至无转录活性。异染色质又分为组成性异染色质（constitutive heterochromatin）和功能性异染色质（facultative heterochromatin）两类。

组成性异染色质，又称结构性异染色质，是指在所有类型细胞的全部发育阶段都处于凝集状态的染色质。在中期染色体上，主要位于染色体的着丝粒、端粒、次缢痕或染色体臂的常染色质之间。组成性异染色质具有显著的遗传惰性，不转录也不编码蛋白质，其 DNA 由相对简单、高度重复的 DNA 序列构成，通常在 S 期晚期复制。

功能性异染色质，又称兼性异染色质，是指在某些细胞中或在细胞一定的发育阶段，由常染色质失去转录活性，转变为凝集状态的异染色质。功能性异染色质在胚胎细胞中含量很少，而高度特化的细胞中含量较多，说明随着细胞的分化，较多的基因逐渐以凝聚状态而关闭。因此染色质凝集可能是基因失活的一种途径。例如，胚胎发育早期，雌性哺乳动物体细胞内两条 X 染色质均有活性，表现为常染色质，但胚胎发育的 16～18 天，其中一条 X 染色质随机失活，形成巴氏小体（Barr body），保证了雄性和雌性具有等量的 X 染色体编码产物。

知识链接

染色质和 DNA 的修饰

染色质的主要成分是组蛋白和 DNA，染色质的修饰主要指组蛋白和 DNA 的修饰。组蛋白的修饰有甲基化、乙酰化、磷酸化、泛素化等。组蛋白的这些修饰共同组成组蛋白密码。DNA 的修饰主要包括甲基化和磷酸化。这些修饰共同调控着基因表达和生物个体的发育。在染色质整体水平上会导致染色质重构。

第四节 核　仁

核仁（nucleolus）是真核细胞间期细胞核中最显著的结构，光镜下为均匀、无包膜的海绵状结构。核仁多为圆球形，数目为 1～2 个，也有 3～5 个甚至更多的。核仁的形状、大小、数目随细胞类型和生理状态而异，并与蛋白质的合成水平密切相关。在蛋白质合成旺盛的细胞(如卵母细胞、分泌细胞) 中，核仁很大；而在肌细胞等不具备蛋白质合成能力的细胞中，核仁很小。核仁的位置通常不固定，可以在任何位置，在生长旺盛的细胞中，常靠近细胞核膜边缘，有利于核仁内成分在核、质之间的运输。

一 核仁的化学组成与结构

核仁的主要化学组分为蛋白质、DNA、RNA 和酶类等。其中蛋白质占核仁干重的 80%，包括组蛋白、非组蛋白、核糖体蛋白和 RNA 聚合酶等多种酶系。RNA 约占 10%，包括前体 rRNA、成熟 rRNA 等，与蛋白质结合后以 RNP 形式存在。DNA 占 8%，主要是编码 rRNA 的基因（rDNA），存在于核仁相随染色质中。此外，核仁中还有少量的脂类。

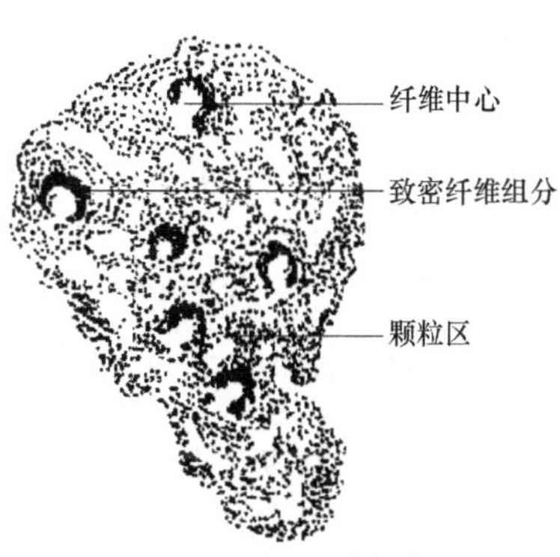

图 8-8　核仁的结构

电镜下，核仁为无界膜包裹、由多种纤维丝构成的网状海绵球体，有 3 个不完全分隔的特征性区域，由内向外依次为纤维中心（fibrillar center，FC）、致密纤维组分（dense fibrillar component，DFC）、颗粒区（pars granulosa）（图 8-8）。

（一）纤维中心

纤维中心位于核仁中央，是被致密的纤维组分包绕成的圆形结构小岛，在电镜下呈浅染的低电子密度区。纤维中心是由直径为 10nm 的染色质纤维以袢环的形式伸入核仁内部而形成的，含有编码 rRNA 的基因，称为 rDNA。袢环上的 rRNA 的基因成簇串联重复排列，可通过高速转录而形成 rRNA，在核仁的形成中发挥作用。因此，含有 rRNA 的基因的染色质区域又被称为核仁组织区（nucleolus organizer region，NOR）。人类 rRNA 基因位于 5 对染色体（13、14、15、21、22 号染色体）的次缢痕部位，共同形成核仁组织区。

（二）致密纤维组分

致密纤维组分位于核仁浅染区周围的高电子密度区，染色深，呈环形或半月形分布，是 rRNA 活跃合成的区域，也是 rRNA 正在剪切和加工的地方。

（三）颗粒区

颗粒区是核仁的主要结构，常位于核仁的边缘，由直径为 15～20nm 的核糖核蛋白（RNP）颗粒组成，是正在加工、成熟的核糖体亚基前体颗粒。

除上述基本结构外，在核仁中还可见到核仁结合染色质、核仁基质等结构。核仁结合染色质（nucleolar associated chromatin）是紧靠核仁的染色质，由直径 10nm 的纤维组成，包括围绕在核仁周边的核仁周围染色质和伸入到核仁内部的核仁内染色质。前者常为无转录活性、不活跃的异染色质，后者是核仁相随染色质的主要部分，是具有转录活性的常染色质。核仁基质是核仁内由蛋白质组成的、无定形的液体物质。

二 核仁的功能

核仁的主要功能是 rRNA 的合成、加工和核糖体亚单位的组装。

（一）合成 rRNA

真核细胞中有 4 种 rRNA，除 5S rRNA 是在核仁外合成外，其他 3 种都是在核仁内合成的。这些 rRNA 分子可与 80 多种核糖体蛋白在核仁中组装成核糖体亚单位，然后再转运到细胞质中行使其功能。rRNA 基因存在于特定的染色体上，并且有恒定的拷贝数。每个 rRNA 基因转录单位由 RNA 聚合酶 I 转录，产生相同的初始转录 rRNA 前体，哺乳动物的 45S rRNA 前体，经 RNA 酶两次裂解为 18S rRNA、28S rRNA 和 5.8S rRNA；而 45S rRNA 上甲基化的核苷酸序列全部进入加工后成熟的 rRNA 分子中，推测这些甲基化位点可能是加工过程中酶的识别标记。

需要指出的是，5S rRNA 的编码基因位于染色体的其他区域而不是核仁的 rDNA，转录加工后转运至核仁处参与核糖体亚基的组装。

（二）装配核糖体的大、小亚基

实际上，核仁中 rRNA 的合成、加工与核糖体的装配是同步进行的，45S rRNA 前体首先与蛋白质结合形成 80S 的 RNP 复合体，在加工过程中 80S 的 RNP 再逐渐失去一些 RNA 和蛋白质，然后剪切形成两种大小不同的核糖体亚单位前体。核仁通过控制核糖体的合成和装配影响蛋白质的合成。

知识链接

核 仁 周 期

在细胞周期进程中，核仁形态与结构的周期性变化称为核仁周期（nucleolus cycle）。核仁周期与核仁组织区的活动密切相关。间期细胞核仁明显，rRNA 合成旺盛；细胞进入分裂期前期，染色质浓缩，rDNA 袢环逐渐从核仁缩回，rRNA 合成停止，核仁缩小；中期细胞中无细胞核，也无核仁，NOR 位于次缢痕处；末期，到达两极的染色单体解螺旋，次缢痕处的 NOR 伸展成 rDNA 袢环并合成 rRNA，核仁的纤维组分及颗粒组分形成，组建新的核仁。

第五节　核　基　质

核基质（nuclear matrix）又称核骨架（nuclear scaffold），是真核细胞内除去核膜、核纤层、染色质、核仁以外由蛋白质组成的网架体系。

一　核基质的化学成分

核基质充满整个核空间，与核纤层和核孔复合体相连接，并与细胞质骨架系统有一定联系。电镜下可见到核基质呈现复杂而有序的三维网格结构，由粗细不均、直径 3～30nm 的纤维和颗粒状结构相互连接构成。纤维单体的直径为 3～4nm，较粗的纤维是单体纤维的聚合体。

核基质的主要化学成分是蛋白质，含量可在 90%以上，还含有少量的 RNA、DNA。组成核基质的蛋白质成分极为复杂，核基质蛋白多达 400 多种，主要为核基质蛋白和核基质结合蛋白两类。核基质蛋白为各类细胞所共有，呈纤维颗粒状分布于核基质；核基质结合蛋白因细胞类型、细胞生理状态和分化程度不同而有较大差异，常见的种类有与核基质结合的蛋白、细胞调控蛋白、核糖核蛋白、病毒蛋白 4 种类型。

二　核基质的功能

不少研究表明核基质在 DNA 复制、基因表达、染色体构建及细胞分裂、分化等生命活动中起重要作用。

（一）与 DNA 复制有关

近 20 年的实验表明，特别是电镜放射自显影的实验发现，DNA 复制的位置是在核基质上，

DNA 的复制起始点结合到核基质时才能开始复制。此外，DNA 多聚酶也结合在核基质上并被激活，由此推论，核基质与 DNA 复制有关。

（二）与 RNA 的合成有关

RNA 的合成是在核基质中进行的，有证据表明，核基质参与基因的表达与调控。在基因转录过程中，新合成的转录应与核基质紧密结合，RNA 聚合酶在核基质上也有特殊的结合位点，正在转录的基因也结合在核基质上；而只有活跃转录的基因才能选择性地与核基质结合，不被转录的基因不与核基质结合。因此有人提出了基因只有结合于核基质中才能进行转录的观点。

（三）参与染色体的构建

现在一般认为核骨架与染色体骨架为同一类物质，30nm 的染色质纤维就是结合在核骨架上，形成放射环状的结构，在分裂期进一步包装成光学显微镜下可见的染色体。1971 年，斯塔布菲尔德（Stubblefield）和沃瑞（Wary）利用中国仓鼠染色体实验，除去染色体中 DNA 和组蛋白后，还观察到一些带状结构。

（四）病毒复制依赖核基质

病毒的生命活动必须依赖宿主细胞，其 DNA 复制、RNA 转录及加工等基因表达过程与真核细胞 DNA 相似，必须依赖核基质。

知识链接

核基质异常与肿瘤

肿瘤细胞核中，核基质组成异常、结构紊乱。据推测，核基质组成异常和结构紊乱与细胞癌变有一定关系，核基质上有许多癌基因结合位点，癌基因与之结合后可被激活；癌基因激活是肿瘤形成的机制之一。另外，核基质也存在某些致癌物的作用位点，这些位点也是 DNA 复制、基因转录时 DNA 的结合位点；由于致癌物的结合，影响了 DNA 复制和转录，最终导致细胞癌变。

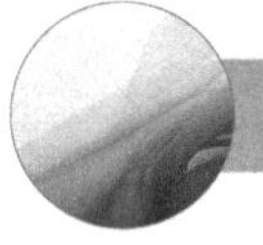

目标检测

一、单选题

1. 关于核膜下列哪个叙述是错误的（　　）
   A. 由两层单位膜组成
   B. 有核孔
   C. 外膜附着核糖体
   D. 是封闭的膜结构
   E. 有时会解体消失
2. 下列关于细胞核叙述哪项是错误的（　　）
   A. 原核细胞与真核细胞主要区别是有无完整的核
   B. 核的主要功能是储存遗传信息
   C. 核的形态有时和细胞的形状、功能相适应
   D. 每个真核细胞只能有一个核
   E. 真核细胞的细胞核可暂时消失
3. 细胞核中易被碱性染料染成深色的物质是（　　）
   A. 核膜　B. 核仁　C. 核纤层
   D. 核基质　E. 染色质
4. 染色质与染色体的关系（　　）
   A. 是同一物质在细胞周期中不同时期的形态表现
   B. 是同一物质在细胞周期中同一时期的不同表现
   C. 不是同一物质在细胞周期中不同时期的形态表现
   D. 不是同一物质在细胞周期中同一时期的不同表现
   E. 以上都不是

5. 染色体的主要成分有（　　）
A. DNA 和糖类　　B. DNA 和蛋白质
C. RNA 和糖类　　D. RNA 和蛋白质
E. RNA 和 DNA
6. DNA 储存、复制和转录的场所是（　　）
A. 细胞核　　B. 糙面内质网
C. 光面内质网　　D. 高尔基复合体
E. 溶酶体
7. 细胞核与细胞质之间大分子物质交换的通道是（　　）
A. 核膜　　B. 核仁　　C. 核孔
D. 染色质　　E. 核基质
8. 染色体的四级结构依次为（　　）
A. 核小体、螺线管、超螺线管、染色单体
B. 核小体、超螺线管、螺线管、染色单体
C. 核小体、螺线管、染色单体、超螺线管
D. 螺线管、核小体、超螺线管、染色单体
E. 螺线管、超螺线管、核小体、染色单体
9. 与 rRNA 合成相关的是（　　）
A. 核糖体　　B. 核仁组织区
C. 糙面内质网　　D. 光面内质网
E. 高尔基复合体
10. 常染色质是指间期细胞核中（　　）
A. 致密的、螺旋化程度高的、有活性的染色质
B. 致密的、螺旋化程度高的、无活性的染色质
C. 疏松的、螺旋化程度低的、有活性的染色质
D. 疏松的、螺旋化程度低的、无活性的染色质
E. 疏松的、螺旋化程度高的、有活性的染色质

二、思考题

1. 细胞核是由哪几部分组成？
2. 常染色质和异染色质在形态结构、分布和功能等方面各有何特点？
3. 概述核仁的结构与功能。

（尚喜雨）

第九章 细胞增殖

细胞增殖是生命的基本特征之一，活细胞生长到一定阶段，不是繁殖，就是凋亡，几乎没有例外。细胞通过分裂进行增殖，实现生命的延续。细胞增殖的深入研究对肿瘤防治、机体损伤修复、器官移植及某些遗传病的防治都有重要意义。细胞分裂有三种方式：无丝分裂、有丝分裂和减数分裂。有丝分裂是真核生物体细胞分裂的基本形式，减数分裂是生殖细胞形成时一种特殊的有丝分裂。

第一节 细胞周期

一 细胞周期的概念

细胞从前一次有丝分裂结束开始，到下一次分裂完成为止，所经历的过程为细胞增殖周期，简称细胞周期。一般把细胞周期分为两个阶段：分裂间期和分裂期。间期依次分 G_1 期、S 期和 G_2 期，分裂期又包括前期、中期、后期和末期（图 9-1）。

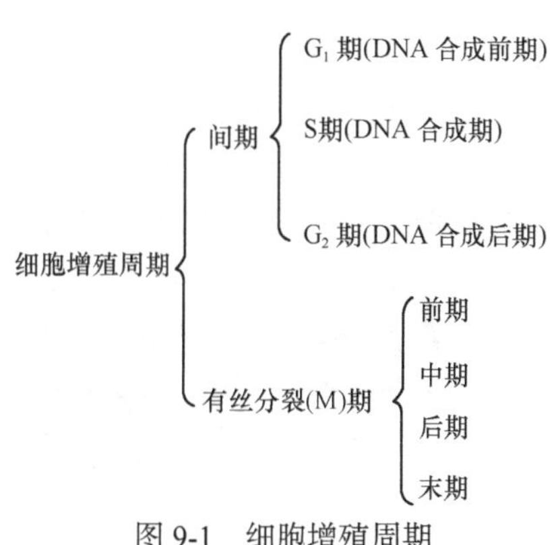

图 9-1 细胞增殖周期

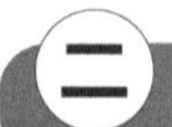

二 细胞周期各时期的特点

1. G_1 期（first gap） DNA 复制前的一段时期，又称 DNA 合成前期。该期特点是物质代谢活跃，迅速合成 RNA 和蛋白质，细胞体积显著增大。这一期的主要意义在于为下一阶段 S 期的 DNA 复制作好物质和能量的准备。

2. S 期（synthesis） 即 DNA 合成期，在此期，除了合成 DNA 外，同时还要合成组蛋白。DNA 复制所需要的酶都在这一时期合成。

3. G_2 期（second gap） DNA 合成后期，是有丝分裂的准备期。在这一时期，DNA 合成终止，大量合成 RNA 及蛋白质。

4. M 期 即分裂期。细胞的有丝分裂（mitosis）需经前期、中期、后期、末期四个时期，是一个连续变化过程，由一个母细胞分裂成为两个子细胞。此期确保了亲本细胞染色体能精准、均等地分配给两个子细胞，使分裂后的细胞获得和母细胞相同的遗传信息。

细胞周期是20世纪50年代细胞学上重大发现之一。在这之前认为有丝分裂的分裂期是细胞增殖周期中的主要阶段，而把处于分裂间期的细胞视为细胞的静止阶段。1951年霍华德等用P-磷酸盐标记了蚕豆根尖细胞，通过放射自显影研究根尖细胞DNA合成的时间间隔，观察到P-磷酸盐掺入不是在有丝分裂期，而是在有丝分裂前的间期中的一段时间内。发现间期内有一个DNA合成期（S期），P-磷酸盐只在这时才掺入到DNA，S期和分裂期（M期）之间有一个间隙没有掺入，称为G_2期，在M期和S期之间有另一个间隙称为G_1期，G_1期也不能合成DNA。细胞生命活动大部分时间是在间期度过的，如大鼠角膜上皮细胞的细胞周期内，分裂间期占14 000分钟，分裂期仅占70分钟。细胞周期各阶段都有复杂的生化变化。间期是细胞合成DNA、RNA、蛋白质和各种酶的时期，是为细胞分裂准备物质基础的主要阶段。

细胞进入G_1期后，并不是毫无例外地继续增殖，可能会出现3种不同前景的细胞（图9-2）。①增殖细胞：这种细胞能及时从G_1期进入S期，并保持旺盛的分裂能力，如消化道上皮细胞及骨髓细胞等；②暂不增殖细胞或休止（G_0期）细胞，这类细胞进入G_1期后不立即转入S期，当受某种刺激（如损伤、手术等）才进入S期继续增殖，如肝细胞及肾小管上皮细胞等；③不增殖细胞：此种细胞进入G_1期后，失去分裂能力，终身处于G_1期，最后通过分化、衰老直至凋亡，如高度分化的神经细胞、肌细胞及成熟的红细胞等。

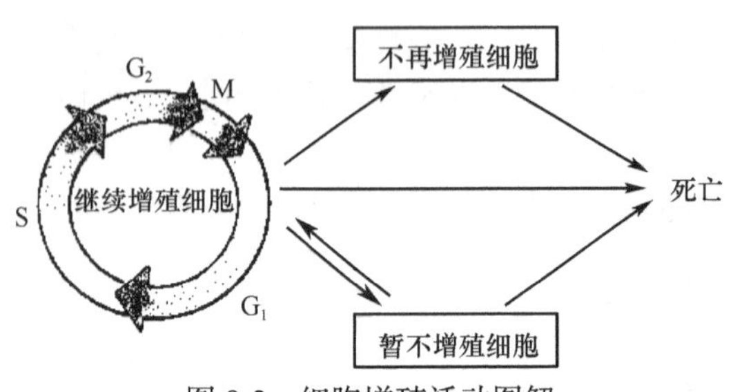

图9-2　细胞增殖活动图解

第二节　有丝分裂

一　有丝分裂的过程及其特点

有丝分裂的过程，包括一系列复杂的核的变化，如染色体的出现，以及它平均分配到每个子细胞的过程。有丝分裂分裂期分为前期、中期、后期、末期四个时期（图9-3）。

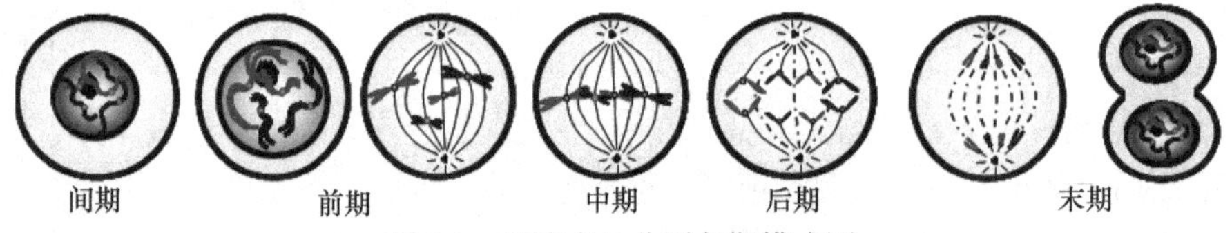

图9-3　细胞有丝分裂各期模式图

1. 前期（prophase）　核内的染色质螺旋化，逐渐缩短变粗形成染色体，每条染色体由两条染色单体构成；中心粒复制，移向细胞两极，发出的星状线以纺锤丝相连形成纺锤体；核膜、核仁逐渐消失。

2. 中期（metaphase）　变为球形，核仁与核被膜已完全消失。染色体移到细胞中央的赤道平面，从纺锤体两极发出的微管附着于每一条染色体的着丝点上。从中期细胞可分离得到完整的染色体群。

3. 后期（anaphase）　由于纺锤体微管的活动，着丝点纵裂，每一条染色体的两条染色单体分开，子代染色体形成，并向相反方向移动，接近各自的中心体，染色体遂分为两组。与此同时，细胞被拉长，并由于赤道部细胞膜下方环行微丝束的活动，该部缩窄，细胞遂呈哑铃形。

4. 末期（telophase） 两组子染色体已完全移向两极，染色体逐渐解螺旋，变成细长的染色质；核仁、核膜重新形成，逐渐形成间期核的结构；细胞赤道部缩窄加深，最后完全分裂为两个二倍体的子细胞。

二 有丝分裂的生物学意义

有丝分裂是等分式的分裂，由于每条染色体准确的复制，然后对等地分配到子细胞中，因此使两个子细胞与母细胞在遗传组成的数量与质量上完全一致，从而保证了性状发育和遗传的稳定性。

第三节 减数分裂

一 减数分裂的过程及其特点

减数分裂是产生精子和卵子的一种特殊的有丝分裂，在精子和卵子成熟过程中，DNA 复制一次，细胞连续分裂两次，结果形成的配子中只含有单倍体的染色体（其数量以 n 表示），染色体数目减少一半。减数分裂的过程包括减数分裂Ⅰ和减数分裂Ⅱ。

（一）减数分裂Ⅰ

间期Ⅰ和有丝分裂间期相似，也可分为 G_1 期、S 期和 G_2 期，同时进行染色体的自我复制，经复制后的每一条染色体都含有 2 条染色单体（图 9-4）。其分裂期可分为前期、中期、后期、末期四个时期（图 9-5）。

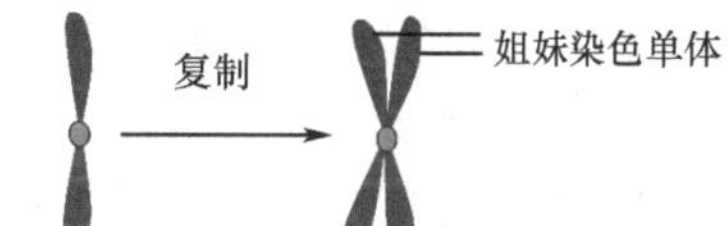

图 9-4 染色体复制前后模式图

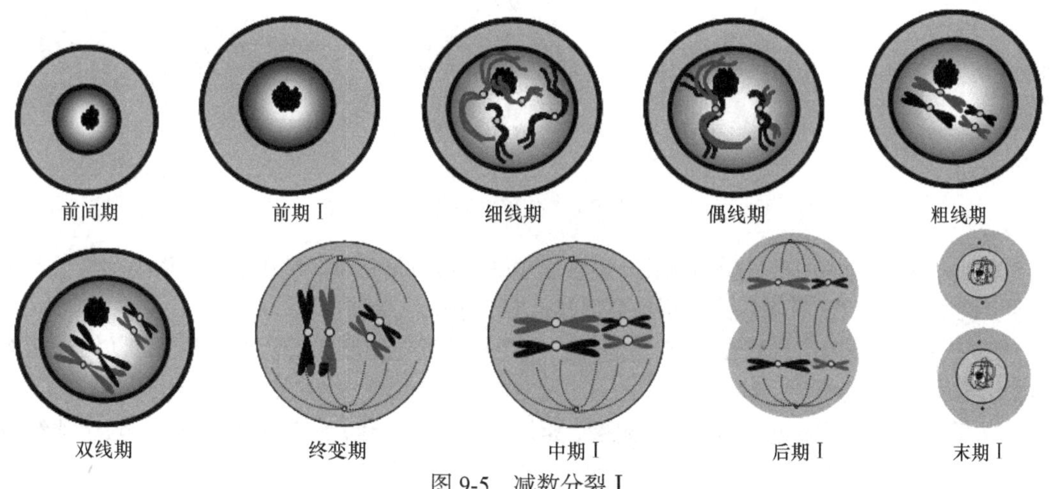

图 9-5 减数分裂Ⅰ

1. 前期Ⅰ 减数分裂的特殊过程主要发生在前期Ⅰ，通常人为划分为五个阶段。

（1）细线期：染色体呈细线状，具有念珠状的染色粒。持续时间最长，占减数分裂周期的 40%。细线期虽然染色体已经复制，但光镜下分辨不出两条染色单体。染色体细线交织在一起，偏向核的一方。

（2）偶线期：持续时间较长，占有丝分裂周期的 20%。亦称合线期，是同源染色体配对的时期。同源染色体是指一条来自父方，一条来自母方，形态、大小一般相同，遗传结构相似的一对染色体，同源染色体相互识别、靠拢的过程称为联会。其结果是每对染色体形成一个紧密相伴的联会复合体，称为二价体。因每一对同源染色体都经过复制，含 4 条染色单体，所以又称为四分体。

（3）粗线期：此时染色体缩短，结合紧密，这一时期是同源染色体的非姐妹染色单体之间发生交换的时期。这种交换也称互换，是连锁与互换定律的细胞学基础。

（4）双线期：染色体进一步变短变粗，联会复合体解体，同源染色体分开，交换部位形成交叉，且向两极移动，称为交叉端化。较易观察到四分体。

（5）终变期：染色体螺旋化程度更高，是观察染色体的良好时期。核仁此时开始消失，核被膜解体。

2. 中期Ⅰ　主要特点是二价体排列在赤道面上。二价体的每条染色体由一侧的纺锤丝牵引。

3. 后期Ⅰ　在纺锤丝的牵引下，成对的同源染色体分离，分别移至两极。同源染色体随机分向两极，使母本和父本染色体重新组合，产生基因组的变异。非同源染色体的随机组合是自由组合定律的细胞学基础。

4. 末期Ⅰ　染色体到达两极后，解旋为细丝状，核膜重建，核仁形成，同时进行胞质分裂。所形成的子细胞染色体数目减半，但每个子细胞的 DNA 含量仍为 $2n$。

（二）减数分裂Ⅱ

减数分裂Ⅱ可分为前期、中期、后期、末期四个时期，与有丝分裂相似（图 9-6）。在减数分裂Ⅰ和Ⅱ之间的间期很短，不进行 DNA 的合成，而由末期Ⅰ直接转为前期Ⅱ。

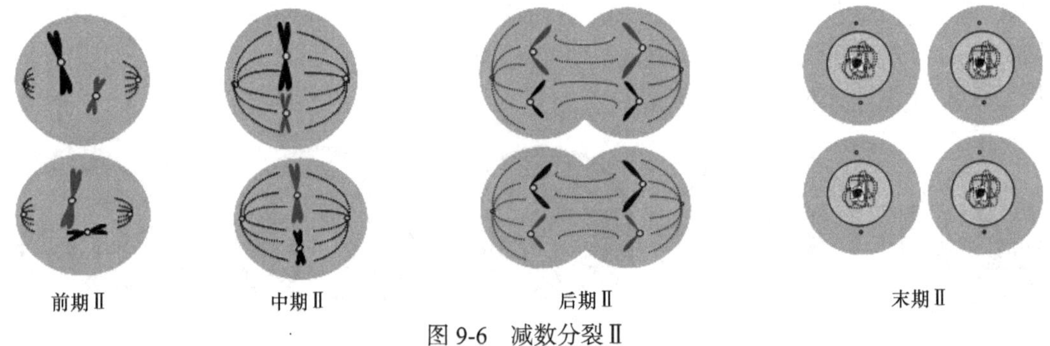

图 9-6　减数分裂Ⅱ

1. 前期Ⅱ　核内的染色质螺旋化，逐渐缩短变粗形成染色体，核膜、核仁逐渐消失。人类前期Ⅱ的细胞只有 23 条染色体，每条染色体上有 2 条染色单体。

2. 中期Ⅱ　染色体排列在细胞赤道板上，染色体着丝粒两侧的着丝点与两极的纺锤丝相连形成纺锤体。

3. 后期Ⅱ　每条染色体的着丝粒纵裂，姐妹染色单体分开，形成 2 条染色体，在纺锤丝的牵引下，分别移向两极。

4. 末期Ⅱ　染色体到达两极，核膜、核仁重建，每个子细胞中都含有 23 条染色体。

二　减数分裂的生物学意义

1. 减数分裂过程中，DNA 复制一次，细胞连续分裂两次，结果形成的 4 个生殖细胞中染色体数目只有原来母细胞的一半。受精时精子、卵子结合成受精卵，又恢复了亲代的染色体数目，从而使子代获得双亲的遗传物质，保证了亲子代间遗传物质的相对稳定。在减数分裂过程中非同源染色体重新组合，同源染色体间发生部分交换，结果使配子的遗传基础多样化，使后代对环境条件的变化有更大的适应性，为生物进化创造了条件。

2. 在减数分裂过程中，同源染色体联会时，非姐妹染色单体之间对应的位置上可能发生片段交换，也就是父源和母源染色体之间发生遗传物质的交换。这种交换可使染色体上连锁在一起的基因发生重组，是连锁与互换规律的细胞学基础；非同源染色体之间的随机组合，进入同一生殖细胞是自由组合定律的细胞学基础。减数分裂中同源染色体的分离，是孟德尔分离定律的细胞学基础。

第四节　精子与卵子的发生及性别决定

案例 9-1

患者，男，2 岁，痴呆面容，流涎，鼻梁塌平，眼间距宽。经细胞学检查，核型为 47，XY，+21，诊断为唐氏综合征。

问题：患者细胞内为什么会出现 47 条染色体？

一　精子的发生

睾丸是产生精子和分泌雄性激素的器官。自青春期开始，睾丸精曲小管中的精原细胞在垂体分泌的促性腺激素作用下，形成生精细胞。

生精细胞包括精原细胞、初级精母细胞、次级精母细胞、精细胞和精子（图 9-7）。每个初级精母细胞经过两次减数分裂，形成 4 个精子，其类型有两种且数目相等：2 个精子染色体组为 23，X；另 2 个精子染色体组为 23，Y（图 9-8）。

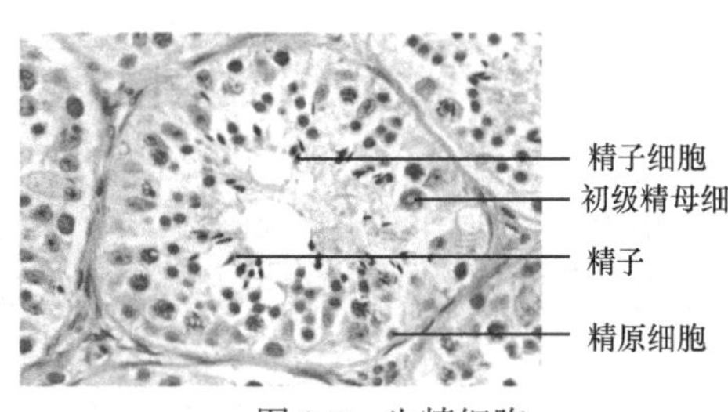

图 9-7　生精细胞

1. 精原细胞　紧贴基膜，呈圆形或卵圆形。精原细胞分为 A、B 两型。A 型精原细胞是生精细胞中的干细胞，不断分裂增殖，分裂后的一部分子细胞继续作为干细胞，另一部分分化为 B 型精原细胞。B 型精原细胞经过生长后，分化为初级精母细胞。

2. 初级精母细胞　位于精原细胞近腔处，体积较大，核大而圆，其核型为 46，XY。初级精母细胞经过 DNA 复制后（4*n*），进行减数第一次分裂，形成 2 个次级精母细胞。

3. 次级精母细胞　位置靠近腔面，核型为 23，X 或 23，Y。次级精母细胞不进行 DNA 复制，迅速进行第二次减数分裂，产生 2 个精子细胞。

4. 精细胞　位于近腔面，精细胞不再分裂，经过复杂的变态，由圆形转变为蝌蚪状的精子。这一过程称为精子形成，包括：①核染色质高度浓缩，成为精子头部的主要结构；②由高尔基复合体形成顶体，中心体迁移到顶体对侧，微管延长，形成轴丝，成为精子尾部的主要结构；③多余的胞质汇集尾部，形成残余胞质，最后脱落。

5. 精子　人的精子形似蝌蚪，分为头、尾两部。头部有高度浓缩的细胞核，核的前 2/3 有顶体覆盖，顶体是特殊的溶酶体，内含透明质酸酶、顶体素等多种水解酶。尾部是精子的运动

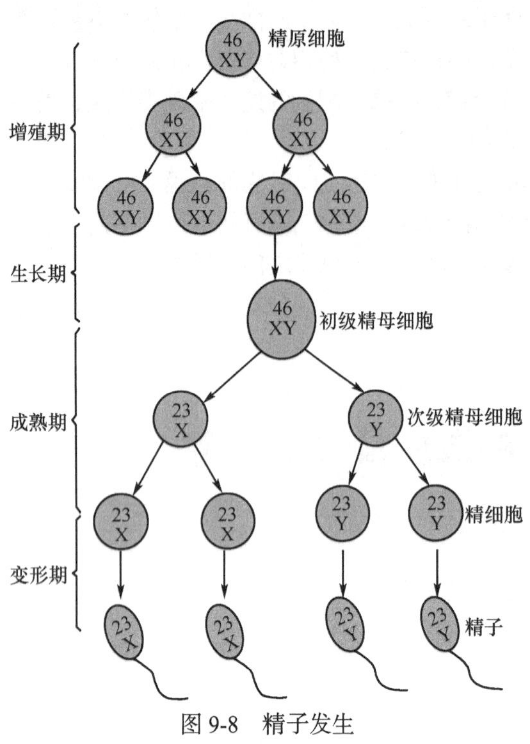

图 9-8 精子发生

装置。精子形成后进入附睾，继续发育并成熟，但无受精能力。精子只有进入女性生殖管道后，经子宫和输卵管分泌物的作用，才能获得使卵子受精的能力，此现象称获能。在女性生殖管道内，精子能存活 1～3 天，受精能力一般维持 24 小时。

二 卵子的发生

卵巢是产生卵子和分泌雌性激素的器官。自青春期开始，在垂体分泌的促性腺激素作用下，卵巢内卵原细胞发育的初级卵母细胞，经过两次减数分裂，形成一个卵子，其核型为 23，X（图 9-9）。从卵巢排出的卵，处于第二次减数分裂中期，在受精时才能完成第二次减数分裂。如果卵细胞没有受精，则第二次减数分裂不能完成，并于排卵 12～24 小时后退化。

（一）卵泡的发育

卵泡是女性生殖的基本单位，由卵子及周围的卵泡细胞构成。女婴出生时双侧卵巢有原始卵泡 100 万～200 万个，到青春期仅存 4 万个。青春期后，卵巢受促性腺激素的作用，每月有一批卵泡开始发育，但通常只有一个卵泡发育成熟并排卵，其余卵泡逐渐退化为闭锁卵泡。左右卵巢交替排卵，女性一生可排卵 400 余个，绝经后即停止排卵，故女性生育史一般为 30～40 年。卵泡在其发育过程中，要经历原始卵泡、初级卵泡、次级卵泡和成熟卵泡四个阶段（图 9-10）。

1. 原始卵泡 位于皮质浅层，体积小，数量多，由一层扁平的卵泡细胞围绕初级卵母细胞构成。初级卵母细胞是在胚胎时期由卵原细胞分裂分化形成，并长期停滞在减数第一次分裂前期，直至排卵前才完成分裂。卵泡细胞有支持和营养卵母细胞的作用。

2. 初级卵泡 自青春期开始，原始卵泡在促性腺激素作用下开始发育。初级卵母细胞增大，卵泡细胞由单层扁平状增生为多层立方或柱状。最内层柱状的卵泡细胞围绕卵母细胞呈放射状排列，称放射冠。初级卵母细胞与卵泡细胞产生的分泌物，在卵母细胞与放射冠的卵泡之间堆积，形成一层均质嗜酸性的透明带（图 9-10）。透明带内含有精子受体成分，在受

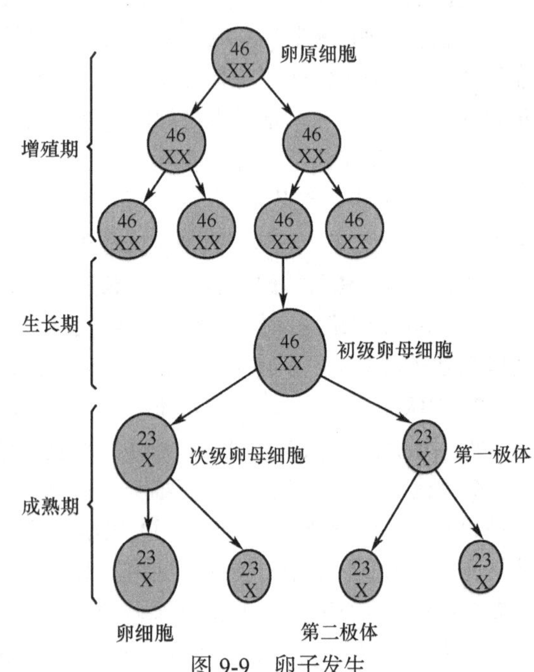

图 9-9 卵子发生

精过程中，对卵细胞和精子的相互识别和结合具有重要意义。

3. 次级卵泡　此阶段卵泡细胞进一步增生，在卵泡细胞之间形成若干小腔隙，小腔隙逐渐融合形成一个大腔，称卵泡腔。卵泡腔内有卵泡液填充，后者不断增多使卵泡腔扩大，初级卵母细胞、透明带、放射冠突入卵泡腔形成卵丘。卵泡腔周围的卵泡细胞形成卵泡壁，其外侧有结缔组织包裹，形成卵泡膜。卵泡膜可产生雄激素，经卵泡壁细胞转化为雌激素后，进入血液作用于女性性器官。

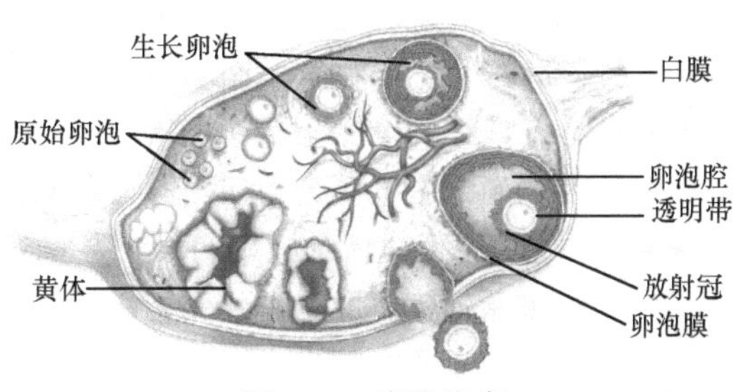

图 9-10　卵泡发育

初级卵泡与次级卵泡合称生长卵泡。

4. 成熟卵泡　是卵泡发育的最后阶段。此阶段卵泡液急剧增多，卵泡扩大、卵泡壁变薄，卵泡向卵巢表面突出，即将排卵。初级卵母细胞在排卵前 36～48 小时才完成第一次减数分裂，形成次级卵母细胞。

（二）排卵

成熟卵泡破裂，次级卵母细胞从卵巢排出的过程称排卵。成熟卵泡的卵泡腔不断扩大，卵泡壁变薄，卵泡向卵巢表面突出，随着卵泡腔破裂，次级卵母细胞连同透明带、放射冠和卵泡液同时排入腹膜腔，排卵完成。

（三）黄体的形成与退化

排卵后，残留在卵巢中的卵泡壁内陷，卵泡膜的结缔组织和血管被包入其中，发育为具有内分泌功能的细胞团，活体呈黄色，故称黄体。黄体可分泌雌激素和孕激素。

黄体的存在时间，受卵子是否受精的影响。若卵子未受精，则黄体在 2 周后萎缩退化，称月经黄体；若卵子受精，则黄体发育增大形成妊娠黄体，至妊娠 6 个月胎盘功能成熟后黄体才会退化，由结缔组织取代，成为白体。

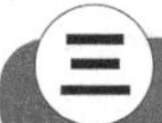

三　性别决定

人类性别是细胞中的性染色体所决定的。男性细胞中的性染色体组成为 XY，女性细胞中的性染色体组成为 XX，这种性别决定方式称为 XY 型性别决定。因此，在配子发生时，男性可以产生含有 X 染色体和含有 Y 染色体的两种精子——X 型精子和 Y 型精子；女性只能形成一种含有 X 染色体的卵子。受精时，X 型精子与卵子结合，形成性染色体组成为 XX 的受精卵，将来发育成女性；Y 型精子与卵子结合，形成性染色体组成为 XY 的受精卵，将来发育成男性。在自然状态下，两种类型的精子和卵子的结合是随机的，因此人类的性别比例大致保持在 1∶1。

第五节　细胞增殖与肿瘤

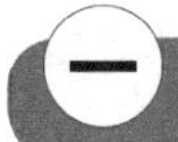

一　肿瘤细胞的增殖周期

当肿瘤发生时，瘤体中细胞并不均一，存在各类处于不同增殖状态下的细胞。

1. 增殖细胞　是肿瘤中始终处于细胞周期、不断分裂的细胞。细胞周期短，分化程度低，能量代谢和物质代谢水平高，细胞群体数目增加快，与肿瘤的增大直接有关，所以肿瘤比正常组织细胞增长率高。其数量的多少决定肿瘤恶性的程度。

2. 暂不增殖细胞　即增殖的静止状态 G_0 期细胞。对肿瘤的生长无直接影响，但这些细胞在一定条件下可重新进入细胞周期，成为增殖细胞，因此是肿瘤复发的根源。

3. 不再增殖细胞　即丧失分裂能力，日趋衰老死亡的细胞。

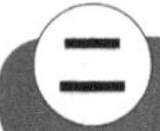

二　细胞周期与肿瘤治疗

细胞周期内有两个阶段最为重要：G_1 期到 S 期和 G_2 期到 M 期。这两个阶段正处在复杂活跃的分子水平变化的时期，容易受环境条件的影响，如果能够人为地进行调控，将对深入了解生物的生长发育和控制肿瘤生长等有重要意义。

细胞周期也受机体调节系统的影响，如肝再生就是由调节系统的作用加速肝细胞增殖。但是肿瘤细胞，由于宿主失去对它的调控，因而恶性增殖。在肿瘤治疗中可应用细胞周期的原理，如 G_0 期细胞对化疗不敏感，往往成为日后癌症复发的根源，因而通过调控机制的研究，诱发 G_0 期癌细胞进入细胞周期，再合理用抗癌药物加以杀灭，是防止癌转移和扩散的重要调控措施，也是细胞动力学中有理论意义和实践意义的研究问题。

知识链接

走进化疗——化学疗法怎么杀死癌细胞？

化疗经常用作全身治疗（也有局部化疗）。也就是说，药物在整个身体内循环到达癌细胞，不论它们扩散到哪里。化疗可用于治疗多种癌症，现今临床化疗药物已超过 100 种。

细胞周期是正常细胞和癌细胞都要经过的步骤，以形成新的细胞。许多化疗药物只对生长活跃（不在 G_0 静止期）的细胞发挥作用。有些药物专门攻击处于细胞周期特定阶段（如 M 或 S 期）的细胞。化疗药物攻击生长分裂活跃的细胞，但是药物不能分辨正常组织的活跃细胞和癌细胞之间的差异，对正常细胞的损害可引起副作用。化疗的治疗方案是试图在摧毁癌细胞和保留正常细胞之间找到一个平衡。

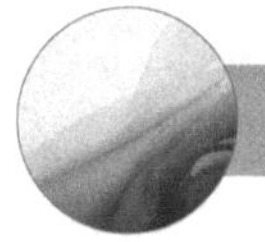

目标检测

一、单选题

1. 合成 DNA 的时期是（　　）
   A. G_0 期　B. G_1 期　C. S 期　D. M 期　E. 末期
2. 细胞分裂期中，纺锤体的形成是在（　　）
   A. 前期　B. 中期　C. 后期　D. 末期　E　S 期
3. 细胞分裂期中，染色体的出现是在（　　）
   A. 前期　B. 中期　C. 后期　D. 末期　E　S 期
4. 细胞分裂期中，着丝粒纵裂，每一条染色体的两条染色单体分开是在（　　）
   A. 前期　B. 中期　C. 后期　D. 末期　E　S 期
5. 二价体含有几条染色单体（　　）
   A. 2 条　B. 4 条　C. 6 条　D. 8 条　E. 1 条
6. 同源染色体的联会发生在（　　）
   A. 细线期　B. 双线期　C. 粗线期　D. 终变期　E. 合线期
7. 生长卵泡的结构不包括（　　）
   A. 卵泡腔　B. 透明带　C. 放射冠　D. 极体　E. 卵丘
8. 次级卵母细胞完成第二次减数分裂发生在

(　　)

A. 排卵前

B. 排卵时

C. 排卵后 1 小时

D. 精子进入卵细胞时

E. 受精卵开始分裂时

二、思考题

1. 试述细胞周期概念及分期。
2. 比较有丝分裂与减数分裂的异同。
3. 试述精子的产生过程。
4. 试述卵子的产生过程。

（雷有杰）

第十章　细胞的分化、衰老与死亡

一个受精卵发育成一个完整个体的过程是以细胞增殖与细胞分化为基础的。通过细胞的增殖可使细胞的数目增加，通过细胞的分化可以形成不同的细胞类型。细胞在经历了增殖、分化后最终的命运是衰老和死亡。

知识链接

Hayflick 极限

1962 年，美国的费城威斯达解剖和生物学研究所年轻的微生物学家伦纳德·海弗里克（Leonard Hayflick）得到了一个流产胎儿的肺组织细胞，该组织细胞来自瑞典一个怀孕 4 个月的女人。这些细胞被命名为 WI-38 细胞（WI 是 Wistsar Institute 的缩写），是人二倍体成纤维细胞系。Leonard Hayflick 研究发现，细胞分裂次数是有限的，并不能无限制地重复分裂，在分裂 50～60 次后便会停止。细胞不再继续分裂的机体组织，便呈现出衰老和功能低下的状态。出生后的人类细胞增殖次数更少，因为在胚胎时期已经经历过数次分裂增殖过程。这种规律后来被称为著名的“the Hayflick Limit”（海弗里克极限）。

第一节　细 胞 分 化

● 案例 10-1

患者，女，32 岁，化工厂工人。于年初发现左侧乳房有一“蚕豆”大小的肿块，半年后，自觉肿块较前明显增大，约有“核桃”大小，即来医院检查，结果显示“左乳外上象限肿块疑有恶变”。需手术治疗而收治入院。

问题：癌症是一种细胞异常分化引起的疾病，那么什么是细胞分化？正常细胞是如何转变为癌细胞的？哪些因素可导致癌变的发生？

多细胞生物由多种多样的细胞构成，这些细胞都是由同一细胞——受精卵分裂发育而成。细胞分化的结果是产生形态结构各异、生理功能不同的细胞。细胞分化是细胞生物学的一个重要基础理论问题，也是发育生物学中的核心问题，弄清细胞分化的机制，对于了解个体发育、基因的表达与调控、癌的发生与防治都有极其重要的意义。

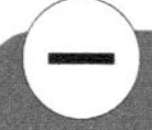

一 细胞分化的概念和特点

（一）细胞分化的概念

细胞分化（cell differentiation）是指受精卵经过卵裂产生的同源细胞在形态结构、生理功能和蛋白质合成等方面产生稳定性差异的过程。在胚胎发育早期，卵裂球的细胞之间并没有形态结构和生理功能上的差异，然而到了胚胎成熟时，生物体内出现了上百种甚至更多种不同类型的细胞。这些细胞在形态结构、生理功能及蛋白质合成等方面出现了十分明显的差别，如人的红细胞呈双凹的圆盘状，无细胞核，含有血红蛋白，具有携带氧和二氧化碳的功能；神经细胞从胞体伸出许多长短不同的突起，能够感知、整合、传递外界的信息；肌细胞呈圆柱状或梭形，能合成肌动蛋白和肌球蛋白，具有收缩和舒张等功能。可见在高等生物的个体发育过程中，不仅有细胞数目的增加，同时有细胞形态结构、生理功能的变化和分工。

在高等生物整个生命过程中都有细胞分化活动，但以胚胎时期最为旺盛和典型。胚胎时期的细胞分化包括时间上的分化和空间上的分化。时间上的分化是指不同的发育时间内细胞之间的区别，在个体的细胞数目大量增加的同时，分化程度越来越复杂，细胞间的差异也越来越大；空间上的分化是指处于不同位置上的同一种细胞的后代，由于所处空间位置和环境的不同，彼此之间出现形态、功能上的差异，从而产生不同的细胞类型。单细胞生物仅有时间上的分化。

（二）细胞分化的特点

1. 细胞分化的稳定性　细胞分化最显著的特点是稳定性，特别是在高等生物中，细胞一旦分化为稳定的细胞类型后，就不可能由分化状态再逆转为原来未分化的细胞。例如，神经元细胞和骨骼肌细胞在机体的整个生命过程中始终保持着稳定分化状态，而不再进行分裂；黑色素细胞在体外培养 30 代后仍能合成黑色素颗粒，没有转变成其他类型的细胞。因此，细胞分化基本上是不可逆的，个体发育也是不可逆的。

2. 细胞分化的可逆性　细胞分化是一个相对稳定和持久的过程，不会自发地逆转，但在一定条件下，高度分化的细胞可以逆转并恢复到胚性细胞状态，这种现象也称去分化（dedifferentiation）。例如，人体正常分化的细胞在物理、化学、生物等因素的作用下，可转化为癌细胞；人体的皮肤基底层细胞在离体培养、缺乏维生素 A 的条件下可转化为角细胞等。

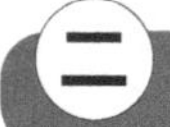

二 细胞分化的分子基础

从分子水平上看，细胞分化的主要标志是细胞内开始合成新的特异性蛋白质。细胞分化发生的原因是基因在一定时空上选择性地表达，即细胞中基因表达的差异使同一来源的细胞产生形态结构、生化特征、生理功能上的差异。

（一）细胞分化是基因选择性表达的结果

最早试图用遗传物质解释细胞分化机制的学者是魏斯曼（Weismann）（1883），根据对马蛔虫的研究结果，他提出了“体细胞分化是由于遗传物质丢失造成的，每一种组织只保留了其特有的遗传物质”的见解。现代分子生物学的证据表明，绝大多数的细胞分化不是因为遗传物质的丢失，而是由于细胞选择性地表达各自特有的专一性蛋白质而导致细胞形态、结构与功能的差异。在个体发育过程中，细胞内的全部基因并不是同时表达，而是在一定时空顺序上发生有选择性的表达。在一定时空上，有的基因在进行表达，有的基因处于沉默状态，而在另一时空上，原来有活性的基因可能继续处于活性状态，也可能关闭，而原来处于关闭状态的基因也可能被激活处于活性状态。在任何时间，一种细胞仅有特定的一些基因在进行表达，并且只占全部基因总数的10%～20%，而80%～90%的基因处于失活状态。人体发育的不同阶段，各种血红蛋白呈现严格的消长过程就是基因选择性表达的最好例证。

（二）组织特异性基因与管家基因

细胞分化是通过严格而精密调控的基因表达实现的。事实上，细胞的基因并非都同细胞分化有直接关系。根据基因同细胞分化的关系，可以将基因分为两大类。

一类是管家基因（house-keeping gene），是维持细胞最低限度功能所不可缺少的基因，如编码组蛋白基因、核糖体蛋白基因、线粒体蛋白基因、糖酵解酶的基因等。这类基因在所有类型的细胞中都进行表达，因为这些基因的产物对于维持细胞的基本结构和代谢功能是必不可少的。

另一类是组织特异性基因（tissue-specific gene），或称为奢侈基因（luxury gene）。这类基因与各类细胞的特殊性有直接的关系，是在各种组织中进行不同的选择性表达的基因。例如，表皮的角蛋白基因、肌细胞的肌动蛋白基因和肌球蛋白基因、红细胞的血红蛋白基因等。

综上所述，细胞分化的实质是组织特异性基因在时间与空间上的差异表达。这些选择性表达的蛋白质和分化细胞的特异性状密切相关，某些特定奢侈基因表达的结果生成一种类型的分化细胞，另一组奢侈基因表达的结果导致出现另一类型的分化细胞。因此细胞分化的关键是细胞按照一定程序发生差别基因表达（differential gene expression）。

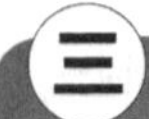

三 影响细胞分化的因素

（一）细胞质在细胞分化中的作用

个体发育从受精卵开始，经卵裂和胚胎发育过程分化出各种组织和细胞。不同细胞的产生往往与细胞获得不同成分的细胞质有关。许多实验表明，在受精卵和早期胚胎细胞中，细胞质中的某些物质的分布有区域性，胞质成分不是均质的，即在细胞分裂时胞质呈不均等分配，子细胞中获得的胞质成分是不相同的，这些尚不完全明确的胞质成分可以调节核基因的选择性表达，使细胞向不同的方向分化。有些海鞘的卵含有不同的色素区域，在受精后这些区域分别分布到某些细胞中，这些细胞将来便发育成特定的组织。例如，海鞘的黄色细胞质区域（富含线粒体），将来分化成中胚层和肌肉，透明区分化成外胚层，灰色区分化成内胚层。De Robertis等把非洲爪蟾肾细胞核注入蝾螈的去核卵母细胞内，发现原来在肾中表达的基因被关闭，而原来失活的基因开启表达。实验结果表明，细胞质中一些成分可以调节核基因的表达，从而影响细胞分化。

（二）细胞核在细胞分化中的作用

细胞核是生物体主要遗传信息的储存场所。在细胞分化过程中，细胞核起着重要的作用，这是因为细胞核中存在着控制生物个体发育的主要遗传信息或基因。细胞分化就是这些基因在一定的时空上选择性表达的结果。细胞质及其他因素对细胞分化的决定作用，都是通过调控细胞核内基因选择性表达来实现的。

（三）外环境对细胞分化的影响

生物个体的生长发育离不开环境。哺乳动物受精卵正常发育的环境是子宫，在任何其他环境中都不能正常发育。畸胎瘤就是在异常环境下形成的一种畸胎，来源于有多向分化潜能的生殖细胞，往往含有3个胚层的多种多样组织成分，排列结构错乱。例如，哺乳动物的卵细胞如果因故未经排卵就被激活，就会在卵巢进行异位发育，异常环境使细胞的增殖和分化失控，已分化的毛发、牙、骨、腺上皮等和未分化的干细胞杂乱聚集成无组织的肿块，称为畸胎瘤

（teratoma）。早在 1954 年 Stevens 和 Little 就利用实验手段建立了人工诱导畸胎瘤的动物实验模型。他们将囊胚阶段的小鼠胚胎植入雄性小鼠的睾丸下面，胚胎组织生长紊乱，再把其转移到肾淋巴结处生长，即形成了畸胎瘤。若将小鼠畸胎瘤的少量干细胞取出，注入小鼠正常囊胚腔中，再把含畸胎瘤细胞的胚胎植入到寄母小鼠的子宫中，最终发育成一个正常的嵌合体小鼠（图 10-1）。动物生殖腺畸胎瘤的发生及上述的畸胎瘤实验均说明，环境因素影响胚胎细胞的分化。异常环境干扰了细胞的分化程序，使正常细胞转化为癌细胞，而适宜的条件又可诱导异常的畸胎瘤细胞（癌细胞）进行正常的发育分化。

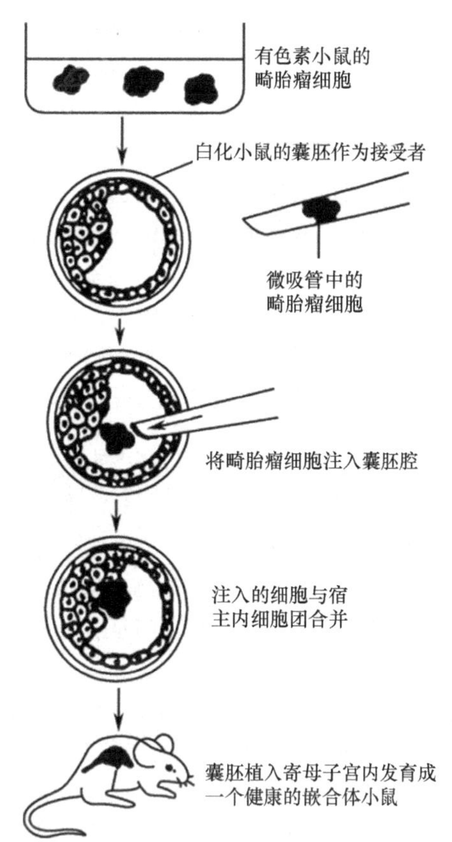

图 10-1 畸胎瘤细胞与正常囊胚细胞融合产生嵌合体小鼠的示意图

（四）细胞间的相互作用对细胞分化的影响

多细胞生物的细胞分化是在细胞间的彼此影响下进行的。因此，细胞间的相互作用对细胞分化有较大影响。在胚胎发育过程中，一部分细胞对邻近的另一部分细胞产生影响，并决定其分化方向的作用称为胚胎诱导（embryonic induction）。胚胎诱导一般发生在中胚层与内胚层、中胚层与外胚层之间。从诱导的层次上看，可分为初级诱导、次级诱导和三级诱导。脊椎动物的组织分化和器官形成是一系列多级胚胎诱导的结果。眼的发生是胚胎诱导的典型例证：中胚层脊索诱导外胚层细胞向神经方向分化，形成神经板，这是初级诱导。神经板卷折成神经管后，其头端膨大的原脑的视杯可以诱导其外表面覆盖的外胚层形成眼晶状体，这是次级诱导。晶状体进一步诱导其外面的外胚层形成角膜，这是三级诱导，最终形成眼球（图 10-2）。

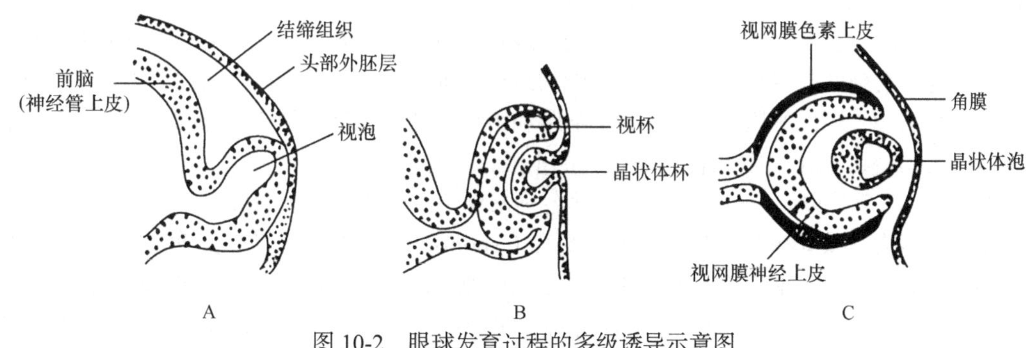

图 10-2 眼球发育过程的多级诱导示意图

A. 初级诱导；B. 次级诱导；C. 三级诱导

细胞群彼此间除了有相互诱导促进分化的作用外，还有相互抑制的作用。例如，将一个正在发育的蛙胚放于含有一块成体脑组织的培养液中，则蛙胚不能发育成正常的脑。这表明已分化的组织细胞可以产生某种物质，抑制邻近细胞进行同样的分化，以避免相同器官的发生。由此可见，细胞间的分化抑制作用对于胚胎发育也有重要影响。

（五）激素对细胞分化的影响

随着多细胞生物发育的复杂化和体积增大，细胞的相互作用就不仅局限于邻近细胞之间，而且远距离的细胞之间也有相互作用的现象，这种远距离的相互作用往往是通过激素来实现的。激素通过血液或淋巴液的运输，到达靶细胞，经过一系列的信号传递过程，影响靶细胞的分化。例如，两栖类动物幼体临近变态时，脑下垂体分泌促甲状腺素，促进甲状腺的生长和分化。甲状腺向血液中分泌甲状腺素，甲状腺素达到一定浓度即可引起变态，使蝌蚪尾退化，促进肢芽生长和分化。如果在蝌蚪发育的早期将其甲状腺原基切除，则不能发生变态现象，而是长成一个特大的蝌蚪。若巨型蝌蚪食入甲状腺素，则可变为成蛙。又例如，在哺乳动物胚胎发育过程中，性激素在性细胞分化中起决定性作用。

四 干细胞

干细胞（stem cell）目前虽然没有一个被广泛接受的定义，但越来越多的学者认为干细胞是指存在于胚胎直至成体的具有增殖、自我更新（self-renewal）能力及多分化潜能的原始细胞。所有干细胞都具有两个显著特征：一是不断增殖，自我更新；二是在适宜的环境条件下可分化并产生多种不同类型的细胞。

干细胞存在于有机体的整个生命活动过程中，在胚胎和成体组织中均存在一些具有高度更新和多向分化能力的干细胞，前者称胚胎干细胞（embryonic stem cell，ES 细胞），后者称成体干细胞（somatic stem cell）或组织干细胞，是生物个体发育和组织再生的基础。

胚胎干细胞是指胚胎发育早期即受精卵发育分化初始阶段的一组细胞，它是全能干细胞的主要来源，其最大特点就是具有发育的全能性和通用性，并能参与整个机体的发育。胚胎干细胞是从哺乳动物包括人类早期胚胎分离和培养出来的，十几年前首先从小鼠胚胎分离成功，有报道小鼠胚胎干细胞在体外培养中可分化成 20 种细胞类型。人类胚胎干细胞是当前干细胞研究的重点与难点，科学家在人类胚胎干细胞的研究方面由于受伦理道德与法律的约束，进展一直十分缓慢，近几年才有了新发展；成体干细胞是指机体某种组织的专能干细胞。以往传统的观点认为，干细胞一旦分化成为成熟细胞就不再分化了，除皮肤、血液、消化道上皮和肝脏组织的干细胞尚存在一定的再生能力外，其他器官组织的细胞基本上没有再生能力。随着细胞生物学的发展，科学家发现在人体的各种组织和器官中仍然存在着生长发育早期保留下来的未分化细胞，这些细胞就是存在着一些发育潜能的组织干细胞，它不但能再生某些组织，还可以衍生成为与其来源不同的细胞类型。胚胎干细胞和组织干细胞的这些神奇功能和新特点，对人类健康有巨大的潜在价值，因而引起世界各国的重视。

20 世纪 90 年代以来，分离和体外培养各种来源干细胞的技术不断成熟，引发了干细胞研究热潮。1998 年，美国威斯康星大学的汤姆森（Thomson）和约翰·霍普金斯大学的吉尔哈特（Gearhart）分别报道，他们用不同方法获得了人胚胎干细胞（human embryonic stem cell，hES 细胞），在国际上引起轰动。这一成果促使科学家们重新认识细胞生长、分化、生物发育机制等生命规律，干细胞工程与人类基因组计划将成为新世纪最具发展及应用前景的研究领域。

（一）干细胞的形态与生化特性

干细胞在形态上具有共性，通常呈圆形或椭圆形，细胞体积小，核相对较大。核内多为常染色质，并具有较高的端粒酶活性，这一特性与干细胞增殖能力较强密切相关。

干细胞的鉴别和辨认在干细胞研究中十分重要。对于单细胞生物和低等动物可以比较精确地根据形态和定位来鉴别干细胞，如果蝇的性腺和外周神经组织中，干细胞与周围分化细胞之间有固定的组织方式，易于辨认。但在哺乳动物许多组织中，干细胞的位置无法准确确定，也就是说还未发现干细胞与周围其他细胞截然不同的形态学特征。在干细胞表面可以检测到早期胚胎细胞中表达的阶段特异性胚胎抗原（stage-specific embryonic antigen，SSEA），SSEA 有种属差异性，即处于不同分化阶段的干细胞有着各自的表面标志。例如，角蛋白 15 是毛囊组织中表皮干细胞的标志分子，巢蛋白（nidogen）是神经干细胞的标志分子，CD_{34} 是人类造血干细胞的标志分子等。

（二）干细胞的增殖与分化特性

1. 干细胞的增殖特性

（1）干细胞增殖的缓慢性：增殖缓慢是干细胞的一个重要特性，干细胞进入分化程序之前，首先要经过一个短暂的增殖期，产生过渡放大细胞（transit amplifying cell），这是一群介于干细胞和分化细胞之间的过渡细胞，其作用是通过较少的干细胞产生较多的分化细胞。研究表明，干细胞分裂较慢，而组织中快速分裂的是过渡放大细胞，如肠干细胞的分裂速度是过渡放大细胞的一半。一般认为，干细胞缓慢增殖有利于干细胞对特定的外界信号做出反应，然后决定是继续增殖还是进入特定分化程序。另外缓慢增殖还可以减少 DNA 复制时突变的发生，使干细胞有充分的时间发现错误和校正错误。由此，一些学者认为干细胞的作用除了补充组织细胞之外，还具有防止体细胞发生突变的作用。

（2）干细胞增殖系统的自稳定性：干细胞在生物体的生命过程中自我更新并维持自身数目恒定的特性称为干细胞的自稳定性（self-maintenance）。干细胞分裂后，如果两个子细胞都是分化细胞或都是干细胞，称为对称分裂（symmetry division）。若产生的子细胞一个是干细胞而另一个是分化细胞，称为不对称分裂（asymmetry division）。有学者提出，造成不对称分裂的原因是母细胞中生物分子分布不均等。对于无脊椎动物，不对称分裂是干细胞维持生物体细胞数目恒定的方式；而在大多数哺乳动物可自我更新的组织中，干细胞分裂产生的两个子细胞可能是两个干细胞，也可能是两个分化细胞；当组织处于稳定状态时，平均而言，每个干细胞产生一个子代干细胞和一个特定分化细胞。所以哺乳动物的干细胞是种群意义上的不对称分裂，称为种群不对称分裂（population asymmetry division）。这一特性使有机体对于干细胞的调控更加灵活，同时还能对干细胞的分裂进行十分精确的调控以适应生理变化的需要。例如，正常情况下每个肠腺由 250 个细胞组成，如果额外增加一个肠干细胞，就会多产生 64～128 个子细胞，这在正常机体是不允许的。高度进化的哺乳动物干细胞增殖的调控是多层次、多途径的，目前对干细胞群不对称分裂的调控机制了解得还远远不够。实验表明，程序性细胞死亡对调节干细胞数目也起重要作用。随着研究的不断深入，人们将会在认识干细胞调控机制的同时，认识肿瘤的发生机制。

2. 干细胞的分化特性　如前所述，细胞分化是同一来源的细胞逐渐产生出形态结构、功能特征各不相同的细胞类群的过程，其结果是在空间上细胞产生差异，在时间上同一细胞与其从前的状态有所不同。细胞分化的本质是基因组在时间和空间上的选择性表达，通过不同基因表达的开启或关闭，最终产生标志性蛋白质。一般情况下，细胞分化过程是不可逆的。对于干细胞而言，其细胞分化又有其自身特点。

（1）干细胞的分化潜能：按分化潜能的大小，干细胞基本上分为以下三种类型。①全能性干细胞（totipotent stem cell）：是指具有形成完整个体的分化潜能的干细胞。例如，胚胎期的卵裂球，可以无限增殖并分化成为所有类型的细胞，进一步发育成完整的生物体；②多能性干细胞（pluripotent stem cell）：具有分化为多种组织细胞的潜能，但却失去了发育成完整个体的能力，是发育潜能受到了一定限制的干细胞。例如，骨髓多能性造血细胞，可分化出至少 12 种血细胞，但不能分化出造血系统以外的其他细胞；③专能性干细胞（unipotent stem cell）：也称为单能性或偏能性干细胞，只能向一种类型或密切相关的两种类型的细胞分化，如上皮组织基底层的干细胞、肌肉中的成肌细胞等。

（2）干细胞的转分化与去分化：一种组织类型的干细胞在一定条件下可以分化为另一种组织类型的细胞，称干细胞的转分化（transdifferentiation）。长期以来，人们一直认为成体干细胞只能向一种类型的细胞分化，神经干细胞只能分化为神经干细胞，如神经元、神经胶质细胞，而不能成为其他类型的细胞。但许多实验都表明，由成体组织分离的干细胞仍具有可塑性，一定条件下可转分化为其他类型的干细胞。

1997 年，埃利蒂斯（Eglitis）等将来自成年雄性小鼠（C57BL/6j）的造血干细胞移植到受亚致死剂量放射性核素照射的雌性小鼠（WBB6F1/J-kitw-kitw-v）体内，3 天以后，在受体雌鼠的某些神经胶质细胞中检测到有 Y 染色体存在，由此证明成体动物的造血干细胞可分化为脑的星形胶质细胞、少突胶质细胞和小胶质细胞；成体造血干细胞在一定条件下还可分化为肌细胞、肝细胞；神经干细胞还可转分化为造血细胞；1999 年，Goodell 实验室发现肌肉干细胞能在鼠体内分化形成血液细胞；中国医学科学院血液研究所曾建立了骨髓源间充质干细胞在体内分化为皮肤干细胞及皮肤的模型，并从蛋白质水平和基因水平对比进行了鉴定；2002 年，Verbally 实验室发现单个间充质干细胞在体内分化出了 3 个胚层的多种组织。

一种干细胞向其前体细胞的逆向转化被称为干细胞的去分化（dedifferentiation）。例如，当把来自成体小鼠的造血干细胞注入胚泡的内细胞团后，成体小鼠造血干细胞的分化状态发生了逆转，并开始表达胚胎的珠蛋白基因，还参与胚胎造血系统的发育。

（三）几种主要干细胞

1. 胚胎干细胞（embryonic stem cell，ES 细胞） 是指来自胚胎期的卵裂球或胚泡的内细胞团，具有多向分化潜能和自我更新能力的细胞。胚胎干细胞在体外可无限增殖并保持未分化状态，可以分化为外胚层、中胚层和内胚层各种类型细胞，甚至可以发育分化为一个完整的个体。

当胚胎发育到囊胚期，从内细胞团中可以分离胚胎干细胞，也可以在 5～9 周流产胎儿的生殖嵴获得胚胎生殖细胞（embryonic germ cell，EG 细胞），其与胚胎干细胞特征相似，属于多能性干细胞，能分化发育为任何一种组织类型的细胞，如肠干细胞、皮肤干细胞、造血干细胞、间充质干细胞、神经干细胞等。

1981 年，埃文斯（Evens）和考夫曼（Kaufman）首次从小鼠囊胚内细胞团分离到胚胎干细胞，并建立了鼠胚胎干细胞系。之后，陆续分离得到了猪、牛、仓鼠、鸡、斑马鱼等多种脊椎动物的胚胎干细胞。1998 年，Thomson 和 Gearhart 分别从体外受精形成的囊胚内细胞团和 5～9 周流产胎儿的生殖嵴和肠系膜中分离获得人胚胎干细胞（图 10-3）。

胚胎干细胞的生物学特性：在体外分化抑制培养中，胚胎干细胞呈克隆状生长，细胞界线不清，聚集形似鸟巢，周围有时可见单个胚胎干细胞和分化的扁平状上皮细胞。这些胚胎干细胞在体外可以扩增、选择和冻存，需要时冻存的细胞可以解冻，继续培养而不失去原来的特征。胚胎干细胞中散布着核糖体和线粒体，细胞核相对较大，核内多为染色质，有一个或几个核仁，是正常的二倍体细胞。胚胎干细胞表达阶段特异性胚胎抗原 SSEA，人的胚胎干细胞表达 SSEA-3、SSEA-4、TRA-1-60 和碱性磷酸酶（AP）等。胚胎干细胞还有很强的端粒酶活性。

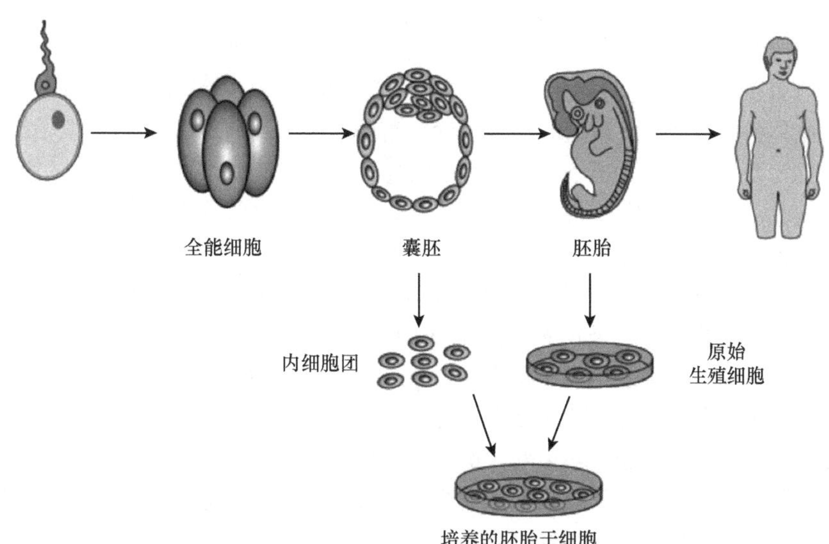

图 10-3　胚胎干细胞的存在部位

培养胚胎干细胞并保持干细胞始终处于未分化状态是至关重要的。一般胚胎干细胞需要在有饲养层细胞存在情况下进行培养，或在细胞培养液中加入干细胞生长因子、白血病细胞抑制因子（LIF），防止胚胎干细胞分化。

2. 造血干细胞（hematopoietic stem cell，HSC）　是存在于造血组织内的一类能分化产生各种血细胞的原始细胞，又称多能造血干细胞，是成体干细胞的一种。实验表明，造血干细胞在一定的微环境和某些因素的调控下，增殖分化为多能淋巴细胞和多能髓性造血干细胞，分别分化、发育为功能性淋巴细胞、粒细胞、巨噬细胞系、红细胞系、巨核细胞系等造血祖细胞，并可进一步分化发育为白细胞、红细胞和血小板，维持机体外周血平衡。

造血干细胞一般分两类，一类为长期造血干细胞，具有长期自我更新的能力和分化成各类成熟血细胞的潜能；另一类为短期造血干细胞，又称为祖细胞或前体细胞，是具有有限的自我更新能力和较为明确的分化目标的干细胞。也就是说，短期造血干细胞的分裂的次数是有限的，且只能分化为一些目标细胞。长期造血干细胞在进行细胞治疗时极其重要。在成体造血组织中，造血干细胞数目很少，主要来源于骨髓。骨髓中造血干细胞仅占有核细胞的 0.05%，在外周血中含量更低。造血干细胞没有明显的形态特征，是多种类型细胞的混合体，难以从形态上鉴别和分离，只能通过其细胞表面特有的标志分子和功能进行鉴定和分离纯化，常用荧光标记的单克隆抗体通过流式细胞仪分离。CD_{34}^{+}是造血干/祖细胞的代表性表面标志物，是临床上应用最多的造血干细胞标志分子。CD_{34}^{+}细胞群中 90%以上为造血祖细胞。CD_{34}分子是一种跨膜的唾液黏蛋白，在造血干细胞、一部分造血祖细胞、小血管内皮细胞和胚胎成纤维细胞表面表达。临床和基础研究大多是通过 CD_{34}^{+}细胞筛选、富集造血干细胞。虽然 CD_{34}^{+}细胞不全是造血干细胞，但造血干细胞全部表达 CD_{34}分子。

造血干细胞能够向不同的血细胞系分化，这与细胞局部微环境和不同造血因子的调节密切相关。相关的因子有干细胞因子、血小板生成素（TPO）、红细胞生成素（EPO）、白细胞介素-6受体（IL-6R）、白细胞介素-11（IL-11）趋化因子等十几种，其中干细胞因子最为重要。

在许多恶性血液病，如急性淋巴细胞白血病、慢性粒细胞白血病、霍奇金病等的治疗中，由于放疗、化疗对正常骨髓细胞破坏严重，所以对患者的治疗剂量受到一定限制。20 世纪 80 年代后，造血干细胞移植技术的应用，大大提高了恶性肿瘤的治疗效果和患者的生存期。其具体策略是先用超大剂量放疗和化疗，最大限度地消除体内癌细胞，然后再植入造血干细胞，重建被破坏的造血和免疫系统。1988 年首次应用脐带血移植治疗范科尼（Fanconi）贫血，开创了人类脐带血移植的先河。脐带血和胎盘中含丰富的造血干细胞，抗原性较弱，相对于骨髓和外周血移植更为安全，且来源丰富，被认为是极具潜力的继骨髓和外周血之后的第三种造血干细胞的来源，现在已由同胞间脐带血移植发展到非血缘脐带血的移植。世界上已建成上千万个脐血库，我国也建立了脐血库，为临床提供用于移植的脐带血，治疗白血病患者。

3. 神经干细胞　传统观点认为，人类和其他哺乳动物的神经组织是非再生组织，即成体的脑和脊髓的神经元不能再生。近年来，对神经干细胞的研究打破了以往的认识。不仅在胎儿，而且在成体脑组织和外周神经组织中都存在一些可分裂的细胞，这些细胞具有自我更新及分化形成神经元、支持营养神经元的星形胶质细胞和少突胶质细胞的能力，称为神经干细胞（neural stem cell，NSC）。需指出的是，多年来大量研究证明：虽然神经干细胞具有自我更新能力和向神经元、星形胶质细胞、少突胶质细胞多谱系（multilineage）分化的潜能，但神经干细胞并不能有效产生成体脑中各种类型的神经细胞，而主要局限于产生 γ-氨基丁酸（GABA）和谷氨酸能神经元。通过选择适当的生长和增殖条件，神经干细胞的分离和增殖是可以做到的。从 1992 年开始，科学家们分别从小鼠、大鼠和人脑组织中发现了神经干细胞的存在，并分离得到了神经干细胞。我国学者从人胚胎纹状体、成年大鼠纹状体和小鼠胚胎皮质组织中获得了神经干细胞。1996 年，从成年哺乳动物脊髓内分离得到神经干细胞。由此提出了神经干细胞在哺乳动物成体或胚胎中枢神经系统中广泛存在的观点。

神经干细胞形态上存在异质性，大多为梭形，两端有较长的神经突起，比较容易识别。神经干细胞的标志物有巢蛋白、波形蛋白、神经胶质纤维酸性蛋白、RC1 抗原等。巢蛋白存在于细胞质中，在多潜能神经外胚层细胞中表达，并随神经干细胞分化成熟而逐渐消失。一些神经元特有的酶，如神经元特异烯醇化酶、谷氨酸脱羧酶、多巴胺-β-羟化酶、色氨酸羟化酶等，也可作为检测神经元的标志。表皮生长因子（EGF）和成纤维细胞生长因子（FGF）等都对神经干细胞增殖分化有影响。

人们通过长期的、不断的实践证明了神经系统内多潜能干细胞的存在并分离培养成功，这一成果对中枢神经系统发育成熟后不可能再生的理论提出了挑战，并为神经系统损伤修复和退行性病变的细胞替代治疗及基因治疗带来了新的希望。应当指出，神经干细胞的研究才刚刚起步，仍有许多悬而未决的问题，临床应用神经干细胞治疗神经系统疾病还需要不断的探索与研究。

4. 表皮干细胞　皮肤是再生能力较强的组织，表皮细胞和毛囊能不断地更新，如人表皮细胞每 2 周就替换一次。表皮干细胞是具有自我更新能力、能产生至少一种以上高度分化子代细胞潜能的细胞。表皮干细胞最显著的两个特征是它的慢周期性和自我更新能力。慢周期性在体内表现为标记滞留细胞，即在新生动物细胞分裂活跃时掺入氚标记的胸苷，由于干细胞分裂缓慢，因而可长期探测到放射活性，如小鼠表皮干细胞的标记滞留可长达 2 年。表皮干细胞的自我更新能力表现为离体培养时细胞成克隆性生长，如连续传代培养，细胞可进行 140 次分裂，即能产生 1×10^{40} 个子代细胞。此外，表皮干细胞还有一个显著的特点就是对基膜的黏附性。表皮干细胞主要通过表达整合素实现对基膜各种成分的黏附。表皮干细胞的分化行为是被预先程序化还是受周围环境的调控，一直是一个有争议的问题，但干细胞所处的微环境对干细胞分化调控的影响是存在的。干细胞的分化受细胞与细胞、细胞与细胞外基质间相互作用的影响。

5. 间充质干细胞　间充质干细胞是骨髓的另一类干细胞，是由中胚层发育的早期细胞，形成于发育中的骨髓腔。在具有造血干细胞的骨髓中，间充质干细胞处于静止期。应用密度梯度离心法可以从骨髓抽提物中分离出间充质干细胞。体外培养过程中，间充质干细胞贴壁生长，形态类似成纤维细胞。间充质干细胞可以向多种造血以外组织迁移定位，并分化为相应的组织细胞，如骨、关节、脂肪、肌腱、肌肉和骨髓基质等多种组织。例如，将转基因小鼠的骨髓间充质干细胞植入受照射小鼠体内，发现移植后 1 周内供体细胞在受体小鼠骨髓内植入很少，但 1～5 个月后，在受体小鼠肺、软骨、骨及骨髓和脾脏内可达 1.5%～2%。

实际上，到目前为止，人们对于干细胞的了解仍存在许多盲区。2000 年初，美国研究人员无意中发现在胰腺中存在干细胞，加拿大研究人员在人、鼠、牛的视网膜中发现了始终处于“休眠状态的干细胞”。有些科学家证实骨髓干细胞可发育成肝细胞，脑干细胞可发育成血细胞。随着干细胞研究领域向深度和广度不断发展，人们对干细胞的了解也将更加全面。21 世纪是生命科学的时代，也是为人类的健康长寿创造世界奇迹的时代，干细胞的应用将有广阔前景。

五　细胞分化与癌细胞

癌症是一种体细胞遗传病，癌细胞来源于机体的正常细胞。细胞癌变一般可看作正常细胞在已分化的基础上产生去分化。和正常细胞相比，癌细胞的许多生物学行为，包括增殖过程、代谢规律、形态学特点等都有非常明显的变化，而且这些差异是可以在细胞水平遗传的。深入认识细胞分化及其异常的发生机制对癌症的治疗和预防有着非常重要的意义。

知识链接

癌 与 癌 症

在医学上，癌（cancer）是指起源于上皮组织的恶性肿瘤，是恶性肿瘤中最常见的一类。相对应的，起源于间叶组织的恶性肿瘤统称为肉瘤。有少数恶性肿瘤不按上述原则命名，如肾母细胞瘤、恶性畸胎瘤等。一般人们所说的“癌症”习惯上泛指所有恶性肿瘤。癌症具有细胞分化和增殖异常、生长失去控制、浸润性和转移性等生物学特征，其发生是一个多因子、多步骤的复杂过程，分为致癌、促癌、演进三个过程，与吸烟、感染、职业暴露、环境污染、不合理膳食、遗传因素密切相关。

（一）癌细胞的主要生物学特性

与正常细胞相比，癌细胞主要有如下几种生物学特性。①恶性生长：在体外可连续培养，无限制地分裂增殖；②接触抑制丧失：体内正常细胞的分裂增殖受群体的控制，当正常细胞生长到相互接触时，其运动和分裂活动就会停止下来。在体外培养条件下，正常细胞贴壁生长，汇合成单层时即停止生长。这就是接触抑制。癌细胞则不同，其分裂和增殖并不因为相互接触而停止，可生长堆积成立体细胞群；③细胞与细胞之间：细胞与基底物之间的黏着性明显减弱。因此，癌细胞在体内容易扩散和转移；④能分泌多种蛋白水解酶，可水解细胞外基质和基膜，使之获得可穿过组织和基膜进入血液循环和淋巴循环的能力，从而发生转移；⑤易于被凝集素凝集；⑥黏壁性下降；⑦细胞骨架结构紊乱；⑧产生新的膜抗原；⑨对生长因子需要量降低。

（二）癌细胞的分化

癌细胞如同胚胎组织一样，有着旺盛的增殖能力，并且在其蛋白表达谱中往往出现一些在胚胎期表达的蛋白，如癌胚抗原（carcino-embryonic antigen，CEA）和甲胎蛋白（A-fetoprotein，AFP）等，因此癌细胞具有未分化或低分化细胞的特征。癌细胞来源于正常细胞，但大多数不能表达其来源细胞所特有的蛋白质和功能。例如，胰岛细胞瘤不能合成胰岛素，结肠细胞瘤不能合成黏蛋白，肝癌细胞不能合成血浆蛋白等。因此，往往把细胞癌变看成细胞的去分化，即癌细胞是其来源细胞去分化恢复到未分化或分化程度低的胚性状态。但有人认为癌细胞还是分化的，只不过是已被关闭的曾在胚胎时期有活性的基因，癌变时又重新开启的结果。

知识链接

HeLa cell

有一种人工培养的细胞，叫海拉细胞（HeLa cell），是从一个非洲女子海拉的子宫颈癌组织中分离出来的。这种细胞在体外培养，能够一代一代地传下去，存活至今已经50多年了（无限增殖）。癌症晚期，由于细胞膜上的糖蛋白（糖萼）等物质的减少，使细胞彼此之间的粘连性降低，导致癌细胞容易在有机体内扩散和转移。

（三）癌基因、抑癌基因与细胞恶性变

能够控制细胞的生长、增殖与分化并具有诱导细胞恶性转化潜能的一类基因称为癌基因。癌基因存在于人类或其他动物细胞及致癌病毒基因组中，可分为两类：病毒癌基因和细胞癌基因。病毒癌基因是存在于反转录病毒基因组中，可使受病毒感染的宿主细胞发生癌变的基因。细胞癌基因又称为原癌基因，是指存在于人类或其他动物正常细胞基因组中，控制细胞增殖与分化的基因，一旦被激活后可使细胞发生恶性转化。也就是说原癌基因在每一个正常细胞的基因组中都具有，但它不具备致癌活性，只有在它被激活后才变成癌基因，因此癌基因也称为转化基因。

在正常情况下，原癌基因有着很重要的生理功能，它是生命活动过程中必不可少的，原癌基因编码的蛋白质产物参与生命活动最基本的生化过程——细胞的生长、增殖。原癌基因在个体发育或细胞分裂的一定阶段十分重要，而在机体生长发育过程完成后，多处于封闭状态，即不表达或低表达，一旦这些基因在表达时间、表达部位、表达数量及表达产物结构等方面发生了异常，就可以导致细胞无限增殖并出现恶性转化。

正常细胞基因组内存在一套抑制细胞生长和肿瘤发生的基因称为肿瘤抑制基因（tumor suppressor gene，TSG），又称抑癌基因（antioncogene）或抗癌基因。它们的功能是抑制细胞的生长和促进细胞的分化，它与癌基因的功能相拮抗。当一对肿瘤抑制基因都突变或缺失而丧失功能，即处于纯合失活状态时，其抑癌功能丧失，细胞生长失控而致癌。

肿瘤的发生是一个复杂过程。既有癌基因的激活，又有肿瘤抑制基因的缺失和失活。那么是不是一次基因突变就足以致癌呢？近年来关于癌基因和肿瘤抑制基因的研究为此提供了更加有力的证明。美国麻省理工学院的兰德（Land）等发现，若只用 *EJ-HA-RAS* 癌基因，仅能诱导体外培养的大鼠胚胎成纤维细胞发生过量增殖，但并未出现癌变。说明细胞癌变往往需要多个癌相关基因的协同作用，要经过多阶段的演变，其中不同阶段涉及不同的癌相关基因的激活与失活，它们的异常，或增强细胞生长和增殖，或去除正常的生长抑制，结果都会导致肿瘤发生。结肠癌的发生过程提供了这方面的证据，在从结肠上皮过度增生到结肠癌的演进过程中，关键性的步骤是癌基因的激活及肿瘤抑制基因的丧失或突变。这些阶段性积累起来的不同基因分子水平的改变，可以在形态学的改变上反映出来（图 10-4）。

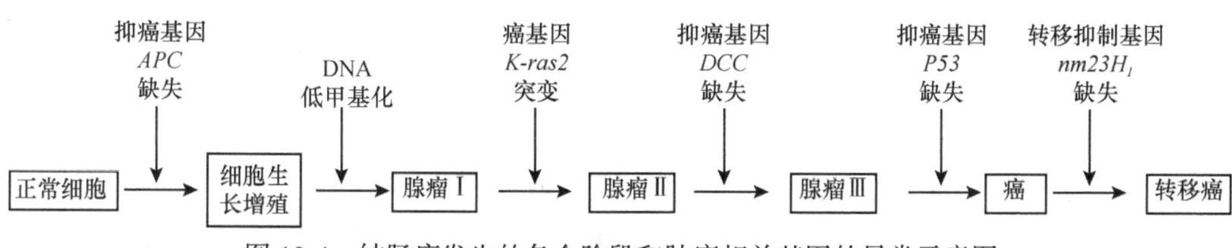

图 10-4　结肠癌发生的各个阶段和肿瘤相关基因的异常示意图

第二节　细 胞 衰 老

● 案例 10-2

2003 年 2 月 14 日，世界上第一只被科学家用成体细胞培育出来的哺乳动物多莉（Dolly）死于肺部感染，而这是一种老年绵羊的常见疾病。绵羊通常能活 12 年左右，而多莉只活了 6 岁。科学家认为其早亡的主要原因可能是克隆动物存在的早衰问题。

问题：什么是衰老？个体衰老与细胞衰老有什么联系和区别？

一　细胞衰老的概念

衰老（aging）具有多层含义，可以具体表现为个体衰老、细胞衰老、细胞器衰老、生物大分子衰老等不同层次。个体的衰老是指随着年龄的增加，机体功能呈现退行性变化，并伴随生殖能力下降和死亡率上升的现象，是生物体生命活动的必然规律，也是细胞重要的生命现象。就人类而言，随着年龄的增长，将出现头发变白、皮肤松弛、肌肉萎缩、牙齿脱落、血管硬化、记忆衰退、感觉迟钝、免疫功能降低、性功能衰退甚至丧失等衰老变化。

细胞是生物体的基本单位，细胞衰老是指细胞内部结构的衰变、细胞生理功能的衰退或丧失。对单细胞生物而言，细胞衰老就是生物体的衰老；但对多细胞生物来说，细胞衰老与生物体衰老是两个不同的概念，两者之间既有区别又有密切的联系。两者之间的区别在于：细胞衰老并不等于生物体的衰老，因为细胞衰老始终贯穿于生物体的整个生命过程，即便是在胚胎期和幼年期的生物体也有细胞衰老和死亡；生物体的衰老也不等于所有的细胞衰老，在生命活动过程中，生物体内每时每刻都有细胞的衰老和死亡，同时又有新增殖的细胞来代替它们，使得衰老的机体也有未衰老的细胞存在。两者之间密切的联系则体现为生物体的衰老以细胞衰老为基础，是细胞整体衰老的表现。

细胞衰老和细胞的寿命密切相关。一般而言，衰老现象容易在短寿命细胞中见到，而长寿命细胞在个体发育的晚期才可见到衰老现象。细胞的寿命随组织种类不同而异，同时也受环境因素的影响。以人体内各类血细胞的寿命为例，红细胞的平均寿命一般为 120 天；在贫血的状态下，红细胞为了供氧而加快循环，容易衰老而寿命缩短，当有溶血性贫血时，红细胞的寿命只有 10～15 天。淋巴细胞根据其存在的部位不同，寿命也不同，如果是胸导管或淋巴结中，寿命可达 100～200 天，甚至更长；如果在骨髓中，寿命平均为 3～4 天，有的可短于 24 小时。需要说明的是，生物体内绝大多数细胞的寿命与生物体寿命并不相等。高等生物体细胞都有最大分裂次数，细胞分裂一旦达到这一次数就要死亡。

实验证明，离体培养的细胞也有一定的寿命。体外培养不同物种的胚胎成纤维细胞，培养细胞的可传代次数越多，该动物的寿命越长，衰老速度越慢，反之亦然。例如，龟胚胎成纤维细胞离体培养可传 90～120 代,其平均寿命约为 175 年;小鼠胚胎成纤维细胞离体培养可传 5～10 代，其平均寿命约为 3.5 年。体外培养同一物种不同发育阶段的同一种细胞，培养细胞的可传代次数与细胞来源个体的年龄成反比。例如，人胚胎成纤维细胞离体培养可传 40～60 代，出生至 15 岁可传 20～40 代，15 岁以后仅能传 10～30 代；患有早老病的儿童（通常 20 岁前死亡）的成纤维细胞，只能在体外培养 2～10 代。由此可见，细胞离体培养的增殖能力，可反映它们在体内的衰老状况。

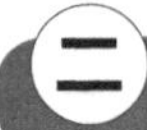

二 细胞衰老的特征

细胞的衰老过程是细胞生理与生化发生复杂变化的过程，这些变化反映在细胞的形态结构和生理功能上，主要表现为对环境变化适应能力的降低和维持细胞内环境恒定能力的降低。总体表现为细胞生长停止，仍保持代谢功能。

（一）细胞内水分减少

细胞到了衰老期，细胞内的生活物质逐渐减少，而原生质中出现一些非生命物质。另外，衰老细胞常发生水分减少的现象，结果使细胞收缩、体积缩小，失去正常的球形。细胞内水分减少的原因可能是由于构成蛋白质亲水胶体系统的胶粒受时间或其他因素的影响，逐渐失去电荷而相互聚集，胶体失水，胶粒的分散度降低，不溶性蛋白质增多，导致细胞硬度增加，代谢速度减慢而趋于老化。例如，老人的皮肤皱褶。

（二）色素生成和色素颗粒沉积

许多细胞内色素的生成，随着衰老而增加。例如，老年斑的形成是脂褐素堆积所致，脂褐素也称老年色素，首先在衰老个体神经元的胞质中被发现，各种细胞的细胞质中均有脂褐素的存在，其数量随老年化进程而逐渐增加，尤其在分裂指数低或不分裂的细胞，如肝细胞、肌细胞和神经细胞中的积聚尤为明显。在人和大鼠的脑皮层和海马中脂褐素的积累是衰老的常见形态特征之一。脂褐素在细胞内积累，占据了细胞内的一定的空间，影响细胞正常的活动，使细胞代谢速率下降，从而导致细胞衰老。据推算，90 岁的老人脂褐素占心肌面积的 6%～7%，小脑齿状核的大神经细胞脂褐素占 74%，脂褐素的沉积引起细胞质结构和比例的异常。

（三）细胞质膜的功能下降

细胞膜的改变与细胞衰老之间有着密切的联系。衰老的细胞膜上，磷脂及磷脂中不饱和脂肪酸含量均下降，卵磷脂与鞘磷脂比值也下降，脂分子移动减慢，细胞质膜的黏性增加，细胞质膜的流动性降低。再加上质膜发生脂质过氧化反应，使膜的脆性增加，脂分子及其上蛋白运动能力降低或受限，使膜的流动性明显减弱，细胞的兴奋性降低，离子转运的效率下降及对内源性和外源性刺激的反应性也随之降低。另外，衰老过程中细胞膜受体配体复合物形成效率降低，大大影响了细胞的信号传导、细胞识别等基本的细胞反应。

（四）化学组成与生化反应的变化

在细胞衰老过程中，首先是蛋白质合成速度降低，酶活性改变，是由于核糖体的效率和准确性降低，以及蛋白质合成延伸因子的数量减少和活性降低所致。例如，人体衰老时头发变白可能就与头发基底部细胞中产生黑色素的酪氨酸激酶活性降低有关。需要指出的是，在细胞衰老过程中也会大量合成某些特异蛋白质，这些蛋白质与控制细胞衰老直接相关。此外，细胞衰老的过程中还伴随着染色质的转录活性的下降及染色质的结构的改变、熔解温度（即热稳定性）增加、染色质蛋白的可抽提性减低等。染色质凝集、固缩，直接影响到 DNA 的转录活性，即细胞染色质的转录活性随着年龄的增长而下降。

（五）细胞器的改变

衰老细胞内有一系列的改变：①高尔基复合体的数目增多，扁平囊出现肿胀，并伴有断裂崩解，导致高尔基复合体分泌功能衰退。②线粒体逐渐减少，体积随年龄增加而增大肿胀，形态异常，氧化磷酸化低下，能量供应不足，最终导致崩解破裂。③糙面内质网数目减少，弥散地分布于核周细胞质中，膜腔膨胀扩大甚至崩解，其上的核糖体脱落；光面内质网呈空泡状。④细胞核的退行性变化。细胞核结构在衰老变化中最明显的是核膜内褶。在体内细胞中也观察到核膜的不同程度的内褶，神经细胞尤其明显，这种内褶随年龄增长而增加，最后可能导致核膜崩解。染色质固缩化是衰老细胞核中另一个重要变化。染色体端粒的缩短则是衰老细胞中最为显著的变化。其他变化如核质比变小，核结构模糊，细胞核体积增大、染色变深等。

三 细胞衰老的机制

衰老是一个非常复杂的过程，表现多种多样，原因错综复杂。半个世纪以来，许多学者对细胞衰老的机制进行了大量的研究，提出许多理论与假说，如遗传程序论（genetic program theory）、体细胞突变论（somatic mutation theory）、错误成灾论（error catastrophe theory）、自由基理论（free radical theory）、线粒体损伤论（mitochondrial damage theory）等。近几年，又有衰老基因（senescence gene）和衰老相关基因（senescence-associated gene）的研究报道。由于衰老是一个十分复杂的生命现象，又受到多种因素包括环境因素和体内因素的影响，任一角度的阐述都难以使衰老机制得到圆满解释，因而目前仍未形成较为一致的论点。

（一）自由基理论

细胞代谢的过程离不开氧的存在，然而，在生物通过氧化获得能量的同时，会产生一些高活性的化合物，是生物氧化过程的副产品。这些副产品或中间产物与细胞衰老有关，可导致细胞结构和功能的改变，这就是所谓细胞衰老的自由基理论。

自由基是指那些在原子核外层轨道上具有不成对电子的分子或原子基团，化学上也称为“游离基”。所谓未成对电子，就是指那些在原子或分子轨道中未与其他电子配对而独占一个轨道的电子。这些自由电子导致了这些物质的高反应活性。我们在日常生活和工作中经常碰到它们，如点燃的香烟、汽车尾气、烧焦的食物和厨房的油烟中都含有大量的自由基。在正常条件下，自由基是在机体代谢过程中产生的。此外，空气污染、辐射、某些化学物质等都可影响自由基的产生。一般认为，自由基在体内除有解毒功能外，它对细胞更多的是有害作用。

具有自由基的分子是一类高度活化的分子。当这种分子与其他物质反应时，力图得到电子，而对细胞及组织产生十分有害的生物效应，加速细胞的衰老。主要表现为：使生物膜的不饱和脂肪酸过氧化形成过氧化脂质，破坏膜上酶的活性，使生物膜脆性增加，流动性降低，膜性细胞器受损，功能活动降低；使产生的过氧化脂质与蛋白质结合，形成脂褐素，沉积在神经细胞和心肌细胞，影响细胞正常功能；使 DNA 发生氧化损伤或交联、DNA 断裂、碱基羟基化、碱基切除等，使核酸变性，扰乱 DNA 的正常复制与转录；使蛋白质中的巯基变性，形成无定形沉淀物，降低各种酶或蛋白质活性，并导致因某些蛋白出现而引起的机体自身免疫现象等。

衰老的自由基理论的核心内容有 3 点：①衰老是由自由基对细胞成分的有害进攻造成的；②这里所说的自由基，主要就是氧自由基，因此衰老的自由基理论，其实质就是衰老的氧自由基理论；③维持体内适当水平的抗氧化剂和自由基清除剂水平可以延长寿命和推迟衰老。

正常生理状态下，细胞内存在清除自由基的防御系统。其可以最大限度地防御自由基的损伤。自由基清除系统包括酶促反应和非酶促反应两部分。酶促反应所需酶有谷胱甘肽过氧化物酶（GSH-PX）、超氧化物歧化酶（superoxide dismutase，SOD）、过氧化物酶（PXP）及过氧化氢酶（catalase，CAT）。非酶促反应的作用物质主要为一些低分子的化合物，是一些抗氧化作用的物质，统称抗氧化剂（antioxidant），主要有谷胱甘肽（GSH）、维生素 C、β-胡萝卜素、维生素 E、半胱氨酸、硒化物、巯基乙醇等。此外，细胞内部形成的自然隔离，也能使自由基局限在特定部位，如氧化反应产生的自由基主要在线粒体内，线粒体作为独立的细胞器可很大限度地阻止自由基的扩散。

尽管体内有如此严密的防护体系，但仍然有一些氧自由基引起的损伤，因此在生物进化中形成了另一道防护体系——修复体系，它能对损伤的蛋白质和 DNA 进行修复，对不正常蛋白质进行水解。一旦氧自由基产生过多，或抗氧化酶活性下降、修复体系受损时，氧自由基就能对细胞造成损伤，目前发现一些衰老退行性疾病，如白内障、动脉粥样硬化、神经变性疾病、皮肤衰老的发病都与氧自由基有关，在这些组织内可检测到较高的氧自由基，使用抗氧化剂，如大蒜提取物可减轻病变。

（二）端粒学说

端粒学说认为端粒的长度及端粒酶的活性与细胞寿命有密切关系。在细胞有丝分裂过程中，伴随着部分端粒序列的丢失，端粒长度缩短。当端粒缩短到一个临界长度时，启动停止细胞分裂的信号，指令细胞退出细胞周期，此时，细胞不再分裂而出现老化，正常细胞开始死亡，此称为第一死亡期或危险期。如果细胞发生了被病毒转化的事件，或某些抑癌基因如 *p53* 基因、*Rb* 基因等发生突变时，细胞逃离第一死亡期，获得额外的增殖能力，继续分裂，端粒的长度继续缩短直至第二死亡期。此时，大部分细胞染色体丢失了完整性，可能出现形态异常，细胞寿命达到极限，细胞因端粒太短丧失功能而死亡。其中少数被激活了端粒酶的幸存细胞克隆越过第二死亡期，端粒功能恢复，稳定了染色体末端长度，并获得了无限增殖的潜能，成为永生化细胞。

引起细胞衰老的原因是否仅仅只有端粒缩短呢？1998 年博德纳（Bodner）首次在 *Science* 杂志上报道了将端粒酶导入人成纤维细胞，延长了细胞寿命并使之永生化，同时转入端粒酶的成纤维细胞仍然保持了正常原代成纤维细胞的许多特性，不发生恶性转化。其结果也被另外一些学者所证实。这些研究提示，造成人成纤维细胞衰老的唯一原因是端粒的缩短。但在研究人上皮细胞方面，有些研究显示仅转入端粒酶不能达到永生。转入端粒酶后细胞究竟会出现什么样的改变呢？Bodner 等进一步的研究显示，转入端粒酶并不是完全无害。研究表明转入端粒酶的人上皮细胞能够抵抗生长抑制因子。最近的一项研究表明，转端粒酶基因小鼠的皮肤角化细胞表达高水平的端粒酶，细胞对促有丝分裂剂极敏感，容易癌变。因此，虽然端粒缩短作为细胞永生化的障碍这一作用已经明确，但是转入端粒酶后的影响还未完全明了。

（三）神经内分泌-免疫调节学说

神经内分泌与免疫调节学说认为，神经内分泌系统与免疫系统，与机体衰老有着密切的关联，其中，下丘脑是人体的“衰老生物钟”，下丘脑的衰老是导致神经内分泌器官衰老的中心环节，由于下丘脑-垂体-内分泌腺系统的功能衰退，使机体表现出一系列内分泌功能下降，首当其冲受到影响的便是激素水平。激素是由内分泌器官合成并分泌到血液中去的化学物质，具有极其重要的生物学功能。在机体衰老时，有些激素水平有所下降，尤其是类固醇激素。其中，雌激素与睾酮不仅负责给予有机体以生殖能力，而且还是维持生殖能力和适当性行为所必需的激素。如果这些激素降低，则可预期生殖能力将降低。不仅如此，机体中某些类固醇激素受体水平以及组织对这些激素的各种反应均有所下降，影响激素等对靶器官发挥它们应有的作用，继而从宏观上表现出其后果。因此，不少研究者尝试过使用激素来预防衰老。曾有报道，垂体后叶激素（不包括生长激素）和雌激素可延长寿命。

此外，随着下丘脑的“衰老”，机体免疫功能也下降，尤其是胸腺，其体积随年龄增长而缩小，重量变轻。例如，新生儿胸腺重 15～20g，13 岁时重 30～40g，青春期后胸腺开始萎缩，到 40 岁时胸腺实体组织逐渐由脂肪组织代替，老年时实体组织基本消失，功能也基本丧失，胸腺所分泌的胸腺素、胸腺增生素等激素水平下降，T 细胞显著减少，活性也明显下降。有实验证明小鼠在年老时排斥组织移植物的能力也是较低的。在胸腺退化之后，辅助 T 细胞的功能或者它们的数目可能会降低，这可能影响 B 细胞的功能，使免疫应答能力有所下降。因此，老年人免疫功能低下，传染病、自身免疫性疾病和癌症等疾病的发生率都有所增加。

（四）遗传程序论

衰老的遗传程序论认为衰老是遗传上的程序性过程，是受特定基因控制的。每种生物体的基因组中，都存在有一个控制生物体的生长、发育、老化和死亡的程序，一切生理功能的启动和关闭都是按照这一程序进行的，细胞的衰老也不例外，是有关衰老的基因“按时”启动与关闭，从而使细胞按期执行“自我毁灭”指令的。

在遗传程序论的基础上，又有多种学说从基因组水平上进行了补充和加强，典型的有体细胞突变学说、“差误”学说、密码子限制学说等。

体细胞突变学说认为，基因突变可引起细胞的形态变化及功能性蛋白质的产生，并逐渐增加它的突变负荷从而使细胞功能失调甚至丧失，当细胞内的突变负荷超过临界值时，细胞发生衰老、死亡。

“差误”学说认为随着年龄增长，机体细胞内不但 DNA 复制效率下降，而且常会发生核酸、蛋白质、酶等大分子的合成差错，任何阶段都可能会发生差错，差错少时，由于正常细胞具有一定的 DNA 损伤修复能力，不致引起异常后果。如果修复能力下降或修复系统发生差错，细胞功能就会失常，衰老逐渐形成。细胞的这种修复能力是生物体长期进化的结果，由遗传因素决定。可因机体所属的物种平均寿命及个体的年龄不同而异。在同一物种内，个体的 DNA 损伤修复能力与其年龄相关，研究发现，从老年动物提纯的 DNA 聚合酶比幼年动物的活性低，而且进行 DNA 合成的精确性也差，即高龄个体的 DNA 损伤修复能力小于低龄个体。

密码子限制学说认为细胞中翻译的保真度或精确度取决于对 mRNA 中三联密码子破译的能力，而 tRNA 与氨酰-tRNA 合成酶对于翻译的精确性有着关键的作用，随着年龄的增长，由于 tRNA 和氨酰-tRNA 合成酶发生变化，翻译作用可能丧失了精确性，从而引起衰老。

除了上述理论外，还有错误成灾学说、线粒体损伤论、钙调蛋白学说、微量元素学说及微循环理论等。

第三节　细 胞 死 亡

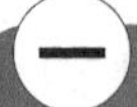

案例 10-3

1996 年的亚特兰大奥运会上，当拳王阿里手持火炬点燃奥运圣火时，谁能想到他早在 40 岁时就被诊断患了帕金森病。该病表现为静止性震颤、运动迟缓、肌强直和姿势步态障碍，同时患者可伴有抑郁、便秘和睡眠障碍等非运动症状。帕金森病最主要的病理改变是中脑黑质多巴胺（dopamine，DA）能神经元的变性死亡，由此而引起纹状体 DA 含量显著性减少而致病。

问题：什么是细胞死亡？怎么分类？其特点又是什么呢？

一　细胞死亡的概念及形式

细胞衰老，最终将引向细胞死亡。细胞死亡（cell death）是指细胞生命现象不可逆地停止。细胞死亡如同细胞生长、增殖、分化一样，都是细胞正常的生命活动现象，也是细胞衰老的最终结果。单细胞生物的细胞死亡，即是个体的死亡。多细胞生物个体死亡时，并不是机体的所有细胞都立即停止生命活动。例如，人体在心脏停止跳动后，皮肤表皮细胞可继续存活 120 小时以上，因此人死后 10 小时皮肤仍可进行手术植皮，死后离体冻存的角膜可供角膜移植。

在多细胞生物中，引起细胞死亡的因素很多，有外在因素和内在因素。由于某种外界因素，如局部缺血、高热、物理化学损伤及微生物侵袭造成的细胞急速死亡，属于坏死性细胞死亡，其主要特征表现为细胞通透性增加、细胞外形不规则、细胞核及线粒体肿胀、内质网膨胀、溶酶体破裂，最终细胞膜被破坏、胞质外溢、细胞解体。内在因素引起的细胞死亡主要是由于衰老导致的自然死亡，进程可以较慢。

鉴定细胞是否死亡，可以用形态学的改变作为指标。通常采用活体染色的方法进行，即用中性红、锥虫蓝、亚甲基蓝等活性染料对细胞进行染色：中性红染色时，活细胞染成红色，死细胞不着色；锥虫蓝则相反，染成蓝色的是死细胞，不着色的是活细胞。

根据细胞死亡特点的不同，可将其分为细胞坏死和细胞凋亡两种形式（图 10-5）。

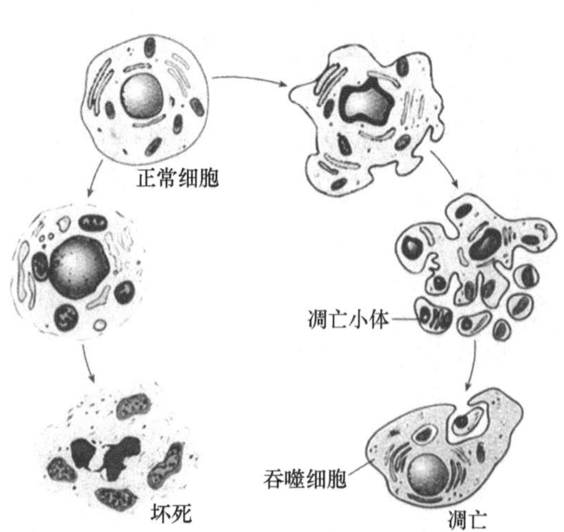

图 10-5　细胞凋亡与细胞坏死的形态学比较

细胞坏死（cell necrosis）是由于受到化学因素（如强酸、强碱、有毒物质等）、物理因素（如高热、辐射等）或生物因素（如病原体）的侵袭而造成的细胞肿大、胀裂、胞内物质溢出，并由此引起周围组织发生炎症等一系列崩溃裂解的现象，是细胞“非正常”“意外”的死亡，是一种被动急速死亡的过程。

细胞凋亡（apoptosis）是细胞在生理或病理条件下由基因控制的自主有序的死亡，是一种主动的过程，又称为程序性细胞死亡（programmed cell death，PCD，也可译为编程死亡）。由于该过程多发生于生理条件下，又称生理性死亡。多细胞生物随时都在进行着有规律的程

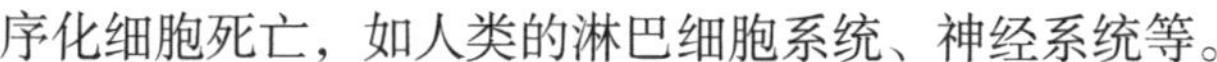

序化细胞死亡，如人类的淋巴细胞系统、神经系统等。

知识链接

细胞凋亡概念的形成

1965 年澳大利亚科学家发现，结扎鼠门静脉后，电镜观察到肝实质组织中有一些散在的死亡细胞，这些细胞的溶酶体并未被破坏，显然不同于细胞坏死。这些细胞体积收缩、染色质凝集，从其周围的组织中脱落并被吞噬，机体无炎症反应。1972 年，科尔(Kerr)等 3 位科学家首次提出了细胞凋亡的概念，宣告了对细胞凋亡的真正探索的开始，在此之前，关于胚胎发育生物学、免疫系统的研究、肝细胞死亡的研究都为这一概念的提出奠定了基础。

细胞坏死和细胞凋亡是多细胞生物细胞的两种完全不同的死亡形式，因此，它们在促成因素、细胞形态、炎症反应等方面都有本质的区别（表 10-1）。

表 10-1　细胞坏死与细胞凋亡的主要特征比较

区别点	细胞坏死	细胞凋亡
促成因素	强酸、强碱、高热、辐射等严重损伤	生理或病理性
范围	大片组织或成群细胞	单个散在细胞
调节过程	被动进行	受基因调控
细胞形态	肿胀、变大	皱缩、变小
细胞膜	通透性增加、破裂	完整、皱缩、内陷
细胞器	受损	无明显变化
DNA	随机降解，电泳图谱呈涂抹状	有控降解，电泳图谱呈梯状
蛋白质合成	无	有
凋亡小体	无，细胞自溶，残余碎片被巨噬细胞吞噬	有，被邻近细胞或巨噬细胞吞噬
炎症反应	有	一般无

近年来体外凋亡实验发现，细胞凋亡与坏死没有绝对区别的界限，凋亡过程可以转化为坏死。适当的诱导剂可以诱导细胞凋亡，加大诱导剂量，在细胞凋亡过程会出现坏死改变。在体内，如果细胞吞噬功能障碍，凋亡小体不被识别而不能及时清除，凋亡小体的膜结构破坏后，内含的溶酶体水解酶释出，也可以引起组织坏死。

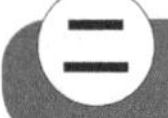

二 细胞凋亡的特征

（一）细胞凋亡的形态学特征

研究表明，细胞凋亡往往只涉及单个细胞，即使是一小部分细胞，细胞凋亡也不是同步发生的。在凋亡的过程中，细胞在形态学上逐渐呈现以下变化：凋亡初期，细胞表面的特化结构及细胞间的连接结构消失，细胞与相邻细胞脱离，细胞质和染色质固缩，细胞膜皱缩，染色质向核边缘移动，致使染色质边缘化。凋亡中期，细胞核裂解为碎块，细胞膜内陷，将细胞自行分割为多个具有膜包围的、内含各种细胞成分的凋亡小体（apoptotic body）。凋亡晚期，凋亡小体很快被邻近细胞或巨噬细胞识别、吞噬、消化。细胞凋亡是单细胞的丢失，线粒体、溶酶体等细胞器无明显变化，因始终有膜封闭，没有内容物释放，故不会引起炎症反应和周围组织损伤。

（二）细胞凋亡的生物化学特征

细胞在发生凋亡时，最早可测的生物化学变化是细胞内 Ca^{2+}浓度快速、持续地升高。一般认为，此变化可使内源性核酸内切酶基因活化和表达，导致染色质 DNA 在核小体连接部位断裂，形成约 200bp 及其整数倍的核酸片段。此外，在细胞凋亡的过程中，还涉及一系列生物大分子的合成，如 RNA 和蛋白质的合成，这说明细胞凋亡的过程有基因的激活和基因表达的参与，而细胞坏死无此特点。

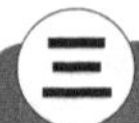

三 细胞凋亡的分子机制

细胞凋亡的机制是一个非常复杂的问题，尚不完全清楚。细胞凋亡是细胞在基因控制下的自主有序的死亡。目前已发现了许多与细胞凋亡有关的基因，基因表达与细胞凋亡之间的关系也有许多得到了阐明。

1. 细胞凋亡相关的基因　在细胞凋亡的分子生物学研究过程中，发现有多种基因参与细胞凋亡的基因调控，大约分 3 类：促进细胞凋亡的基因、抑制细胞凋亡的基因和在细胞凋亡过程中表达的基因。这些基因主要来自对昆虫、啮齿动物和病毒的研究结果。此研究对于我们了解哺乳动物和人类的细胞凋亡的规律，将会有重要的启示。

2. 细胞凋亡的信号转导途径　线粒体介导的细胞凋亡途径：一般认为，诱导细胞凋亡的胞内信号分子来自于线粒体的膜间腔。当细胞受到内部（如 DNA 损伤、Ca^{2+}浓度过高）或外部的凋亡信号（如紫外线、γ 射线、药物、一氧化氮、活性氧等）刺激时，线粒体的外膜通透性会增加或肿胀破裂，向细胞质中释放凋亡因子，诱导细胞凋亡。最后，细胞质中的结构蛋白和细胞核染色质降解，核纤层解体，细胞凋亡。

四 细胞凋亡的生物学意义

细胞凋亡是生物界普遍存在的一种细胞死亡方式，是由基因控制的自主有序的死亡。通过细胞凋亡，维持机体自身细胞数量上的动态平衡，消灭威胁机体生存的细胞，使机体成为一个完善的个体，具有重要的生物学意义。

1. 在胚胎发育、个体成熟过程中发挥作用　生物在胚胎发育和个体成熟过程中，均有细胞凋亡的发生。例如，在两栖动物的个体成熟过程中，由蝌蚪发育为青蛙时，蝌蚪尾巴的自然消失，就是细胞自然凋亡的结果；一些动物指（趾）的形成过程也是肢端的某些细胞自然凋亡而且被吞噬消化的结果；人的胚胎发育过程中同样有许多细胞凋亡的现象，生殖管道的发生就是一个很好的例证。人胚在第 5～6 周时男女两性胚胎都具有两套生殖管，即米勒管（Müllerian duct）和沃尔夫管（Wolffian duct），分别可发育为雌性生殖管道和雄性生殖管道。随着个体的发育，机体出现了性别分化，每一性别个体都要淘汰另一性别的一套生殖管道，这种淘汰过程就是通过细胞凋亡实现的。

2. 保持成体器官的正常体积　机体中各种器官，通过细胞的增殖和凋亡维持平衡状态，使组织和器官不发生过分长大或萎缩。例如，药物苯巴比妥具有刺激肝细胞分裂的能力，若给成体大鼠服用此药，可使肝脏长大，但在停药之后，肝细胞随即大量死亡，1 周左右肝便恢复到原来的大小。此实验证明，肝脏可通过调节细胞分裂与凋亡的速率保持其固定的大小。

3. 清除衰老耗损的细胞　机体内部不断产生的衰老、耗损的细胞一般通过细胞凋亡加以清

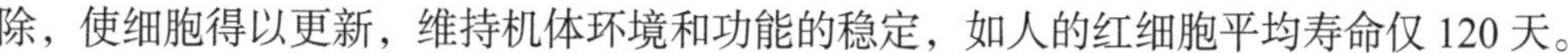

除，使细胞得以更新，维持机体环境和功能的稳定，如人的红细胞平均寿命仅 120 天。

4. 清除受病毒感染细胞和肿瘤细胞 免疫系统是机体防御系统的重要组成部分。淋巴细胞的发育分化、成熟过程中的阳性选择和阴性选择涉及了复杂的细胞凋亡过程。在接受抗原刺激而发生的免疫反应中，参与反应的淋巴细胞和靶细胞均可发生凋亡，这是一种清除受病毒感染细胞和肿瘤细胞的机制。

5. 为研究人类某些重大疾病的防治提供新策略 生物体内的细胞增殖和凋亡在正常情况下处于动态平衡。如果细胞增殖过多或凋亡减少，就会导致细胞过剩性疾病，如癌症、自身免疫病、某些病毒病及结肠息肉等疾病，是细胞凋亡减少和细胞存活增加的有关疾病；如果增殖减少或凋亡增加，就会导致细胞减少性疾病，如艾滋病、遗传性侧索肌萎缩症、脊髓肌肉萎缩症等疾病，是细胞凋亡增加引起的有关疾病。由此可见，研究细胞凋亡将为人类某些重大疾病的防治提供新的策略。

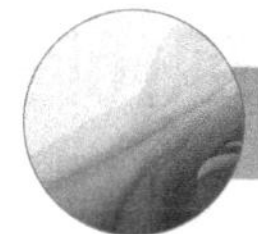

目标检测

一、单选题

1. 同源细胞逐渐变为结构功能及生化特征上相异细胞的过程是（ ）
   A. 增殖 B. 分裂 C. 分化
   D. 发育 E. 衰老
2. 从分子水平看，细胞分化的实质是（ ）
   A. 特异性蛋白质的合成
   B. 基本蛋白质的合成
   C. 结构蛋白质的合成
   D. 酶蛋白质的合成
   E. 功能蛋白质的合成
3. 维持细胞最低限度功能的基因是（ ）
   A. 奢侈基因 B. 结构基因
   C. 调节基因 D. 管家基因
   E. 假基因
4. 细胞的衰老死亡与机体的衰老死亡是（ ）
   A. 一个概念 B. 两个概念
   C. 因果关系 D. 主次关系
   E. 两者无联系
5. 在衰老细胞中增多的细胞器是（ ）
   A. 细胞核 B. 线粒体 C. 内质网
   D. 中心体 E. 溶酶体
6. 在衰老细胞中细胞核的（ ）
   A. DNA 分子量上升
   B. DNA 分子量下降
   C. DNA 分子量不变
   D. DNA 和组蛋白的结合减少
   E. 核小体上重复排列的碱基对减少
7. 在一般情况下，细胞的程序性死亡是（ ）
   A. 坏死 B. 病理性死亡
   C. 衰老性死亡 D. 凋亡
   E. 急性死亡

二、思考题

1. 何为细胞的差异性表达？有何意义？
2. 细胞分化的特征有哪些？
3. 简述细胞衰老的特征。
4. 细胞凋亡与细胞坏死有哪些主要的区别？

（耿 钰）

第十一章　医学遗传学概述

第一节　医学遗传学及其在现代医学中的地位

● 案例 11-1

某男，25 岁，未婚。他的姐姐生了一个患有糖原贮积症的孩子，不到 2 岁就去世了。该男知道这是一种遗传性疾病，想进一步了解这种病的遗传情况，为姐姐提供一些帮助，也为自己未来的生活获得一定的指导。

问题：哪门学科能满足该男士的需要呢？它是怎样一门学科？

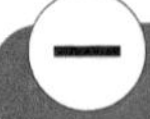 一　医学遗传学的概念

医学遗传学（medical genetics）是医学与遗传学相结合的一门边缘学科，也是介于基础医学与临床医学之间的桥梁学科。医学遗传学的研究对象是人类的遗传病，通过研究人类遗传性疾病的发生机制、传递方式、发展规律，为遗传病的诊断、治疗、预防提供科学依据和手段，从而控制遗传病的发生，降低遗传病的危害，提高人类健康水平。

医学遗传学是在孟德尔和摩尔根的经典遗传学理论指导下，在现代生物学和现代遗传学研究技术的蓬勃发展中兴起并发展的。20 世纪 50 年代以来生物化学、细胞遗传学、分子遗传学、免疫学等学科的飞速发展，有力地推动了医学遗传学的研究，使医学遗传学成为现代医学领域中最为活跃的前沿学科之一。

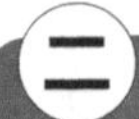 二　医学遗传学的分支学科

医学遗传学发展至今，已建立了多个分支学科。

1. 细胞遗传学（cytogenetics）　研究细胞中染色体的组成、变化、行为和传递等机制及其生物学效应，目前已发现了 100 多种染色体异常综合征和近 20 000 种异常核型。

2. 生化遗传学（biochemical genetics）　是用生物化学的方法研究遗传病患者蛋白质或酶的变化及核酸的相应改变，使人们了解分子病（molecular disease）和酶蛋白病（enzyme protein disease）对人类健康的危害。

3. 分子遗传学（molecular genetics）　是用分子生物学的方法，从基因的结构、突变、表达、调控等方面研究遗传病的分子改变，为遗传病的基因诊断、基因治疗等提供新的策略

和手段。

4. 药物遗传学（pharmacogenetics） 主要研究遗传因素对药物代谢的影响，尤其是因遗传因素引起的异常药物反应，为个体化用药提供理论依据。

5. 肿瘤遗传学（cancer genetics） 主要研究遗传因素在恶性肿瘤的发生、发展、诊断、防治和预后中的作用。

6. 群体遗传学（population genetics） 研究群体内的遗传结构及其变化规律。医学群体遗传学则研究人群中遗传病的种类、发病率、遗传方式、基因频率、携带者频率及影响其变化的因素，如突变、选择、迁移、隔离等，以控制遗传病在人群中的流行。

知识链接

限制遗传病患者生育能清除遗传病吗？

有人认为禁止遗传病患者生育，就能最终从群体中剔除遗传病。但分析表明，当隐性致病基因的频率很低时，人为的选择对其改变的影响极小。通常基因频率从 0.99 淘汰到 0.10 相对较快，可再进一步降低就相当缓慢。即使是纯合致死的疾病，基因频率从 0.001 降到 0.0001，也需要 9000 代。对于频率较低的隐性基因选择无效的原因在于，一方面绝大多数隐性有害基因存在于杂合子中，自然选择对他们不起作用，另一方面新的隐性突变仍然不断产生。因此人为限制生育，难以从群体中清除隐性有害基因。

7. 体细胞遗传学（somatic cell genetics） 是用细胞体外培养的方法建立细胞系，对离体培养的体细胞进行遗传学研究，为研究基因突变及表达、基因定位、细胞分化、个体发育、肿瘤的发生及基因治疗等提供方法和手段。

8. 发育遗传学（developmental genetics） 研究胚胎发育过程中，双亲基因组的作用、基因表达的时序性等，对阐明发育过程的遗传控制有重要作用。

9. 行为遗传学（behavioral genetics） 主要研究人类行为的遗传基础，包括人类正常及异常的社会行为、个性、智力、精神疾病等的遗传基础。

此外，还有免疫遗传学（immunogenetics）、毒理遗传学（toxicogenetics）、辐射遗传学（radiation genetics）、生态遗传学（ecogenetics）等。医学遗传学的研究领域非常广泛，近年来快速发展的人类基因组学、功能基因组学等的研究，更带动了相关学科的交融与发展，也促进了一些新分支学科的建立。

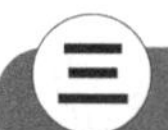

三 医学遗传学在现代医学中的地位

随着科学的不断进步，传染病、营养缺乏病等疾病得到有效的控制，遗传病对人类的危害变得越来越明显，表现出常见和多发的趋势，成为威胁人类健康和生命，影响人口素质的重要病种。

1. 人类遗传病病种较多 遗传病曾被认为是罕见的疾病，但新的诊断技术和检测方法的应用，使我们对遗传病有了更加广泛和深入的认识，越来越多的疾病被确定存在遗传基础。据统计，人群中已认识到的单基因遗传病和异常性状有 2 万多种，其中有临床意义的有 7000 多种。已记载的人类染色体异常已经超过 1000 种，多基因遗传病有 100 多种。现已发现人类 100 多种疾病与线粒体 DNA 突变后的功能缺陷有关联。

2. 受累于遗传病的人数较多 资料显示，我国每年大约有 1.3%的新生儿有严重的出生缺陷或先天畸形，其中 70%～80%与遗传因素有关；智力低下者在我国人群中的发生率约为 2.2%，其中 1/3 以上有遗传基础；人群中有 20%～25%的人患有与遗传相关的疾病；染色体异常是导致不孕不育的主要原因之一。

3. 有些常见病已证明与遗传因素有关　近年来，肿瘤、糖尿病、动脉粥样硬化、冠心病、高血压、精神分裂症等常见疾病的发生率呈增高的趋势，这些疾病均已确认与遗传因素有关。随着对疾病病因、发病机制认识的深入，会发现更多原因不明的常见病的发生受到遗传因素的影响。

4. 隐性有害基因对人类健康构成潜在威胁　一些表型正常的个体也可能是某种致病基因的携带者。研究证实，在正常人群中，每个人平均携带 4～8 个隐性有害基因，这些基因可传给后代，若两个相同的致病基因相遇，可使后代发病，这些隐性有害基因成为人群中遗传病发生的潜在威胁。

医学正在进行一场影响深远的遗传学革命。医学遗传学的研究从个体到群体，从细胞水平到分子水平全面发展，有关人类性状与遗传、人类疾病与遗传等方面的研究已经渗透到基础医学和临床医学的各学科中。现代医学遗传学将继续人类基因组、基因定位、基因诊断及基因治疗等方向的深入研究，使遗传性疾病得到控制和治疗，使医疗服务从治病走向防病。

第二节　医学遗传学的研究方法

● 案例 11-2

某女，26 岁，其丈夫 28 岁，两人身体状况良好，结婚两年，自然流产 3 次，到医院就诊，医生建议先进行染色体检查。

问题：为什么要对这对夫妇进行染色体检查？医学遗传学的研究方法还有哪些？

人类相对于其他生物的特殊性，使得医学遗传学的研究方式和方法与普通遗传学有显著不同，运用比较广泛的是细胞学、免疫学、生物化学、生物统计学等研究技术和方法。同时针对不同的研究对象和目的，也采取一些独特的研究方法。

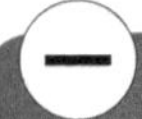

一　系谱分析法

系谱分析是以先证者为线索，对其家族成员的发病情况进行详细调查，绘制成系谱，依系谱特征进行分析，以确定疾病的发生是否有遗传因素的作用及其可能的遗传方式。通过系谱分析可对家系中其他成员的发病情况做出预测，为其他具有相同遗传病的家系或患者的诊治提供依据。在对某一遗传性状或遗传病进行系谱分析时，往往要综合多个系谱的结果或分析包括几代人在内的大家系，才能得出比较正确的结论。

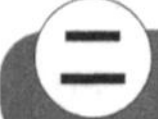

二　群体筛查法

群体筛查是采用一种或几种简便、准确的方法，对某一人群进行某种遗传病或性状的普查。其主要目的是了解某种遗传病在群体中的发病率及其基因型频率；筛查遗传病的预防和治疗对象；筛查某种遗传病，尤其是隐性遗传病的杂合子携带者；与家系调查相结合，分析某种疾病是否与遗传因素有关。

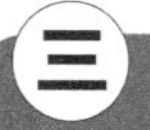 家系调查法

调查某一疾病在患者亲属中的发病率，将其与一般人群的发病率比较，假如该病的发生有遗传的因素，那么患者亲属的发病率应高于一般人群的发病率，或高于非患者亲属的发病率，即表现出家族聚集性；如果将患者亲属进行分类，则患者亲属的发病率应该表现为一级亲属发病率＞二级亲属发病率＞三级亲属发病率＞一般群体发病率。由于同一家族成员往往生活环境相同，家族聚集现象也可能由环境因素引起，通过比较血缘亲属与非血缘亲属的发病率、寄养子女与非寄养子女的发病率，可以初步确定引起疾病发生的因素是环境因素还是遗传因素。

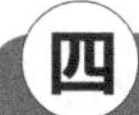 双生子法

双生子分两种：一种为单卵双生（monozygotic twins，MZ），即由一个受精卵分裂发育成两个个体，他们之间的遗传物质基本相同，故其性别相同，遗传特性及表型也极为相似；另一种为双卵双生（dizygotic twins，DZ），指两个受精卵同时发育成两个个体，他们的遗传基础与同胞相似，故其性别不一定相同，遗传特性及表型仅有某些相似。

双生子法是通过比较单卵双生子和双卵双生子表现型特征的一致性，估计某种性状或疾病是否与遗传因素有关。如果某一疾病在两种双生子中的发病一致率差异不显著，则表明这种疾病主要受环境因素的影响；如果某一疾病在两种双生子中的发病一致率差异十分显著，则表明这种疾病与遗传因素有关。例如，麻疹单卵双生子的发病一致率为 95%，双卵双生子的发病一致率为 87%，两者的发病一致率相近，说明麻疹的发生主要受环境因素影响；精神分裂症单卵双生子的发病一致率为 80%，双卵双生子的发病一致率为 13%，两者的发病一致率差异显著，说明精神分裂症的发生主要受遗传因素影响。

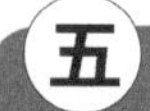 种族差异比较法

种族是在地理和文化上相对隔离的人群，也是在繁殖上隔离的群体。各个种族的基因库彼此不同，不同种族在肤色、发色、眼睛颜色、颧骨外形、身材等外部形态方面，以及在血型、组织相溶性抗原类型、血清型、同工酶谱等内在特性方面都显示出差异，种族的差异具有遗传学基础。假如某种疾病在不同种族中的发病率、发病性别、发病年龄、临床表现和合并症有显著的差异，则提示该疾病与遗传相关。由于不同种族生活的环境、气候、饮食和社会经济状况等方面各不相同，因此调查某种疾病在不同种族的发病率和发病情况时，要严格排除环境因素的影响。例如，中国人的鼻咽癌发病率在世界上居第一位，侨居美国的华侨鼻咽癌的发病率仍比当地美国人高 34 倍，表明鼻咽癌的发病率具有种族差异，这种差异提示遗传因素在鼻咽癌的发生中具有重要作用。

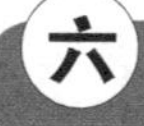 动物模型

人类每世代的时间长、不能进行杂交实验等特点，使得直接研究人类病理性状的遗传受到许多限制。利用动物中存在的自发遗传病或人为建立的遗传病动物模型，可辅助研究人类遗传病，在一定程度上弥补上述缺陷。尤其是转基因技术的应用，使人类遗传病的动物模型研究具有更加广阔的前景。动物模型所获得的结论不能照搬，只能作为研究人类疾病的参考。

七 染色体分析法

染色体数目或结构的异常可以通过染色体分析来鉴别。伴有多发性畸形、生长发育迟缓或智力发育不全的患者或孕早期反复流产的妇女，经过染色体检查、核型分析可以确定是否有染色体异常。

知识链接

高通量基因测序产前筛查

高通量基因测序产前筛查，又称为无创产前检测（NIPT）。该技术仅需采取孕妇静脉血，利用新一代DNA测序技术对母体外周血浆中的游离DNA片段进行测序，并将测序结果进行分析，可以从中得到胎儿的遗传信息，从而检测胎儿是否患21三体、18三体、13三体等染色体疾病。

分子生物学方法

分子生物学方法主要是采用基因定位、基因克隆等方法，寻找已经确定与遗传因素有关的疾病的基因，最终将基因定位于染色体的具体位点，并克隆出与疾病相关的基因，研究疾病在分子水平的产生机制，为遗传病的诊断、治疗、预防提供方法。

第三节　遗传病概述

● 案例11-3

患儿，男，5日龄。喂奶第3天出现呕吐，2～4次/日，继之拒奶，黄疸较同龄儿明显加深。查体：半乳糖-1-磷酸尿苷转移酶缺乏。诊断为半乳糖血症，医嘱停止乳制品摄入。

问题：本病为什么与食物有关？为什么孩子刚出生时表现正常？

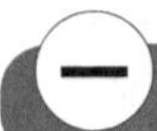

遗传病的概念及特征

遗传性疾病简称遗传病（genetic disease），是由于遗传物质改变所引起的疾病。遗传病的发生需要有一定的遗传基础，并按一定的方式传递给后代。遗传病具有下列特征。

1. 遗传物质改变　这是遗传病不同于其他疾病的主要特点。细胞内遗传物质改变的方式主要有基因突变和染色体畸变两大类。遗传物质的改变可以发生在生殖细胞或受精卵内，形成基因病或染色体病，也可以发生在体细胞内，形成体细胞遗传病。线粒体内遗传物质的改变，可形成线粒体遗传病。

2. 垂直传递　疾病为显性遗传时常见在上下代之间垂直传递的现象，而隐性遗传病的基因虽然呈垂直传递，但携带者表型正常，看不到垂直传递的现象，往往呈现散发特点。有些遗传病患者，由于在生育年龄以前就死亡或者不育，也观察不到垂直传递现象。此外，体细胞中遗传物质的改变引起的体细胞遗传病，一般并不在上下代之间垂直传递。

3. 终生性　对大多数遗传病而言，目前尚不能改变其异常的遗传物质，因此终生难以治愈，但积极的防治可阻止发病或改善临床症状。

4. 先天性　遗传病往往表现为先天性，即婴儿出生时已形成畸形或疾病，如白化病、唇裂、尿黑酸尿症等。但也有一些遗传病在个体出生时并无症状，发育到一定年龄时才发病，如假肥大型肌营养不良症通常在儿童期发病，亨廷顿病常于25～45岁发病，痛风多在30～50岁发病。反之，先天性疾病也并不都是遗传病，如母亲怀孕早期感染风疹病毒导致的胎儿先天性心脏病，母亲妊娠时服用药物导致的胎儿畸形等，虽然是先天性疾病，但显然不是遗传病。

5. 家族性　大多数遗传病为家族性疾病（familial disease），即在一个家庭中有多个患者，表现出家族聚集现象，如并指症。但也有些遗传病并无家族史，而呈现散发性，如苯丙酮尿症。反之，家族性疾病并不都是遗传病，如夜盲症，常表现出家族性，但是由于家庭饮食中长期缺乏维生素A引起的，这种由于共同生活环境所造成的家族性疾病并不是遗传病。

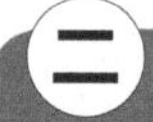

二 遗传病的分类

现代医学遗传学将遗传病划分为五大类。

1. 单基因遗传病（single gene disease）　受一对等位基因控制，是一对同源染色体上单个基因突变，或两条染色体对应位点都是突变基因而引起的，呈孟德尔式遗传，通常发病率较低，一般低于1/1000。据统计，人群中有4%～5%的人受累于单基因遗传病。

2. 多基因遗传病（polygenic disease）　起因于多对基因与环境因素的共同作用。多基因遗传病有家族聚集现象，但不像单基因遗传病那样有明确的家系传递规律，发病率一般高于1/1000。人群中有15%～20%的人受累于某种多基因遗传病。

3. 染色体病（chromosome disease）　指染色体数目或结构异常所导致的疾病。由于染色体的畸变往往涉及许多基因，所以染色体病常具有多种临床表现。人群中有0.5%～1%的人患染色体病，在新生儿中染色体病的发生率约为7‰，在妊娠前3个月的自然流产胎儿中，一半以上是由于染色体畸变造成的。

4. 线粒体遗传病（mitochondrial genetic disease）　是因线粒体基因突变引起的疾病。线粒体是存在于细胞质中的细胞器，线粒体中的DNA独立于细胞核染色体，称为线粒体基因组。由于受精卵中的线粒体几乎完全来自卵子，所以线粒体遗传病表现为母系遗传。

5. 体细胞遗传病（somatic cell genetic disease）　是体细胞内遗传物质改变引起的疾病。虽然这种改变并不在上下代之间垂直传递，但可以在体内随着细胞的分裂而不断传给子代细胞。这类疾病是20世纪90年代后确定的一类遗传病，包括恶性肿瘤、白血病、自身免疫缺陷等。

知识链接

表观遗传

同卵双生的两个人具有相同的基因组，在同样的环境中长大，在性格、健康等方面却会有较大的差异。这与经典的遗传学理论预期不符。研究发现，一些不影响DNA序列的基因组修饰，可以影响个体的发育，而且可以遗传下去。通过有丝分裂或减数分裂传递非DNA序列信息的现象称为表观遗传。表观遗传的异常可引起表型的改变、机体结构和功能的异常，甚至导致疾病的发生。

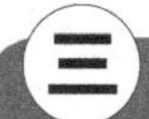

三 疾病发生中的遗传因素与环境因素

疾病的发生受遗传因素和环境因素的共同影响，在不同疾病的病因中，两者所占的比重各不相同。根据疾病发生中遗传因素和环境因素所起作用的大小，可将疾病分为四类。

1. 遗传因素在疾病的发生中起决定性作用。有些疾病由遗传因素引起，与环境因素的关系不大，如白化病、唐氏综合征等。

2. 疾病的发生基本上由遗传因素决定，但需要一些环境因素的诱发。例如苯丙酮尿症，有遗传基础，但摄入含苯丙氨酸量较多的食物才诱发有该遗传缺陷的个体发病。半乳糖血症除遗传缺陷外，摄入母乳或乳制品等才诱发此病。

3. 遗传因素和环境因素在疾病的发生中都起作用，但作用大小不同。高血压、糖尿病、冠心病、肿瘤、精神分裂症等，都有一定的遗传基础，家族发病率高于人群发病率，但其发病又都有环境因素的作用。遗传因素为疾病的发生提供必要的遗传背景，环境因素促使疾病相应的症状和体征得以表现。

4. 由环境因素引起，与遗传因素基本无关。例如，外伤、中毒、营养性疾病等。

人类的疾病几乎都与遗传有关，即使是传染性疾病，虽然有明确的特异外源性病原体，但宿主的防御因子是由遗传决定的，这对传染病的易感性和传染源的免疫应答均有重要作用。艾滋病、白喉、脊髓灰质炎的易感基因已经定位，说明确有遗传因素参与。

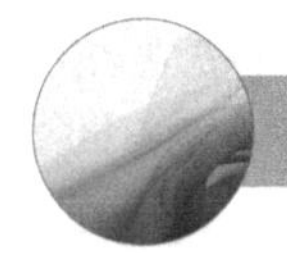

目标检测

一、单选题

1. 比较发病一致性的差异来估计某种疾病是否有遗传基础的医学遗传学研究方法是(　　)
   A. 双生子法　B. 家系调查法　C. 实验室检查　D. 群体筛查　E. 动物模型
2. 恶性肿瘤通常属于（　　）
   A. 单基因遗传病　B. 多基因遗传病　C. 线粒体遗传病　D. 体细胞遗传病　E. 染色体病
3. 调查某一疾病在患者亲属中的发病率，将其与一般人群的发病率进行比较，以判断该病的发生是否受遗传因素影响的方法，称为（　　）
   A. 种族差异比较法　B. 家系调查法　C. 系谱分析　D. 群体筛查法　E. 染色体分析法
4. 多对基因与环境因素共同作用引起的疾病，称为（　　）
   A. 单基因遗传病　B. 多基因遗传病　C. 染色体病　D. 体细胞遗传病　E. 线粒体遗传病
5. 遗传病的特征不包括（　　）
   A. 遗传物质改变　B. 终生性　C. 垂直传递　D. 先天性　E. 受环境影响
6. 根据疾病发生中遗传因素和环境因素所起作用的大小，可将疾病分为四类，不包括（　　）
   A. 遗传因素在疾病的发生中起决定性作用
   B. 疾病的发生基本上由遗传因素决定，但需要一些环境因素的诱发
   C. 遗传因素和环境因素在疾病的发生中都起作用，但作用大小不同
   D. 由环境因素引起，与遗传因素基本无关
   E. 自然发生，与遗传因素和环境因素均无关

二、思考题

1. 现代医学遗传学将人类遗传病划分为哪几类？
2. 分析遗传性疾病与先天性疾病的差异。
3. 说明遗传性疾病与家族性疾病的不同。

（王敬红）

第十二章　基因与基因突变

第一节　基因的概念与特征

案例 12-1

患者，女，40 岁，因其姑姑患有乳腺癌，故在医生的建议下接受了乳腺癌 *BRCA1/2* 基因检测。检测结果发现其 *BRCA1* 基因的第 185 位有 AG 两个碱基缺失，导致 *BRCA1* 编码蛋白的提前截断。该突变类型会增加该女士罹患乳腺癌的风险。根据该女士的家族史情况，其女儿也进行了乳腺癌基因检测，结果显示其女儿也是 *BRCA1* 基因突变的携带者。

问题：什么是基因？基因有何作用？

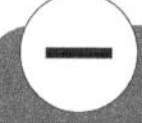

一　基因的概念和分类

基因（gene）一词源于孟德尔的遗传因子，1909 年约翰森（Johannsen）将之称为基因。生物的性状是受基因控制的，不同生物遗传性状之间的差异主要是由于不同生物之间所含有的基因不同造成的。基因作为遗传学的一个基本单位已经应用多年，随着遗传学、分子生物学的发展，基因的概念也在不断完善。现代遗传学认为基因是具有特定遗传效应的 DNA 片段，是遗传的基本单位。基因是编码产生特定功能产物——蛋白质或 RNA 所必需的全部核苷酸序列。基因的本质是 DNA，通过决定细胞内 RNA 和蛋白质的合成，决定生物的性状。

根据基因在细胞内分布的不同，人类基因可分为核外基因和核内基因。核外基因存在于线粒体的环状 DNA 上，只占少部分；绝大部分的基因属于核内基因，它们主要存在于细胞核内染色质的 DNA 纤维中。根据基因功能的不同，可分为结构基因（structural gene）和调控基因（regulator and control gene）。结构基因就是指能编码蛋白质或酶分子结构的基因，它们可决定肽链中氨基酸的种类和排列顺序，它的突变可影响蛋白质或酶分子结构，使蛋白质或酶的活性异常；调控基因指调节控制结构基因表达的基因。它的突变可影响一个或多个结构基因的功能，导致一个或多个蛋白质或酶合成量的改变。另外还有一些只能转录不能编码的基因，如 rRNA、tRNA 基因等。

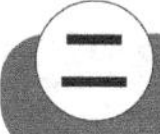

二　基因的特征

基因是具有遗传效应的 DNA 分子片段，因此 DNA 分子中碱基对的排列顺序蕴藏着遗传信息，决定了基因的基本特征。基因有三个基本特征：①可以自我复制。基因的复制是随DNA复制而复制的，通过遗传物质复制，不会因细胞分裂而减少细胞中遗传物质的含量，使遗传的连续性得到保证。②决定性状。基因通过转录和翻译决定多肽链的氨基酸顺序，从而决定了酶或蛋白质的性质，最终决定性状。③可以发生突变。基因虽然很稳定，但在体内外一些因素的作用下，也会发生突变，突变产生的新基因一旦形成，可以通过自体复制在以后的细胞分裂中保留下来。

知识链接

人类基因组计划

人类基因组计划的核心内容是系统全面地解读和阐明人类基因组DNA 3.2×10^9个核苷酸的序列，并了解其在染色体上的位置，破译人类全部遗传信息，从而获得人类全面认识自我最重要的生物学信息，使人类第一次在分子水平上全面地认识自我。它不仅具有重大的理论意义，而且对国计民生特别是医学科学的发展将产生巨大的推动作用。

第二节　核基因组的序列组织

基因组（genome）是指细胞或生物体所有遗传信息的总和。每个基因组的 DNA 约有 3.2×10^9bp。人类基因组包括两个相对独立而又相互联系的基因组，即核基因组和线粒体基因组，如果不作特殊说明，人类基因组一般指的是核基因组。

正常生殖细胞中所含有的全部染色体，称为染色体组。人的体细胞中含有两个染色体组。每个染色体组所包含的全部基因，构成一个基因组，即核基因组。

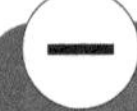

一　单一序列和重复序列

细胞核基因组含有人类的绝大多数基因，这些基因分布在核内的 DNA 分子上，人类大约有 25 000 个编码蛋白质的结构基因，根据基因组 DNA 序列重复出现的频率不同，将基因组DNA 序列分为单一序列和重复序列。

（一）单一序列

单一序列（unique sequence）是指在一个基因组中仅有一个或很少几个拷贝的 DNA 序列。包括大多数编码蛋白质（酶）的结构基因中的编码区序列和基因的间隔序列，但编码区序列只占很少一部分。单一序列占基因组 DNA 的 50%～65%。单一序列常被重复序列隔开。

（二）重复序列

重复序列（repetitive sequence）是指在基因组中有很多拷贝数的 DNA 序列。重复序列在基因组中占 30%～35%。根据重复序列重复次数不同，又可分为高度重复序列、中度重复序列。

1. 高度重复序列（highly repetitive sequence）　是指在一个基因组中 DNA 序列重复的拷贝数在 10^6～10^8，这些序列通常较短，一般为几个、十几个或几十个 bp 不等，约占基因组的10%。主要存在于染色体端粒、着丝粒及 Y 染色体长臂的异染色质区，即所谓卫星 DNA（satellite DNA）。它们均不能转录，但它们构成基因的间隔，维持染色体的结构，与减数分裂时染色体的配对有关。

2. 中度重复序列（intermediate repetitive sequence）　是指在一个基因组中 DNA 序列重复的拷贝数在 10^2～10^6 不等，长度一般为 300～7000bp，约占基因组的 25%，中度重复序列是非编码序列，它们可能参与基因表达调控。散在分布于基因组中，在结构基因之间、基因簇内、

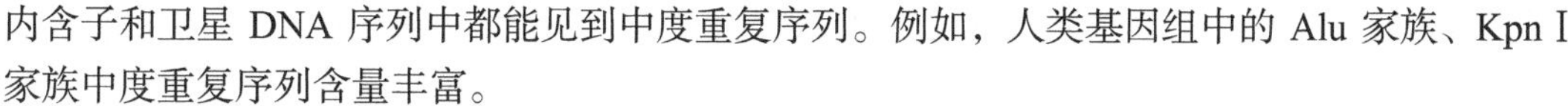

内含子和卫星 DNA 序列中都能见到中度重复序列。例如，人类基因组中的 Alu 家族、Kpn I 家族中度重复序列含量丰富。

知识链接

DNA 亲子鉴定

DNA 亲子鉴定也称亲权鉴定，就是利用法医学、生物学和遗传学的理论和技术，从子代和亲代的形态构造或生理功能方面的相似特点，分析遗传特征，判断父母与子女之间是否是亲生关系。DNA 亲子鉴定是法医物证鉴定的重要组成部分。当前 DNA 亲子鉴定利用人类基因组中的重复碱基序列（STR）和 PCR 技术进行个体识别。STR 作为第二代分子标记，被第三代分子标记技术——单核苷的多态（SNP）所取代。DNA 亲子鉴定最快可以在 3 个工作日内完成，准确性高达 99.99999%。

二 多基因家族

多基因家族（multigene family）是指由一个祖先基因经过突变或重复而产生的一组来源相同、结构相似、功能相同或相关的基因。按基因产物的不同，多基因家族分为两类：一类编码 RNA（tRNA、rRNA、snRNA），另一类编码蛋白质。按照它们在基因组中的分布不同，也可以分为两类：一类是序列高度同源、在同一条染色体上串联存在的基因簇（gene cluster）。编码 tRNA、rRNA、组蛋白的基因属于此类，这些基因可能同时发挥作用，或在不同的发育阶段表达、合成蛋白质，如 α-珠蛋白基因簇由 7 个相关基因组成，排列在 16 号染色体上；另一类是一个基因家族中的不同成员成簇地分布在几条不同的染色体上，它们的序列有些不同，但是编码一类功能相关的蛋白质，称为基因超家族（gene super family）。例如，血红蛋白基因家族，由 α-珠蛋白基因簇和 β-珠蛋白基因簇组成，α-珠蛋白基因簇由 5 个相关基因组成，集中分布在第 16 号染色体短臂（16p13）；β-珠蛋白基因簇由 6 个基因组成，分布在第 11 号染色体短臂的一个狭小区域（11p15）。

假基因（pseudo gene）指多基因家族中不产生有功能性基因产物的基因。它们与有功能的基因有同源性，原来可能是有功能的基因，后来在进化过程中发生突变，使其结构发生一些变化而失去功能，但它们仍保留在基因组结构中。例如，人类珠蛋白基因簇中的假基因 $\psi\zeta$、$\psi\alpha$、$\psi\beta$ 等。大多数基因家族中都有假基因，这些假基因在基因组中仅占很小的部分。

第三节　真核生物结构基因的结构

● 案例 12-2

SRY 基因，雄性的性别决定基因，指 Y 染色体上具体决定生物雄性性别的基因片段。人的 *SRY* 基因位于 Yp11.3，只含有一个外显子，没有内含子，转录单位长约 1.1kb，编码一个含 204 个氨基酸的蛋白质。

问题：什么是外显子和内含子？结构基因的结构是怎样的？

编码蛋白质的基因，称为结构基因。真核生物（包括人类）与原核生物的结构基因有所不同，原核生物的结构基因的编码序列是连续的，基因中所有的核苷酸的遗传信息最终可以全部表达出相应的氨基酸。而真核生物及人类中，绝大多数结构基因的编码序列是不连续的，被非编码序列分隔开，形成嵌合排列的断裂形式，故称为断裂基因（split gene）。

真核生物结构基因可由编码区和其两侧的侧翼序列所组成（图 12-1）。

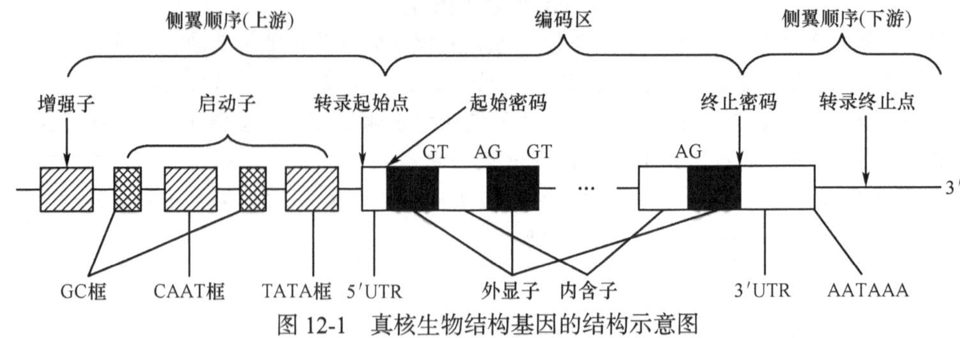

图 12-1　真核生物结构基因的结构示意图

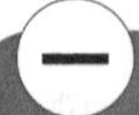

一 外显子和内含子

（一）外显子和内含子概述

真核生物的结构基因中，位于编码区的编码序列称为外显子（exon，E），是基因中能表达为多肽的部分；非编码序列为内含子（intron，I）或插入序列（insertion sequence，IS），是只能转录不能翻译的部分，在 mRNA 成熟过程中被剪切掉。结构基因转录时，这些外显子和内含子同属一个转录单位，先转录为 mRNA 前体，再经加工切去内含子序列，将外显子序列重新拼接在一起形成能指导蛋白质合成的成熟 mRNA。对一定长度的 DNA 来说，其内含子数目和长度并无一定规律，一般来说内含子比外显子长。

断裂基因中的外显子被内含子隔开，总是以外显子开始并以外显子结束。因此，一个结构基因中总是有 n 个内含子和 n+1 个外显子。例如，人的血红蛋白 β 珠蛋白基因有 3 个外显子和 2 个内含子；人的假肥大型肌营养不良（DMD）基因有 79 个外显子和 78 个内含子。

（二）外显子和内含子的接头

在每个外显子和内含子的接头部位都有一段高度保守的特定序列，即内含子 5′端大多数是以 GT 开始，3′端大多是以 AG 结束，称为 GT-AG 法则。这种接头方式普遍存在于真核生物的基因中，是 RNA 剪接的识别信号。

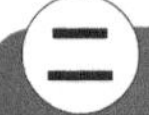

二 侧翼序列

非编码区是由编码区上游和编码区下游的 DNA 序列组成，因此也称为侧翼序列（flanking sequence），包括调控区、前导区和尾部区。侧翼序列虽不编码氨基酸，但有一些重要的基因调控序列，对遗传信息的表达是非常重要的，这些调控序列主要包括启动子、增强子、终止子等。

（一）启动子

启动子（promoter）是与转录有关的一段特异 DNA 序列，一般位于基因转录起始点上游，能启动并促进转录。启动子包括三种重要的结构序列。

1. TATA 框　位于转录起始点上游的–19～–27bp 处，由 7 个碱基组成，即 5′TATAAAA3′或 5′TATATAT3′，其中仅有 2 个碱基可有变化。TATA 框能够与转录因子 TFⅡ结合，再与 RNA 聚合酶Ⅱ结合形成复合物，从而准确地识别转录的起始位置。

2. CAAT 框　位于转录起始点上游的−70～−80bp 处，由 9 个碱基组成，即 5′GGCCAATCT3′或 5′GGTCAATCT3′，其中仅有 1 个碱基可有变化。转录因子 CTF 能识别 CAAT 框并与之结合，提高转录效率。

3. GC 框　由 5′GGCGGG3′组成，有两个拷贝，位于 CAAT 框的两侧，能与转录因子 Sp1 结合，激活转录，控制转录效率。

（二）增强子

增强子（enhancer）是一段能增强启动子转录效率的特定序列，不同基因的增强子序列不同，它们可位于启动子上游或下游，其功能与位置和序列方向无关，可以是 5′→3′，也可以是 3′→5′方向，通常与特异性细胞因子相互作用而加强转录，提高转录效率。

（三）终止子

终止子（terminator）是一段具有转录终止功能的特定 DNA 序列。原核生物的终止子目前研究的比较清楚，它是位于断裂基因 3′端的一段特异序列，由 5′AATAAA3′和一段反向重复序列组成，反向重复序列转录后形成发夹结构，阻碍 RNA 聚合酶的移动，使转录终止（图 12-2）。前导区和尾部区分别为编码区外 5′端和 3′端的可转录的非翻译区。

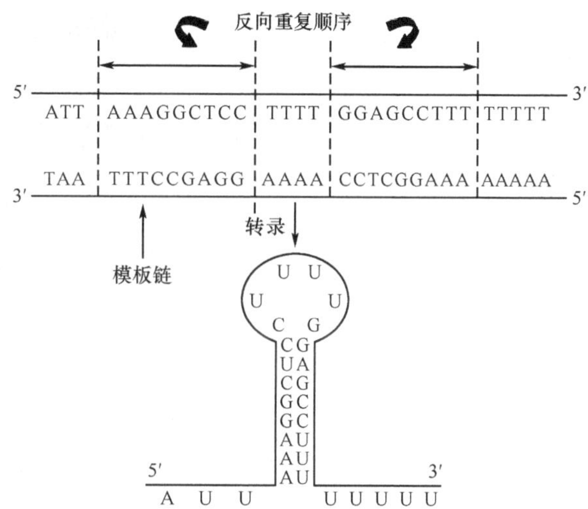

图 12-2　转录终止子的反向重复序列和 RNA 发卡结构

对于一个特定的基因来说，两条脱氧核苷酸链中，一条链称为编码链（coding strand），其碱基排列顺序中储存着遗传信息；另一条链称为反编码链（anticoding strand），是 RNA 的合成模板。基因中某位点的 5′端称为该位点的上游；其 3′端为该位点的下游。上游的碱基对以−bp 表示，下游的碱基对以+bp 表示。

知识链接

程序性细胞自杀

死亡是生命的一部分，要检测这一真理，最具说服力的莫过于基因功能的表现。例如，在胚胎发育早期，胎儿的手呈片状外观，每个手指都紧紧地连在一起。大约到第 10 周的时候，连接手指的细胞开始死亡，使得十指分开。这种程序性细胞死亡也称细胞凋亡，是由特定基因控制的。如果程序性细胞自杀的基因发生突变，就会导致婴儿出生时出现多指或并指。许多疾病都与细胞凋亡有关，所幸我们体内还有许多机制在不停地对凋亡进行监控。

第四节　基因的表达与调控

一　基因的表达

基因的表达（gene expression）是把 DNA 分子中所储存的遗传信息通过转录和翻译形成有特定氨基酸种类和序列构成的多肽链，再由多肽链构成蛋白质和酶分子，进而决定生物性状的过程。基因对蛋白质合成的指导不是由 DNA 直接进行，其遗传信息是经过 RNA 传递给蛋白质，通过 RNA 实现的（图 12-3）。基因表达包括两个步骤：转录和翻译。在原核生物中，转录和翻译是同步进行的，在真核生物中，结构基因的转录是在细胞核中进行的，而翻译是在细胞质中进行的。但是，对于编码 rRNA 和 tRNA 的基因来说，基因的表达就是转录生成 RNA 的过程。

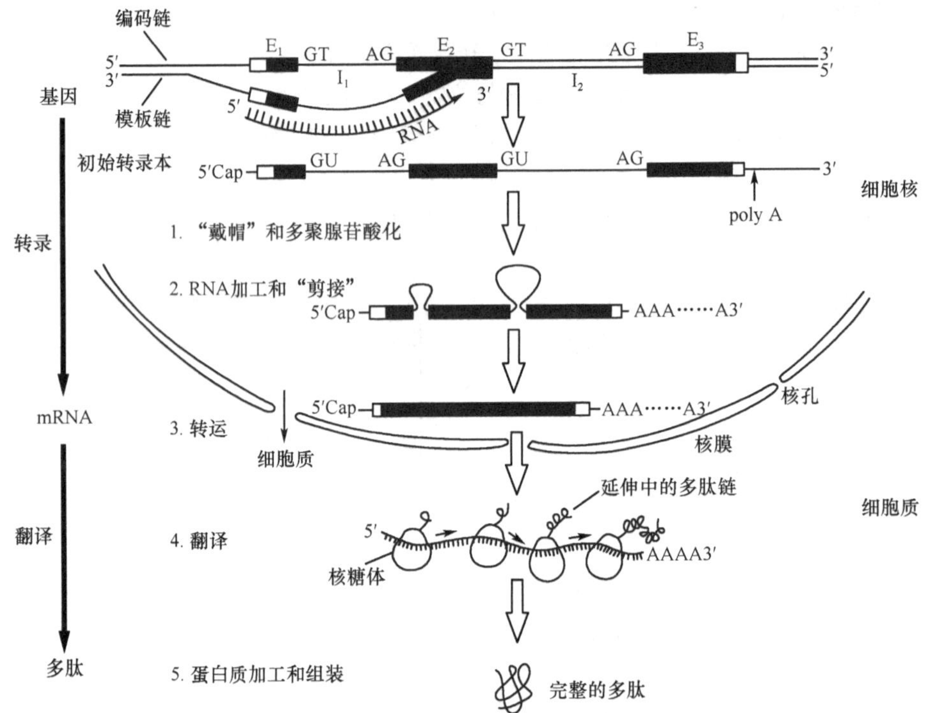

图 12-3 基因表达过程示意图

（一）遗传密码

1961 年克里克（Crick）用遗传学的方法证明了 DNA 分子上的三个相邻核苷酸的碱基构成一个三联体，决定多肽链上的一个氨基酸，所以三联体是遗传信息的具体表现形式，因而特定的核苷酸三联体构成了遗传密码（genetic code）或称密码子（codon）。DNA 分子上有 4 种碱基，可组成 64 种遗传密码，其中 61 种密码编码 20 种氨基酸，其余 3 个密码不编码氨基酸，为蛋白质合成的终止信号，即终止密码。1967 年，遗传密码表正式问世，64 种遗传密码的含义全部得到了破译。因为 DNA 编码蛋白质是通过编码 RNA 序列来实现的，因此，遗传密码通常用 mRNA 上的碱基表示（表 12-1）。

表 12-1 遗传密码表

第一碱基（5′端）	第二碱基				第三碱基（3′端）
	U	C	A	G	
U	UUU 苯丙氨酸	UCU 丝氨酸	UAU 酪氨酸	UGU 半胱氨酸	U
	UUC 苯丙氨酸	UCC 丝氨酸	UAC 酪氨酸	UGC 半胱氨酸	C
	UUA 亮氨酸	UCA 丝氨酸	UAA 终止密码	UGA 终止密码	A
	UUG 亮氨酸	UCG 丝氨酸	UAG 终止密码	UGG 色氨酸	G

续表

第一碱基（5′端）	第二碱基				第三碱基（3′端）
	U	C	A	G	
C	CUU 亮氨酸	CCU 脯氨酸	CAU 组氨酸	CGU 精氨酸	U
	CUC 亮氨酸	CCC 脯氨酸	CAC 组氨酸	CGC 精氨酸	C
	CUA 亮氨酸	CCA 脯氨酸	CAA 谷氨酰胺	CGA 精氨酸	A
	CUG 亮氨酸	CCG 脯氨酸	CAG 谷氨酰胺	CGG 精氨酸	G
A	AUU 异亮氨酸	ACU 苏氨酸	AAU 天冬酰胺	AGU 丝氨酸	U
	AUC 异亮氨酸	ACC 苏氨酸	AAC 天冬酰胺	AGC 丝氨酸	C
	AUA 异亮氨酸	ACA 苏氨酸	AAA 赖氨酸	AGA 精氨酸	A
	AUG 甲硫氨酸*	ACG 苏氨酸	AAG 赖氨酸	AGG 精氨酸	G
G	GUU 缬氨酸	GCU 丙氨酸	GAU 天冬酰胺	GGU 甘氨酸	U
	GUC 缬氨酸	GCC 丙氨酸	GAC 天冬酰胺	GGC 甘氨酸	C
	GUA 缬氨酸	GCA 丙氨酸	GAA 谷氨酸	GGA 甘氨酸	A
	GUG 缬氨酸	GCG 丙氨酸	GAG 谷氨酸	GGG 甘氨酸	G

*位于 mRNA 起始部位的 AUG 为蛋白质合成的起始信号，还编码甲硫氨酸和甲酰甲硫氨酸（原核生物）

研究发现，遗传密码有以下几种特性。①通用性：绝大部分情况下，遗传密码适用于整个生物界，包括病毒、原核生物、真核生物和人类。但也有一些例外，并不是绝对的；②兼并性：因为 61 个密码子编码 20 种氨基酸，因此除甲硫氨酸和色氨酸分别只有一种密码子外，其余氨基酸都有两种以上的密码子，这种几个遗传密码编码同一氨基酸的现象称为遗传密码的兼并性（degeneracy）；③方向性：遗传密码的阅读方向是从 5′到 3′，决定了翻译的方向是由 5′到 3′；④起始密码和终止密码：密码子中的 AUG 如果位于 mRNA 的 5′端的开始处，则它作为蛋白质合成的起始信号，称为起始密码（initiation codon），同时它还编码甲硫氨酸和甲酰甲硫氨酸（原核生物）。如果它不是位于 mRNA 的起始端，则只作为甲硫氨酸的密码。另外，UAA、UGA、UAG 这三个密码子，不编码任何一个氨基酸，而是作为蛋白质合成的终止信号，称为终止密码。

（二）转录

转录（transcription）是以 DNA 的反编码链为模板，在 RNA 聚合酶的作用下，以三磷酸核苷酸为原料，按照碱基互补配对的原则合成 RNA（mRNA、tRNA 和 rRNA）的过程。真核生物的转录在细胞核内进行。RNA 合成方向是 5′→3′。在含有多个基因的 DNA 双链中，每个基因的模板链并不是都在同一条链上。究竟以哪条链为模板，由启动子的位置决定。这种转录方式称为不对称转录。

转录的终产物为信使 RNA（messager RNA，mRNA）、核糖体 RNA（ribosomal RNA，rRNA）和转运 RNA（transfer RNA，tRNA），它们转录时所需的酶不同，mRNA 由 RNA 聚合酶Ⅱ催化合成，rRNA 由 RNA 聚合酶Ⅰ催化合成，tRNA 由 RNA 聚合酶Ⅲ催化合成。只有 mRNA 将遗传信息传递给蛋白质。

由 RNA 聚合酶Ⅱ催化合成的转录产物，仅仅是 mRNA 的前体 hnRNA，还必须经过剪接、戴帽和加尾等一系列的加工和修饰才能形成有功能的 mRNA。

1. 剪接（splicing） 是指在一系列酶的作用下，按 GU-AG 法则将 hnRNA 中的内含子对应的转录序列去掉，然后将各个外显子对应的序列按原顺序连接起来的过程。

2. 戴帽（capping） 是指在 hnRNA 的 5′端的第一个核苷酸前加上一个 7-甲基鸟苷三磷酸

（图 12-4）。使 5′端得到有效的封闭，不再连接核苷酸。帽子结构不仅使 5′端不受核酸外切酶的消化，增强 mRNA 的稳定性，还有利于 mRNA 进入细胞质后被核糖体的小亚基识别。

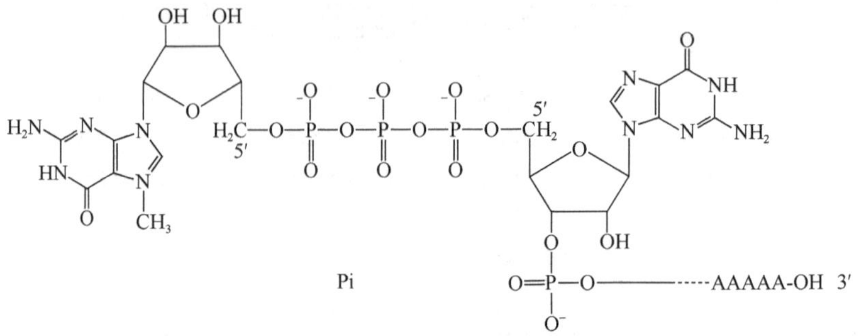

图 12-4　真核生物 mRNA 的戴帽

3. 加尾（tailing）　是指在 hnRNA 的 5′端戴帽的同时，RNA 的 3′端在腺苷酸聚合酶的作用下加上 200 个左右的腺苷酸，形成多聚腺苷酸（poly A）尾的过程。poly A 尾不仅有助于成熟的 mRNA 从细胞核进入细胞质，而且保护 3′端不被降解消化，增强 mRNA 的稳定性。

剪接、戴帽和加尾都是在细胞核中进行的，经过这些加工，hnRNA 成为成熟的 mRNA，mRNA 进入细胞质后指导蛋白质的合成。同样，tRNA 和 rRNA 转录后也要经过相应的加工和修饰才能具有功能。

（三）翻译

翻译（translation）是指把 mRNA 的碱基序列“解读”为多肽链的氨基酸顺序。翻译是以 mRNA 作为模板，tRNA 作为运输工具，在有关酶、辅助因子和能量的作用下将活化的氨基酸在核糖体上装配为蛋白质多肽链的过程，大致分为三个阶段。

1. 肽链的起始　在许多起始因子的作用下，首先是核糖体小亚基识别 5′端的“帽子”，沿着 mRNA 移到第一个 AUG 起始密码子，然后甲酰甲硫氨酰-tRNA 结合上去，构成起始复合物。通过 tRNA 的反密码子 UAC，识别 mRNA 上的起始密码并以碱基配对的方式结合于 mRNA；随后核糖体大亚基结合到小亚基上，形成稳定的复合体，从而完成了起始的过程。

2. 肽链的延长（图 12-5）　核糖体上有两个结合位点——P 位和 A 位，可以同时结合两个氨酰-tRNA。当核糖体沿着 mRNA 从 5′→3′方向移动，便依次读出密码子。首先是甲酰甲硫氨酰-tRNA 结合在 P 位，随后第二个氨酰-tRNA 进入 A 位。此时在肽基转移酶作用下，P 位和 A 位上的 2 个氨基酸之间形成肽键。第一个 tRNA 失去了所携带的氨基酸而从 P 位脱落，P 位空载。A 位上的氨酰-tRNA 在转位酶和 GTP 的作用下，移到 P 位，A 位则空载。核糖体沿着 mRNA 从 5′→3′方向移动一个密码子的距离。第三个氨酰-tRNA 进入 A 位，与 P 位上氨基酸再形成肽键，并接受 P 位上的肽链，P 位上 tRNA 释放，A 位上的肽链又移动到 P 位，如此反复进行，肽链不断延长，直到 mRNA 终止密码子出现，肽链延长终止。

3. 肽链的终止　终止信号是 mRNA 上的终止密码子出现（UAA、UAG、UGA）。当核糖体沿着 mRNA 移动时，多肽链不断延长，到 A 位上出现终止信号后，就不再有任何氨酰-tRNA 接上去，多肽链的合成就进入终止阶段。在释放因子的作用下，肽酰-tRNA 的酯键分开，于是完整的多肽链便释放出来。

从核糖体上释放出来的多肽多数是无功能的，需要经过一系列的加工，最后形成具有一定生物学功能的蛋白质，这个过程称为翻译后修饰，如 N 端脱甲酰基、N 端乙酰化、多肽链磷酸化、糖基化和多肽链的切割等。真核生物在新生肽链翻译后将甲硫氨酸裂解掉。

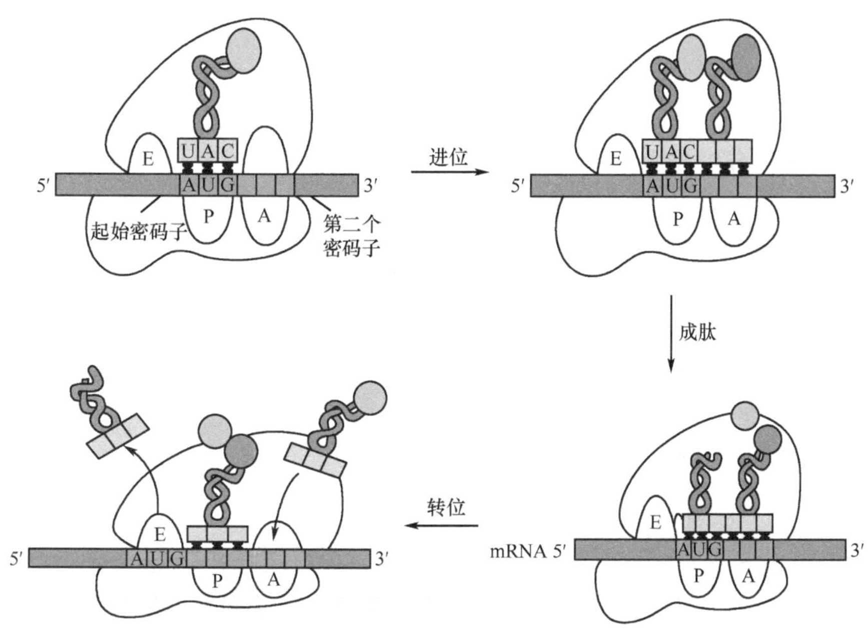

图 12-5 肽链的延长

通常有多个核糖体在同一个 mRNA 分子上同时进行翻译，这种聚合体称为多聚核糖体（polyribosome）。多聚核糖体可以在同一条 mRNA 模板上按不同的进度翻译多条相同的多肽链。

综上所述，DNA 中所储存的遗传信息，经过转录和翻译，实现遗传信息的传递和表达，这种由 DNA→RNA→蛋白质的信息传递原则称为“中心法则”（central dogma）。20 世纪 70 年代由于发现病毒有反转录酶，单链 RNA 能自我复制和翻译，在真核细胞中也存在编码反转录酶的 DNA，能以 RNA 为模板合成 DNA，因此“中心法则”得到补充和完善（图 12-6）。

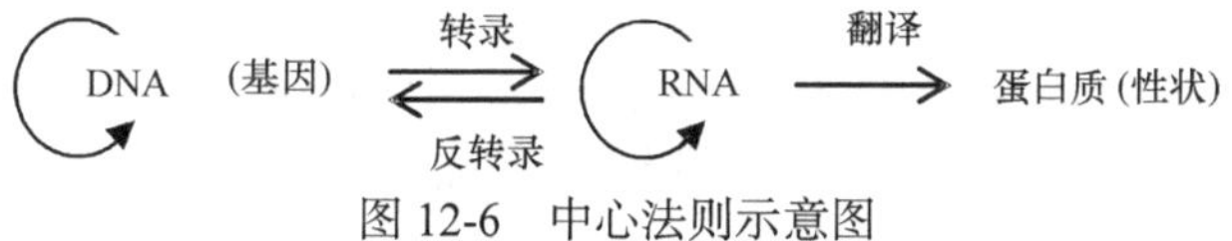

图 12-6 中心法则示意图

二 基因表达的调控

生物体的每个细胞都含有该物种的全套基因，但并非所有的基因都能表达，在不同的细胞或同类细胞的不同发育阶段，基因表达在种类和数量上都存在着差异。这表明基因的表达存在着复杂的调控系统。与原核生物相比，真核生物基因表达的调控更复杂。转录水平的调控是基因表达调控最主要的方式。

（一）原核生物基因表达的调控

雅克布（Jacob）和莫诺（Monod）根据大肠杆菌对乳糖利用的遗传控制，于 1961 年提出乳糖操纵子学说（lactose operon theory），阐明了细菌系统是怎样在转录水平上控制基因表达的。乳糖操纵子包括一组结构基因，一个操纵基因和一个启动子。结构基因由 Z、Y、A 三个彼此连锁的基因组成，分别编码与乳糖代谢有关的 β-半乳糖苷酶、半乳糖苷透膜酶和乙酰基转移酶。

当环境中没有乳糖时，调节基因通过表达形成有活性的阻遏蛋白，这种四聚体的阻遏蛋白能与操纵基因结合，使操纵基因关闭，进而阻止结构基因的转录，不能合成上述的三种酶，乳糖操纵子处于关闭状态；当环境中有乳糖时，乳糖进入细菌后作为诱导物与阻遏蛋白结合，使阻遏蛋白构象发生改变，不能与操纵基因结合，这时操纵基因开放，RNA 聚合酶就能与启动子结合开始转录和翻译。三个结构基因分别形成上述三种酶使乳糖分解被细菌吸收和利用；当环境中的乳糖被用完后，阻遏蛋白又恢复原来的构象与操纵基因结合，三种结构基因停止转录，回到关闭状态（图 12-7）。

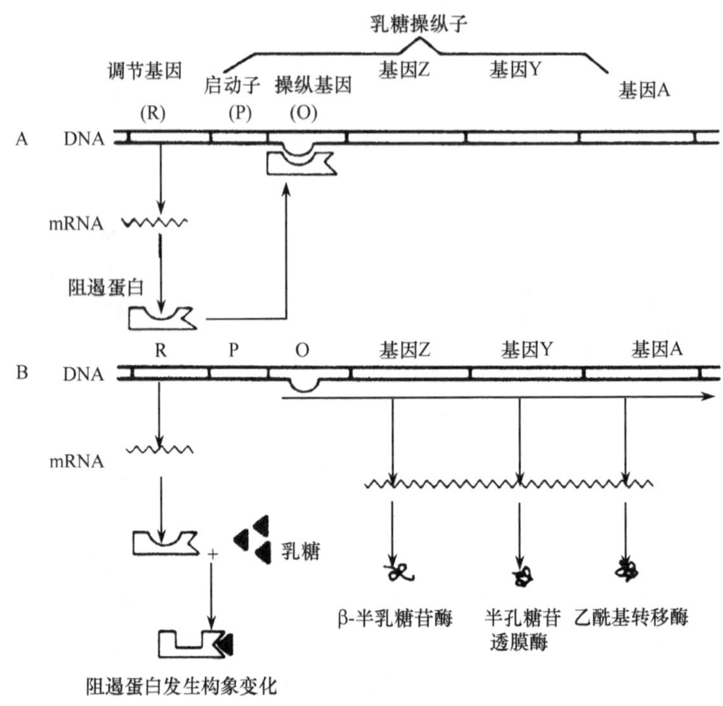

图 12-7　乳糖操纵子示意图

A. 无乳糖时，阻遏蛋白与操作基因结合抑制转录进行；B. 有乳糖时，乳糖与阻遏蛋白结合，阻遏蛋白从操作基因上脱落下来，使转录进行

（二）真核生物基因表达的调控

真核生物的基因表达调控较原核生物复杂得多，目前了解尚不十分清楚，一般认为真核基因的调控在五个水平上进行，即转录前水平的调控、转录水平的调控、转录后水平的调控、翻译水平的调控和翻译后水平的调控。

1. 转录前水平的调控　转录前染色质的结构是影响基因表达的重要因素之一。大量实验证明，组蛋白与 DNA 结合后，DNA 不能进行转录，说明组蛋白能抑制 DNA 的转录活性。非组蛋白与 DNA 结合后，能解除组蛋白对 DNA 的转录抑制，促进 DNA 转录。另外，染色质的螺旋化程度也与 DNA 的转录活性有关，结构疏松的常染色质可以进行转录，异固缩的异染色质由于超螺旋化程度高，阻碍 RNA 聚合酶在 DNA 上的移动，从而抑制了 DNA 的转录。

2. 转录水平的调控　转录水平的调控是真核生物基因表达调控的关键，真核生物转录的调控是通过顺式作用元件（cis-acting element）与反式作用因子（trans-acting element）两者的相互作用实现的。顺式作用元件是指存在于基因内参与转录调控的 DNA 序列，包含启动子、增强子等。反式作用因子是指与顺式作用元件特异性结合参与转录调控的一系列蛋白，如 TFⅠ、TFⅡ、TFⅢ、CTF 及 Sp1 等转录因子，反式作用因子对转录起促进作用，又称为基因活化蛋白（gene activator protein）。

3. 转录后水平的调控　真核生物的最初转录物是 hnRNA，hnRNA 需要戴帽、加尾和剪接等加工后才能形成成熟的 mRNA，加工过程的效率、精确性及 mRNA 的稳定性都决定了 mRNA 的性质。

4. 翻译水平的调控　翻译水平的调控是真核生物基因表达多级调控的重要环节之一。翻译过程受到核糖体的数量、mRNA 的成熟程度、启动因子、延长因子、释放因子及各种酶的影响，这些因素可能影响翻译的速度、翻译产物的完整性或产物的生物活性，这些都属于翻译水平的调控。

5. 翻译后水平的调控　翻译后的产物需要进行一系列的修饰、加工才能形成有功能的蛋白质，如某些酶蛋白需要磷酸化激活，才可成为活性酶，这种激活过程属于翻译后调控。

知识链接

光调控基因表达系统

2012 年我国科学家用合成生物学的方法，成功开发出一种简单、稳定、容易使用的光调控基因表达系统。该系统称为 LightOn 系统，由一个光调控的转录因子和含有目的基因的转录单元构成。在蓝光存在的情况下，转录因子能够迅速被激活，从而启动目的基因的转录与表达。该系统使人们以前所未有的精度来控制基因的表达，不仅可以广泛应用于生命科学领域研究，还将为糖尿病等人类疾病提供一种在时间和剂量上精确控制的基因治疗新途径。

第五节　基 因 突 变

案例 12-3

患者，女，22 岁，因基因突变导致身体部分皮肤、骨骼、软组织、脏器发育异常，外表出现严重畸形。医生初步判断她患了 Gardner 综合征，这种基因突变病症目前在全球有记载的病例仅 500 例左右。

问题：什么是基因突变？基因突变有何特征？

一　基因突变的概念与特性

（一）基因突变的概念

任何生物体细胞内的遗传物质都具有相当高的稳定性，但这种稳定性是相对的，在一定内外环境因素的影响下就可能发生改变，这种遗传物质的变化及所引起的生物体性状的改变，称为突变（mutation）。广义的突变包括染色体畸变（chromosome aberration）和基因突变（gene mutation）两类。狭义上的突变是通常所指的基因突变。

基因突变是指由于 DNA 碱基对的置换、增添或缺失而引起的基因结构的变化，从而引起表型的改变，亦称点突变（point mutation），基因突变普遍存在于自然界中，任何基因都可能以一定的频率发生突变。基因突变是引起生物变异和进化的主要因素。基因突变可发生在生殖细胞中，也可发生在体细胞中。发生在体细胞中的突变，称为体细胞突变（somatic mutation），它不会传给子代，但一旦突变的体细胞经有丝分裂形成具有相同遗传改变的细胞群时，就构成了突变细胞群而成为细胞恶变的基础。发生在生殖细胞中的突变，个体通过有性生殖会把突变基因传递给后代，引起后代遗传性状的改变。

（二）基因突变的特性

无论是自发突变还是诱发突变，基因突变都有一定的特性，即具有随机性、多向性、可逆性、有害性、稀有性和可重复性等。

1. 随机性　它可以发生在生物个体发育的任何时期和生物体的任何细胞。一般来说，在生物个体发育的过程中，基因突变发生的时期越迟，生物体表现突变的部分就越少。

2. 多向性　一个基因可以向不同的方向发生突变，即基因内部某个突变部位多种改变后会产生多种等位基因形式。复等位基因就是突变的多方向性的体现，它是由同一基因位点经多方向突变产生的三个或三个以上的基因。例如，人类 ABO 血型是由 I^A、I^B、i 三个基因构成的复等位基因决定的。

3. 可逆性　基因突变的方向是可逆的，即基因 A 能突变为 a，相反，基因 a 也能突变为 A，前者为正突变（forward mutation），后者为回复突变（back mutation）。回复突变率一般低于正突变率。

4. 有害性　基因突变对于生物的生存往往是有害的。例如，绝大多数的人类遗传病就是由基因突变造成的，这些病对人类健康构成了严重威胁。

5. 稀有性 据估计，在高等生物中，十万到一亿个生殖细胞中才会有一个生殖细胞发生基因突变，突变率是 10^{-8}～10^{-5}/（生殖细胞・位点・代）。人类基因的突变率为 10^{-6}～10^{-4}/（生殖细胞・位点・代）。不同生物的基因突变率是不同的。例如，细菌和噬菌体等微生物的突变率比高等动植物的要低。同一种生物的不同基因，突变率也不相同。

6. 可重复性　对于任何一个基因位点，突变可以一定的频率反复发生。

二　基因突变的诱发因素

在自然条件下发生的突变称自发突变（spontaneous mutation），由人工利用物理因素或化学药剂诱发的突变称诱发突变（induced mutation）。在生产上，人工诱变是产生生物新品种的重要方法。基因突变是在机体的各种内外环境因素作用下产生的，能诱发基因突变的各种因素统称为诱变剂（mutagen）。不同诱变剂可以诱发相同性质的基因突变，也可以诱发不同类型的突变。诱发基因突变的诱变剂也基本上都引起 DNA 损伤和染色体畸变。许多诱变剂还具有致癌或致畸作用，可见肿瘤和畸胎的发生可能与遗传物质的某种变化有关。根据诱变剂的性质不同，可将基因突变的诱因分为以下几类。

（一）物理因素

物理因素又称物理诱变剂，包括电离辐射、激光、超声波、温度等。紫外线是引起基因突变的重要诱变剂。在紫外线的照射下，可造成 DNA 的多种损伤，最常见的是使 DNA 中形成胸腺嘧啶二聚体（TT），即 DNA 分子相邻两个脱氧胸苷酸之间形成共价连接，是 DNA 的局部结构变形，当复制或转录到这一部位时，碱基配对发生错误，从而引起新合成的 DNA 或 RNA 链的碱基改变。另外，电离辐射包括 α 射线、β 射线和中子等粒子辐射和 X 射线、γ 射线等电磁波辐射，损伤作用是直接击中 DNA 链，能量被 DNA 分子吸收引起 DNA 链断裂或染色体断裂。

（二）化学因素

化学因素即化学诱变剂。例如，烷化剂（甲醛、氯乙烯、氮芥等）可将活性甲基、乙基转移到 DNA 分子链的任何位置上；亚硝酸或含亚硝基化合物，使碱基脱去氨基，产生结构改变；

5-溴尿嘧啶、巯嘌呤、2-氨基嘌呤等碱基类似物可取代某些碱基而插入 DNA 分子中。这些情况均可引起碱基错误配对，经过复制，导致基因突变。

（三）生物因素

在生物因素中，病毒（麻疹、流感、风疹、疱疹等）是诱发突变的主要因素。但突变机制目前尚不清楚。另外，真菌和细菌所产生的毒素或代谢产物也能诱发基因突变，如花生、玉米等发霉后其上黄曲霉菌所产生的黄曲霉素具有导致突变的作用，被认为是引起肝癌的一种致癌物质。

三 基因突变的类型及分子机制

根据基因突变在各世代中是否保持相对稳定的状态，一般将其分为静态突变和动态突变。

（一）静态突变

静态突变（static mutation）是指生物各世代在一定条件下，以相对稳定的突变率发生的基因突变。其突变率一般保持在 10^{-6} 左右。静态突变可分为点突变和片段突变。

1. 点突变（point mutation） 包括碱基置换和移码突变。

（1）碱基置换（base substitution）：是 DNA 分子上的一种碱基对被另一种碱基对所替换使三联体密码意义发生改变而引起的突变。碱基替换可分为转换和颠换。转换（transition）是嘌呤与嘌呤之间、嘧啶与嘧啶之间的替换；颠换（transversion）是嘌呤与嘧啶之间的替换。自然发生的突变中，转换多于颠换（图 12-8）。

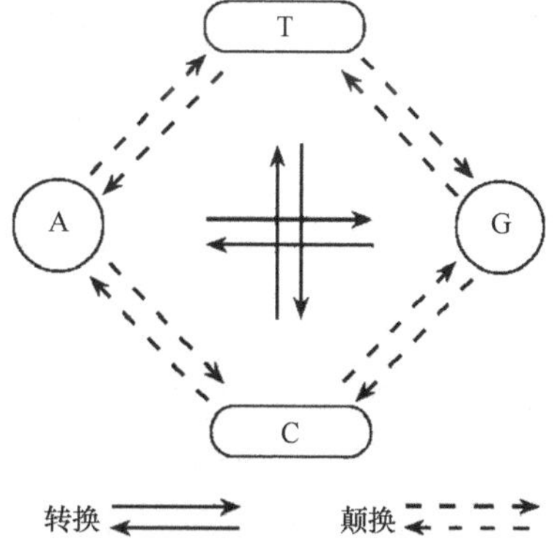

图 12-8 碱基的替换示意图

碱基替换过程只改变被替换碱基的那个密码子，也就是说每一次碱基替换只改变一个密码子，不会涉及其他的密码子。引起碱基置换突变的原因和途径有两个：一是碱基类似物的掺入，如 5-溴尿嘧啶（5-BU），其结构与胸腺嘧啶（T）相似，若在大肠杆菌培养基中加入 5-BU 后，会使 DNA 的一部分胸腺嘧啶被 5-BU 所取代，从而导致 A-T 碱基对变成 G-C 碱基对，或者 G-C 碱基对变成 A-T 碱基对（图 12-9）；二是某些化学物质如亚硝胺、亚硝基胍、硫酸二乙酯和氮芥等，以及紫外线照射，都能引起碱基置换突变。例如，亚硝胺具有氧化脱氨基作用，由于它的作用，腺嘌呤脱去氨基变成次黄嘌呤（H），胞嘧啶脱去氨基变成尿嘧啶。次黄嘌呤与胞嘧啶配对，在进行下一次 DNA 复制时，胞嘧啶再按照一般规律与鸟嘌呤配对，因此由原来的 G-C 转换为 A-T（图 12-10）。

碱基置换可引起如下几种不同的生物学效应。

1）同义突变（samesense mutation）：有时 DNA 的一个碱基对的改变并不会影响它所编码的蛋白质的氨基酸序列，这是因为改变后的密码子和改变前的密码子是简并密码子，它们编码同一种氨基酸，这种基因突变称为同义突变（图 12-11）。

2）错义突变（missense mutation）：碱基对的改变使决定某一氨基酸的密码子变为决定另一种氨基酸的密码子的基因突变称错义突变（图 12-12）。这种基因突变有可能使它所编码的蛋白质部分或完全失活，如人血红蛋白 β 链的基因如果将决定第 6 位氨基酸（谷氨酸）的密码子由 CTT 变为 CAT，就会使它合成出的 β 链多肽的第 6 位氨基酸由谷氨酸变为缬氨酸，从而引起镰状细胞贫血。

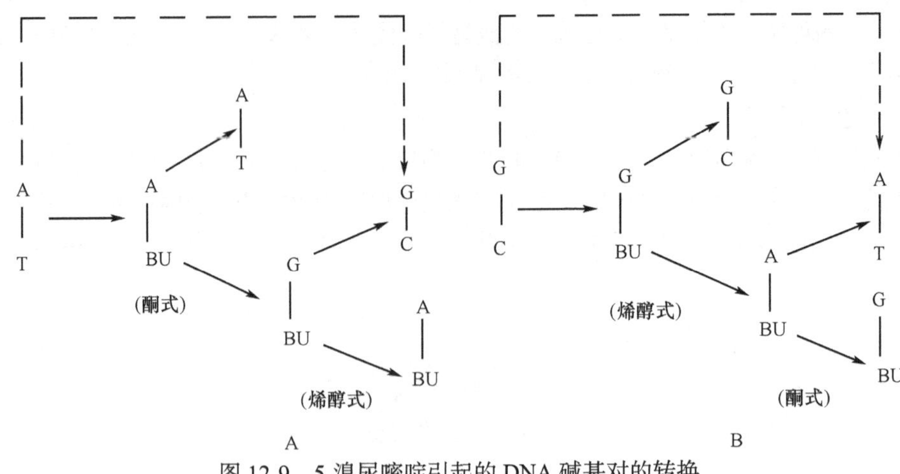

图 12-9　5-溴尿嘧啶引起的 DNA 碱基对的转换

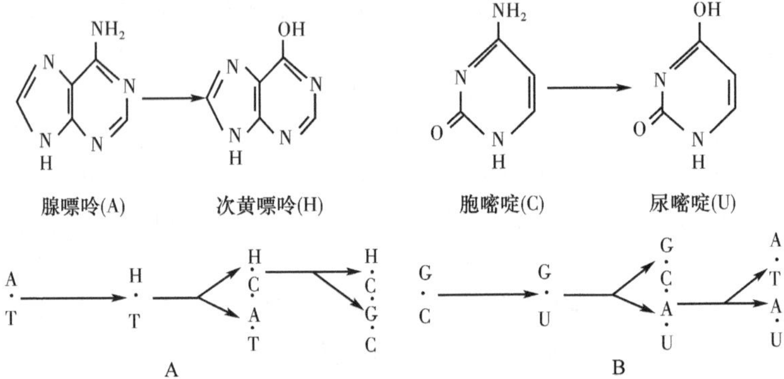

图 12-10　亚硝胺对嘌呤和嘧啶的作用

A. 亚硝胺对嘌呤的作用；B. 亚硝胺对嘧啶的作用

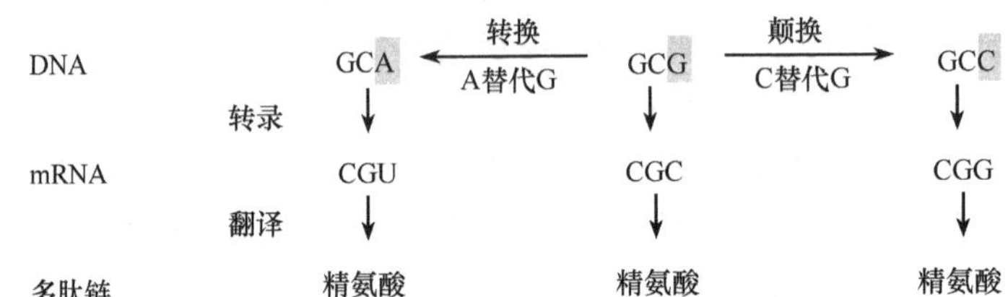

图 12-11　碱基置换引起的同义突变

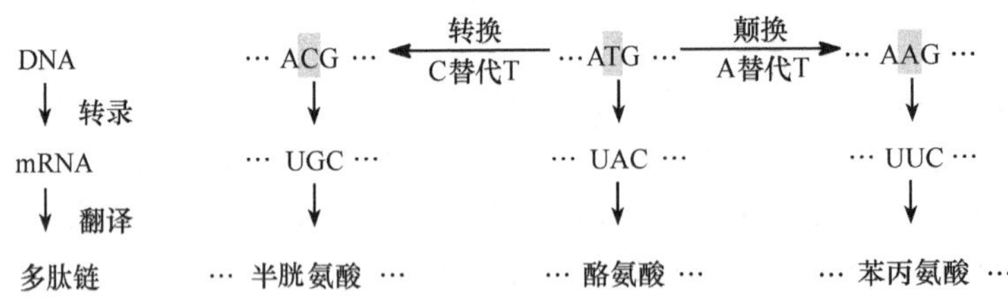

图 12-12　碱基置换引起的错义突变

3）无义突变（nonsense mutation）：碱基对的改变使决定某一氨基酸的密码子变成一个终止密码子的基因突变称无义突变。这种突变使肽链合成提前终止，产生不完全、无活性的多肽链。

4）终止密码突变（termination codon mutation）：指由于碱基替换原来的一个终止密码突变

成编码某个氨基酸的密码，使肽链合成延长，直到遇到下一个终止密码。

（2）移码突变（frame shift mutation）：指由于DNA链中插入或缺失一个或几个碱基对，使插入或缺失点以后的所有密码组合全部发生改变，进而使编码的氨基酸种类和顺序发生改变（图12-13）。正是因为这种点突变翻译出错误的氨基酸，使蛋白质合成提前或者延迟终止。

	酪	丝	脯	苏	谷	天酰	丙	
正常密码组合：	…UAC	AGU	CCU	ACG	GAA	AAC	GCU…	
	酪	精	丝	酪	甘	赖	精	
插入一个碱基：	… UAC	AGA	UCC	UAC	AGA	AAA	CGC	U…
	酪	丝	天冬	脯	苏	谷	天酰	丙
插入三个碱基：	…UAC	AGU	GAU	CCU	ACA	GAA	AAG	GCU…
	酪	缬	亮	精	赖	苏		
缺失一个碱基：	…UAC	↓GUC A	CUA	CGG	AAA	ACG	CU…	

图12-13 移码突变

2. 片段突变 是指基因中某些小片段的碱基序列发生改变。主要包括缺失、重复和重排等。变化点要比点突变大。缺失指基因中某段碱基序列的丢失，是DNA在复制和损伤后修复时，某一片段没有被复制或修复造成的。编码序列缺失时，如果未打破三联体密码结构（读码框），其编码的多肽链会缺少若干个氨基酸；如果打乱了读码框，则缺失点以后的密码子全部改变，导致移码突变。重复指已复制的某一片段，又再次复制，使基因中增加了某一段碱基序列。其原因是DNA聚合酶带着新链脱落后，又返回到已复制的模板片段上再复制。重排是DNA链多处发生断裂，断片的两端颠倒重接或几个断片重接的序列与原来的序列不同。

（二）动态突变

近年来随着人们对遗传病研究水平的不断深入，对其发生机制的认识也不断提高。认为一些遗传病的发生可能仅仅是脱氧三核苷酸串联重复的拷贝数大大增加所致，由于这种变化（即拷贝数的增加）随着世代的传递而不断扩大、扩增，故认为其为一种动态突变。动态突变（dynamic mutation）是指串联的三核苷酸序列随世代的传递而重复次数一代一代明显增加，结果导致某些遗传病发生的突变方式。现除亨廷顿病以外，还发现有几种遗传病是由于这种动态突变而引起的，如脆性X综合征、Kennedy病（遗传性迟发性近端脊髓延髓运动神经元病，简称脊髓延髓肌肉萎缩症）和肌强直性肌萎缩等。

知识链接

亨廷顿病

亨廷顿病（Huntington's disease，HD）是一种罕见的常染色体显性遗传病，又称慢性进行性舞蹈病、大舞蹈病。患者一般在中年发病，出现运动、认知和精神方面的症状。亨廷顿舞蹈病临床症状复杂多变，患者病情呈进行性恶化，通常在发病15～20年后死亡。起病隐匿，进展缓慢，以舞蹈样动作伴进行性认知、精神功能障碍终至痴呆为该病的主要特征。病因是亨廷顿基因上多核苷酸重复序列的错误表达，从而影响不同的分子通路，最终导致神经功能失调和退化。

四 基因突变的表型效应

基因对表型的控制是通过控制特定多肽链的合成来实现的。因此，基因的稳定性决定了蛋白质（或酶）的稳定性。基因的有序表达又受控于基因的调控系统，所以基因对生物表型的控制是很复杂的，基因突变的表型效应也是十分复杂的。有时基因突变后并未改变基因和蛋白质的功能，这类突变对生物的表型不会产生影响，但有许多的基因突变，可引起相应蛋白质的结构或数量发生改变，从而引起生物表型的改变，甚至导致相应的疾病。根据突变对机体表型的影响程度，可将基因突变的表型效应分为以下几种情况。

（一）中性效应

中性效应指突变后果轻微，对机体产生不可察觉的效应。例如，同义突变，突变前后的蛋白质（酶）完全相同。另外有的错义突变虽然改变了蛋白质中的氨基酸组成，但不影响蛋白质或酶的生物活性，对生物表型的形成不产生或只产生不明显的效应。从进化观点看，这类突变称为中性突变。

（二）多态效应

多态效应指形成正常人体生化组成的遗传学差异，这种差异一般对人体无影响，如血清蛋白类型、ABO 血型、HLA 类型及各种同工酶等都是基因突变形成的，这是生物多样性与进化的重要源泉。但在某些情况下也会产生严重后果，如在异体组织器官移植时，若 HLA 组织配型不合则产生排斥反应。

（三）良性效应

良性效应指少数情况下，基因突变可产生有利于机体生存的积极效应。例如，非洲人血红蛋白 HbS 突变基因杂合子比正常的 HbA 纯合子更具抗恶性疟疾的能力；另外在植物育种中，当种子被射线照射使其基因发生突变后，再生长出的部分植株可能比原来的更抗病害、抗倒伏、产量更高。

（四）易感效应

易感效应指产生某些遗传易感性，如对肿瘤、乙肝等疾病的易感性。

（五）恶性效应

恶性效应指对人类个体来说，基因突变的后果多数是有害的，可引发各种遗传性疾病。基因突变会导致编码的蛋白质发生相应的变化，编码结构蛋白的基因突变可产生分子病，如血红蛋白病；编码酶蛋白的基因突变可使酶功能异常或缺如，导致遗传性酶病。

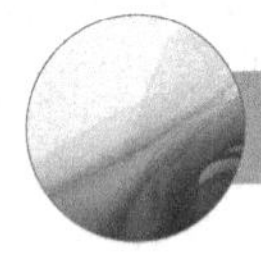

目标检测

一、单选题

1. 真核细胞结构基因侧翼序列指（　　）
   A. 编码区
   B. 外显子与内含子接头
   C. 非编码序列
   D. 启动子、内含子、终止子
   E. 启动子、增强子、终止子
2. 在断裂基因中两个外显子之间没有编码作用的 DNA 序列是（　　）
   A. 内含子　B. 外显子　C. 启动子
   D. 增强子　E. 终止子
3. 具有某种特定遗传效应的 DNA 片段指的是（　　）
   A. 基因　B. 外显子　C. 内含子
   D. 启动子　E. 终止子
4. 决定氨基酸的密码子是指（　　）

A. DNA 上的 3 个相邻的碱基
B. 转运 RNA 上的 3 个相邻的碱基
C. 信使 RNA 上的 3 个相邻的碱基
D. 基因上的 3 个相邻的碱基
E. 核糖体 RNA 上的 3 个相邻的碱基

5. DNA 复制、转录和翻译后形成（　　）
A. DNA、RNA、蛋白质
B. DNA、RNA、氨基酸
C. RNA、DNA、核糖
D. RNA、DNA、脱氧核糖
E. DNA、RNA、碱基

6. mRNA 在成熟过程中，应剪掉的是（　　）
A. 侧翼序列　B. 内含子序列
C. 外显子序列　D. 前导序列
E. 终止子

7. 某基因外显子共有碱基对 600 个，则由它控制合成的蛋白质所具有的氨基酸数目最多为（　　）
A. 50 个　B. 100 个　C. 200 个
D. 300 个　E. 600 个

8. 基因表达时，遗传信息的基本流向是（　　）
A. RNA→DNA→蛋白质
B. DNA→hnRNA→蛋白质
C. DNA→rRNA→蛋白质
D. DNA→tRNA→蛋白质
E. DNA→mRNA→蛋白质

9. mRNA 链的碱基序列为 5′GUACAAUC3′，则生成它的基因编码序列为（　　）
A. 5′GTACAATC 3′　B. 5′CATGTTAG 3′
C. 3′CATGTTAG 5′　D. 3′GTACAATC 5′
E. 5′GUACAAUC 3′

10. 基因突变是指（　　）
A. 染色体数目的改变
B. 染色体结构的改变
C. 碱基对的组成和排列顺序的改变
D. 染色体上基因发生重组
E. 蛋白质结构的改变

11. 基因突变的特点不包括（　　）
A. 不可逆性　B. 多向性
C. 可重复性　D. 有害性
E. 稀有性

12. 下列哪种突变可导致肽链氨基酸序列由“Ala-Gly-Val-Leu-Pro-Cys”变为“Ala-Val-Val-Leu-Pro-Cys”（　　）
A. 同义突变　B. 错义突变
C. 无义突变　D. 移码突变
E. 整码突变

13. 在一段 DNA 片段中发生如下变动，可引起移码突变的是（　　）
A. 碱基的转换　B. 碱基的颠换
C. 不等交换　D. 1 个碱基对的缺失
E. 3 个碱基对的缺失

14. 中心法则的内容包括（　　）
A. 自我复制　B. 转录
C. 翻译　D. 反转录
E. 以上都包括

15. 下列哪一项属于碱基的颠换（　　）
A. G 和 T　B. A 和 G
C. T 和 C　D. T 和 U
E. 以上都不是

二、思考题

1. 什么是基因突变？简述基因突变的一般特征和突变的后果。
2. 绘出中心法则的示意图，并说明其含义。

（尚喜雨）

第十三章　单基因遗传与单基因遗传病

由一对等位基因决定的性状或疾病的遗传方式，称为单基因遗传。由单基因突变所致的疾病称为单基因遗传病。单基因遗传性状与遗传病在上下代之间的传递遵循遗传定律。遗传定律包括分离定律、自由组合定律和连锁互换定律。这三大定律构成了现代遗传学的基础，适用于各种动植物和人类。人类单基因遗传可分为五种主要遗传方式：常染色体显性遗传、常染色体隐性遗传、X 连锁显性遗传、X 连锁隐性遗传和 Y 连锁遗传。

第一节　遗传的基本定律

案例 13-1

已知人类双眼皮对单眼皮是显性、有耳垂对无耳垂是显性，一对夫妻都是双眼皮，丈夫无耳垂，妻子有耳垂，他们生第一个孩子是单眼皮无耳垂。

问题：如果他们生第二个孩子，这个孩子的眼皮和耳垂的表型将如何？

孟德尔是遗传学的奠基人，他以豌豆为实验材料，经过 8 年潜心研究揭示了孟德尔第一定律（分离定律）和孟德尔第二定律（自由组合定律）。

孟德尔之所以获得成功，是因为他以豌豆作为实验材料，并采用了科学的研究方法。豌豆具有以下两个特点：一是自花授粉，没有自然杂交，便于人工异花授粉，从而保证杂交实验结果准确可靠。二是具有稳定的、容易区分的、便于肉眼观察的相对性状。性状是生物体所具有的形态和生理特征，相对性状是同一性状的不同类型。例如，豌豆种子的形状是一种性状，其中圆滑和皱缩就是一对相对性状；豌豆茎的高茎和矮茎也是一对相对性状。

知识链接

孟　德　尔

孟德尔（1822—1884）（图 13-1），奥地利人，自幼对植物的生长和开花非常感兴趣，大学毕业后在布隆城奥古斯汀修道院当修道士，期间在维也纳大学学习了植物学、动物学、物理学和化学等课程。从 1856 年开始做了 8 年豌豆杂交实验，主要研究了 7 对相对性状：种子形状、子叶颜色、种皮颜色、豆荚形状、豆荚颜色、花的位置、植株高度，发表了论文《植物杂交试验》，提出了遗传单位是遗传因子（现代遗传学称为基因），归纳出分离定律和自由组合定律。令人遗憾的是，孟德尔的不朽论文在当时没有引起生物界同行们的注意。直到1900年欧洲三位不同国籍的植物学家在各自的豌豆杂交试验中分别将其予以证实后，才受到重视和公认。

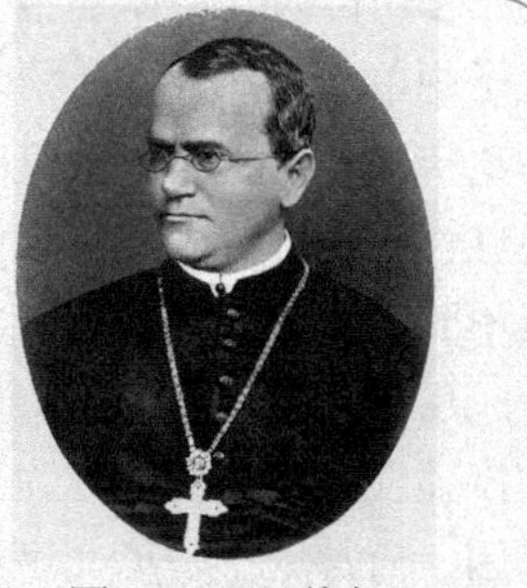
图13-1 孟德尔

一 分离定律

（一）分离现象

孟德尔选用了豌豆的7对比较明显的相对性状作为研究对象，下面以种子的形状（圆滑和皱缩）为例对分离现象进行说明。

孟德尔选用纯种的圆滑豌豆和纯种的皱缩豌豆作为亲代（P）进行杂交（杂交用×表示），杂交后所得的种子便是子一代（F_1），结果发现无论谁作母本或父本，得到的子一代种子都是圆滑的。孟德尔把具有相对性状的双亲杂交后，子一代所表现出来的亲本性状称为显性性状，根据上述实验结果，圆滑和皱缩这一对相对性状中圆滑即为显性性状；反之，子一代不表现出来的亲本性状称为隐性性状，皱缩即为隐性性状。孟德尔把得到的子一代圆滑种子播种生长，并让它们自交（自交用⊗表示），所产生的子二代（F_2）种子中有圆滑的，也有皱缩的。这种在杂交后代中出现不同性状的现象，称为性状分离。孟德尔将子二代种子收集起来统计，其中圆滑种子5474粒，皱缩种子1850粒，两者数量上的比为2.96∶1，接近3∶1的比例（图13-2）。

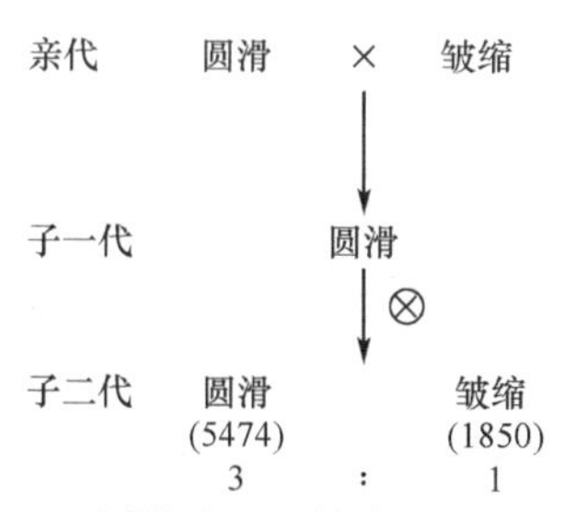

图13-2 圆滑豌豆和皱缩豌豆杂交实验

孟德尔经过反复多次实验，并对其他6对相对性状进行同样的杂交实验，结果和上述完全相符，子二代中性状分离之比始终非常接近3∶1（表13-1）。

表13-1 孟德尔豌豆杂交实验结果

性状类别	亲代相对性状	F_1性状表型	F_2性状表型及数量	比例
种子形状	圆滑×皱缩	圆滑	圆滑（5474）皱缩（1850）	2.96∶1
茎的高矮	高茎×矮茎	高茎	高茎（787）矮茎（277）	2.84∶1
子叶颜色	黄色×绿色	黄色	黄色（6022）绿色（2001）	3.01∶1
种皮颜色	灰色×白色	灰色	灰色（705）白色（224）	3.15∶1
豆荚形状	饱满×缢缩	饱满	饱满（822）缢缩（299）	2.75∶1
花的位置	腋生×顶生	腋生	腋生（651）顶生（207）	3.14∶1
未成熟豆荚颜色	绿色×黄色	绿色	绿色（428）黄色（152）	2.82∶1

（二）对分离现象的解释

根据实验结果，孟德尔提出如下假设来解释性状分离现象：①遗传性状是由遗传因子控制的；②遗传因子在体细胞中成对存在，在形成配子时，成对的遗传因子分离，所以遗传因子在配子中单个存在；③受精时，雌雄配子随机结合形成合子，遗传因子又恢复了成对状态，不同的遗传因子在个体中独立存在，互不混淆；④控制显性性状的遗传因子称显性遗传因子，控制隐性性状的遗传因子称隐性遗传因子，在显性遗传因子存在时，隐性遗传因子所决定的性状就得不到表达。

后来，丹麦遗传学家约翰逊把孟德尔提出的遗传因子改称为基因，基因可以用符号来表示，控制显性性状的基因称为显性基因，通常用大写英文字母表示，控制隐性性状的基因称为隐性基因，通常用小写英文字母表示。

在圆滑种子和皱缩种子的杂交实验中，如果用 R 表示圆滑基因，r 表示皱缩基因，那么亲代纯种圆滑豌豆的细胞中含一对基因 RR，纯种皱缩豌豆的细胞中含有一对基因 rr。根据孟德尔的解释：在生殖细胞形成时，成对的基因彼此分离，那么两个亲本分别形成含 R 和 r 的生殖细胞。受精后发育形成的子一代豌豆体细胞中应具有一对基因 Rr，由于 R 对 r 为显性，所以子一代全部为圆滑种子豌豆。子一代形成生殖细胞时，R 和 r 基因互相分离，形成含有 R 和 r 数量相等的两种配子，随机受精后，可有三种基因组合，其中 1/4 为 RR，2/4 为 Rr，1/4 为 rr，由于基因 R 对 r 为显性，所以子二代中圆滑和皱缩的比例为 3∶1（图 13-3）。

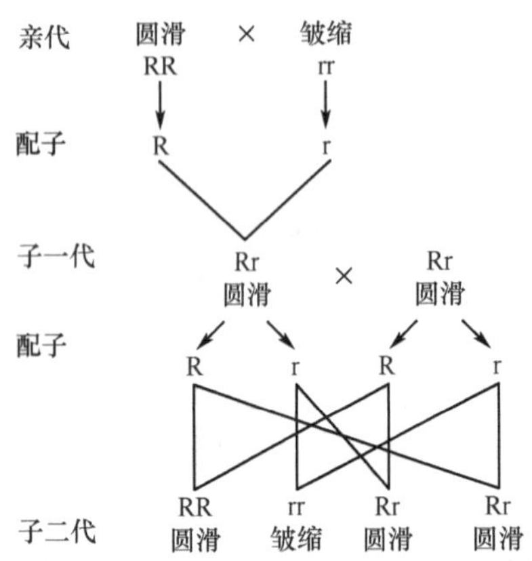

图 13-3　豌豆一对相对性状杂交的遗传分析

生物个体所表现出来的遗传性状称为表现型或表型，如圆滑和皱缩就是个体的表现型；与表现型有关的基因组成称为基因型，通常用英文字母表示，如 RR 是圆滑亲本的基因型，rr 是皱缩亲本的基因型，Rr 是子一代圆滑个体的基因型。基因型决定表现型，表现型反映基因型，但表现型有时不能完全反映基因型的情况，表现型相同的个体基因型可能不同，如基因型 RR 和 Rr 的个体表现型相同，都是圆滑豌豆，但是基因型并不相同。一对基因彼此相同的个体称为纯合体或纯合子，如基因型为 RR 或 rr 的个体；一对基因彼此不同的个体称为杂合体或杂合子，如基因型为 Rr 的个体。R 和 r 是位于一对同源染色体上相同位点的不同形式的基因，称为等位基因，等位基因影响着同一相对性状的形成。

为了验证假设的正确性，孟德尔设计了测交实验。测交就是让子一代杂合子和隐性纯合个体杂交，用来测定杂合子基因型的方法。按照孟德尔假设理论，子一代个体基因型是 Rr，在形成配子时，应产生 R 和 r 两种配子，而且两者数量相等，隐性个体只产生一种含 r 的配子。随机受精后，将形成 Rr 和 rr 两种数量相等的合子，将来分别发育成圆滑和皱缩的豌豆，形成 1∶1 的分离比例（图 13-4）。测交实验结果和孟德尔假设理论结果完全相符，从而证明孟德尔的假设理论是正确的。

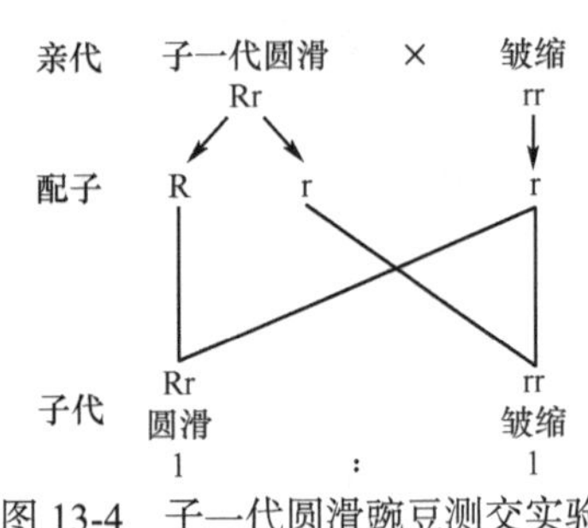

图 13-4　子一代圆滑豌豆测交实验

（三）分离定律的内容、实质和细胞学基础

孟德尔根据上述豌豆杂交实验的结果，总结了基因的分离定律：生物在形成生殖细胞时，成对基因彼此分离后分别进入不同的生殖细胞。

染色体是基因的载体，在生殖细胞形成的减数分裂过程中，同源染色体分离导致相应的等位基因分离，所以分离定律的细胞学基础是减数分裂时同源染色体的分离。分离定律的实质是等位基因的分离。分离定律揭示的是位于同源染色体上的一对等位基因之间的遗传规律。

（四）分离定律的应用

分离定律是生物遗传三大定律中最基本的遗传定律，广泛适用于植物、动物和人类的一对相对性状的遗传。人类受一对等位基因控制的性状，如耳垂的形状、眼皮的类型、惯用左右手和 ABO 血型等，其传递方式适用分离定律。人类有些受一对等位基因控制的遗传病，如色盲、白化病等，也可以应用分离定律分析其发病规律。

假设父母都是双眼皮，却生了一个单眼皮的孩子，如何解释这种现象呢？

如果用 A 表示双眼皮基因，a 表示单眼皮基因，那么双眼皮性状的双亲均拥有 A 基因，因为生了一个单眼皮孩子，其基因型为 aa，根据遗传规律，孩子的一对基因一个来自父方，另一个来自母方，所以双亲都应为杂合子双眼皮，基因型为 Aa。根据分离定律：生物在生殖细胞形成时，成对的基因彼此分离，两个亲本各自分别形成含 A 和 a 的生殖细胞。随机受精后，有三种基因组合，其中 1/4 为 AA，2/4 为 Aa，1/4 为 aa，所以他们若生第二胎，这个孩子还是会有 1/4 的概率为单眼皮（图 13-5）。

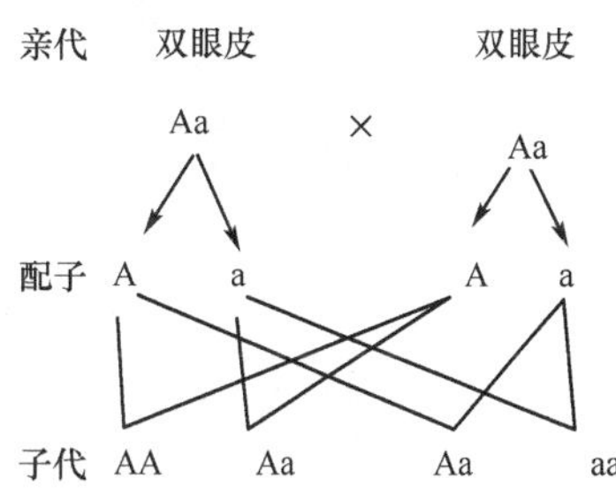

图 13-5 人类眼皮的遗传图解

二 自由组合定律

孟德尔在研究了豌豆一对相对性状的遗传规律后，又对豌豆的两对或两对以上相对性状的遗传进行了研究，分析它们杂交后代的遗传规律，总结出自由组合定律，也称孟德尔第二定律。

（一）自由组合现象

孟德尔选用子叶颜色是黄色、种子形状是圆滑（简称黄圆）的纯种豌豆，与子叶颜色是绿色、种子形状是皱缩（简称绿皱）的纯种豌豆杂交，杂交后得到的子一代全部是黄色圆滑种子（黄圆）。子一代自花授粉后，子二代发生了性状分离，出现了四种表现型：黄圆、黄皱、绿圆、绿皱，子二代共得到 556 粒种子，其中黄圆 315 粒、黄皱 101 粒、绿圆 108 粒、绿皱 32 粒。它们的比例接近于 9∶3∶3∶1（图 13-6）。在这四种表现型中，黄圆、绿皱与亲本的性状相同，称为亲本组合；黄皱、绿圆是亲本性状没有的新组合，称为重新组合。

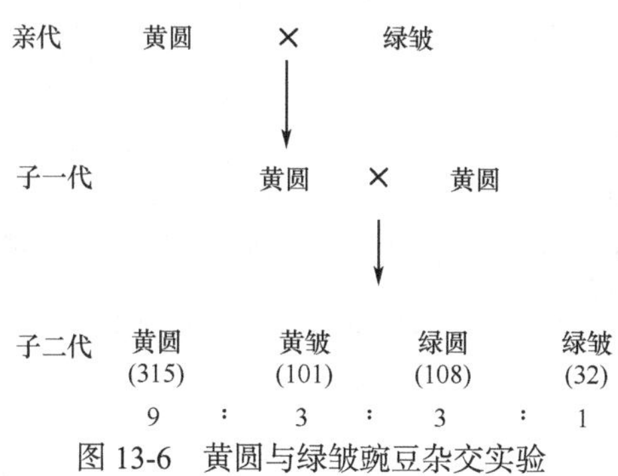

图 13-6 黄圆与绿皱豌豆杂交实验

（二）对自由组合现象的解释

豌豆子叶颜色黄色和绿色是一对相对性状，受一对等位基因控制。在子一代中，从子叶的颜色来看，全是黄色，说明黄色是显性性状，受显性基因 Y 控制，绿色是隐性性状，受隐性基因 y 控制。豌豆种子形状圆滑和皱缩是另一对相对性状，受另一对等位基因控制。从子一代种子的外形来看，全是圆滑的，则圆滑是显性性状，受显性基因 R 控制，皱缩是隐性性状，受隐性基因 r 控制。

Y和y是一对等位基因，位于一对同源染色体上；R和r是另一对等位基因，位于另一对同源染色体上。Y和R、Y和r、y和R、y和r的基因位点不同，控制的性状也不同，称为非等位基因。

在这里，每个个体的基因型包含两对基因。亲本纯种黄圆豌豆的基因型是YYRR，亲本纯种绿皱豌豆的基因型是yyrr，根据分离定律，等位基因彼此分离，亲本黄圆（YYRR）在形成配子时，Y与Y分开，R与R分开，产生一种含YR的配子，亲本绿皱（yyrr）在形成配子时，y与y分开，r与r分开，产生一种含yr的配子。受精后子一代的基因型是YyRr。由于Y对y是显性基因，表现Y基因控制的性状，R对r是显性基因，表现R基因控制的性状，因此子一代表现型为黄圆。

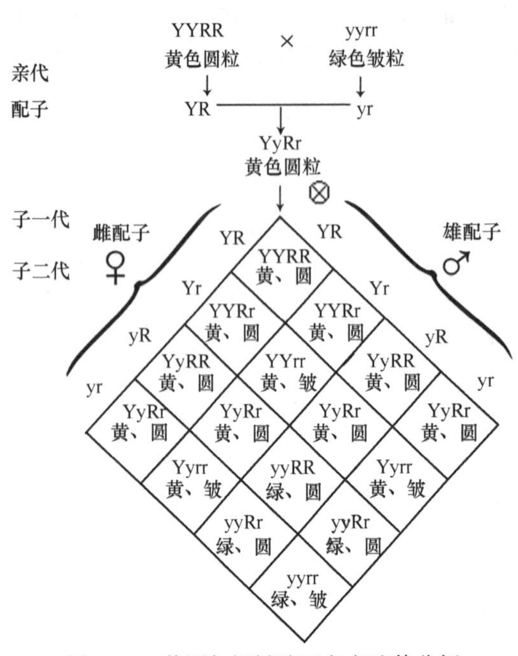

图 13-7　黄圆与绿皱豌豆杂交遗传分析

黄色圆粒 9/16：黄色皱粒 3/16：绿色圆粒 3/16：绿色皱粒 1/16=9：3：3：1

子一代产生配子时，Y和y分离，R与r分离，非等位基因可以自由组合，所以Y与y分离后可以与R结合，也可以与r结合，并且机会均等。y与Y分离后也可以与R结合或与r结合，并且机会均等，这样就可形成数量相等的四种配子，即YR、Yr、yR、yr，其比例为1：1：1：1。随机受精后子二代有16种组合，9种基因型，分别是YYRR、YyRR、yyRR、YYRr、YyRr、yyRr、YYrr、Yyrr、yyrr，可形成4种表现型，分别是黄圆、黄皱、绿圆、绿皱，比例为9：3：3：1（图 13-7）。

为了验证上述解释的正确性，孟德尔仍然进行了测交实验，即用子一代黄圆豌豆与隐性纯合亲本绿皱豌豆进行杂交。按孟德尔的假设，子一代黄圆豌豆（YyRr）将形成4种数量相等的配子：YR、Yr、yR、yr；纯合绿皱豌豆（yyrr）只形成一种配子yr，随机受精后，子二代将出现黄圆（YyRr）、黄皱（Yyrr）、绿圆（yyRr）、绿皱（yyrr）4种表现型，并且呈1：1：1：1的比例。实验结果与预期完全一致，证实了孟德尔的假设（图 13-8）。

（三）自由组合定律的内容、实质和细胞学基础

具有两对或两对以上相对性状的亲本进行杂交，所产生的子一代在形成配子时，等位基因分离，非等位基因自由组合。这就是自由组合定律，也称孟德尔第二定律。

在配子形成过程中要进行减数分裂，在减数第一次分裂的后期，同源染色体分离，非同源染色体自由组合，非等位基因也随着非同源染色体而自由组合，所以非同源染色体的随机组合就是自由组合定律的细胞学基础。而自由组合定律的实质是非等位基因的自由组合（图 13-9）。

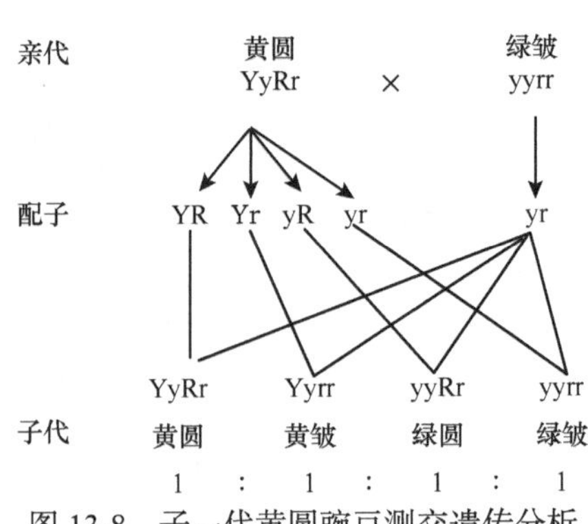

图 13-8　子一代黄圆豌豆测交遗传分析

（四）自由组合定律的应用

自由组合定律也是普遍应用的遗传规律之一。在一个家系中研究两对或两对以上相对性状（或单基因遗传病），且其对应的等位基因分别位于不同对同源染色体上时，就用自由组合定律分析传递规律。

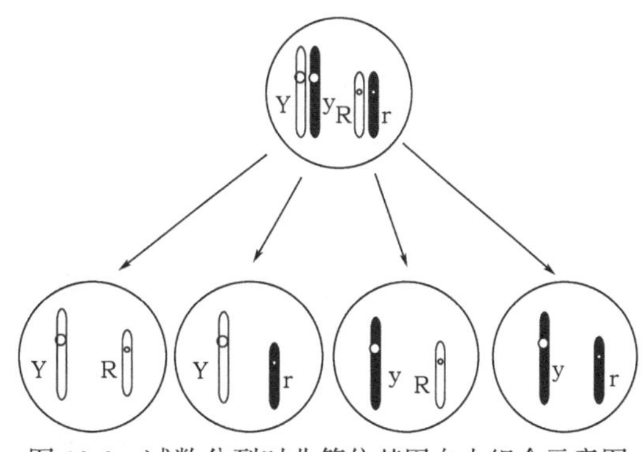

图 13-9 减数分裂时非等位基因自由组合示意图

案例 13-1 中的家系涉及两对相对性状：眼皮与耳垂，且根据遗传资料分析得知对应的两对基因分别位于不同对的同源染色体上，即适于用自由组合定律来分析。

如果用 A 表示双眼皮基因，a 表示单眼皮基因；B 表示有耳垂基因，b 表示无耳垂基因。根据案例描述的信息可知：第一个孩子的基因型为 aabb，那么双眼皮无耳垂的父亲的基因型应为：Aabb，双眼皮有耳垂的母亲的基因型应为 AaBb。根据自由组合定律得出，父亲能形成两种不同类型的精子：Ab 和 ab；母亲能形成四种不同类型的卵子：AB、Ab、aB、ab。每一种精子和每一种卵子将有相同概率结合，结合后形成受精卵的基因型有 AABb、AaBb、AAbb、Aabb、aaBb、aabb 六种，分别表达为双眼皮有耳垂、双眼皮无耳垂、单眼皮有耳垂、单眼皮无耳垂，其比例为 3∶3∶1∶1（表 13-2）。

表 13-2 Aabb 与 AaBb 婚配后子代情况

配子	AB	Ab	aB	ab
Ab	AABb（双有）	AAbb（双无）	AaBb（双有）	Aabb（双无）
ab	AaBb（双有）	Aabb（双无）	aaBb（单有）	aabb（单无）

三 连锁与互换定律

摩尔根和他的助手用果蝇作为实验材料进行杂交实验，不仅证实了孟德尔遗传定律的正确性，还揭示了遗传的第三定律：连锁与互换定律。

知识链接

摩 尔 根

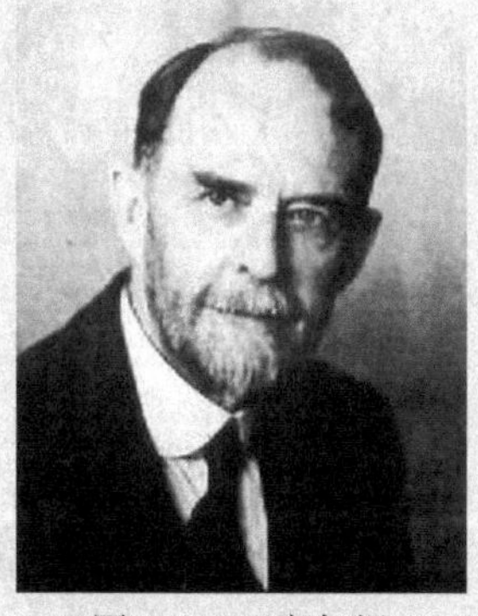
图 13-10 摩尔根

摩尔根（1866—1945，图 13-10），20 世纪最著名的生物学家之一，1866 年出生于美国肯塔基州。1886 年获得动物学学士学位，1890 年获得博士学位。其后分别在布莱恩莫尔学院、哥伦比亚大学和加利福尼亚理工学院等任教和开展研究工作。从 1904～1928 年，摩尔根创建了以果蝇为实验材料的研究室，果蝇做实验材料的优点：果蝇性状之间差别大，易区别，体型小，生命力强，生活周期短（在 25℃条件下，12 天可完成一个世代）。摩尔根发表的《基因论》提出了基因在染色体上呈直线排列的理论，补充和发展了孟德尔的遗传学说，极大地推动了遗传学的向前发展。摩尔根获 1933 年诺贝尔生理学或医学奖。

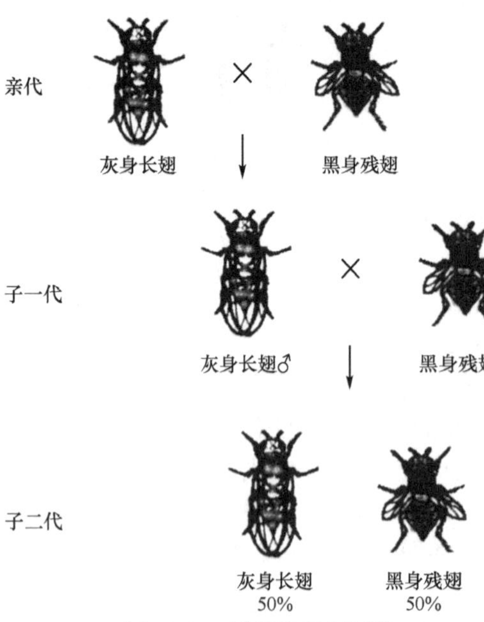

图 13-11 果蝇的完全连锁

（一）完全连锁

摩尔根等发现果蝇有两种类型：野生果蝇为灰身长翅类型（简称灰长）；突变类型为黑身残翅（简称黑残）。用纯合的灰身长翅（BBVV）果蝇与黑身残翅（bbvv）果蝇杂交，子一代都是灰身长翅（BbVv）果蝇，因此灰色（B）对黑色（b）是显性，长翅（V）对残翅（v）是显性。然后用子一代雄果蝇与黑身残翅的雌果蝇测交，按照自由组合定律分析，子二代应该出现灰身长翅、灰身残翅、黑身长翅、黑身残翅四种类型，并且比例也应是 1∶1∶1∶1。但测交结果并非如此，子二代只出现了灰身长翅和黑身残翅两种亲本类型，比例为 1∶1（图 13-11）。

为什么会出现这种结果呢？摩尔根认为，灰身（B）和长翅（V）基因位于同一条染色体上，黑身（b）和残翅（v）基因位于另一条同源染色体上，因此子一代雄果蝇产生配子过程中，仅能形成 BV 和 bv 两类雄配子，黑身残翅雌果蝇产生配子过程中，只能形成一种雌配子 bv，雄配子与雌配子受精后，测交后代只能是灰身长翅（BbVv）和黑身残翅（bbvv）两种类型。这种遗传方式不同于自由组合（图 13-12）。

这种两对或两对以上的等位基因位于同一对同源染色体上，在遗传时，位于一条染色体上的基因常连在一起不分离的现象，称为连锁。子一代灰身长翅雄果蝇和黑身残翅雌果蝇亲本测交后代完全是亲本组合，这种遗传方式称为完全连锁。完全连锁现象在生物界并不常见，仅在雄果蝇和雌家蚕中存在，常见的是不完全连锁遗传。

（二）不完全连锁与互换

摩尔根让子一代灰身长翅（BbVv）的雌果蝇与黑身残翅（bbvv）的雄果蝇测交，测交后代虽然出现了四种类型：灰身长翅（BbVv），黑身残翅（bbvv），灰身残翅（Bbvv），黑身长翅（bbVv），但比例不是 1∶1∶1∶1，而是灰身长翅（BbVv）占 41.5%，黑身残翅（bbvv）占 41.5%，灰身

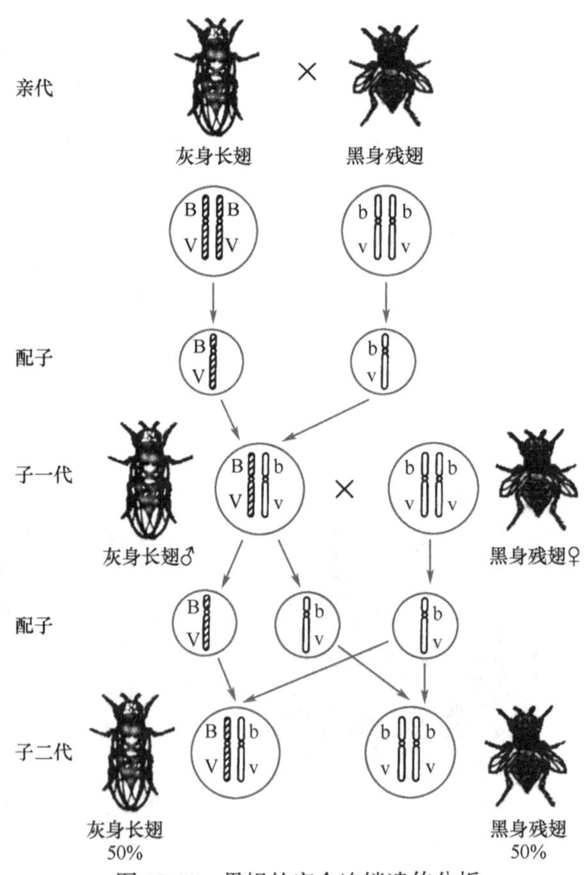

图 13-12 果蝇的完全连锁遗传分析

残翅（Bbvv）占 8.5%，黑身长翅（bbVv）占 8.5%。其中 83%是亲本组合，17%是重新组合（图 13-13）。

为什么会出现如此结果呢？摩尔根认为，子一代雌果蝇形成配子过程中，基因 BV 和 bv 多数保持原来的连锁关系，但由于同源染色体的联会和同源非姐妹染色单体间的交叉，使部分连锁基因 BV 和 bv 之间发生互换，这样可以产生 BV、Bv、bV、bv 四种雌配子，与雄配子 bv 结合后，形成四种类型的测交后代。由于发生上述互换的细胞毕竟是少数，因此子一代雌果蝇产生的 BV 和 bv 的配子数量多，而 Bv 和 bV 的配子少，所以测交后代亲本组合类型多，重新组合类型少，这种遗传方式称为不完全连锁（图 13-14）。

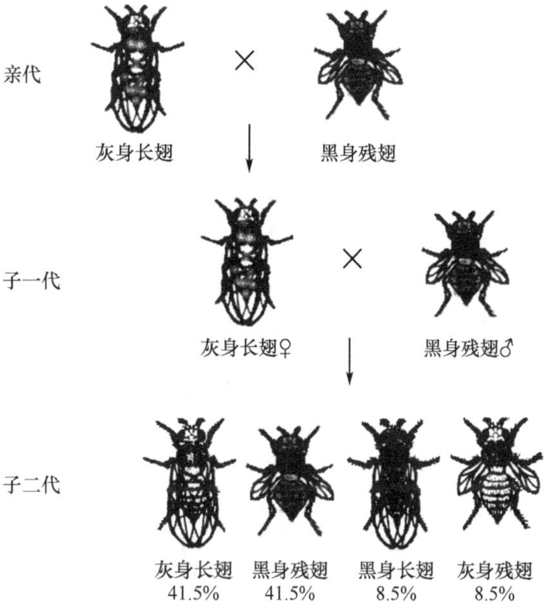

亲代 灰身长翅 × 黑身残翅

子一代 灰身长翅♀ × 黑身残翅♂

子二代 灰身长翅 41.5% 黑身残翅 41.5% 黑身长翅 8.5% 灰身残翅 8.5%

图 13-13 果蝇不完全连锁遗传

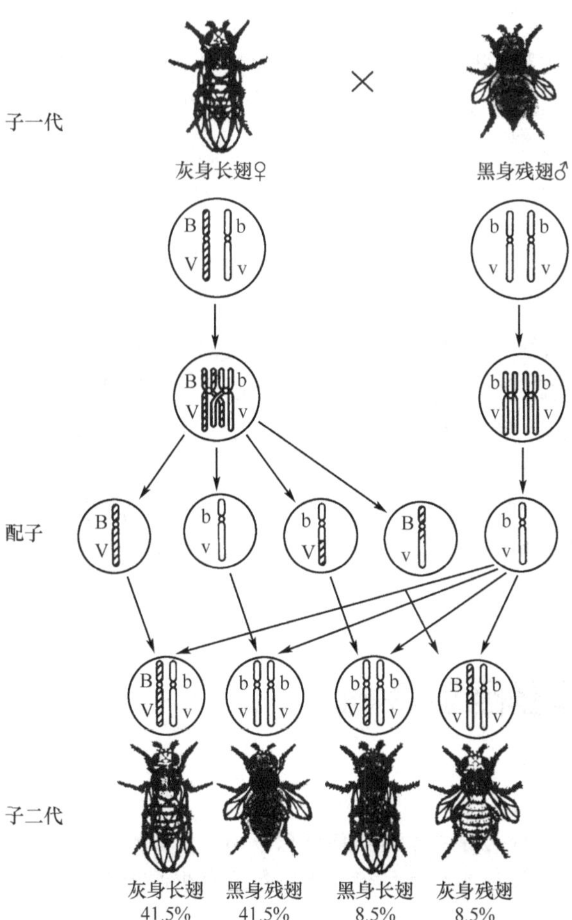

图 13-14 果蝇的不完全连锁遗传分析

（三）连锁与互换定律的实质和细胞学基础

根据以上实验，摩尔根总结出连锁与互换定律，又称为遗传学第三定律。生物体在形成配子时，位于同一条染色体上的基因彼此连锁在一起，作为一个整体进行传递，称为连锁定律。生物体在形成配子时，位于同一条染色体上的基因可能由于非姐妹染色单体之间发生片段的交换而发生重新组合，构成新的连锁关系，称为互换定律。

连锁与互换定律的细胞学基础：减数分裂时同源染色体的联会和同源非姐妹染色单体间的交叉是连锁与互换定律的细胞学基础。互换定律的实质是同源非姐妹染色单体之间交换片段，使某些等位基因的位置相互对调（图 13-15）。

（四）连锁与互换定律的适用范围

生物体的每一条染色体上都有多个基因。根据人类基因组计划的研究结果，1 号染色体上有 2014 个基因，2 号染色体上有 1238 个基因，最小的 Y 染色体上也有 54 个基因。位于同一条染色体上的基因，彼此

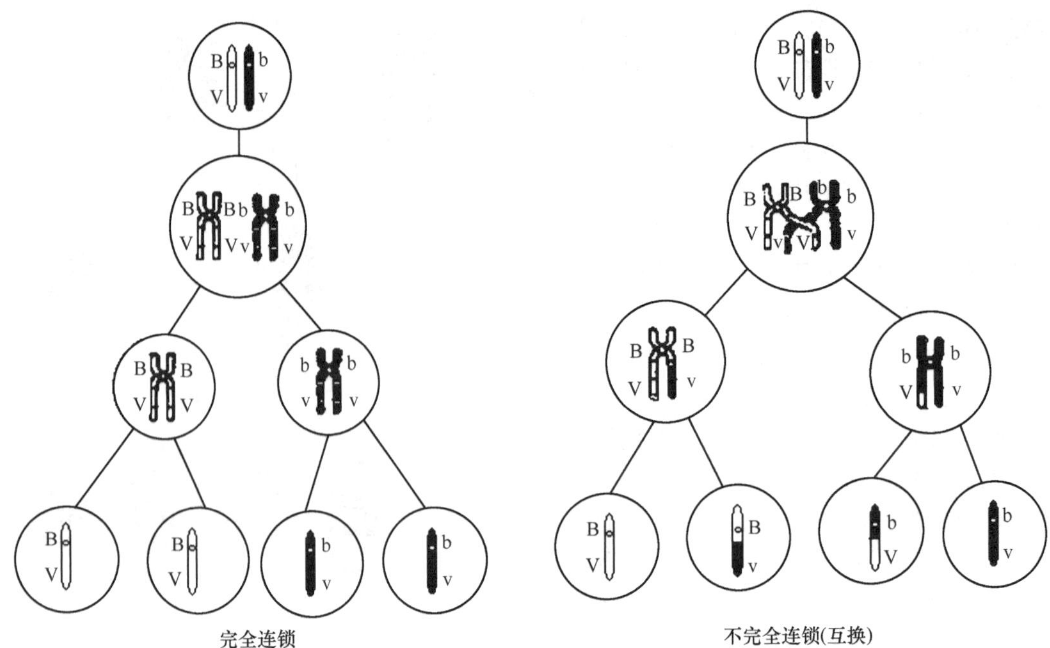

图 13-15　基因连锁与互换图解

连锁，共同构成一个连锁群。一般来说二倍体生物所具有的连锁群数与配子中染色体数目或体细胞染色体对数是相等的。例如，果蝇有 4 对染色体，$2n=8$，$n=4$，可形成 4 个连锁群；豌豆有 7 对染色体，$2n=14$，$n=7$，可以形成 7 个连锁群；人类有 23 对染色体，$2n=46$，$n=23$，其中 22 对常染色体可以形成 22 个连锁群，X 和 Y 染色体各构成一个连锁群，因此人类可以形成 24 个连锁群。

同一连锁群中各对等位基因可以发生互换而重组。互换率是杂交子代中重新组合类型数占全部子代总数的百分率。可用以下公式表示：

互换率（%）=重新组合类型数 /（重新组合类型数+亲本组合类型数）×100%

互换率反映了连锁基因在染色体上的相对距离。一对同源染色体上的两对等位基因距离越远，发生互换的可能性越大，互换率就越高；距离越近，发生互换的可能性越小，互换率就越低。

如在一个家系中研究两对或两对以上相对性状（或单基因遗传病），且其对应的等位基因位于同一对同源染色体上，适于用连锁与互换定律分析传递规律，用互换率计算子代重组类型出现的比例。

第二节　单基因遗传病

● 案例 13-2

进行性肌营养不良是一类由于基因缺陷所导致的原发于肌肉组织的疾病，以进行性加重的肌肉无力和萎缩为主要临床表现，其遗传方式为 X 连锁隐性遗传。现已知某女生的弟弟和舅父均确诊患有此病。据此回答以下问题。

问题： 1. 什么是 X 连锁隐性遗传？除此之外还有哪些遗传方式？

2. 若该女生将来与一正常男性结婚，所生子女是否有患此病的风险？风险有多大？

一 系谱和系谱分析

在临床上常用系谱分析法判断遗传病的遗传方式。系谱是指医生确诊了第一个遗传病患者，即先证者之后，从先证者入手，详细调查其家族成员的发病情况，并用特定的符号（图13-16），按一定的方式将调查结果绘制成的图解，这种图解又称为家系图。系谱分析法是临床上研究人类遗传性状和疾病最常用的方法。进行系谱分析既有助于判断患者是否有遗传病，又有助于区分是单基因病、多基因病还是线粒体疾病，还可用于遗传咨询中个体患病风险的估计和基因定位中的连锁分析等。

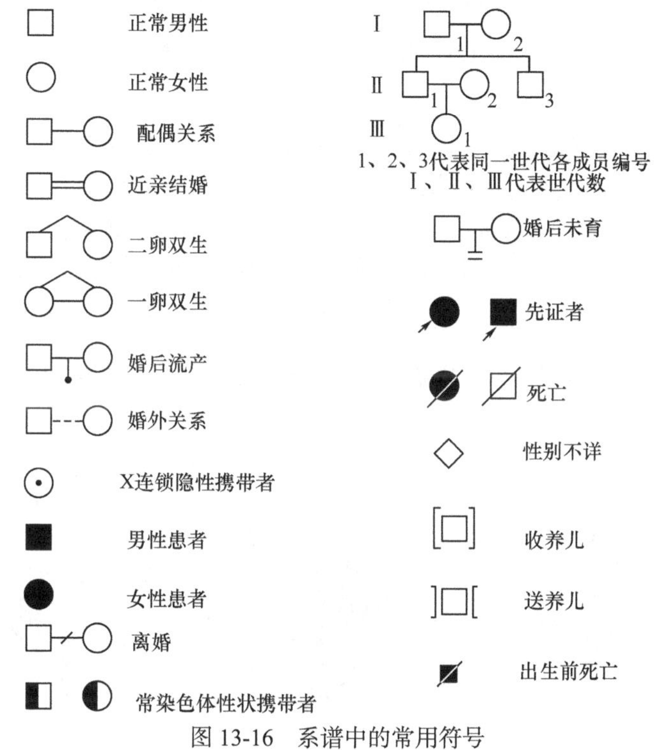

图 13-16　系谱中的常用符号

系谱中不仅包括患病的个体，也包括家族中所有的健康成员。通过系谱可以对这个家系进行回顾性分析，以便确定所发现的某一疾病（或特定性状）在这个家系中是否有遗传因素的作用及其可能的遗传方式，从而为其他具有相同遗传病的家系或患者提供预防或诊治的依据。在进行系谱分析时，仅依据一个家族的系谱资料往往不能反映出该病或性状的遗传方式特点，通常需要将多个具有相同遗传性状或遗传病的家族系谱作综合分析，才能做出准确判断。

在调查和绘制系谱时还应注意：①掌握患者详细的信息，如年龄、病情、死亡原因、是否近亲婚配等；②一般要求有三代以上的成员情况，一个家族中调查的人数越多越好，大家族才能提供更多的信息；③调查时要深入实地察看查询，多收集资料进行综合分析，以确保资料准确无误；④系谱中不能表达的内容应记录在病历内备查。

二 单基因遗传病的基本遗传方式

根据基因所在染色体类型（常染色体或性染色体）和致病基因性质（显性或隐性）的不同，将单基因遗传病分为常染色体显性遗传病、常染色体隐性遗传病、X 连锁显性遗传病、X 连锁隐性遗传病和 Y 连锁遗传病。

（一）常染色体显性遗传

控制某种性状或疾病的基因位于常染色体（1～22 号染色体）上，而且致病基因的性质是显性的，这种遗传方式称为常染色体显性遗传（autosomal dominance inheritance，AD）。由常染色体上显性致病基因引起的疾病，称为常染色体显性遗传病。

人群中常染色体显性遗传病的发病率约为 0.9%，目前已经被认识的有 4000 余种，常见的常染色体显性遗传病有家族性多发性结肠息肉、软骨发育不全症、慢性进行性舞蹈病、多囊肾（成年型）、视网膜母细胞瘤、家族性痛风症、多指（趾）、短指（趾）等。

知识链接

OMIM

OMIM 为“Online Mendelian Inheritance in Man”的简称，意即“在线人类孟德尔遗传”，是人类基因和遗传病表型的数据库。该网站的主要特点是有 20 多个相关链接和强大的搜索功能。例如，当搜索 phenylketonuria（苯丙酮尿症）时，搜索结果主要有 OMIM 编号、疾病或基因名称、临床特征、生化特征、遗传方式、致病机制、诊断、治疗、等位变异型和参考文献等内容。

短指（趾）为较常见的手（足）部畸形，患者由于指（趾）骨短小或缺如，导致手指（趾）变短（图 13-17）。

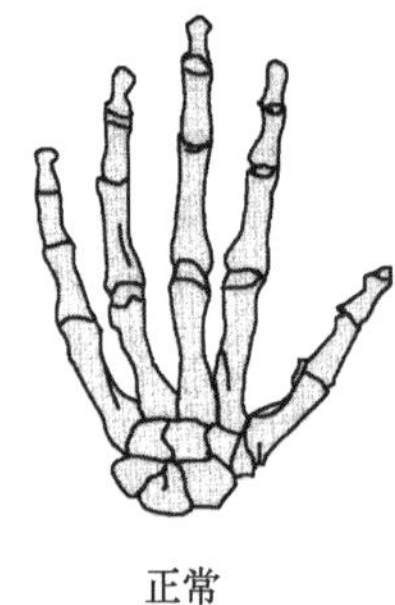

正常

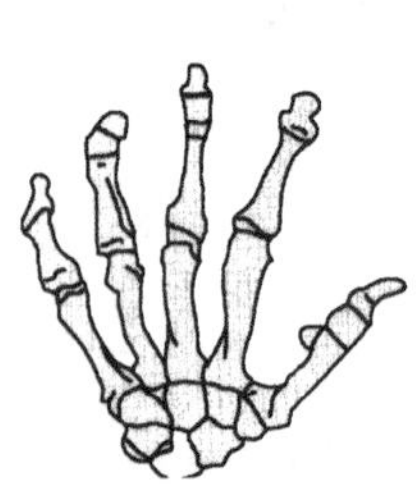

短指

图 13-17　正常手与短指手比较

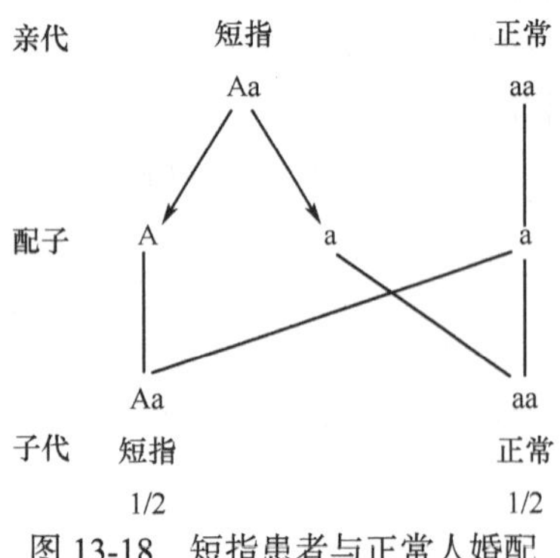

图 13-18　短指患者与正常人婚配

如果用 A 表示决定短指（趾）的显性基因，a 表示正常的等位隐性基因，短指（趾）患者的基因型有两种，纯合子（AA）和杂合子（Aa），他们在临床表现上无区别。大多数短指（趾）患者的基因型是 Aa，而不是 AA。这是因为按照孟德尔分离定律，成对的基因一个来自父方，一个来自母方，只有父母都是短指（趾）畸形患者时，才能生出 AA 型的子女，而这种婚配概率极小。临床上大都是杂合子（Aa）患者与正常人（aa）婚配（图 13-18），后代中患者与正常人的比例为 1∶1，即子女将有 1/2 的概率发病。

图 13-19 是一短指家族的系谱，此系谱基本反映了常染

色体显性遗传的特点，现归纳如下：

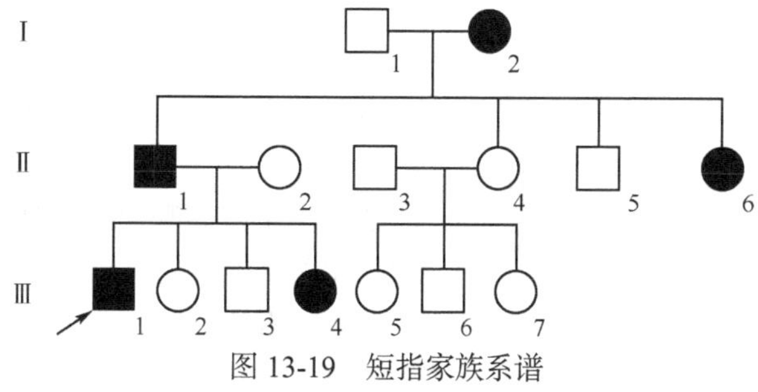

图 13-19 短指家族系谱

（1）系谱中每代均有患者，即连续传递。

（2）由于致病基因在常染色体上，性状的遗传与性别无关，男女患病机会均等。

（3）患者双亲中往往有一方是患者，而且常为杂合子。

（4）患者的同胞约有 1/2 的个体患病，患者的子女约有 1/2 的个体患病。也可以说，他们都有 1/2 的发病风险。

（5）若双亲无病，子女一般不发病。只有在基因突变的情况下，才能看到双亲无病子女患病的个别病例。

由于基因表达受到多种复杂的内外环境因素的影响，杂合子（Aa）有可能出现不同的表现形式，如不完全显性、不规则显性、共显性、延迟显性等，这些内容将在后面进行阐述。

（二）常染色体隐性遗传

控制某种性状或疾病的基因位于常染色体（1～22 号染色体）上，而且致病基因的性质是隐性的，这种遗传方式称为常染色体隐性遗传（autosomal recessive inheritance，AR）。由常染色体上的隐性致病基因引起的疾病，称为常染色体隐性遗传病。

目前已被确认的常染色体隐性遗传病有 1700 余种。例如，白化病Ⅰ型、苯丙酮尿症、尿黑酸尿症、先天性聋哑、高度近视、半乳糖血症、肝豆状核变性、镰状细胞贫血等。大多数先天性代谢病为常染色体隐性遗传。

白化病（albinism）是由于黑色素合成减少或缺乏而导致的多种遗传性疾病的总称，主要表现为皮肤、毛发及眼部的色素减退。多种基因的突变均可以导致白化病的症状。根据患者的临床表现和基因型，白化病可以分为非综合性白化病和综合性白化病两大类。非综合性白化病又包括眼白化病和眼皮肤白化病。大多数眼皮肤白化病为常染色体隐性遗传病（图 13-20）。

大多数情况下，只有一对基因都是隐性致病基因时才表现出眼皮肤白化现象，所以患者的基因型都是纯合子（aa）。当一个个体为杂合子（Aa）时，虽然本人不发病，但为致病基因携带者（携带有致病基因而表现型正常的个体），他能将致病基因传给后代。因此，患者父母双方都应是致病基因的携带者。如果两个携带者（Aa）婚配（图 13-21），后代中正常人与患者的比例为 3∶1，即子女将有 1/4 的概率为患者（aa），3/4 的概率为正常人。表型正常的子女中约有 2/3 为携带者，即每一个正常子女有 2/3 的可能性为携带者。

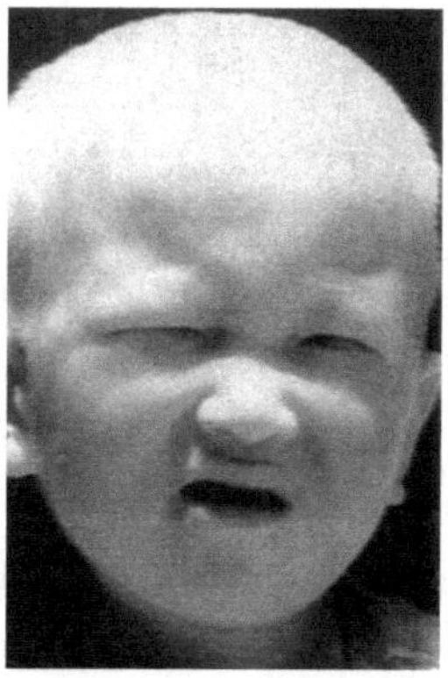

图 13-20 白化病患者

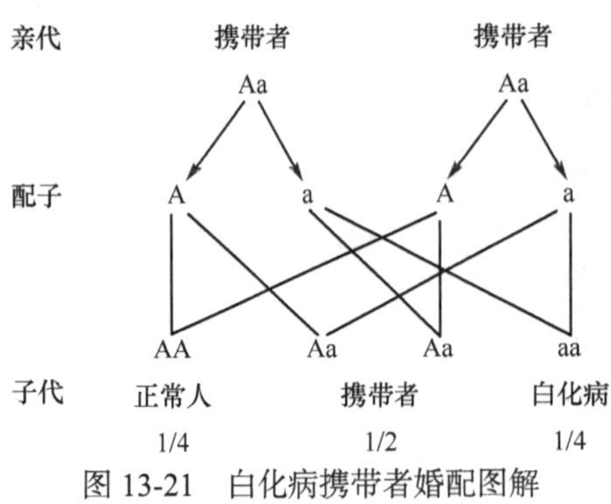

图 13-21　白化病携带者婚配图解

图 13-22 是一个眼皮肤白化病家族的系谱，这个系谱基本反映了常染色体隐性遗传的特点，现归纳如下。

（1）常为散发，即不连续传递，有的系谱中只见先证者。

（2）由于致病基因在常染色体上，性状的遗传与性别无关，男女患病机会均等。

（3）患者双亲往往无病，但他们都是致病基因的携带者。

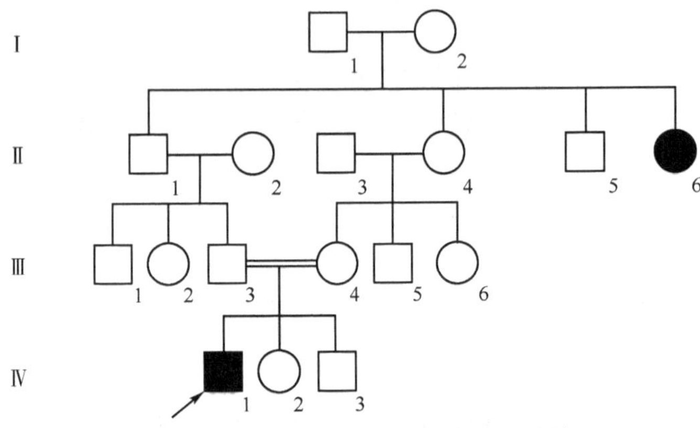

图 13-22　一个眼皮肤白化病家族的系谱

（4）患者同胞约有 1/4 的概率患病，患者的正常同胞约有 2/3 的概率为携带者。

（5）近亲婚配的子女比非近亲婚配的子女发病风险高。

知识链接

达尔文的婚姻悲剧

达尔文是 19 世纪伟大的生物学家，也是进化论的奠基人。1839 年 1 月，30 岁的达尔文与他舅舅的女儿爱玛结婚。他们的孩子中竟有 3 人早夭，3 人终身不育。这件事情让达尔文百思不得其解，他与爱玛都是健康人，生理上没有什么缺陷，精神也很正常，为什么生下的孩子却都是如此呢？达尔文到了晚年，在研究植物的生物进化过程时发现，异花授粉的个体比自花授粉的个体结出的果实又大又多，而且自花授粉的个体非常容易被大自然淘汰。这时，达尔文才恍然大悟：大自然讨厌近亲婚配。

事实上，一些发病率极低的遗传病仅见于近亲结婚所生的子女中。通常将 3～4 代内有共同祖先的个体称为近亲（close relative）。近亲结婚是指在 3～4 代中有共同祖先的两个个体的婚配。近亲结婚后代发病风险较高的原因，在于近亲结婚的双方容易从共同的祖先继承到相同的隐性致病基因，这些相同基因在传递给下一代时，基因纯合的概率比随机婚配高，故表现为发病风险增高。

历史上，有些国家和地区曾鼓励近亲婚配，不过，现在大多数国家都已禁止。《中华人民共和国婚姻法》中有直系血亲和三代以内的旁系血亲禁止结婚的规定，所以我国近亲婚配的比率大大降低。可是在一些偏僻、落后的农村或山区及一些少数民族地区，还存在近亲婚配的现象。

对于具有共同祖先的个体之间的亲缘关系可用亲缘系数来衡量。亲缘系数（coefficient of relationship）是指具有共同祖先的两个个体在同一个基因座位上具有相同等位基因的概率。近亲婚配时，夫妇双方有一定的血缘关系，即在一定程度上有相同的遗传基础。例如，父亲的基因型为 Aa，他将 A 或 a 传递给子女的可能性各为 1/2。同理可知，母亲的任何一对基因的其中一个传给子女的可能性也是 1/2。另外，父亲将自身任何一对基因中的某一个同时传给两个子女的可能性是 1/2×1/2＝1/4，母亲将自身任何一对基因中的某一个同时传两个子女的可能性也是 1/2×1/2＝1/4，这样可推知：两个同胞从双亲那里得到相同基因的总概率为 1/4+1/4＝1/2，即同胞间的亲缘系数为 1/2（表 13-3）。

表 13-3　亲缘关系与亲缘系数

亲属级别	亲属关系	亲缘系数
一级亲属	父母与子女、同胞兄妹	1/2
二级亲属	叔侄女、姑侄、舅甥女	1/4
三级亲属	表兄妹、堂兄妹	1/8

按照亲缘系数的大小，一个家系中的亲属可分为一级亲属、二级亲属和三级亲属等。

亲缘系数可用于近亲结婚中常染色体隐性遗传病发病风险的计算。如果某种常染色体隐性遗传病在群体中携带者的频率为 1/50，当夫妇均为携带者时，每次生育隐性遗传病患儿的可能性为 1/4，随机婚配出生患儿的风险为 1/50×1/50×1/4=1/10 000，表亲婚配出生患儿的风险为 1/50×1/8×1/4=1/1 600，后者比前者高 6.25 倍。如果群体中携带者的频率为 1/500，后者比前者高 62.5 倍，因此近亲婚配可增加群体中隐性遗传病的发病率。而且常染色体隐性遗传病越少见，群体发病率越低，近亲婚配后代的相对发病风险越高。

（三）X 连锁显性遗传

控制某种性状或疾病的基因位于 X 染色体上，这些基因将随 X 染色体而传递，这种遗传方式称为 X 连锁遗传（XL），X 连锁遗传包括 X 连锁显性遗传和 X 连锁隐性遗传。在 X 连锁遗传中，男性的致病基因只能从母亲获得，将来只能传给女儿，不存在从男性到男性的传递，故称交叉遗传。

控制某种性状或疾病的基因位于 X 染色体上，其性质是显性的，这种遗传方式称为 X 连锁显性遗传（X-linked dominant inheritance，XD），位于 X 染色体上的显性基因控制的疾病称为 X 连锁显性遗传病，较为常见的有遗传性肾炎、抗维生素 D 性佝偻病等。

在 X 连锁显性遗传病中，假定突变的致病基因为 A，则女性的基因型有 3 种：X^AX^A、X^AX^a、X^aX^a，其中 X^AX^A、X^AX^a 的个体患病，X^aX^a 的个体正常。男性的基因型有 2 种：X^AY、X^aY，其中 X^AY 的个体患病，X^aY 的个体正常。由于女性有 2 条 X 染色体，只要其中任何一条带有致病基因就会发病，所以人群中女性患者多于男性患者。另外，由于群体中致病基因的频率很低，故临床上很少见到纯合子（X^AX^A）女性患者。女性患者的基因型绝大多数是杂合子（X^AX^a）。杂合子女性患者病情一般较轻，可能是正常等位基因起到了功能补偿作用。常见婚配类型为女性杂合子（X^AX^a）患者与正常男性（X^aY）婚配（图 13-23）或男性患者（X^AY）与正常女性（X^aX^a）婚配（图 13-24）。

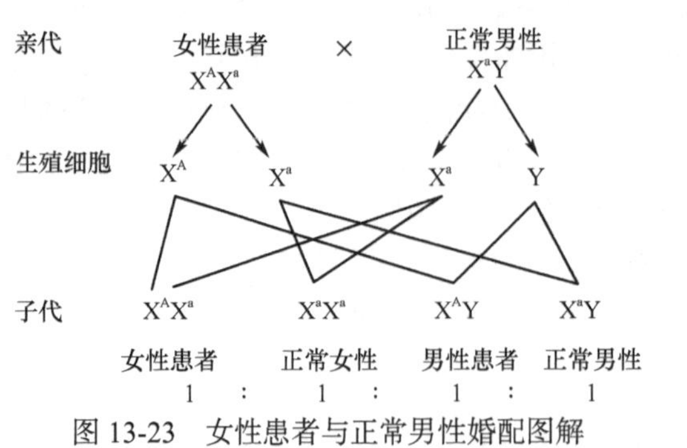

图 13-23　女性患者与正常男性婚配图解

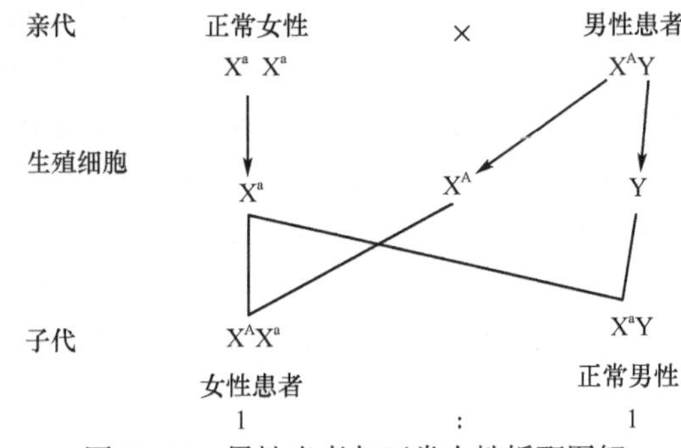

图 13-24　男性患者与正常女性婚配图解

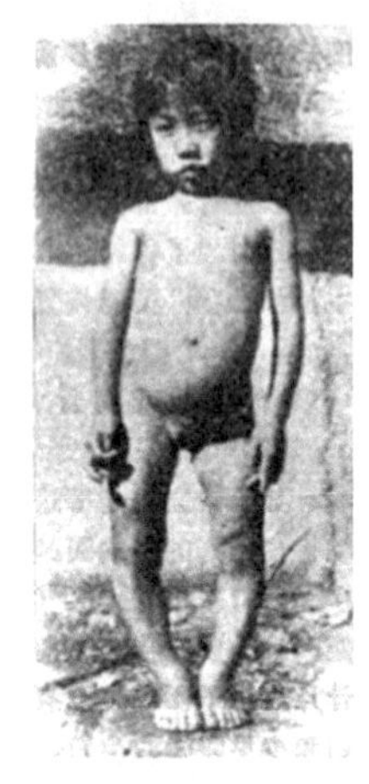

图 13-25　抗维生素 D 性佝偻病

抗维生素 D 性佝偻病可以作为 X 连锁显性遗传病的实例。患者由于肾远曲小管对磷的重吸收障碍，小肠对磷、钙的吸收不良，因此，形成佝偻病。患者可有身材矮小、“O” 形腿、骨骼发育畸形、多发骨折等症状。由于用常规剂量的维生素 D 治疗不能奏效，故有抗维生素 D 性佝偻病之称（图 13-25）。

图 13-26 是一抗维生素 D 性佝偻病系谱，这个系谱基本反映出了 X 连锁显性遗传的特点，归纳如下。

（1）女性患者多于男性患者，女性患者的病情常较轻。

（2）患者双亲往往有一方是患者。

（3）男性患者的子女中，女儿都发病，儿子都正常。

（4）女性患者（杂合子）的子女中，儿子和女儿各有 1/2 概率患病。

（5）可看到连续两代以上都有患者。

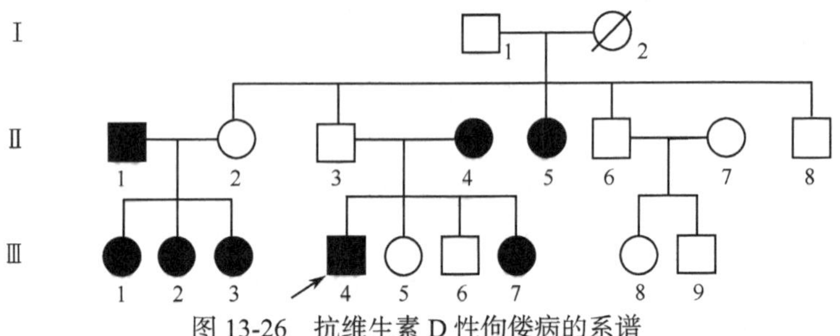

图 13-26　抗维生素 D 性佝偻病的系谱

（四）X 连锁隐性遗传

控制某种性状或疾病的基因位于 X 染色体上，其性质是隐性的，并随着 X 染色体而传递，这种遗传方式称为 X 连锁隐性遗传（X-linked recessive inheritance，XR）。位于 X 染色体上的隐性基因控制的疾病称为 X 连锁隐性遗传病。较为常见的有红绿色盲、血友病、鱼鳞病、假肥大型进行性肌营养不良、家族性低血红蛋白性小细胞贫血等。

由于女性有 2 条 X 染色体，当隐性致病基因在杂合状态（X^AX^a）时，女性是表型正常的致病基因携带者。只有当 2 条 X 染色体上的基因都是隐性致病基因，即纯合子（X^aX^a）时才表现患病。男性只有 1 条 X 染色体，Y 染色体上缺少同源节段，所以只要 X 染色体上有一个隐性致病基因（X^aY）就发病，故男性患者多于女性患者。

红绿色盲可作为 X 连锁隐性遗传病的实例。色盲有全色盲和红绿色盲之分。前者不能辨别任何颜色，一般认为是常染色体隐性遗传；后者最为常见，表现为对红、绿色的辨别力降低，呈 X 连锁隐性遗传，致病基因定位于 Xq28。据报道，男性发病率 7.0%，女性发病率为 0.5%。

如果一个红绿色盲男性患者（X^aY）与一个色觉正常女性（X^AX^A）婚配，子代中女儿色觉正常，但都是携带者，儿子都正常（图 13-27）。男性患者的致病基因只传给女儿，不传给儿子。如果一个女性红绿色盲携带者（X^AX^a）与一个正常男性（X^AY）婚配，子代中儿子有 1/2 的发病风险，女儿则没有发病风险，但成为携带者的概率为 1/2（图 13-28）。也就是说在双亲无病的情况下，儿子可能发病，女儿不会发病。

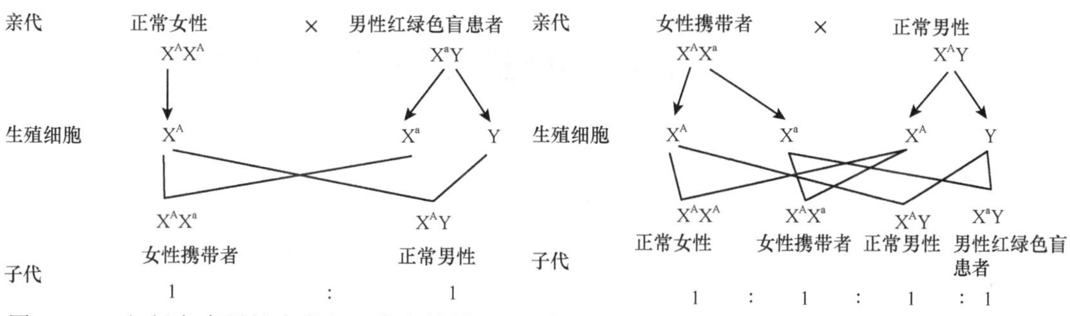

图 13-27 红绿色盲男性患者与正常女性婚配图解

图 13-28 女性红绿色盲携带者与正常男性婚配图解

图 13-29 是一红绿色盲系谱。这个系谱基本反映了 X 连锁隐性遗传的系谱特点，现归纳如下。

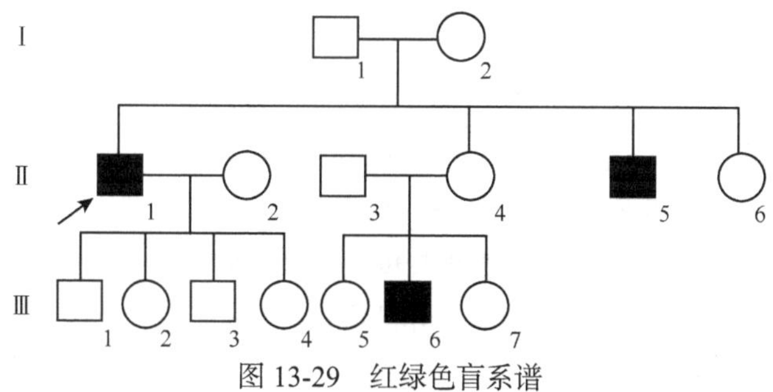

图 13-29 红绿色盲系谱

（1）人群中男性患者多于女性患者，系谱中往往只有男性患者。

（2）双亲无病时，儿子可能发病，女儿不会发病。

（3）由于交叉遗传，男性患者的兄弟、外祖父、舅父、姨表兄弟、外甥、外孙等有可能是患者。

（4）如果女性是患者，其父亲一定也是患者，母亲是携带者或是患者。

（五）Y 连锁遗传

控制某种性状或疾病的基因位于 Y 染色体上，并随着 Y 染色体而传递，这种遗传方式称为 Y 连锁遗传（Y-linked inheritance，YL）。由于女性没有 Y 染色体，故女性不会出现相应的性状或疾病。这类致病基因只由父亲传给儿子，再由儿子传给孙子。

外耳道多毛症就是一种 Y 连锁遗传病。患者到了青春期，外耳道中可长出 2～3cm 成丛的黑色硬毛，常伸出耳孔之外。图 13-30 是一个外耳道多毛症的系谱，该系谱中祖孙三代患者全为男性，女性均无此症状。

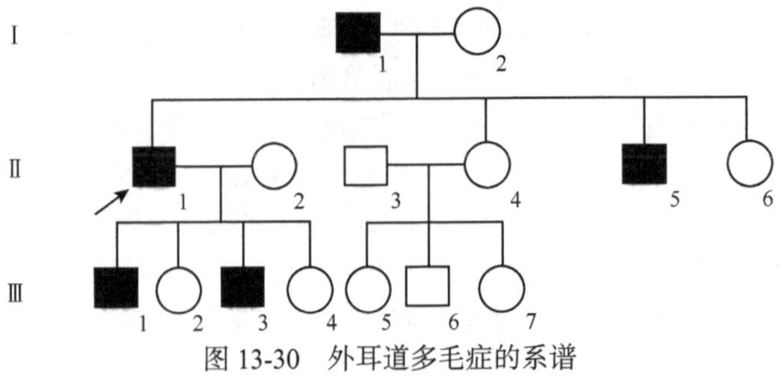

图 13-30　外耳道多毛症的系谱

第三节　影响单基因遗传病分析的因素

案例 13-3

遗传性非综合性耳聋大多数都是以耳聋为唯一症状，而遗传方式也大多是呈常染色体隐性遗传。甲、乙二人为一对先天性聋哑的夫妻，他们在婚后生了一个正常听力的孩子。

问题：你能从遗传学的角度对此做出解释吗?

通常根据突变基因的性质，把其所控制的性状分为显性性状和隐性性状两大类。在理论上，两者在群体中呈现出各自的分布规律，对于一种遗传病，通过对其家系的调查和系谱分析，即可对该病的遗传方式作出初步判断，且能根据孟德尔的分离定律预测家系中子女的发病风险。但实际上某些突变基因性状的遗传存在着许多例外情况，这可能是受到遗传背景或环境因素的影响所致。

一　表现度和外显率

表现度（expressivity）是在不同遗传背景和环境因素的影响下，同一基因型的不同个体或同一个体的不同部位，在性状或疾病的表现程度上存在的差异。

轴后型多指（趾）A 型是一种常染色体显性遗传病，基因型为 Aa 的不同杂合体个体可以表现出指（趾）数多少的不同；多余的指（趾）长短程度也有所不同。这些差异既可出现在不同的个体身上，也可出现在同一个体的不同部位。这种现象也称为表现变异性。

外显率（penetrance）是指某一显性基因在杂合状态下或隐性纯合基因在特定的环境中形成相应表型的比例，一般用百分率（%）来表示。例如，在 100 名显性遗传的杂合子（Aa）中，80 人形成了与基因 A 相应的性状，20 人未出现相应的性状，那么基因 A 的外显率就为 80/100×100%=80%。外显率为 100%时为完全外显。外显率低于 100%时就为不完全外显。

值得注意的是，外显率和表现度是两个不同的概念，其根本区别在于：外显率表明基因表达与否，表现度说明的是在基因表达的前提下的表现程度如何。

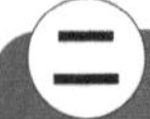

二　表型模拟

由于环境因素的作用使某一个体的表现型恰好与某一特定基因所控制的表型相同或相似，这种由环境因素引起的表现型称为表现型模拟或拟表型（phenocopy）。例如，母亲在妊娠的早期若感染风疹病毒，可严重影响胎儿内耳的发育而导致先天性聋哑，或由于使用药物（链霉素）而引起聋哑。风疹病毒或药物所致的先天性聋哑与常染色体隐性遗传的先天性聋哑具有相同的表型，这种拟表型是由于环境因素的影响，并非生殖细胞中基因的改变所致。因此，这种聋哑不遗传给后代。

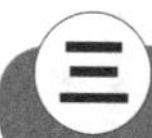

三 基因的多效性和遗传异质性

基因多效性（pleiotropy）是指一个基因可以决定或影响多个性状，产生多种表型效应。在生物体内，很多生理生化过程都是相互联系、相互依赖的。一个基因的改变可直接或间接影响其他生化过程的正常进行，从而引起多种性状的改变。例如，苯丙酮尿症是一种常染色体隐性遗传病。由于基因突变，使苯丙氨酸羟化酶发生缺陷，从而引起一系列连锁反应。如苯丙氨酸主要代谢受阻，黑色素不能形成，出现白化症状；又随着苯丙氨酸代谢旁路的开放，形成过多的苯丙酮酸，并随尿液排出，导致苯丙酮尿症；而苯丙酮酸及其衍生物又可影响脑的发育，造成智力障碍。

遗传异质性（genetic heterogeneity）是指表现型相同而基因型不同的现象。一种表现型并不一定是同一种基因型表达的结果，几种基因型可能表现为同一表现型。例如，人群中的先天性聋哑患者，约75%的遗传方式为AR，另外，还有AD、XR、多基因遗传和环境因素导致的。目前常染色体隐性遗传的聋哑又分Ⅰ型、Ⅱ型和半致死型等。Ⅰ型共有35个不同位点的致病基因。在这35个基因座位上，任一等位基因处于纯合状态，均可导致先天性聋哑，这种聋哑个体占全部先天性聋哑的68%，人群中携带者频率高达16%。这可以解释为什么一对夫妇均患聋哑，但所生子女却正常的情况。这是因为夫妇双方的聋哑基因不在相同的基因座位上的缘故。Ⅱ型有6个基因座，每个基因座纯合均可导致先天性耳聋。半致死型患者常伴发智力低下和性腺发育不全。

随着分子生物学实验技术、分析手段的不断精细，人们对人类基因组的了解越来越深入，已经在越来越多的病例中观察到遗传异质性的存在。

四 遗传早现与延迟显性

遗传早现是指一些显性遗传病在连续几代的遗传过程中，发病年龄逐代提前、病情严重程度逐代增加的现象。例如，强直性肌营养不良1型（DM1）是一种累及成年人的肌营养不良，其主要特征是肌无力，从面部开始，然后到颈、手，逐渐遍布全身。近年来的研究表明DM1的严重程度、发病年龄与存在于DMPK基因的非翻译区的三核苷酸（GTC）重复序列拷贝数有关，拷贝数越大，发病年龄越早，病情越严重。

延迟显性是指有些显性遗传病的杂合子（Aa）在生命的早期并不表现出应有的临床表现，而是在达到一定的年龄阶段后才表现出疾病。例如，亨廷顿病（Huntington disease）通常要到30岁以后才会发病。

五 从性遗传和限性遗传

从性遗传（sex-influenced inheritance）是指位于常染色体上的基因，由于性别差异而造成的男女表达比例不同或表达程度不同的现象，此现象并不是由性染色体上基因控制的。例如，早秃，其遗传方式呈常染色体显性遗传，主要表现为从头顶中心向周围进行性对称性地脱发。该病与患者体内的雄激素含量水平有关，男性杂合子（Aa）患者一般在35岁出现秃顶，而女性由于体内雄激素含量水平较男性低，故女性杂合子（Aa）不出现脱发，只有纯合体才出现较轻的脱发症状，但也仅为头顶部少量脱发或毛发稀疏、细软等。

知识链接

原发性血色病

原发性血色病（idiopathic hemochromatosis）是一种 AD 遗传病，患者由于含铁的血黄素在组织中大量沉积，引起皮肤色素沉着、肝硬化、糖尿病三联综合征。群体中男性发病率较女性高 10～20 倍，究其原因，可能是由于女性月经、流产或妊娠等生理或病理性失血导致铁质丢失，减轻了铁质的沉积，故不易表现出症状。

限性遗传（sex-limited inheritance）是指某些位于常染色体上的基因，其表达受性别限制，只在一种性别表现，不在另一种性别表现的现象。例如，子宫阴道积水，是由常染色体上隐性基因决定的，只在女性纯合体表现，而前列腺癌则只在男性表现。这些主要是由于解剖学结构上的性别差异造成的。

六 遗传印记

遗传印记是哺乳动物及人类普遍存在的一种遗传现象，很难用经典的孟德尔定律来解释。根据孟德尔定律，控制某一性状或遗传病的基因无论来自父方还是来自母方，所产生的表型效应是相同的，但是越来越多的研究发现，来自双亲的同源染色体或等位基因存在功能上的差异，也就是说当它们发生相同改变时，所表达出来的性状却不同。例如，亨廷顿病是一种常染色体延迟显性遗传病，常于 30～40 岁时发病，如果致病基因是母亲传来的，则子女的发病年龄不会提前且症状不加重，仅表现为舞蹈样动作；如果是从父亲传来的致病基因，子女发病早且病情严重，经过几代男性的传递可使患者在 20 岁前发病，这称为遗传早现。早现现象一般来自于不稳定、可扩展的三核苷酸重复序列。正常人重复 9～34 次，平均 20 次；患者重复 37～100 次，平均约 46 次。亨廷顿病发病年龄的变化及病情轻重程度均与传递致病基因的亲本即遗传印记有关。像这样由双亲性别决定基因功能上的差异称为遗传印记（genetic imprinting）。这些等位基因在传递上是符合遗传学基本规律的，但在表达方面受传递双亲性别的影响。

知识链接

PWS 与 AS

Prader-Willi 综合征（PWS）和 Angelman 综合征（AS）是涉及 15q11-q13 区域的染色体缺失的两种完全不同的疾病。当患儿缺失的 15 号染色体来自父亲时，表现为 PWS，即暴饮暴食、过度肥胖、智力缺陷、行为异常、身材矮小、性腺功能减退；当患儿缺失的 15 号染色体来自母亲时，表现为 AS，即大嘴、呆笑、步态不稳、癫痫和严重的智力低下。这两种综合征的 15 号染色体缺失分别来自父亲和母亲，说明遗传印记所致的相同基因不同表达的可能性。

七 不完全显性和不规则显性

在某些常染色体显性遗传病中，杂合子（Aa）的表现型介于显性纯合子（AA）与隐性纯合子（aa）的表现型之间，这种现象称为不完全显性遗传（incomplete dominance inheritance）或半显性遗传（semi-dominance inheritance）。例如，β-珠蛋白生成障碍性贫血、软骨发育不全症、家族性高胆固醇血症、苯硫脲尝味能力等。

β-珠蛋白生成障碍性贫血（或称 β-地中海贫血），是由于血红蛋白 β 链合成障碍而造成的贫血。主要高发于地中海地区，因此而得名，其次为中东、印度、巴基斯坦、东南亚、中国南方和北非一些地区，在中国南方高发区 β-地中海贫血基因携带者检出率为 1%～7%。不同基因型的个体，由于 β 链合成受到不同程度的影响，在临床上会出现不同的病情：①显性纯合子（$\beta^{Th}\beta^{Th}$）是重型患者，不能合成或只能合成很少量的 β 链，因此患者在出生后几个月内便出现严重的进行性贫血，常靠输血维持生命，多在婴幼儿期夭折；②杂合子（$\beta^{Th}\beta^{th}$）是轻型患者，β 链合成部分受抑制，所以临床症状较轻，只表现轻度或中度贫血；③隐性纯合子（$\beta^{th}\beta^{th}$）是正常人，β 链合成正常。

不规则显性遗传（irregular dominance inheritance）是指在有些常染色体显性遗传病中，杂合子（Aa）的显性基因由于某种原因并不表现出相应的性状。但却可以把显性基因（A）传递下去，使后代具有该显性性状。这种现象的发生可能是受所处的遗传背景和环境因素的影响，使显性基因的作用没能表达出来，或者表达的程度有差异，使显性性状的传递不规则，如多指、Marfan 综合征、成骨发育不全症 I 型、I 型神经纤维瘤等。

在人类多指症的遗传中，有些杂合子（Aa）个体携带有显性致病基因（A），却不一定表现为患病，但显性致病基因依然可以向后代传递，使后代中可以出现该病的患儿，因此在系谱中可以出现隔代遗传的现象。

图 13-31 是一个多指症的系谱，在该系谱中，先证者 II_2 的 3 个子女中，一个正常，2 个患多指症，说明该先证者是杂合子（Aa）。他的父母 I_3 和 I_4 都正常，其伯父 I_2 是多指症患者。由此可见，他的父亲 I_3 可能是杂合子（Aa），由于其遗传背景和环境因素的影响，使显性致病基因（A）未能表达，所以父亲 I_3 手指正常，但并不影响其将致病基因传给后代，使后代出现患者。

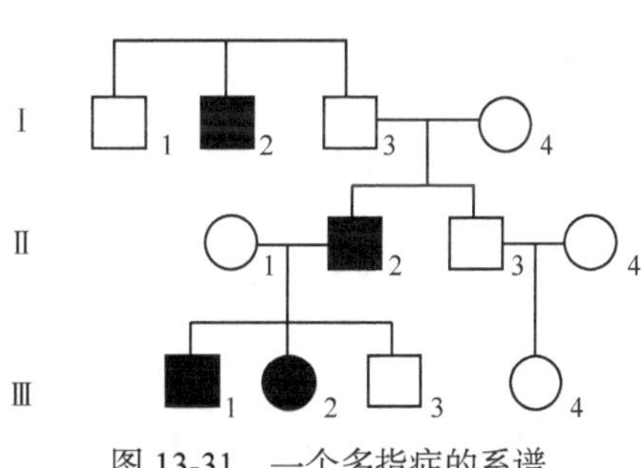

图 13-31　一个多指症的系谱

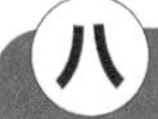

八 共显性遗传

一对等位基因在杂合状态下，没有显性和隐性的区别，两种基因的作用都完全表现出来，这种遗传方式称为共显性（co-dominance）。例如，人类 ABO 血型系统、MN 血型系统就属于这种遗传方式。

人类 ABO 血型系统是由一组位于 9q34 上的复等位基因（I^A、I^B、i）所决定的。复等位基因是指在一个群体中，一对特定的基因座位上的等位基因不是 2 种，而是 3 种或 3 种以上，但对于每个个体来说，只能具有其中的任何 2 个基因。ABO 血型分为 4 种：A、B、AB 和 O 型，而基因型有 6 种。它们之间的关系见表 13-4。

表 13-4　ABO 血型系统的基因型和表现型

基因型	表现型
I^AI^A　I^Ai	A
I^BI^B　I^Bi	B
I^AI^B	AB
ii	O

基因 I^A、I^B 对 i 为显性，而 I^A 和 I^B 没有显性和隐性区别，表现为共显性。所以基因型 I^AI^B 的个体表型为 AB 血型。根据孟德尔分离定律，已知双亲血型，可以估计出子女可能出现的血型和不可能出现的血型（表 13-5），即双亲和子女之间在血型上具有特定的遗传关系，这在法医学的亲子鉴定中有一定意义。

表 13-5 双亲和子女之间 ABO 血型的遗传关系

双亲血型	子女中可能出现的血型	子女中不可能出现的血型
A×A	A，O	B，AB
A×O	A，O	B，AB
A×B	A，B，AB，O	—
A×AB	A，B，AB	O
B×B	B，O	A，AB
B×O	B，O	A，AB
B×AB	A，B，AB	O
AB×O	A，B	O，AB
AB×AB	A，B，AB	O
O×O	O	A，B，AB

第四节　两种单基因遗传病的遗传

● 案例 13-4

一对夫妇，男方表现型正常，女方同时患有白化病和先天性聋哑，已生下一个患有白化病和聋哑的儿子。

问题：如果这对夫妇想再次生育，你能为他们提供哪些建议？依据是什么？

在临床上进行家系调查时常会发现两种单基因病同时存在于一个家系中，控制这两种疾病的基因是否位于同一对染色体上，决定着这两种单基因病的伴随传递情况。

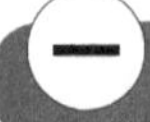

一　两种单基因遗传病的自由组合

如果两种单基因病的致病基因位于不同对染色体上，按照自由组合定律进行复发风险的测算。

白化病及先天性聋哑均为常染色体隐性遗传，案例 13-4 中，男方表现型正常，女方及儿子为两种疾病的患者，可以推测出患儿的父亲为这两种疾病致病基因的联合携带者。假设白化病基因为 a，对应的正常等位基因为 A，先天性聋哑的基因为 b，对应的正常等位基因为 B，那么父亲的基因型即为 AaBb，母亲的基因型为 aabb。因为控制这两种疾病的基因不在同一对染色体上，可以用自由组合定律对其进行推断，他们再次生育的情况见图 13-32。

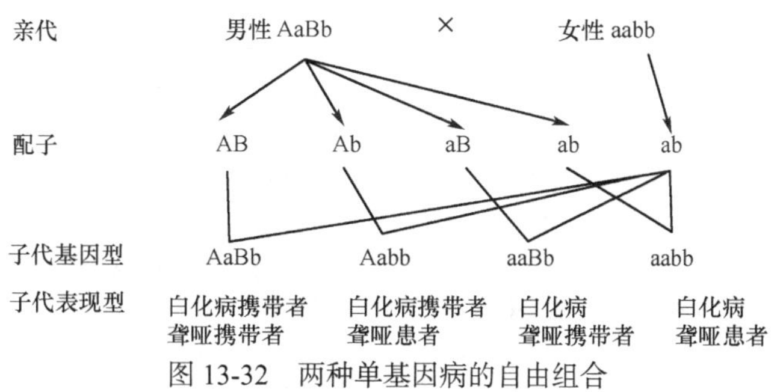

图 13-32　两种单基因病的自由组合

从图 13-32 可以看出，这对夫妇再次生育，孩子表现型正常的可能性为 25%，但属于白化病及先天性聋哑的联合携带者；患先天性聋哑同时是白化病携带者的可能性为 25%，患白化病同时是先天性聋哑携带者的可能性为 25%；同时患白化病及先天性聋哑的可能性为 25%。

二　两种单基因遗传病的连锁与互换

如果两种单基因病的致病基因位于同一对同源染色体上，它们按照遗传的连锁互换定律传递。

控制红绿色盲和甲型血友病的基因都是 X 染色体上的隐性基因，所以彼此连锁。假定两者之间交换率是 10%，如果父亲是红绿色盲，母亲表现型正常，已生出一个女儿是红绿色盲患者，一个儿子是甲型血友病患者。如果他们再次生育，这两种病的发病风险如何？

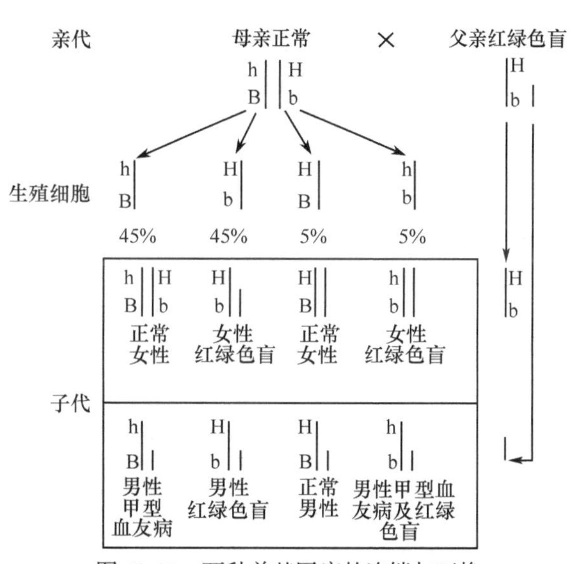

图 13-33　两种单基因病的连锁与互换

以 b 代表红绿色盲基因，h 代表甲型血友病的基因。由于女儿为红绿色盲患者，所以母亲必然是红绿色盲基因的携带者，因儿子患甲型血友病，母亲也必然是该病基因的携带者，但是这两种致病基因分别位于两条 X 染色体上。父亲为红绿色盲，故具有色盲基因。由于形成母亲生殖细胞时，X 染色体上这两对致病基因可发生交换，交换率为 10%，所以母亲可形成 4 种卵子，父亲可形成 2 种精子，从图 13-33 可以看出，他们所生的女儿中，正常的概率为 50%；患红绿色盲的概率为 50%；儿子中患甲型血友病的概率为 45%，患红绿色盲的概率为 45%，同时患两种病的概率为 5%，完全正常的概率为 5%。

目标检测

一、单选题

1. 父本的基因型为 YYRr，母本的基因型为 YyRr，则其子一代中不可能出现的基因型是（　　）
A. yyrr　B. YYRr　C. YyRr
D. Yyrr　E. YYRR

2. 如果子代个体中有 3/4 呈现为显性性状，其

亲代可能是（　　）

A. Tt×TT　B. TT×tt　C. Tt×Tt
D. Tt×tt　E. TT×TT

3. 已知人类有酒窝（A）相对无酒窝（a）是显性，一对夫妇的基因型都是Aa，那么他们子女无酒窝的可能性是（　　）

A. 0　B. 25%　C. 50%
D. 75%　E. 100%

4. 患者的双亲中有一方为患者，且男女患病机会均等，那么这种遗传方式可能属于下列哪一种（　　）

A. 常染色体显性遗传
B. 常染色体隐性遗传
C. X连锁显性遗传
D. X连锁隐性遗传
E. Y连锁遗传

5. 母亲患多发性结肠息肉症，父亲正常，则子女每胎患病的风险是（　　）

A. 100%　B. 75%　C. 50%
D. 25%　D. 0

6. 父、母血型分别是A型和B型，生育了一个血型为O型的女儿，再次生育时，子女的血型可能是（　　）

A. A型　B. AB型
C. A、O型　D. A、AB、B、O型
E. B型

7. 儿子患红绿色盲，他的色盲致病基因来自（　　）

A. 父亲的X染色体
B. 父亲的常染色体
C. 母亲的常染色体
D. 母亲的X染色体
E. 父亲的Y染色体

8. 在一家系中，女性患者多于男性患者，且患者代代出现，患者的双亲中至少有一方也是患者，这种遗传病属（　　）

A. AD　B. AR　C. XD
D. XR　E. YL

9. 父亲为抗维生素D性佝偻病患者，母亲正常，其子女每胎发病的风险一般为（　　）

A. 儿子和女儿都不发病
B. 儿子100%为正常人，女儿100%为患者
C. 儿子50%可能为患者，女儿50%可能为患者
D. 儿子100%为患者，女儿100%为正常人
E. 以上都不是

10. 在一家系中，患者几乎全是男性，男性患者的双亲表型都正常，并呈现有隔代遗传现象，这种遗传病属于（　　）

A. AD　B. AR　C. XD
D. XR　E. YL

11. 杂合子的表型介于显性纯合和隐性纯合之间，称为（　　）

A. 延迟显性　B. 从性显性
C. 不规则显性　D. 不完全显性
E. 共显性

12. 父亲患红绿色盲，母亲色觉正常（非携带者），他们的子女每胎患色盲的风险为（　　）

A. 儿子都为患者
B. 女儿都为患者
C. 女儿50%为患者，儿子100%正常
D. 儿子女儿各有50%为患者
E. 儿子100%正常，女儿100%为携带者

二、思考题

1. 描述遗传学三大定律，并说出它们的细胞学基础与实质。
2. 父亲是红绿色盲，母亲外表正常，婚后生有一个色盲女儿，问若再生一个儿子，其发病情况如何？
3. 某一医院妇产科同日生下4个孩子。其血型分别是A型、B型、AB型和O型。现有4对夫妻，他们的血型搭配分别是A型和O型；A型和B型；AB型和O型；O型和O型。请你用基因图解的方式帮他们找到自己的孩子。
4. 已知某AR病的人群携带率是1/50，（1）那么一对随机婚配的夫妇生育此病患儿的风险有多大？（2）一对表兄妹近亲婚配生育此病患儿的风险有多大？
5. 白化病是常染色体隐性遗传病，一对夫妻表型正常，所生第一个孩子患白化病，第二个孩子表型正常，试问：（1）第二个孩子是携带者的可能性多大？（2）如果他们生第三个孩子，这个孩子患白化病的可能性多大？
6. 分析系谱，并回答问题。

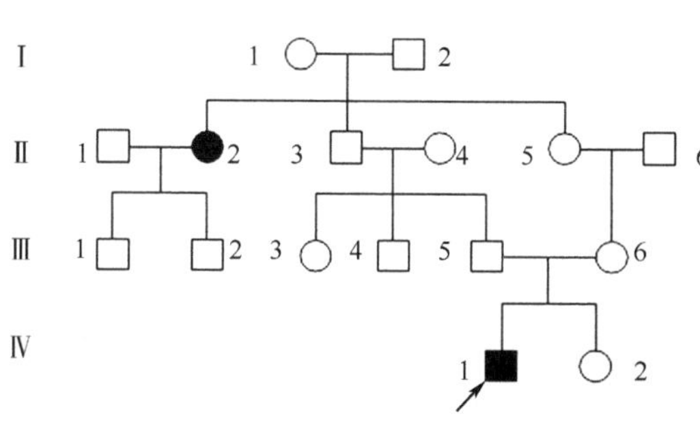

（1）此系谱的先证者是谁？

（2）此系谱的遗传方式是什么？

（3）你判断的依据是什么？

（4）$Ⅱ_3$和$Ⅱ_5$个体的基因型是什么？

（5）$Ⅲ_5$和$Ⅱ_2$属于几级亲属，他们的亲缘系数是多少？

（彭凤兰 王敬红）

第十四章　多基因遗传与多基因遗传病

人类一些常见的先天畸形和疾病，常表现有家族聚焦倾向，但系谱分析又不符合孟德尔遗传方式，患者同胞中的发病率大大低于 1/2 或 1/4，只有 1%～10%。群体中这类疾病的发生率大多超过 1/1000，研究表明这些疾病的遗传基础不是一对基因，而是受若干对基因控制，故称多基因遗传病。决定多基因遗传病的每对基因彼此之间没有显性与隐性的区分，而是共显性。这些基因对该遗传性状形成的作用是微小的，称为微效基因，但是若干对基因的作用积累起来，可以形成一个明显的表型效应，称为加性效应（additive effect）。多基因性状或遗传病的形成除受微效基因影响外，也受环境因素的影响，所以这种遗传方式又称多因子遗传。目前的研究认为多基因遗传因素中，除了微效基因外，还可能存在着主基因。所谓主基因是指在某些多基因病的发病过程中，除了环境因素和微效基因的作用外，还存在着外显度相对较高，并对疾病易患性有实质性影响的基因。

第一节　多基因遗传

● 案例 14-1

患者，女，58 岁，有头晕、头痛、颈项板紧、疲劳、心悸等症状。经检查诊断其患原发性高血压。高血压分为原发性高血压及继发性高血压，以动脉血压持续升高为主要特征，可并发引起心脏、血管、脑与肾等靶器官损害，以及代谢改变的临床综合征。高血压的遗传率为 60%，属于多基因遗传。

问题：什么是多基因遗传？多基因遗传的特点有哪些？

一　质量性状与数量性状

多基因遗传的基因也是按孟德尔遗传规律分离和自由组合，因此，多基因遗传与单基因遗传有共同的遗传基础。但多基因遗传的性状为数量性状（quantitative trait），它与单基因遗传的性状有所不同。单基因遗传的性状或疾病决定于单个的主基因，其变异在一个群体中的分布是不连续的，可以把变异的个体明显地区分为 2～3 群，这 2～3 群之间差异显著，具有质的不同，常表现为有或无的变异，所以，称这类性状为质量性状（qualitative trait）。例如，有基因 M 即表现为先天性肌强直症，无基因 M 而纯合隐性（mm）则为正常人。另外，在不完全显性遗传的情况下，可看到三种变异性状，但也是不连续的。例如，正常人的苯丙氨酸羟化酶活性为100%，苯丙酮尿症患者的酶活性仅为正常人的5%，携带者的酶活性为正常人的45%～50%，这分别决定于基因型PP、Pp和pp（图14-1）。

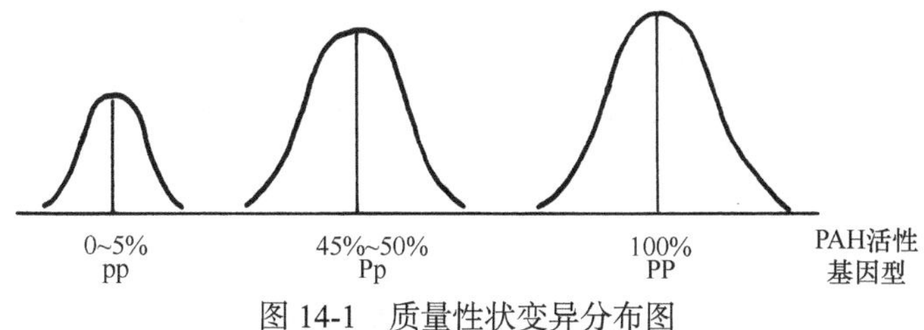

图14-1　质量性状变异分布图

多基因遗传的性状或疾病则与此不同。其变异在群体中的分布是连续的，某一性状的不同变异个体之间只有量的差异，而无质的不同，这类性状称为数量性状。例如，人的身高即是数量性状，在一个随机取样的群体中测量，可以看到由高到矮是逐渐过渡的。很矮（低于140cm）和很高（高于190cm）的个体只占少数，大部分人具有中等身高，接近平均值。如果把身高变异分布绘成曲线，则这种变异呈正态分布，只有一个峰（图14-2）。另外，人的体重、血压、智力、肤色等，也都属于数量性状。数量性状的变异受多基因遗传基础的控制，也受环境因素的影响。

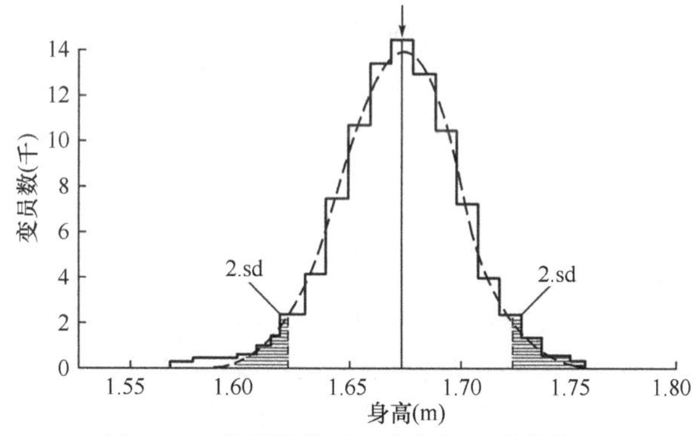

图14-2　数量性状（人身高）变异分布图

二 多基因遗传的特点

多基因遗传或者说数量性状的遗传具有如下特点：①两个极端变异的个体（纯种）杂交后，子一代都是中间类型，但是，也有一定范围的变异，这是环境因素影响的结果；②两个中间类型的子一代个体杂交后，子二代大部分仍是中间类型，但是，其变异范围比子一代更为广泛，有时会出现极端变异的个体。这里，除了环境因素的影响外，基因的分离和自由组合对变异的产生也有一定效应；③在一个随机杂交的群体中，变异范围很广泛，但是，大多数个体接近中间类型，极端变异的个体很少。在这些变异的产生上，多基因的遗传基础和环境因素都有作用。现以人的身高为例说明多基因遗传的特点。人的身高是由许多数目不详、作用微小的共显性基因所决定的。假设有三对决定身材高矮的基因：AA′、BB′、CC′，频率都是0.5。这三对基因中A、B、C三个基因各使人的身高在平均身高的基础上增加5cm，A′、B′、C′各使人的身高在平均身高的基础上降低5cm。假如一个身高极高的个体（AABBCC）和一个身高极矮的个体（A′A′B′B′C′C′）婚配，子一代都将具有杂合基因型（AA′BB′CC′），从理论上说都将具有中等身高。然而，由于环境因素的影响，子一代个体间在身高上仍会有一定差异。当然，这种差异完全是环境因素影响的结果。子一代的不同个体间如果进行婚配，子二代的大部分个体仍将具有中等身高，但是变异范围广泛，将会出现一些极高和极矮的个体。这种变异首先受这三对基因分离和自由组合的影响，他们可产生 8 种精子或卵子，精卵随机结合，其子代可形成 64 种基因组合（表 14-1），这 64 种组合可有 27 种基因型，将各基因型按高矮不同基因数归组，可以归并成 7 组：6，0′（表示 6 个基因都是使身材增高的基因，没有使身材变矮的等位基因）；5，1′；4，2′；3，3′；2，4′；1，5′；0，6′；他们的频数分布是 1、6、15、20、15、6、1。其次环境因素对其也有一定作用。

表 14-1　人身高三对基因遗传的基因组合

配子	ABC	A'BC	AB'C	ABC'	A'B'C	AB'C'	A'BC'	A'B'C'
ABC	AABBCC	AA'BBCC	AABB'CC	AABBCC'	AA'BB'CC	AABB'CC'	AA'BBCC'	AA'BB'CC'
A'BC	AA'BBCC	A'A'BBCC	AA'BB'CC	AA'BBCC'	A'A'BB'CC	AA'BB'CC'	A'A'BBCC'	A'A'BB'CC'
AB'C	AABB'CC	AA'BB'CC	AAB'B'CC	AABB'CC'	AA'B'B'CC	AAB'B'CC'	AA'BB'CC'	AA'B'B'CC'
ABC'	AABBCC'	AA'BBCC'	AABB'CC'	AABBC'C'	AA'BB'CC'	AABB'C'C'	AA'BBC'C'	AA'BB'C'C'
A'B'C	AA'BB'CC	A'A'BB'CC	AA'B'B'CC	AA'BB'CC'	A'A'B'B'CC	AA'B'B'CC'	A'A'BB'CC'	A'A'B'B'CC'
AB'C'	AABB'CC'	AA'BB'CC'	AAB'B'CC'	AABB'C'C'	AA'B'B'CC'	AAB'B'C'C'	AA'BB'C'C'	AA'B'B'C'C'
A'BC'	AA'BBCC'	A'A'BBCC'	AA'BB'CC'	AA'BBC'C'	A'A'BB'CC'	AA'BB'C'C'	A'A'BBC'C'	A'A'BB'C'C'
A'B'C'	AA'BB'CC'	A'A'BB'CC'	AA'B'B'CC'	AA'BB'C'C'	A'A'B'B'CC'	AA'B'B'C'C'	A'A'BB'C'C'	A'A'B'B'C'C'

将子二代变异分布绘成柱形图或曲线图，可看到近于正态分布（图 14-3）。人类虽然不存在上述假设的婚配情况，但是，绝大多数个体的基因型均为不同程度的杂合体，且有中等身高，随机婚配后，必将出现类似于上述子一代个体间婚配后的情况。既然数量性状的表型决定于多对共显性微效基因的随机组合，数量性状的遗传就会表现出一种回归（regression）现象，即数量性状在遗传过程中子代将向人群的平均值靠拢，这是由著名英国科学家高尔顿（F. Galton）首先提出的。因此，高身材或高智商的父母所生子女的身材或智商的平均值虽然仍会偏高，但将比其父母的平均值略为降低，比父母更接近于人群的平均值；同样，身材很矮或智商较低的父母所生的子女的身材或智商的平均值比一般人群的平均值低，但比其父母的平均值要高。子女是一级亲属，如果进一步考虑二级亲属（祖父母、孙子女等）和三级亲属（表兄妹等），会发现随着亲属级别的降低，身高等数量性状会逐渐地趋向于人群的平均值。这个回归定律对理解多基因遗传病的易患性在患者亲属中的分布是有指导意义的。

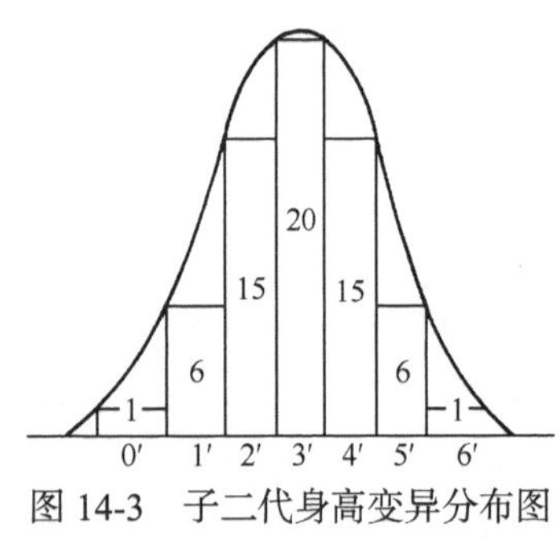

图 14-3　子二代身高变异分布图

知识链接

多基因假说

1908 年瑞典的遗传学家尼尔逊·埃尔用红粒和白粒小麦进行杂交试验，提出了多基因假说，对数量性状的遗传进行了解释。①数量性状是许多彼此独立的基因作用的结果，这些基因的遗传方式仍然服从孟德尔的遗传规律。②每个基因对性状表现的效果较微，各基因的效应相等。各基因的作用是累加的，各个等位基因的表现为不完全显性或无显性，或表现为增效和减效作用。③最终结果满足剂量效应。④有些数量性状受到少数几对主基因的支配，同时受到一些微效基因的修饰。⑤各个基因对外界环境敏感，其表现性容易受到环境影响。

第二节　多基因遗传病

案例 14-2

一个刚出生男婴，家人发现其有唇裂。经调查发现，他的母亲在小时候也有唇裂，后做了修复手术，效果较好，只有仔细观察才能看得出。生活中人们常可见到唇裂的孩子，这些孩子智力正常，如果及时做修复手术，预后较好，不影响其正常的学习和生活。现已证实，唇裂属于多基因遗传病。

问题：多基因遗传病的特点有哪些？多基因遗传病的患病风险如何呢？

一些常见疾病如高血压、糖尿病、精神分裂症、哮喘及某些先天畸形（唇裂、腭裂、脊柱裂等）常有家族倾向，但系谱分析又不符合单基因遗传中的 AD、AR 和性连锁遗传方式，患者同胞中的发病率只有 1%～10%。群体中这类疾病的发生率大多超过 1/1000，说明由许多对微效、加性的基因在起作用，而且环境因素往往在这类疾病中起重要作用。按照多基因遗传的机制，现认为这类疾病属于多基因遗传病。

一 易患性与发病阈值

在多基因遗传病中，若干作用微小但有累积效应的致病基因构成了个体患某种病的遗传因素，这种由遗传基础决定一个个体患病的风险称为易感性（susceptibility）。而遗传基础和环境因素的共同作用，决定了一个个体患病可能性的大小，则称为易患性（liability）。易患性是多基因遗传中使用的一个特定概念，易患性高，患病的可能性就大；易患性低，患病的可能性就小。易患性的变异像一般多基因遗传性状那样，在群体中呈正态分布（图 14-4）。一个群体中的大部分个体的易患性都接近于平均值，易患性很高和很低的个体数量都很少。当一个个体的易患性达到一定的限度后，这个个体即将患病，这个易患性的限度即称为阈值（threshold）。在一定的环境条件下，阈值代表患病所需的致病基因的最低数值。这样，阈值就将一个易患性有连续变异的群体分为两部分，即健康者和患者，使连续变异的数量性状在阈值部位起了质的变化，超过阈值部分为患者，不超过阈值部分为健康者。患者与群体总人数的比率即为群体发病率。上述内容即为阈值假说（threshold hypothesis）。一个个体的易患性高低是无法测量的，但一个群体的易患性平均值可从该群体的发病率做出估计。利用正态分布平均值与标准差的已知关系，可由发病率估计群体的阈值与易患性平均值之间的距离，这距离即以正态分布的标准差作为衡量单位。已知正态分布曲线下的总面积为 1（即 100%），可推算得到均数加减任何数量标准差的范围内，曲线与横轴之间所包括面积占曲线下全面积的比例。正态分布数据均数（μ）和标准差（σ）与正态分布曲线下面积（S）的关系如下：在 $\mu\pm\sigma$ 范围内，面积占正态分布曲线范围内面积的 68.28%，此范围以外的面积占 31.72%，左侧和右侧各占约 16%。在 $\mu\pm2\sigma$ 范围内，面积占正态分布曲线范围内面积的 95.46%，此范围以外的面积占 4.54%，左侧和右侧各占约 2.3%。在 $\mu \pm 3\sigma$ 范围内，面积占正态分布曲线范围内面积的 99.74%，此范围以外的面积占 0.26%，左侧和右侧各占 0.13%。多基因病的易患性阈值与平均值距离越近，其群体易患性的平均值越高，阈值越低，则群体发病率也越高。反之，两者距离越远，其群体易患性平均值越低，阈值越高，则群体发病率越低。因此，可从群体发病率的高低计算出阈值与平均值之间的距离（图 14-5）。

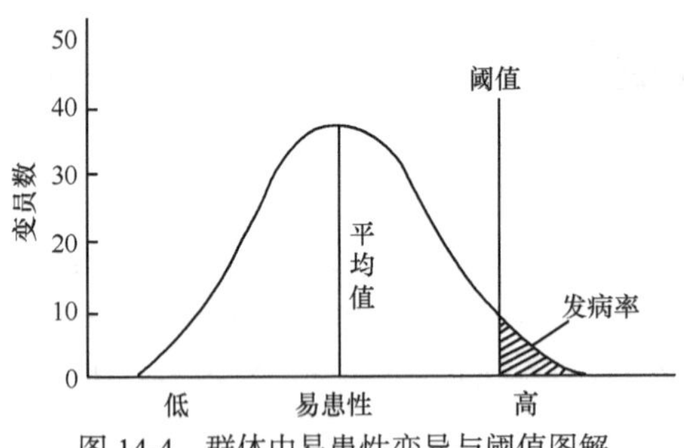

图 14-4　群体中易患性变异与阈值图解

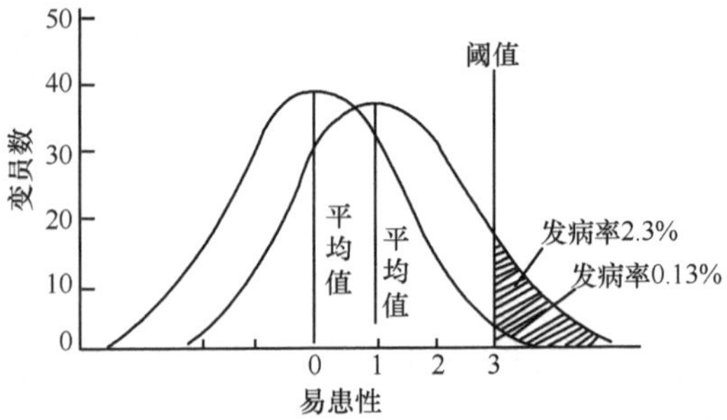

图 14-5　易患性阈值、平均值距离与发病率的关系

知识链接

唇　裂

先天性唇裂，即先天性唇部组织裂开，是发生在唇部最常见先天性畸形，为口面裂的一种，一般情况下所说的先天性唇裂指一侧上唇的裂开，是最常见的先天性唇裂；常与牙槽嵴裂和腭裂伴发。其他的唇裂还有上唇双侧唇裂、上唇正中裂和下唇正中裂。正常的胎儿在胚胎第五周至第八周开始由面部的一些胚胎突起逐渐互相融合形成唇部，如在此期间由于各种原因导致突起的融合异常，便可能发生不同类型的唇裂。既往文献调查中发现，唇腭裂的发病率为 1.82∶1000；唇腭裂患者男女性别之比为 1.5∶1。

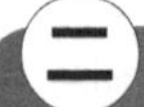

二　遗传率

在多基因遗传病中，易患性高低受遗传因素和环境因素的双重影响。其中，遗传因素即致病基因所起作用的大小称为遗传率（heritability），又称遗传度，一般用百分率（%）表示。一种多基因病如果其易患性变异和发病全由遗传因素所决定，遗传率就是 100%，这种情况是很少见的，一般遗传率在 70%～80%就表明遗传基础在决定易患性变异和发病上有重要作用，环境因素作用较小，即遗传率是高的。相反，遗传率在 30%～40%就表明遗传基因作用较小，而环境因素在决定易患性变异和发病上有重要作用，即遗传率是低的。遗传率的表示符号是 H 或 h^2。H 为广义遗传率，其中有全部遗传因素起作用；h^2 为狭义遗传率，其中仅有加性效应起作用。通常是以 h^2 表示遗传率。计算出多基因病遗传率的高低在临床实践上有重要意义。一些受控于多基因的常见病和先天畸形的遗传率见表 14-2。

表 14-2　常见多基因遗传病和先天性畸形的患病率和遗传率

疾病	一般群体患病率（%）	患者一级亲属患病率（%）	男/女	遗传率（%）
原发性高血压	4～8	20～30	1	62
哮喘	4	20	0.8	80
消化性溃疡	4	8	1	37

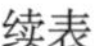

续表

疾病	一般群体患病率（%）	患者一级亲属患病率（%）	男/女	遗传率（%）
冠心病	2.5	7	1.5	65
精神分裂症	1.0	10	1	80
糖尿病（早发型）	0.2	2～5	1	75
脊柱裂	0.3	4	0.8	60
无脑儿	0.2	2	0.4	60
唇裂±腭裂	0.17	4	1.6	76
腭裂	0.04	2	0.7	76
先天性畸形足	0.1	3	2.0	68
先天性髋关节脱位	0.07	4	0.2	70
先天性幽门狭窄	0.3	男先证者 2 女先证者 10	5.0	75
先天性巨结肠	0.02	男先证者 2 女先证者 8	4.0	80
强直性脊柱炎	0.2	男先证者 7 女先证者 2	0.2	70

应当指出，遗传率估计值是由特定环境中特定人群的患病率估算得到的，不宜外推到其他人群和其他环境；同时，遗传率是群体统计量，用到个体毫无意义。如果某种疾病的遗传率为50%，不能说某个患者的发病一半由遗传因素决定，一半由环境因素决定，而应该说在这种疾病的总变异中，一半与遗传有关，一半与环境有关。遗传率的估算仅适合于没有遗传异质性，而且也没有主基因效应的疾病。若导致疾病的多基因中有一个显性主基因，那么估算的遗传度可以超过 100%；若主基因为隐性基因，则由先证者的同胞估算的遗传率可以高于由父母或子女估算的遗传率。因此，只有当由同胞、父母和子女分别估算的遗传率相近似时，这个遗传率才是合适的。同时也才能认为该疾病的发生可能是多基因遗传的结果。

三 多基因遗传病的特点

多基因病的致病基因在家系中没有单基因病那么明显的传递特征，符合数量性状遗传，具有以下特点。

1. 发病有家族聚集倾向，但无明显的遗传方式。在系谱分析中，同胞中发病率远低于 1/2 或 1/4，只有 1%～10%。既不符合常染色体显性和隐性遗传，也不符合 X 连锁遗传，若用尼尔逊・埃尔（Nilsson Ehle）的多基因假说来说明这类疾病就能得到较满意的解释。

2. 发病率有种族（或民族）差异（表 14-3）。

表 14-3 一些多基因遗传病发病率的种族差异

病名	发病率	
	日本	美国
脊柱裂	0.003	0.002
无脑儿	0.006	0.005

续表

病名	发病率	
	日本	美国
唇裂±腭裂	0.003	0.0013
先天性畸形足	0.014	0.055
先天性髋关节脱位	0.01	0.007

3. 近亲婚配时，子女的发病风险也增高，但不如常染色体隐性遗传病那样明显。

4. 患者的双亲与患者同胞、子女的亲缘系数相同，有相同的发病风险，这一点与常染色体隐性遗传病不同。

5. 随亲属级别的降低，患者亲属发病风险迅速下降，在发病率低的疾病，这个特点更为明显，这一点与常染色体显性遗传病不同。表 14-4 和图 14-6，说明一些多基因遗传病患者不同级别亲属发病风险的比较和由阈值模型得出的亲属级别发病风险率的理论曲线。

表 14-4　一些多基因遗传病患者不同级别亲属的发病风险对比

亲属级别	发病风险		
	唇裂	先天性髋关节脱位	先天性幽门狭窄
一般群体	0.001	0.002	0.005
同卵双生	0.40（×400）	0.40（×200）	0.15（×30）
一级亲属	0.04（×40）	0.05（×25）	0.05（×10）
二级亲属	0.007（×7）	0.006（×3）	0.025（×5）

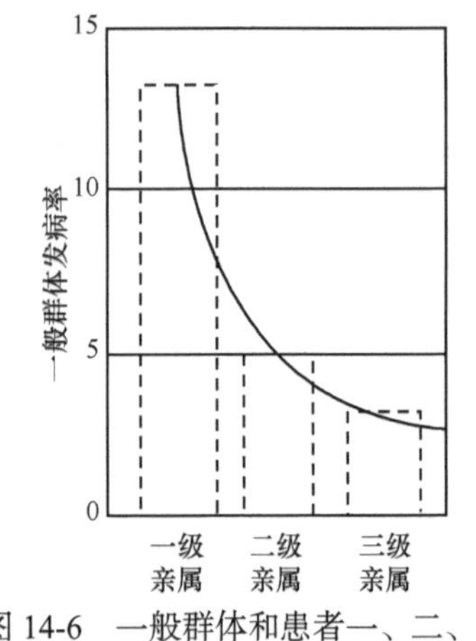

图 14-6　一般群体和患者一、二、三级亲属多基因遗传病发病率的比较

四　多基因遗传病再发风险的估计

多基因遗传病涉及多种遗传和环境因素，发病机制比较复杂，难以像单基因遗传病那样准确推算其发病风险。在估计多基因遗传病的发病风险时，应考虑以下几个方面。

（一）疾病的遗传率和一般群体发病率与发病风险

当某种病的一般群体发病率为 0.1%～1%，遗传率为 70%～80%时，可利用 Edward 公式来估计发病风险，即 $f=\sqrt{P}$。这里，f 为患者一级亲属发病率，P 为一般群体发病率。也就是说，患者一级亲属的发病率等于群体发病率的平方根。例如，唇裂在我国人群中的发病率为 0.17%，其遗传率为 76%，患者一级亲属的发病率（f）$=\sqrt{0.0017}\approx 4\%$。

如果群体发病率和遗传率过高或过低，则不适用上述 Edward 公式。当一种病的遗传率高于 80%或群体发病率高于 1%，则患者一级亲属发病率将高于群体发病率的开方值（$\sqrt{P}$）；当一种病的遗传率低于 70%，或群体发病率低于 0.1%，则患者一级亲属发病率低于群体发病率的开方值。

从图 14-7 中看，横坐标为一般群体发病率，斜线为遗传率，纵坐标为患者一级亲属发病率。当已知一般群体发病率和遗传率时，从此图很容易查出患者一级亲属的发病率。唇裂的一

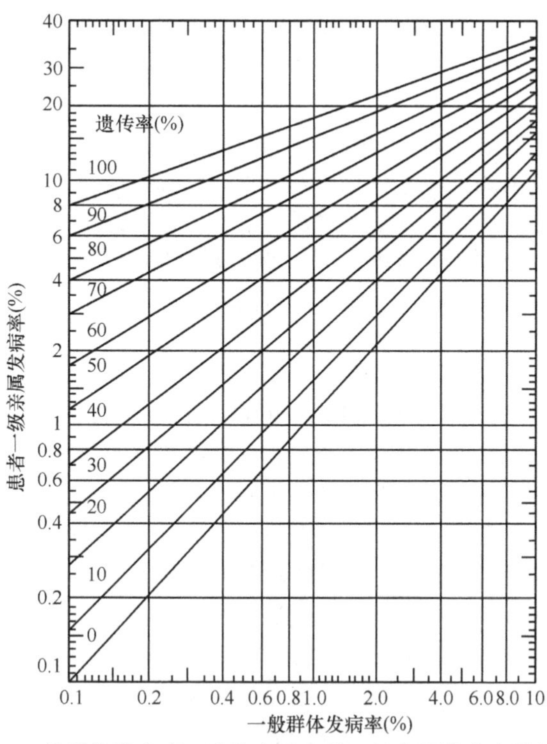

图 14-7 一般群体发病率、遗传率及患者一级亲属发病率的关系图解

般群体发病率为 0.17%，遗传率为 76%，从纵坐标上看，患者一级亲属发病率约为 4%。消化性溃疡的一般群体发病率为 4%。遗传率较低，仅为 35%，如果按照公式 $f=\sqrt{P}$ 计算，患者一级亲属的发病率应为 20%，但实际上远比这个发病率低，从图 14-7 查知，其一级亲属发病率仅约为 8%。

（二）多基因遗传的加性效应与发病风险

1. 患者人数与发病风险 一个家庭中患病的人数越多，则发病风险越高。例如，当一对表型正常的夫妇生出一个唇裂患儿后，再次生育的复发风险为 4%；如果他们生过两个这种患儿，再次生育的复发风险就增高 2～3 倍，即近于 10%。因为生育患儿越多，说明这对夫妇所携带的易感基因越多，他们虽然都未发病，但其易患性更为接近阈值，由于多基因的加性效应，复发风险将相应增高。史密斯（Smith）（1971）曾研制了一个表格，通过双亲和同胞中已患病的人数来估计复发风险，以作为遗传咨询时的参考（表 14-5）。例如，精神分裂症的群体发病率为 1.0%，遗传率为 80%，一个患精神分裂症的母亲生育了两个孩子，一个孩子已患病，另一个孩子将来患精神分裂症的风险根据表 14-5 可估计出约为 18%。

表 14-5 根据受累一级亲属的数目和遗传率推算的多因子病的复发风险（%）

一般群体发病率	遗传率	双亲患病数								
		0			1			2		
		患病同胞数			患病同胞数			患病同胞数		
		0	1	2	0	1	2	0	1	2
1.0	100	1	7	14	11	24	34	63	65	67
	80	1	6	14	8	18	28	41	47	52
	50	1	4	8	4	9	15	15	21	26
0.1	100	0.1	4	11	5	16	26	62	63	64
	80	0.1	3	10	4	14	23	60	61	62
	50	0.1	1	3	1	3	9	7	11	15

知识链接

精神分裂症

精神分裂症（schizophrenia）是一种常见的精神病，据世界卫生组织估计，全球精神分裂症的终身患病率为 3.8‰～8.4‰；据研究，美国的终身患病率高达 13‰；我国 1994 年调查数据显示，城市地区患病率为 7.11‰，农村为 4.26‰。精神分裂症病因复杂，尚未完全阐明。多起病于青壮年，表现为感知、思维、情感、意志行为等多方面障碍，精神活动与周围环境和内心体验不协调，脱离现实。一般无意识障碍和明显的智能障碍，可有注意、工作记忆、抽象思维和信息整合等方面认知功能损害。病程多迁延，反复发作，部分患者发生精神活动衰退和不同程度社会功能缺损。

2. 病情严重程度与发病风险　所生患儿的病情越重，其同胞中发病风险就越高。因为多基因病中的基因的加性效应还表现在病情的程度上，病情严重的患者必定带有更多的易感基因，其父母也会带有较多的易感基因使易患性更接近阈值。所以，再次生育的复发风险也将相应地增高。例如，患者只有一侧唇裂，其同胞中复发风险约为 2.46%；一侧唇裂并发腭裂，复发风险约为 4.21%；如果是两侧唇裂并发腭裂，则复发风险可达 5.74%。

（三）发病率的性别差异与发病风险

当一种多基因病群体发病率有性别差异时，表明不同性别的阈值高低是不同的。发病率高的性别其阈值低（图 14-8 示意先天性幽门狭窄由于性别不同的阈值差异的易患性分布），而一旦患病，其子女的发病风险低；相反，发病率低的性别其阈值高，一旦患病，其子女的发病风险高。这是因为发病率低的性别患者，只有带有相当多的致病基因，才能超过较高的阈值而发病。如果已经发病，表明他一定携带着很多的致病基因，他们的后代中发病风险将会相应增高，尤其是与其性别相反的后代。相反，发病率高的性别患者后代中发病风险将较低，尤其是与其性别相反的后代，这称为 Carter 效应。例如，先天性幽门狭窄的男性发病率为 0.5%，女性发病率为 0.1%，男性发病率高于女性 5 倍。女性患者之子的发病率为 19.4%，之女的发病率为 7.3%；男性患者之子的发病率为 5.5%，之女的发病率为 2.4%。

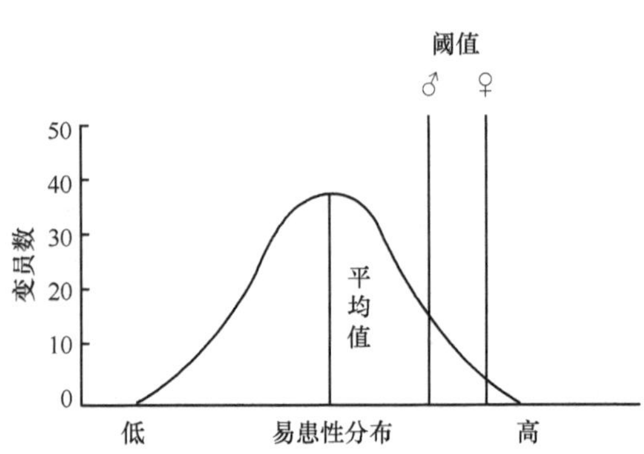

图 14-8　先天性幽门狭窄由于性别不同的阈值差异的易患性分布

综上所述，在估计多基因病的发病风险时，要全面考虑各方面因素，进行综合评价，这样得到的结果才会更准确。

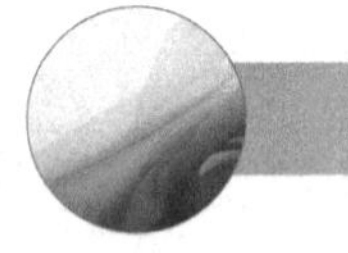

目标检测

一、单选题

1. 下列关于多基因遗传的哪些说法是错误的（　　）
   A. 多基因遗传性状的变异在一个群体中是连续的
   B. 遗传基础多为两对以上等位基因
   C. 这些基因没有显性、隐性的区别
   D. 环境因素起决定性的作用
   E. 每对基因的效应可以累加
2. 多基因遗传的遗传基础是 2 对及以上微效

基因，这些基因的性质是（　　）
A. 显性　　B. 隐性
C. 共显性　　D. 显性和隐性
E. 异质性

3. 遗传率是（　　）
A. 遗传病发病率的高低
B. 致病基因有害程度
C. 遗传因素对性状的影响程度
D. 遗传性状的表现程度
E. 致病基因的比率

4. 多基因遗传病的遗传率越高，则表示该种多基因病（　　）
A. 主要是遗传因素的作用
B. 主要是遗传因素的作用，环境因素作用较小
C. 主要是环境因素的作用
D. 主要是环境因素的作用，遗传因素的作用较小
E. 遗传因素、环境因素的影响各占一半

5. 人类的身高属多基因遗传，如果将某人群的身高变异的分布绘成曲线，可以看到（　　）
A. 曲线是不连续的两个峰
B. 曲线是不连续的三个峰
C. 可能出现两个或三个峰
D. 曲线是连续的一个峰
E. 可能出现一个或两个峰

6. 癫痫是一种多基因遗传病，在我国该病的发病率为 0.36%，遗传率约为 70%。一对表型正常夫妇结婚后，头胎因患有癫痫而夭折。如果他们再次生育，孩子患癫痫的风险是（　　）
A. 70%　　B. 60%　　C. 6%
D. 0.6%　　E. 0.36%

7. 多基因遗传病患者亲属的发病风险随着亲缘系数降低而骤降，下列患者的亲属中发病率最低的是（　　）
A. 儿女　　B. 孙子、孙女
C. 侄儿、侄女　　D. 表兄妹
E. 同胞

8. 在多基因遗传病中，利用 Edward 公式估算患者一级亲属的发病风险时，必须注意公式应用的条件是（　　）
A. 群体发病率为 0.1%～1%，遗传率为 70%～80%
B. 群体发病率为 70%～80%，遗传率为 0.1%～1%
C. 群体发病率为 1%～10%，遗传率为 70%～80%
D. 群体发病率为 70%～80%，遗传率为 1%～10%
E. 群体发病率为 0.1%～10%，遗传率为 70%～80%

9. 在多基因遗传中，两个极端变异的个体杂交后，子一代是（　　）
A. 均为极端的个体
B. 均为中间的个体
C. 多数为极端的个体，少数为中间的个体
D. 多数为中间的个体，少数为极端的个体
E. 均为中间的个体，但个体间存在一定的变异

10. 不符合多基因病的阈值、易患性平均值与发病率规律的是（　　）
A. 群体易患性平均值越高，群体发病率越高
B. 群体易患性平均值越低，群体发病率越低
C. 群体易患性平均值越高，群体发病率越低
D. 群体易患性平均值与发病阈值越近，群体发病率越高
E. 群体易患性平均值与发病阈值越远，群体发病率越低

二、思考题

1. 试比较质量性状与数量性状遗传的异同。
2. 试述多基因遗传的特点。
3. 在估计多基因遗传病的发病风险时，应考虑哪些情况？

（李新伟）

第十五章　人类染色体与染色体病

第一节　人类正常染色体

● 案例 15-1

患者，女，25 岁。她除了拥有女性的全套生殖器官外，还有一套男性生殖器官。更让人惊奇的是，该女士的姐姐和妹妹与她一样，都是两性人。据了解，像她们这样一家三姐妹全是两性人的病例极为罕见。

问题：为什么该女士会有两性特征？她能生育后代吗？

染色体（chromosome）是遗传物质的载体，它负载着遗传信息在亲子代细胞间传递。

一　人类染色体的形态结构与类型

（一）人类正常染色体的形态结构

在细胞周期的不同时期，染色体的形态经历着凝聚和舒展的变化，有丝分裂中期的染色体形态结构最为典型（图 15-1），常用于染色体研究和临床上遗传病的诊断。此时每一条中期染色体均由两条染色单体构成，并借着丝粒（centromere）相连，彼此互称姐妹染色单体。着丝粒处内缢缩窄，称为主缢痕。着丝粒将染色体分为短臂（p）和长臂（q）。在两臂的末端均有一特化的部位，称为端粒（telomere），是染色体臂末端必不可少的结构，能维持染色体形态结构的稳定和完整。端粒就像 DNA 的帽子，保护 DNA 重要信息不丢失。细胞分裂会使端粒变短，严重缩短的端粒是细胞衰老的信号。另外，某些染色体的长臂或短臂上还可看到一些较小

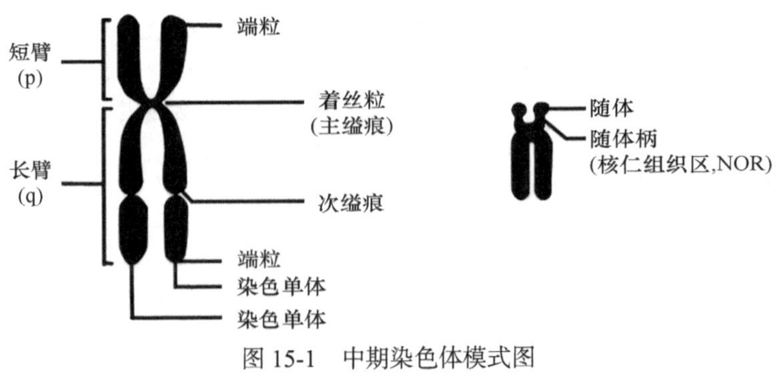

图 15-1　中期染色体模式图

的狭窄区，称为副缢痕（又称次缢痕）。人类近端着丝粒染色体的短臂末端有球状结构，称为随体（satellite），中间以细丝样的柄与短臂相连。

（二）人类正常染色体的类型

根据着丝粒的位置不同，人类染色体可分为三种类型（图 15-2）：①中央着丝粒染色体，着丝粒位于染色体纵轴的 1/2～5/8 处；②亚中着丝粒染色体，着丝粒位于染色体纵轴的 5/8～7/8 处；③近端着丝粒染色体，着丝粒位于染色体纵轴的 7/8 至末端。

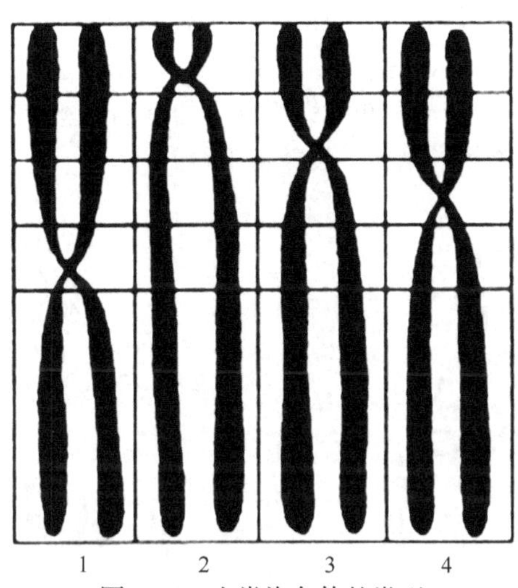

图 15-2 人类染色体的类型

1. 中央着丝粒染色体；2. 近端着丝粒染色体；3、4. 亚中着丝粒染色体

人类的正常体细胞有 46 条染色体，其中 22 对为常染色体，1 对为性染色体。女性的性染色体为 XX，男性的性染色体为 XY。精子和卵子各有 23 条染色体，精子为 22+X 或 22+Y，卵子为 22+X。

二 人类染色体核型

核型（karyotype）是指一个体细胞中的全套染色体，按其大小、形态特征，依次排列所构成的图像（图 15-3）。在正常情况下，一个体细胞的核型代表了该生物体的染色体组成。当人们把细胞分裂中期染色体的显微摄影照片放大后，逐条裁剪下来进行染色体数目、形态特征的分析，确定其与正常核型是否完全一致，称为核型分析。核型分析在临床上可用于识别和分析多种人类染色体病。

（一）人类非显带染色体核型

非显带染色体核型是按常规染色方法所得到的染色体标本，一般用吉姆萨（Giemsa）染色，染色体着色均匀，无深浅条纹显示。

根据 1960 年美国丹佛第一届国际细胞遗传学会议上确立的丹佛体制，将人类的 22 对常染色体按其长度和着丝粒位置顺次编为 1～22 号，并划分为 A、B、C、D、E、F、G 七个组，另一对性染色体 X 和 Y 染色体，分别归入 C 组和 G 组。各组分类特征如下所述。

（1）A 组：包括 1～3 号 3 对染色体，为最大的一组染色体，其中 1、3 号是典型的中央着丝粒染色体，2 号为亚中着丝粒染色体。此外，1 号染色体长臂有副缢痕。

（2）B 组：包括 4～5 号 2 对染色体，为大的亚中着丝粒染色体。

（3）C 组：包括 6～12 号 7 对染色体和 X 染色体，为中等大小的亚中着丝粒染色体。其中 6、7、8、11 号染色体和 X 染色体的着丝粒略靠近中央，短臂相对较长；9、10、12 号染色体短臂相对较短；X 染色体的大小介于 7 号和 8 号染色体之间；9 号染色体长臂上常有一个明显的副缢痕。

（4）D 组：包括 13～15 号 3 对染色体，中等大小，均为近端着丝粒染色体，短臂上常有随体。

（5）E 组：包括 16～18 号 3 对染色体，为较小的染色体。其中 16 号染色体为中央着丝粒染色体，在长臂有时可出现副缢痕。17、18 号染色体为最小的亚中着丝粒染色体。

（6）F 组：包括 19、20 号 2 对染色体，为最小的中央着丝粒染色体。

（7）G 组：包括 21、22 号和 Y 染色体，为最小的近端着丝粒染色体。其中 21、22 号染色体常具有随体，Y 染色体无随体，稍大，长臂常平行并拢。

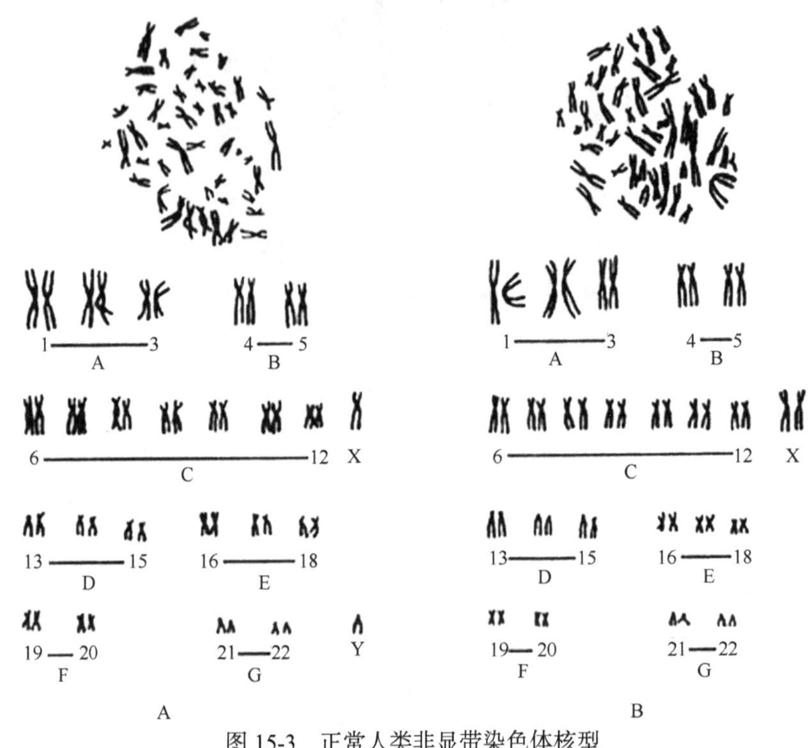

图 15-3　正常人类非显带染色体核型

A. 正常男性核型；B. 正常女性核型

按照国际体制规定，正常核型的描述方式为先写染色体总数，再写性染色体组成，中间用逗号（,）隔开。例如，正常女性的核型为“46，XX”；正常男性的核型为“46，XY”。

知识链接

神秘的 6 号染色体

英国科学家成功破译了人类第 6 号染色体的遗传密码，它是迄今发现的包含基因最多的一条染色体。研究发现，6 号染色体中有约 130 个基因可以导致人类某些疾病，其中包括导致遗传性血红蛋白沉着病、帕金森病、癫痫等疾病的基因。同时，6 号染色体某些基因异常，也是造成精神分裂症、癌症和心脏病等多种疾病的原因。另外，科学家还发现 633 个处于休眠状态的基因，属非功能基因。这些基因约有半数以前从未描述过，它们的功能一直不为人们所知。

（二）人类显带染色体核型

1. 染色体显带技术　1968 年，瑞典细胞化学家卡斯珀松（Caspersson）用荧光染料氮芥喹吖因（QM）处理标本后，在荧光显微镜下发现每条染色体沿其长轴都显示出宽窄和明暗不同的横纹——带（band），人类的 24 种染色体所显示的带纹都各具特点（带型），每条染色体都可被准确识别和鉴定，甚至微小的染色体结构异常也可被检出。因此，创立了染色体 Q 显带技术，此技术显示的带纹即称 Q 带。染色体之所以能显示出带纹，一般认为是构成染色体的 DNA 分子在不同部位碱基成分及螺旋缠绕程度不同所致。自 Q 带技术建立不久，又有 G 带、R 带、C 带和 T 带等多种显带技术。

（1）Q 带：染色体标本经氮芥喹吖因（QM）等荧光染料处理后所显示的带。在染色体臂上显示各具特征的明暗相间的带纹，需在荧光显微镜下观察。Q 带特征明显，显带效果稳定，但荧光持续时间短，标本不能长期保存，必须立即观察。

（2）G 带：染色体标本经胰蛋白酶等水解处理后，再用吉姆萨染料染色，显示出的深、浅交替的带纹，称 G 带。每条染色体所显示出的带型与 Q 带带型基本相似，其中 G 带中的深带相当于 Q 带的亮带，浅带则相当于暗带。G 带带纹清晰，标本可长期保存，为目前使用最广泛的一种带型（图 15-4）。

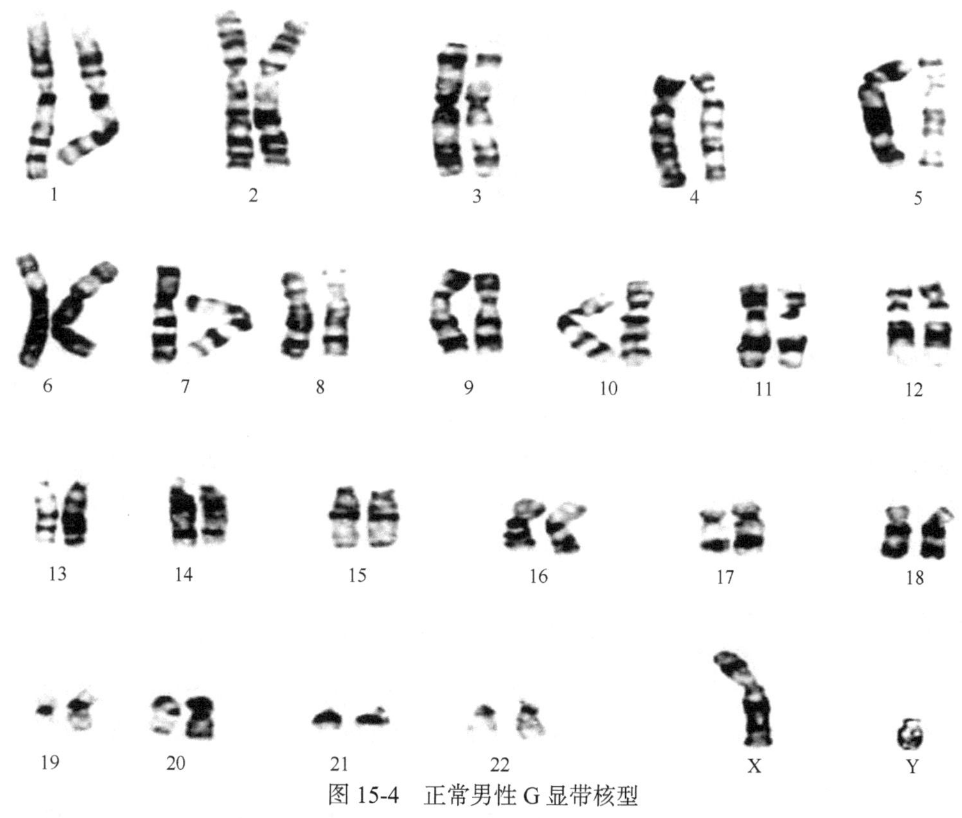

图 15-4　正常男性 G 显带核型

（3）R 带：染色体标本经热磷酸缓冲液处理，再用吉姆萨染色后所显示的深浅交替的带纹称 R 带。因其恰好与 G 带着色深浅相反，故又称反带。经 G 带和 Q 带显带的染色体，其两臂末端均为浅带，如发生末端缺失、重排等结构异常则难以发现；而 R 显带的染色体末端则为深带，如果该部位出现异常则易于识别，所以 R 带主要用于研究染色体末端缺失和结构重排。

（4）C 带：染色体标本经碱性溶液处理后，再用吉姆萨染料染色，可使染色体的着丝粒和次缢痕被特异性着色，如 1、9、16 号染色体的次缢痕及 Y 染色体的长臂末端，故 C 带也称着丝粒带。因此，C 带用于研究着丝粒区、次缢痕区及 Y 染色体的结构变化。

（5）T 带：将染色体标本加热处理后再用吉姆萨染料染色，可以使一些染色体末端区段特异性深染，称 T 带（也称端带），它可专一显示染色体端粒，故此技术可应用于识别染色体末端微小畸变。

2. 显带染色体的命名　①界标：是染色体上具有显著形态学特征，并且稳定存在的结构区域，是识别显带染色体的重要指标。它包括染色体两臂的末端、着丝粒及其在不同显带条件下均恒定存在的某些带。②区：位于两界标之间的区域。③带：每一条染色体都是由一系列的带组成，即没有非带区。每条带因其着色的深浅清楚地与相邻带相区别。

每条染色体以着丝粒为界标区分为短臂和长臂。短臂和长臂上的区带均由着丝粒开始，距着丝粒最近的两个区分别记为长臂或短臂的 1 区，由近向远依次为 2 区、3 区等。每个区中带的编号也依此原则。描述一特定的带时，需写明 4 个内容：①染色体号；②臂的符号；③区的序号；④带的序号。这些内容按顺序书写，不用间隔或加任何标点。如图 15-5 所示，lq32 表示 1 号染色体长臂 3 区 2 带。

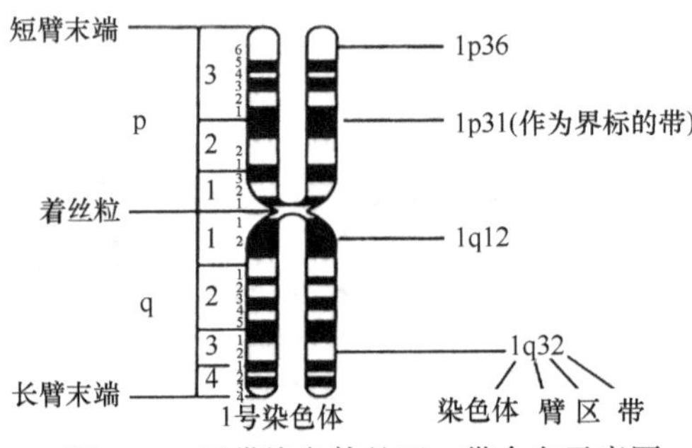

图 15-5　显带染色体的区、带命名示意图

用显带技术对染色体进行核型分析，不但可准确地识别每一号染色体，也为分析每一条染色体微细结构的异常提供了手段。在 G 显带和 Q 显带染色体标本上，人类的一个染色体组中最多只能显示出约 320 条带。20 世纪 70 年代后期出现的高分辨染色体显带技术，可使人类的一个染色体组中显示出 550～850 条或更多的带纹，这有助于发现更多微细的染色体结构异常，使染色体结构畸变的断裂点定位更精确。目前，染色体显带技术已被应用于临床细胞遗传学检查、肿瘤染色体的研究和基因定位等多个领域。

三 性染色质

性染色质存在于间期细胞核内，是间期细胞核中性染色体的异染色质部分所显示出来的一种特殊结构。人类有 X 和 Y 两种性染色体，因此性染色质包括 X 染色质和 Y 染色质。

（一）X 染色质

正常女性的间期细胞核中，有一个紧贴核膜内缘的染色较深、直径约为 1μm 的椭圆形小体，称 X 染色质或巴氏小体（图 15-6A），正常男性则没有 X 染色质。

正常女性体细胞中有两条 X 染色体，正常男性却仅有一条 X 染色体，由于 X 染色体上有很多 X 连锁基因，这样在男女体细胞中就存在着基因数量上的差异，但男女 X 染色体上基因产物基本相等，如何解释呢？1961 年英国遗传学家赖昂（Lyon）提出了 X 染色质失活假说，即赖昂假说，其要点如下所述。

1. 女性体细胞中的两条 X 染色体只有一条有转录活性，另一条无转录活性，这样，男女体细胞中 X 染色体的基因产物在数量上就基本相等，称为剂量补偿。失去活性的这条 X 染色体，在间期细胞核中螺旋化，呈异固缩状态，形成 X 染色质。因此，一个细胞中所含的 X 染色质数目等于 X 染色体数目减 1。正常男性只有一条 X 染色体，所以 X 染色质数目为零。

2. X 染色体的失活是随机发生的，异固缩的 X 染色体可能来自父亲，也可能是来自母亲。

3. X 染色体的失活发生在胚胎发育的早期（妊娠第 16 天）。

需要指出的是，失活的 X 染色体上仍有部分基因保持一定活性。因此 X 染色体数目异常的个体在表型上不同于正常个体，出现多种临床症状。例如，47，XXY 的个体不同于 46，XY 的个体；47，XXX 的个体不同于 46，XX 的个体，而且 X 染色体越多时，表型的异常越严重。

（二）Y 染色质

正常男性的间期细胞用荧光染料染色后，在细胞核内可出现一个直径为 0.3μm 左右的强荧光小体，称为 Y 染色质（图 15-6B）。它是由 Y 染色体长臂远端约 2/3 的区段所形成的，故细胞中 Y 染色质的数目与 Y 染色体的数目相同。例如，正常男性有 1 个 Y 染色质；核型为 47，XYY 的个体有 2 个 Y 染色质；正常女性细胞中则无 Y 染色质。

临床上经过性染色质检查，可以对某些性染色体病进行诊断。在产前诊断中，通过绒毛膜细胞或羊水细胞的性染色质检查，可鉴定胎儿性别，对预防某些性染色体连锁遗传病有一定的意义。

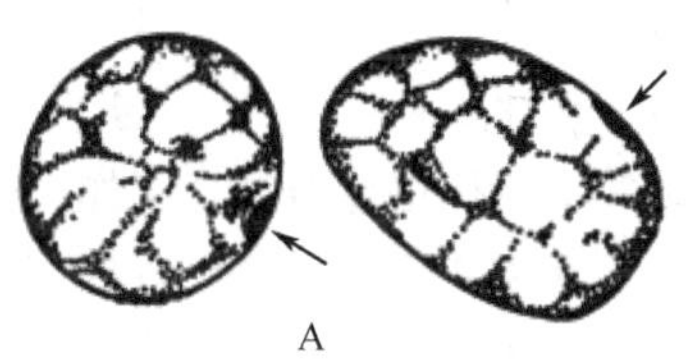

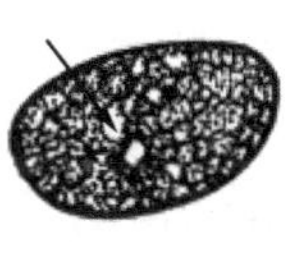

图 15-6 X 染色质和 Y 染色质

A. X 染色质；B. Y 染色质

第二节 染色体畸变

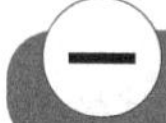
● 案例 15-2

患者，女，22 岁，从 15 岁开始来月经，每月来 1 次。自 20 岁后未再来月经。检测外周血染色体发现染色体数目不正常，染色体核型为 45，X/46，XXX。

问题：该患者为什么会有两种核型？

染色体的数目和结构是相对恒定的，它的恒定维持了物种性状的相对稳定，但一些物理、化学和生物等因素的影响，可使染色体的数目或结构发生改变，即染色体畸变（chromosome aberration）。染色体畸变可自发产生，也可由外界因素诱发产生。

一 染色体畸变的诱因

现在已知多种因素可造成染色体畸变。归纳起来大致分为以下几类：物理因素、化学因素、生物因素、年龄因素和遗传因素。

（一）物理因素

各种射线是造成染色体畸变的重要诱因，如 X 射线、γ 射线、α 和 β 粒子、中子等，在细胞周期的任何时期都可造成染色体的断裂，进而形成染色体畸变。

（二）化学因素

许多化学药物可以导致染色体畸变，包括一些烷化剂、核酸的类似物、嘌呤、抗生素、硝酸或亚硝酸类化合物、一些抗癌药物（如环磷酰胺、氮芥、甲氨蝶呤等）、许多农药（有机磷杀虫剂、除草剂和砷制剂）等；还包括各种食品添加剂、防腐剂、保鲜剂及工业废物，如苯、甲苯、砷等。

（三）生物因素

生物因素导致的染色体畸变包括两个方面：一是由生物体产生的生物类毒素所致，另一类是某些生物体如病毒本身引起的畸变。真菌毒素，如黄曲霉素具有致癌作用，同时也可以引起染色体畸变；致癌病毒可引起宿主细胞染色体畸变（主要影响 DNA 合成），如人体感染麻疹病毒、风疹病毒后，可导致患者淋巴细胞染色体重排、粉碎，或染色体丢失。

（四）年龄因素

研究显示，培养的淋巴细胞对一些诱变剂（如烷化剂）的敏感性随着年龄的增加而增加。处于减数分裂前期的初级卵母细胞在母体内存留的时间越长，越容易造成染色体不分离，因此高龄母亲生出三体型患儿的风险增大，这与生殖细胞老化及合子早期所处的宫内环境有关。

（五）遗传因素

某些遗传因素与染色体畸变有关。例如，染色体断裂易发生在遗传型染色体脆性部位；不同的个体对射线和化学诱变剂的敏感性存在很大差异；一些常染色体隐性遗传病患者的染色体常自发断裂，称为染色体不稳定综合征等。近年来的研究表明，可能存在染色体不分离易感基因，使某些个体易分娩三体型后代。

二 染色体畸变的类型

染色体畸变可分为染色体数目畸变（chromosome numerical aberration）和染色体结构畸变（chromosome structural aberration）两大类。

（一）染色体数目畸变

染色体数目畸变是指细胞中染色体数目的增加或减少，可分为整倍性改变、非整倍性改变和嵌合体。

1. 整倍性改变　体细胞中的染色体数以染色体组为单位整倍地增加或减少，称为整倍性改变。人类正常生殖细胞中的全套染色体称为一个染色体组，含有一个染色体组的细胞或个体称为单倍体（其数量以 n 表示），如人的精子、卵子为单倍体（n）。人类正常的体细胞中含有 2 个染色体组，为二倍体（$2n$）。在二倍体的基础上增加一个染色体组，染色体数为 $3n$，则称为三倍体。在二倍体的基础上增加 2 个染色体组，染色体数为 $4n$，即为四倍体，以此类推。三倍体以上又统称为多倍体。

人类三倍体是致死的，在流产胎儿中较常见，存活到出生的极少，存活者多为二倍体和三倍体的嵌合体。四倍体比三倍体更为罕见。多倍体是流产的主要原因，约占流产的 20%。

2. 非整倍性改变　体细胞中的染色体数在二倍体的基础上增加或减少了一条或数条，称为非整倍性改变，这样的细胞或个体称为非整倍体。这是临床上最常见的染色体畸变类型。包括：①亚二倍体。体细胞中的染色体数目比二倍体少了一条或数条，称为亚二倍体。若某对染色体少了一条称为单体型，如 Turner 综合征，其核型为 45，X。②超二倍体。体细胞中的染色体数目比二倍体多了一条或数条，称为超二倍体。若某对染色体多了一条称为三体型。三体型是最常见的人类染色体数目畸变类型，除了 17 号染色体尚未有三体型的报道外，其余的染色体均有三体型出现，如 21、18、13 和 X 三体型。若某对染色体多出了两条或两条以上，则构成多体型。多体型常见于性染色体中，如四体型的 48，XXXX 和五体型的 49，XXXYY。

非整倍体形成的主要原因是生殖细胞减数分裂或受精卵早期卵裂过程中出现了染色体不分离或染色体丢失。

（1）染色体不分离：在减数分裂过程中，后期Ⅰ同源染色体不分离（图 15-7），或者后期Ⅱ姐妹染色单体不分离，结果造成一个生殖细胞多了一条某号染色体，另一生殖细胞则少了一条该染色体，产生 n+1 和 n−1 类型的异常配子，这种类型的配子与正常配子结合，就会形成三体型和单体型的个体。

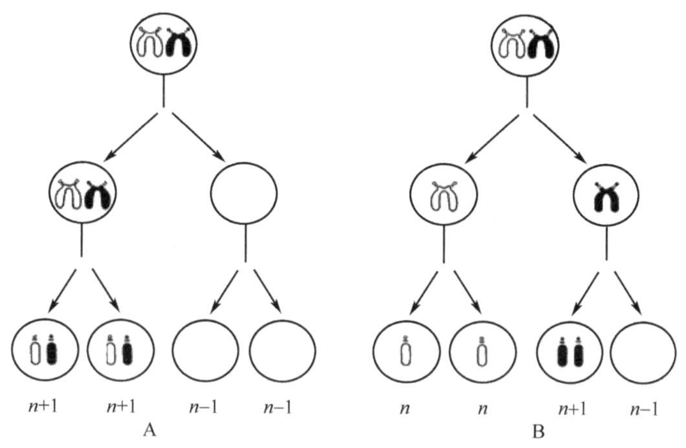

图 15-7 减数分裂中染色体不分离

A. 减数分裂Ⅰ同源染色体不分离；B. 减数分裂Ⅱ姐妹染色单体不分离

（2）染色体丢失：是指在细胞分裂的中、后期，某一条染色体由于偶然的行动迟缓，未能进入任何一个子细胞核，而遗留在细胞质中，逐渐消失，使子细胞核少一条染色体的现象。

3. 嵌合体 一个个体同时存在两种或两种以上核型的细胞系，这种个体称嵌合体。例如，46，XX/47，XXY；45，X/46，XX 等。产生原因是受精卵在早期卵裂的有丝分裂过程中染色体发生了不分离或丢失。若第一次卵裂时发生姐妹染色单体不分离，可形成两个细胞系的嵌合体；若第二次卵裂时发生姐妹染色单体不分离，则形成 3 个细胞系的嵌合体。卵裂过程中发生染色体的丢失，可形成单体型（2n−1）和二倍体（2n）的嵌合体。嵌合体患者的临床症状往往不够典型，这与异常核型所占比例有关。

4. 染色体数目畸变的描述方法 非整倍体核型的描述方法为：染色体总数（含性染色体数），逗号，性染色体组成，+（−）异常染色体序号。例如，某一核型中的 21 号染色体多了一条，可描述为：47，XX（XY），+21；少了一条 22 号染色体则描述为：45，XX（XY），−22；若是少了一条 X 染色体，可描述为 45，X 或 45，XO。嵌合体核型的描述方法是将两种核型都写出来，中间用“/”隔开，如 46，XX/47，XX，+21。

（二）染色体结构畸变

染色体结构畸变是指染色体结构的异常改变。染色体断裂是引起染色体结构畸变的基本原因。染色体断裂后，其断端具有黏性，断裂的片段可在原位重接，则染色体恢复原来的结构，将不引起遗传效应。如果染色体断裂后未与原位重接，也就是说断裂的片段移动位置与其他断端重新结合或断片丢失，这将引起染色体结构畸变。临床上常见的染色体结构畸变有缺失、重复、倒位、易位等。

人类细胞遗传学命名的国际体制（ISCN）规定了规范描述各种染色体畸变的术语、符号和它们的用法。染色体结构畸变可用简式和详式两种方式进行描述。对于简式，染色体的结构改变只需用断裂点表示即可。一个有染色体结构畸变的核型，用简式表示时，需要描述的内容如下：①染色体总数；②性染色体组成；③畸变的类型符号；④在括号内写明受累染色体的序号；⑤在另一括号内以符号注明染色体断裂点的区带号。详式还要加上重排染色体的组成。常用的术语和符号见表 15-1。

表 15-1　核型分析常用的术语和符号

符号	含义	符号	含义
A～G	染色体组名	mat	来自母亲
1，2，3…	常染色体的序号	min	微小体
→	从……到……	mos	嵌合体
/	用来隔开嵌合体的不同核型	?	染色体或染色体结构未确定
ace	无着丝粒片断	p	短臂
cen	着丝粒	pat	来自父亲
chi	异源嵌合体	Ph	费城染色体
:	断裂	q	长臂
::	断裂后重接	qr	四射体
del	缺失	r	环状染色体
der	衍生染色体	rcp	相互易位
dic	双着丝粒染色体	rea	重排
dir	正位	rec	重组染色体
dup	重复	rob	罗伯逊易位
end	核内复制	s	随体
fra	脆性部位	t	易位
g	裂隙	tan	串联易位
h	副缢痕	ter	末端
i	等臂染色体	tr	三射体
ins	插入	tri	三着丝粒
inv	倒位	var	变区
mar	标记染色体	;	分开涉及结构重排的染色体
+或-	增加或缺失	( )	其内为结构变化的染色体或断裂点带的名称

常见的染色体结构畸变有以下几种。

1. 缺失（deletion，del）　染色体的部分片段丢失，称为缺失。染色体发生断裂后，形成有着丝粒和无着丝粒的片段，无着丝粒的片段在细胞分裂时不能受纺锤丝牵引进行定向移动，而滞留在胞质中，细胞分裂后丢失。而保留下的染色体丢失了相应节段的遗传物质。缺失又可分为末端缺失和中间缺失。

（1）末端缺失：指染色体臂的末端断裂，使该染色体缺少远端片段的现象。如图 15-8 所示，1 号染色体在长臂 2 区 1 带发生断裂后，由此处到长臂末端的这一片段丢失。

1）简式：46，XX（XY），del（1）（q21）

2）详式：46，XX（XY），del（1）（pter→q21：）

（2）中间缺失：指在染色体臂内发生两处断裂，中间片段丢失，其余的片段彼此连接。例如，1 号染色体在长臂的 2 区 1 带与 3 区 1 带发生两次断裂，并丢失两断裂点之间的节段（图 15-9）。

1）简式：46，XX（XY），del（1）（q21q31）

2）详式：46，XX（XY），del（1）（pter→q21：：q31→qter）

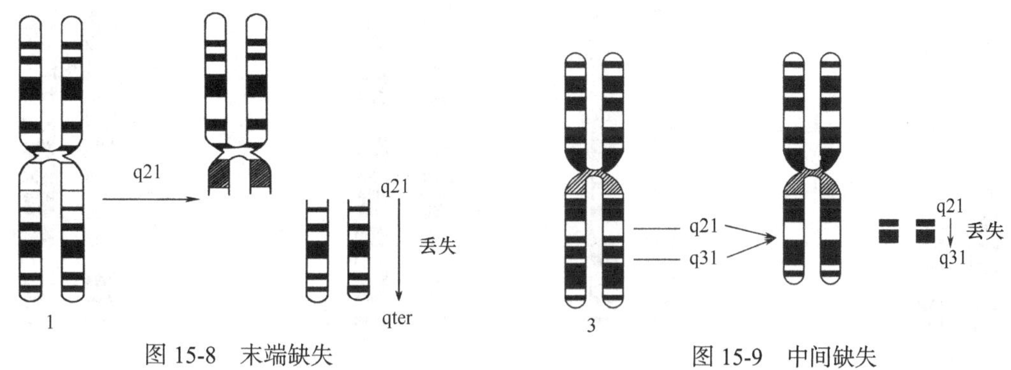

图 15-8 末端缺失　　图 15-9 中间缺失

知识链接

染色体微缺失与男性不育

目前估计，我国育龄夫妇中约 15%患有不育，而男性因素在不育病例中所占比例接近 50%。精子发生障碍可由多因素引起，如疾病、营养不良、内分泌紊乱、遗传缺陷和环境因素等。遗传缺陷包括基因突变和染色体异常所引起的精子发生障碍，占男性不育因素的 30%左右。近 20 年的研究提示，Y 染色体对性发育和精子发生是必需的，在约 25%的无精症和少精症患者中发现存在 Y 染色体 AZF 区微缺失，提示这种遗传异常是我国人群生精障碍的重要相关遗传病因，有必要在男性不育的诊断及利用单精子卵细胞质内注射技术进行辅助生育时，对患者的这些遗传异常进行筛查和遗传咨询。

2. 重复（duplication，dup）　染色体的个别区段出现两份或两份以上的结构异常，使这一区段的基因多了一份或几份，称为重复。主要是由于染色体断裂后，形成的片段连接到另一条同源染色体的相应部位，或同源染色体之间发生不等交换。结果造成同源染色体一条上部分片段重复，另一条则相应缺失。

3. 倒位（inversion，inv）　某一染色体发生两处断裂，两断点之间的片段倒转 180°后重接，造成染色体上基因顺序的重排，称为倒位。根据倒位的片段是否涉及染色体着丝粒区域，可分为臂内倒位和臂间倒位。

（1）臂内倒位：一条染色体的长臂或短臂内发生两处断裂，中间片段旋转 180° 后重接。例如，1 号染色体短臂在 2 区 2 带和 3 区 4 带发生两次断裂，中间的片段旋转 180° 后重接（图 15-10）。

1）简式：46，XX（XY），inv，（1）（p22p34）

2）详式：46，XX（XY），inv，（1）（pter→p34：：p22→p34：：p22→qter）

（2）臂间倒位：一条染色体长臂和短臂各发生一处断裂，断片旋转 180° 后重接。例如，4 号染色体在短臂 1 区 5 带和长臂 2 区 1 带发生断裂，含着丝粒的片段旋转 180° 后重接（图 15-11）。

1）简式：46，XX（XY），inv，（4）（p15q21）

2）详式：46，XX（XY），inv，（4）（pter→p15∷q21→p15∷q21 →qter）

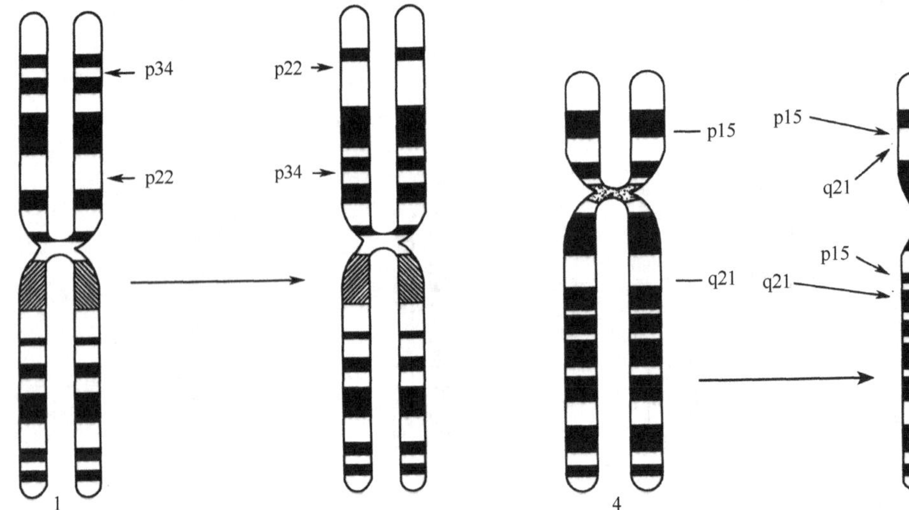

图 15-10　臂内倒位　　　图 15-11　臂间倒位

4. 易位（translocation，t）　从某条染色体断下的片段连接到另一条染色体上称易位。常见的易位方式有相互易位、罗伯逊易位等。

（1）相互易位（reciprocal translocation）：两条非同源染色体发生断裂后，相互交换无着丝粒片段，形成两条新的重排染色体，称相互易位。例如，2 号染色体与 5 号染色体分别在长臂的 2 区 1 带和 3 区 1 带断裂后，互换无着丝粒片段后重接（图 15-12）。

1）简式：46，XX（XY），t（2；5）（q21；q31）

2）详式：46，XX（XY），t（2；5）（2pter→2q21∷5q31→5qter；5pter→5q31∷2q21→2qter）

相互易位是比较常见的结构畸变，各号染色体间都可发生，在新生儿中的发生频率是 1/1000～2/1000。当相互易位仅涉及基因位置的改变，遗传物质并没有丢失，则称为平衡易位。带有平衡易位染色体的表型正常个体，称为平衡易位携带者。而平衡易位携带者与正常人婚配，在配子发生过程中，却有可能产生一条异常染色体，即某一易位节段的增多（部分三体型）或减少（部分单体型），导致流产、死胎或畸形儿。

（2）罗伯逊易位（Robertsonian translocation）：是发生在近端着丝粒染色体之间的一种易位。当两条近端着丝粒染色体在着丝粒处或其附近发生断裂后，两条染色体的长臂构成一条大的染色体，而两个短臂构成一条小的染色体。后者由于缺乏着丝粒或因几乎全由异染色质组成，故常在以后的细胞分裂中发生丢失。罗伯逊易位又称着丝粒融合（centric fusion），如 14 号染色体在长臂的 1 区 1 带断裂与 21 号染色体在短臂的 1 区 1 带断裂后形成罗伯逊易位（图 15-13）。

（1）简式：45，XX（XY），−14，−21，+t（14；21）（q11；p11）

（2）详式：45，XX（XY），−14，−21，+t（14；21）（14qter→14q11∷21p11→21qter）

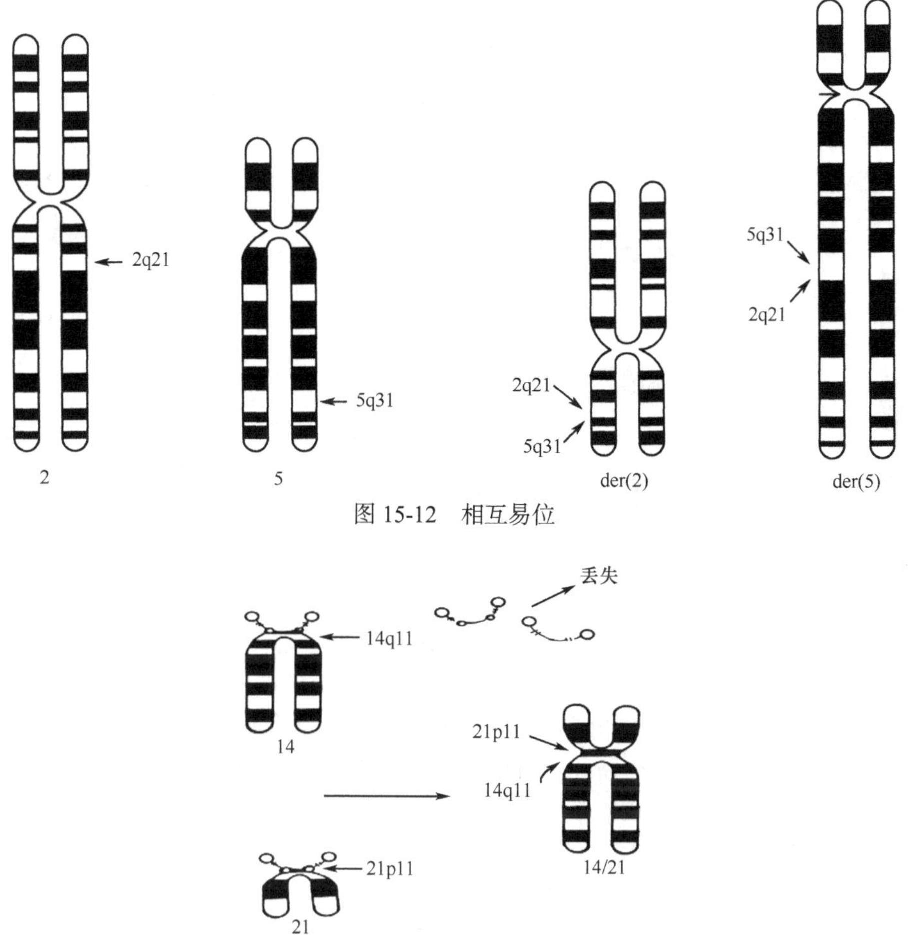

图 15-12 相互易位

图 15-13 罗伯逊易位

知识拓展

不容忽视的罗伯逊平衡易位携带者

罗伯逊平衡易位在一般人群中发生率为 1/1000～1/900。在 325 例遗传门诊就诊患者中发现 3 例罗氏易位携带者，发生率为 0.92%，说明罗伯逊平衡易位在不良生育史人群中的发生率高于普通人群。而在所有罗伯逊平衡易位中 rob（13；14）最为常见（75%），其人群发生率为 1/1300。因此，对平衡易位携带者应尽量做家系调查，强调对平衡易位携带者生育胎儿的产前诊断，在孕早期进行绒毛或孕中期进行羊水细胞的染色体核型分析，或通过分子、细胞遗传等技术来检测胎儿细胞染色体核型，如果胎儿核型正常则可以生育，如果为异常核型则应劝其果断终止妊娠。对罗氏易位携带者进行遗传咨询，指导其生育，避免异常儿出生，对优生优育提高人口素质具有极其重要的意义。

5. 环状染色体（ring chromosome，r） 一条染色体的长臂和短臂同时发生断裂，末端丢失后，有着丝粒的长臂和短臂在断端相接，形成环状染色体。例如，2 号染色体的短臂 2 区 1 带和长臂 3 区 1 带发生断裂，含着丝粒的中间片段形成环状染色体（图 15-14）。

1）简式：46，XX（XY），r（2）（p21q31）

2）详式：46，XX（XY），r（2）（p21→q31）

6. 等臂染色体（isochromosome，i） 染色体在着丝粒处发生异常横裂，形成两条只有一种染色体臂的染色体，复制后形成由两条短臂或两条长臂组成的染色体，其在形态结构上完全相同称为等臂染色。如图 15-15 所示 X 染色体着丝粒横裂后形成的等臂染色体。

（1）简式：46，X，i（Xp）或 46，X，i（Xq）

（2）详式：46，X，i（Xp）（pter→cen→pter）或 46，X，i（Xq）（qter→cen→qter）

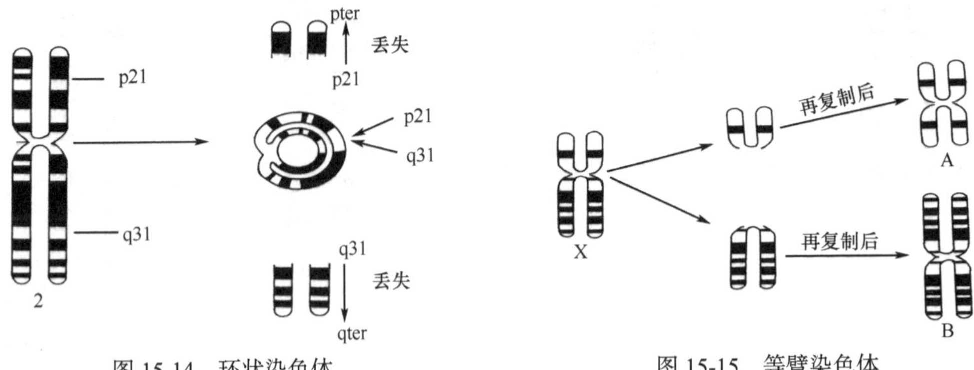

图 15-14　环状染色体　　　图 15-15　等臂染色体

7. 双着丝粒染色体（dicentric chromosome，dic） 两条染色体均发生断裂，末端丢失后，两个带有着丝粒的断片相互连接，形成一条带有两个着丝粒的染色体，称为双着丝粒染色体。在细胞分裂时，如果这条染色体的两个着丝粒分别被纺锤丝向细胞的两极拉动，则形成染色体桥，会阻碍细胞分裂且容易发生断裂。因此，双着丝粒染色体是一种不稳定结构。例如，5 号染色体长臂 3 区 1 带和 9 号染色体长臂 2 区 1 带发生断裂，两个具有着丝粒的片段断端相接，形成一条双着丝粒染色体（图 15-16）。

（1）简式：46，XX（XY），dic（5；9）（q31；q21）

（2）详式：46，XX（XY），dic（5；9）（5pter→5q31：：9q21→9pter）

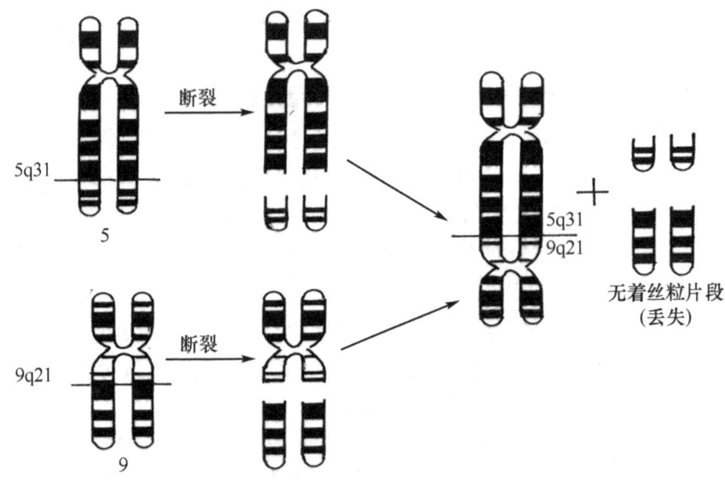

图 15-16　双着丝粒染色体

8. 插入（insertion，ins） 某条染色体发生两处断裂，其中间的节段转移到同一染色体或另一染色体的断裂处重接，称为插入。插入一般涉及两条染色体的三处断裂，可分为正位插入和倒位插入。

第三节 染色体病

● 案例 15-3

患儿，5 岁，因严重智能障碍到医院就诊。医生发现该患儿具有两外眼角上翘、眼裂小、眼距宽、鼻梁扁平、舌头大且向外伸出的特殊面容，疑为染色体病。采集患儿外周血淋巴细胞培养，制备染色体标本，经 G 显带分析计数分裂象，核型为 47，XY，+21。患儿父母染色体检查结果核型均正常，该患儿为其第一胎，母亲无流产史，双亲家族中均无类似病例。

问题：该患儿患的是什么病？可能是什么原因导致？

染色体病是由于染色体数目或结构畸变所引起的遗传性疾病。由于染色体异常涉及许多基因，患者均具有严重或明显的临床症状，常表现为多种畸形的综合征，故又称为染色体综合征。到目前为止，已发现的染色体数目异常和结构畸变达 10 000 多种，已确认的染色体综合征有 100 多种。染色体病一般分为常染色体病和性染色体病两大类。

一 常染色体病

常染色体病是指 1～22 号常染色体发生数目异常或结构畸变而引起的疾病。常染色体病占染色体病的 2/3，共有的临床特征是生长发育迟缓，智力低下，常伴有特殊皮肤纹理改变，并伴有多发畸形。

下面介绍几种较常见的常染色体病。

（一）唐氏综合征

唐氏综合征又称先天愚型，是人类最早确认也是最常见的一种染色体病。本病于 1886 年由英国医生 Langdon Down 首先描述，故又称 Down 综合征。

1. 发病率　新生儿发病率为 1/800～1/600，男性患儿多于女性患儿。

2. 临床表现　患者主要表现为严重的智力低下（IQ≤50），生长发育迟缓；呈特殊面容，即眼间距宽，眼裂小且向外上倾斜，耳小且低位，常张口伸舌，流涎，又称伸舌样痴呆（图 15-17）；新生儿常有第三囟门，四肢短小，手短宽而肥，50%患者具有通贯手，atd 角大于 60°；约 50%患者有先天性心脏病，房、室间隔缺损多见；男性患者常有隐睾，无生育能力；女性患者通常无月经，少数能生育，但将此病传给后代的风险较高。

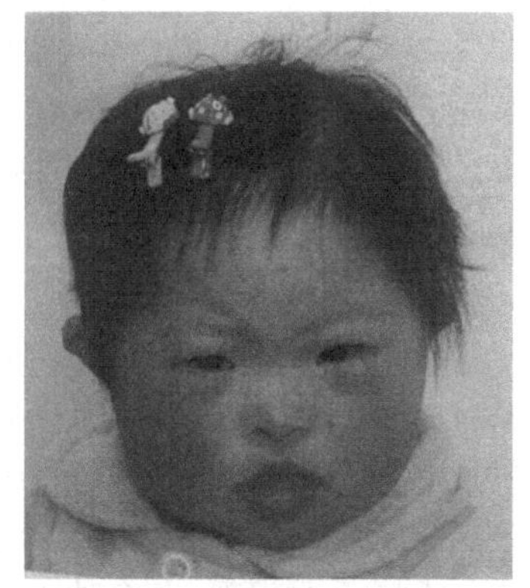

图 15-17　唐氏综合征患者

3. 核型　多为三体型（约 92.5%），还有嵌合型（约 5%）和易位型（约 2.5%）。

（1）三体型：核型为 47，XX（XY），+21。发生原因是生殖细胞形成过程中，减数分裂时 21 号染色体不分离。染色体不分离发生在母方的病例约占 95%，另 5%见于父方。此型的发生率随母亲生育年龄的增大而增高，尤其是当母亲年龄大于 35 岁时其发病率明显增高。

（2）嵌合型：核型为 46，XX（XY）/47，XX（XY），+21。发生原因是受精卵在胚胎发育早期的卵裂过程中，21 号染色体不分离，临床症状与异常细胞所占比例有关，比例大则症状重，反之则轻。

（3）易位型：最常见的核型为 46，XX（XY），−14，+t（14q21q），即患者体细胞内少了一条正常的 14 号染色体，多了一条 14 号和 21 号染色体易位形成的染色体，临床症状与 21 三体型一致。患儿的父母多为年轻夫妇。

（二）18 三体综合征

1. 发病率　新生儿发病率为 1/8000～1/3500，女性明显多于男性。

2. 临床表现　患儿出生时体重低，生长发育迟缓，智力低下；手呈特殊握拳姿势，第三、四指紧贴掌心，第二、五指压于其上，下肢呈摇椅型足；头面部畸形，小额，低位耳，有一凸出的枕骨；95%以上有先天性心脏病，多为室间隔缺损。由于患儿有严重畸形，出生后不久即死亡。

3. 核型　80%患者核型为 47，XX（XY），+18，发生原因是患者母亲在形成卵子的减数分裂过程中 18 号染色体不分离。另 10%为嵌合型，即 46，XX（XY）/47，XX（XY），+18。其余为易位型。

（三）13 三体综合征

1. 发病率　新生儿发病率约为 1/25 000，患者女性明显多于男性，发病率与母亲年龄增大有关。

2. 临床表现　患儿中枢神经系统发育严重缺陷，小头畸形，无嗅脑，前脑皮质缺如，严重智力低下；小眼球或无眼球；小颌，多数有唇裂或腭裂；耳位低下，常有耳聋。80%有先天性心脏病；多指（趾），摇椅型足；男性常有隐睾，女性多有双角子宫及卵巢发育不全等。

3. 核型　80%核型为 47，XX（XY），+13。15%为易位型，核型为 46，XX（XY），−14，+t（13q14q），5%为嵌合型，核型为 46，XX（XY）/47，XX（XY），+13。

（四）$5p^-$综合征

1. 发病率　此病少见，新生儿中发病率为 1/50 000，受累个体女性多于男性。

2. 临床表现　最典型的症状是患儿的哭声尖而弱，与猫叫声相似。患儿小头，满月脸，眼间距宽，外眼角下斜，牙错位咬合，约 50%患者有先天性心脏病。大部分患者可活到儿童期，但有严重的智力低下。

3. 核型　为 46，XX（XY），$5p^-$，患者 5 号染色体短臂 5p14 或 5p15 缺失是引起该综合征的关键因素。

（五）微缺失或微重复综合征

染色体微缺失/微重复综合征是由于基因组上染色体片段的缺失或重复（可能涉及多个基因）引起的一系列复杂多样的临床症状。此类疾病最常见的是染色体片段的缺失，其次为重复。染色体微缺失/重复片段一般小于 5Mb。这些微小的缺失/重复会导致基因的缺失及基因产物不足，从而导致临床症状。临床上可应用高分辨染色体显带、FISH 和 array CGH 等技术进行检测。目前至少发现 60 余种该类疾病，临床上较为常见的有 Angelman 综合征、Prader-Willi 综合征、Smith-Magenis 综合征和 22q11 微缺失综合征等。主要症状为生长发育异常、智力发育迟缓、内脏器官畸形、特殊面容、内分泌异常、精神行为改变等。

二　性染色体病

性染色体病是指性染色体（X 或 Y 染色体）发生数目异常或结构畸变而引起的疾病，共有的临床特征主要为性发育不全或两性畸形等。

（一）先天性卵巢发育不全综合征

1. 发病率　在新生女婴中发病率为 1/5000～1/2500。

2. 临床表现　患者外观女性，身材矮小（120～140cm），后发际低，约 50%患者蹼颈，肘外翻，乳间距宽，乳房发育差；性腺为纤维条索状，无滤泡，子宫发育不全，外生殖器幼稚型，原发性闭经，一般无生育能力；智力可正常，但低于同胞，或有轻度障碍（图 15-18）。

3. 核型　多为 45，X，体细胞中只有一条 X 染色体。发生原因是患者双亲之一在形成配子的减数分裂过程中性染色体发生了不分离，约 75%不分离发生在父方。另外还有核型为 45，X/46，XX 的嵌合型。

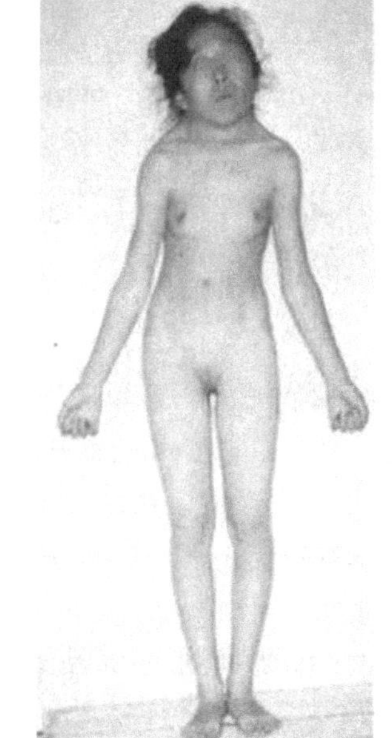

图 15-18　先天性卵巢发育不全综合征患者

（二）先天性睾丸发育不全综合征

1. 发病率　本病发病率较高，在男性新生儿中占 1/1000～1/500，在不育男性中占 1/10。

2. 临床表现　患者外观为男性，儿童期无任何症状，青春期开始出现病症。本病的主要特征为患者身材高大（常在 180cm 以上），四肢细长；其体征呈女性化倾向，大部分人无胡须，无喉结，体毛稀少，皮下脂肪丰富，皮肤细嫩，约 25%的个体有女性乳房发育，其性情体态趋向于女性特点；第二性征发育不良，阴茎短小，睾丸小或隐睾，不能产生精子，故不育。少数患者伴有先天性心脏病，部分患者有轻度智力低下，一些患者有精神异常或精神分裂症倾向（图 15-19）。

3. 核型　80%～90%患者核型为 47，XXY。少数患者核型为 46，XY/47，XXY，嵌合型患者中若 46，XY 的正常细胞比例大时，其临床症状较轻，可有生育能力。

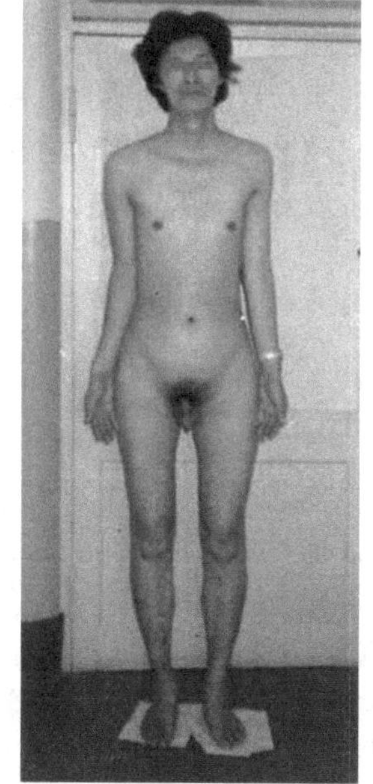

图 15-19　先天性睾丸发育不全综合征患者

（三）脆性 X 染色体综合征

脆性 X 染色体综合征是一种主要表现为智力低下的染色体病。脆性 X 性染色体（fra X）是指在 Xq27.3 处的染色体呈细丝样，导致其相连的末端呈随体样结构。由于这一细丝样部位容易发生断裂，故称脆性部位。

1. 发病率　主要在男性发病，发病率为 1/1000～1/500，仅次于先天愚型，是导致人类智力低下占第二位的染色体病。

2. 临床表现　患者主要症状是中度智力低下，语言障碍，性格孤僻，伴特殊面容：头大，方额，长脸，下颌大而突起，大耳朵，嘴大唇厚。青春期后可见明显大于正常的睾丸。此外，患者还会出现胆怯、忧郁、行为被动、有精神病倾向，部分患者有多动症（图 15-20）。

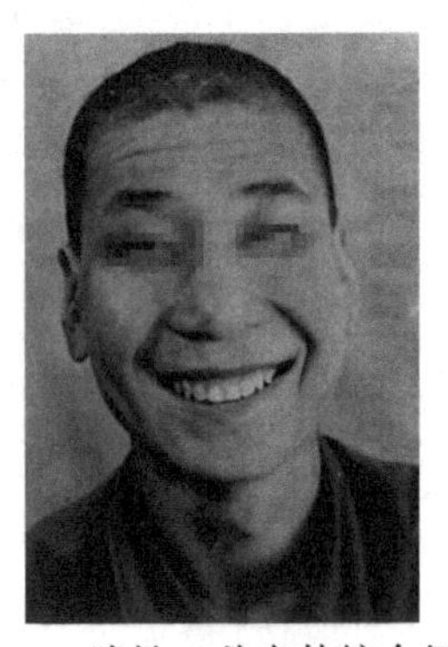
图 15-20　脆性 X 染色体综合征患者

3. 核型　患者核型为 46，fra X（q27.3），Y。一般认为男性患者的 fra X 来自携带者母亲。女性有两条 X 染色体，因此携带者一般不会发病，但由于异固缩的 X 染色体是随机的，所以女性杂合子中约有 1/3 可能智力低下。

（四）两性畸形

两性畸形是指某一个体的性腺、内外生殖系统和第二性征等方面兼具有两性特征。根据患者体内性腺的组成情况，分为真两性畸形和假两性畸形。

1. 真两性畸形　患者体内同时具有男性性腺和女性性腺，内外生殖器也具有两性特征或只表现男性或女性。真两性畸形是一种较为罕见的性别畸形。患者体内的两种性腺在不同个体有较大差异，其中 40%一侧睾丸，一侧卵巢；40%一侧卵巢或睾丸，一侧卵巢睾；20%两侧卵巢睾。

核型：真两性畸形的核型有多种类型，约 57%为 46，XX，12%为 46，XY，5%为 46，XX/46，XY，其余为各种染色体异常。

2. 假两性畸形　患者体内只有一种性腺，但外生殖器和第二性征兼有两性特征，或倾向于相反的性别。根据体内性腺为睾丸或卵巢可将其分为男性假两性畸形和女性假两性畸形。

（1）男性假两性畸形：又称男性女性化，患者核型为 46，XY，性腺为睾丸，外生殖器介于两性之间，第二性征异常。例如，睾丸女性化综合征，患者性腺为男性，但其表型为女性，有似女性的乳房发育，有女性外阴，但无子宫及卵巢，睾丸位于腹腔或腹股沟内，常被误认为是疝气。造成此病的原因为雄激素合成障碍、雄激素的靶细胞受体异常或促性腺激素异常等。

（2）女性假两性畸形：又称女性男性化，患者核型为 46，XX，性腺为卵巢。外生殖器兼具有两性特征，第二性征发育有男性化倾向。其中先天性肾上腺皮质增生最为常见，患者有卵巢，外生殖器中阴蒂肥大最为常见，也可有经两侧阴唇愈合形成尿道下裂的各种程度的畸形，有阴囊者多中空，原发性闭经，第二性征多呈男性。发病机制均涉及肾上腺皮质激素合成过程中特定步骤的阻断，导致促肾上腺皮质激素分泌增加和肾上腺皮质增生，造成雄性激素产生过多。有时母亲在怀孕期间不适当地使用孕激素或雄性激素，或者母亲肾上腺皮质功能活跃，都可使女胎男性化，造成女性假两性畸形。

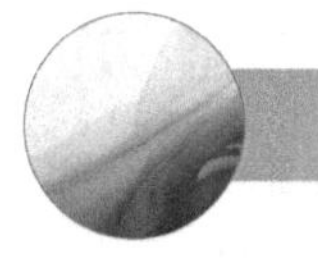

目标检测

一、单选题

1. 按染色体的大小及着丝粒的位置，X 染色体应在人类染色体核型分组的（　　）
   A. G 组　　B. C 组
   C. D 组　　D. E 组
   E. F 组
2. 假如一个人的体细胞中有三条 X 染色体，则（　　）
   A. 两条有活性　　B. 三条均有活性
   C. 均无活性　　D. 一条无活性
   E. 只有一条有活性
3. 染色体非整倍性改变的主要原因是（　　）
   A. 染色体易位　　B. 染色体断裂
   C. 射线照射　　D. 染色体不分离
   E. 染色体重复
4. 一个个体含有两种不同核型的细胞系称为

(　　)

A. 三倍体　　B. 三体型

C. 单倍体　　D. 单体型

E. 嵌合体

5. 在染色体结构畸变中，一条染色体断裂下来的片段接到另一条非同源染色体上称为(　　)

A. 缺失　　B. 重复

C. 倒位　　D. 易位

E. 以上均不是

6. 在人类常染色体数目异常所引起的疾病中最常见的是(　　)

A. 单体型　　B. 三体型

C. 单倍体　　D. 三倍体

E. 嵌合型

7. 猫叫综合征的发病机制是(　　)

A. 染色体缺失　　B. 染色体数目异常

C. 基因突变　　D. 染色体易位

E. 染色体倒位

8. 下列属于先天性卵巢发育不全症患者核型的是(　　)

A. 47，XXY　　B. 46，XY

C. 45，X　　D. 47，XX，+21

E. 47，XXX

9. 需用核型分析方法诊断的疾病是(　　)

A. 红绿色盲　　B. 家族性结肠息肉

C. 先天性聋哑　　D. 白化病

E. 先天性睾丸发育不全症

10. 唐氏综合征形成的最常见的原因是(　　)

A. 父亲高龄，精子发生过程中染色体不分离

B. 母亲妊娠期被病毒感染

C. 母亲高龄，卵子发生过程中21号染色体不分离

D. 受精卵卵裂时染色体不分离

E. 母亲高龄，卵子发生过程中有21条染色体不分离

二、思考题

1. 人类染色体是如何分组的，核型如何描述？

2. 什么是嵌合体？它的机制是什么？

3. 唐氏综合征的核型有哪些？主要的临床表现是什么？

（廖林楠）

第十六章　肿瘤与遗传

肿瘤（tumor）是指在各种致癌因子作用下，某一个有机体局部的组织细胞基因调控失常，导致该突变的细胞出现克隆性异常增生，所形成的块状突起或局部肿块。多细胞有机体的细胞增殖和分裂受严格的基因调控，当各种环境因素直接或间接作用诱导细胞的遗传物质发生变异或细胞的遗传物质自身发生变异，导致细胞生命活动中正常分裂和增殖失去控制，脱离衰老和死亡的途径，转化成无限增殖的肿瘤细胞，肿瘤细胞经过增殖和促进形成各种肿瘤。一般情况下，一个肿瘤中的所有瘤细胞均是由这个突变的细胞经过单克隆形成的。

肿瘤是严重威胁人类健康和生命的重大疾病之一，尤其是恶性肿瘤（癌症）。2017 年世界卫生组织最新公布数据表明，全球每年有 1400 多万新发癌症病例，有近 880 万的人死于恶性肿瘤，占全球每年死亡总人数近 1/6。而我国的癌症发病率和死亡率呈逐年递增趋势，据国家癌症中心数据，我国平均每天约有 1 万人被诊断为癌症。肿瘤的危害已成为世界性的公共卫生问题，肿瘤的防治和研究是科学界和医学领域亟待解决的重要课题。

知识链接

肿瘤的分类

根据肿瘤对有机体危害程度的不同和其生物学特征，肿瘤可分为良性肿瘤（benign tumor）和恶性肿瘤（malignant tumor）两类。

良性肿瘤的生长较为缓慢，瘤体表面有完整的包膜，与正常组织分界明显，不向周围组织或细胞浸润。良性肿瘤多表现为局部症状，较少全身症状，因不侵入周围细胞，所以不向全身转移，只对其周围的器官或组织有挤压和阻塞的作用，手术切除后不易复发，对生命有机体的危害较小，如血管瘤、囊肿等。

恶性肿瘤的生长迅速，瘤体表面几乎没有包膜，生长时常向周围组织或细胞浸润。恶性肿瘤除局部症状外，全身症状明显，随着肿瘤不断向全身转移，患者多出现恶病质，因肿瘤对周围细胞的侵入，手术切除后复发率非常高，对生命有机体危害极大，如骨癌、肝癌、肺癌等。

肿瘤的性质并非一成不变，有的良性肿瘤在得不到及时治疗的情况下，会转变为恶性，称为良性肿瘤恶性变，这种肿瘤的生物学特性介于良性和恶性之间，有恶变倾向，在一定条件下能逐渐向恶性发展。

第一节 肿瘤发生的家族聚集性与种族差异

● 案例 16-1

患者，女，48 岁，因腹部胀痛持续有近半个月、脸色发黄就医。经检查发现有黄疸，腹部膨隆、肠型、局部有压痛，疑似结肠癌入院，进一步的血液检查、镜检、影像检测等确诊为结肠癌。结肠癌是常见的发生于结肠部位的消化道恶性肿瘤，其发病率占胃肠道肿瘤的第 3 位。在 40～50 岁年龄段发病率最高，男女之比为（2～3）：1。

问题：肿瘤的发生具有遗传性吗？遗传性肿瘤发生的特点是什么？

据流行病学研究表明，约 80%的肿瘤发生与外界环境因素有关，自然环境中，诸多因素（如化学致癌因素、物理致癌因素、生物性致癌因素）能诱发肿瘤的发生。但归根结底，肿瘤的发生是遗传物质发生改变所导致，体内外各种因素直接或间接作用于遗传物质，使其发生突变导致肿瘤的发生。虽然人们在生活中接触各种不同的致癌因子，但并非人人都发生肿瘤，这表明个体对肿瘤发生的易感程度不同，即肿瘤的易感性不同。

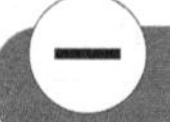

一 肿瘤发生的家族聚集性

（一）癌家族

癌家族（cancer family），顾名思义是指具有“癌家族史”的家族，即一个家族（系），几代中多个成员罹患一种或几种器官的恶性肿瘤。1886 年，法国医生布罗卡（Broca）认为癌症的发生与遗传有关，并最早开始对癌家族进行调查，通过调查他发现其妻子的家族中，母亲和多个女儿、外孙女中，相继 9 人死于乳腺癌，6 人死于其他癌症，从而证明了癌症的发生与遗传息息相关。

癌家族中恶性肿瘤具有多发性，有些肿瘤的发病率高，伴有发病年龄低的特点，并以常染色体显性遗传方式遗传到下一代。例如，最常见的遗传性结直肠癌中的林奇综合征（Lynch 综合征）。该疾病的调查是医学上第一次大规模的调查，其患者家族也是医学史上一个非常有名的癌家族——G 家族。这个家族中最早一对夫妻的男方死于癌症后，其后代子孙中陆续出现很多癌症患者。1895 年，美国密歇根大学沃辛（Warthin）开始对这个家族进行调查，此后几十年 Lynch 等连续对这个家族进行调查，得到了较为完整的资料，在这个家族的 10 个支系中共有 842 个后代，其中有 95 名癌症患者（结肠腺癌、子宫内膜腺癌、胃癌、脑癌、卵巢癌、小肠癌、肝胆癌、胰腺癌等），这个家族癌症的发病率大大超出一般人群，而且发病年龄比较早。林奇综合征不同支系间发病率不同，结直肠癌的发病率最高，70 岁之前，患结直肠癌的风险男性为 45%，女性为 35%，子宫内膜癌的发病率次之，女性中患子宫内膜癌的风险为 31%～64%。林奇综合征患者常伴有其他器官肿瘤的发生，女性林奇综合征患者中有 40%～60%可能发生子宫内膜癌。

（二）家族性癌

家族性癌（familial carcinoma），是指一个家族内有多个成员罹患同一类型的恶性肿瘤。家族性癌大多数是散发的，一般为常见的肿瘤，只有少数有家族聚集现象或易感性高，表现为近亲发病率较一般人群高，如患者一级亲属的发病率高于一般人群 3～4 倍。家族性癌的遗传方式尚不清楚，但对其研究发现一些肿瘤有家族聚集现象，如结肠癌是一种常见的家族性癌，在临床研究中发现有12%～25%的患者有结肠癌家族史。据报道，在美国患有结肠癌、乳腺癌、胃癌、子宫内膜癌等癌症的成年患者中，其直系家属患同种癌症的可能性要比一般的人群高3倍；家庭儿童中患有白血病、脑瘤等癌症的，其同胞患同种肿瘤的可能性要比一般同龄儿童高4倍。

家族性癌通常情况下不符合孟德尔遗传定律，更多情况下遗传给后代的是对肿瘤的易感性程度，即家族成员对同种癌症的易感性高，表现为家族聚集现象，有明显的家族史。例如，近年来发病率逐渐升高的、妇科恶性肿瘤中死亡率极高的卵巢癌。经肿瘤专家的多年研究发现除了散发性卵巢癌外，还有一类卵巢癌是可以预测、可以预防的。这类癌症是家族遗传性乳腺癌/卵巢癌综合征（hereditary breast and ovarian cancer syndrome，HBOC），其中约10%的卵巢癌患者和5%的乳腺癌患者表现为家族遗传性乳腺癌/卵巢癌综合征。

二 肿瘤发生的种族差异

肿瘤的发生受诸多因素的影响，其中不同种族、不同地区或不同民族的人其肿瘤的易发性不同。某些肿瘤在地理、遗传背景等不尽相同的种族中发病率存在显著的差异性，如日本人胃癌年死亡率要比美国人高7倍，欧美国家人群乳腺癌的年死亡率要比日本人群高4～5倍，日本女性乳腺癌患者要比白人患者少很多，但松果体瘤患者要比其他民族多10余倍。由此可见，肿瘤的发生受不同种族遗传背景的影响而存在明显的差异。

中国人的鼻咽癌发病率位居世界首位，特别是广东、四川和香港等地区，而且华裔人群的鼻咽癌发病率也很高，调查研究发现在美国定居的华人，其鼻咽癌的发病率要比美国本土白人的发病率高34倍，在新加坡的华人鼻咽癌的发病率也比其他种族的人群高很多，其与在新加坡的马来人和印度人鼻咽癌的发病率比例为13.3∶3∶0.4。但国外定居的移民在第三代以后，患鼻咽癌的风险却有明显的下降。由此可见，肿瘤的发生不仅受遗传背景的影响，不同的生活习惯、不同的地区或地理环境及文化的差异都会造成肿瘤不同种族发病率的差异。但肿瘤发生的根源是遗传物质的突变引起，可能是这些因素作用于遗传物质，导致基因突变诱发癌症，抑或是不同种族自身的遗传物质存在差异，导致肿瘤发病率不同，这都说明遗传因素在肿瘤发生过程中起着重要作用。

知识链接

家族性结肠息肉病

家族性结肠息肉病（familial polyposis coli，FPC）属于腺瘤性息肉综合征，是一种常染色体显性遗传性疾病。大多有家族史，偶见无家族史者，好发年龄为20～40岁，发病率约为万分之一。患者的临床表现为身体乏力，消瘦，伴有不同程度的腹部不适或腹痛，有血便、便秘的情况，其结肠可出现数千个小息肉，大小不等，密集排列。该遗传病发病率高，危害性大，有家族史者应警惕本病，做好早期监测和诊断。

第二节　染色体异常与肿瘤

几乎所有肿瘤细胞的染色体都异于正常细胞的染色体，这种染色体异常也被认为是肿瘤细胞的特征。1914年，博韦里（Boveri）就提出了肿瘤的染色体理论，他通过研究证明了肿瘤细胞来源于正常细胞，染色体异常是引起细胞恶性转化的主要原因。所以染色体异常的患者得癌症的风险显著高于正常人群，如比正常男性多一条X染色体的原发小睾丸症（Klinefelter综合征）患者，其患乳腺癌的风险要比正常男性高 20 倍；21 号染色体异常的唐氏综合征（Down 综合征）患者，其得急性白血病的概率要比正常人群高 15～18 倍。

染色体异常有些是致死性的，但有些却能使细胞增殖分化能力增强形成生长优势，所以肿瘤细胞群体也处于不断的选择和淘汰之中，肿瘤细胞群通过这种选择或淘汰，逐渐形成一两个核型占主导地位的细胞群体，称为干系（stem line）。干系肿瘤细胞群体的染色体数称为众数（modal number）。干系以外占非主导地位的细胞群体，则称为旁系（side line），由于各种内外环境因素的改变，旁系也可以发展为干系。肿瘤细胞通过选择和淘汰过程，会使一个肿瘤的瘤细胞染色体出现许多共同的异常，这种情况可以用起源于一个共同的细胞突变，即肿瘤的单克隆学说解释。但是肿瘤的发生受内外环境的影响，处于不断变异过程之中，这种变异导致细胞的核型有可能不完全相同，且肿瘤发生过程中，瘤细胞的核型也可以不断演化。

一 肿瘤细胞染色体数目异常

染色体数目异常是染色体异常中的一种，正常人体细胞为二倍体，肿瘤细胞常伴有染色体数目的改变，多数为非整倍体。非整倍体有两种情况：①超二倍体（hyperdiploid）和亚二倍体（hypodiploid）：人体正常染色体数目是 23 对 46 条，肿瘤细胞的染色体数目若比 46 条多称为超二倍体，如许多肿瘤常见 8，9，12 或 21 号染色体的增多；若比 46 条少则称为亚二倍体，如一些肿瘤 7，22 或 Y 染色体的减少。②多倍体（polyploid）：染色体数目的成倍增加称为多倍体，但是肿瘤细胞的染色体数目通常不是整倍地增加，故称为高异倍性（hyperaneuploid）。许多实体肿瘤的染色体数目或者在二倍体数上下，或在 3～4 倍数间，如亚三倍体、亚四倍体。

二 肿瘤细胞染色体结构畸变

肿瘤细胞遗传学和分子遗传学的研究已证实肿瘤细胞染色体畸变致使染色体特异性断裂点的癌基因激活表达或抑癌基因缺失，使相关蛋白表达异常和细胞生物学特性发生改变，与肿瘤发生和发展之间存在内在联系，阐释了细胞癌变的机制。染色体的畸变包括易位、插入、缺失、倒位、重复、双着丝粒染色体、环状染色体和等臂染色体。这些结构畸变的染色体称为标记染色体（marker chromosome）。根据标记染色体特异性的差别可分为两种类型：一种类型是只在少数肿瘤细胞中出现，不具有代表性的非特异性标记染色体（nonspecific marker chromosome）；另一种类型是经常在某一类肿瘤中出现，具有代表性的特异性标记染色体（specificity marker chromosome）。白血病、淋巴瘤和神经母细胞瘤等肿瘤中都发现了特异性标记染色体，特异性标记染色体的存在支撑肿瘤单克隆起源假说，现介绍两种重要的特异标记染色体。

（一）Ph 染色体

1960 年，诺维尔（Nowell）和亨格福德（Hungerford）首先从慢性粒细胞白血病（chronic myelogenous leukemia，CML）患者的外周血细胞中发现了一种比 G 组染色体还小的近端着丝粒染色体，由于在美国费城（Philadelphia）发现故命名为 Ph 染色体，该染色体也成为第一个被发现的肿瘤特异性标记染色体。随着对 Ph 染色体研究的不断深入，奥瑞尔登（O'Riordon）和罗利（Rowley）利用荧光显带法先后确认 Ph 染色体实际上是第 22 号染色体缺失的部分，该缺失的部分易位到第 9 号染色体长臂的末端形成的一类染色体。染色体显带分析，Ph 染色体是第 22 号染色体在 q11 处发生断裂，形成的断片易位于第 9 号染色体的 q34 处，即 t（9；22）（q34；q11），显带分析也证实了奥瑞尔登和罗利的结果。

慢性粒细胞白血病的研究还发现，Ph 染色体形成过程中，第 9 号染色体长臂上的 *abl*（Abelson murine leukemia viral oncogene homolog）原癌基因和第 22 号染色体上的 *bcr*（break point cluster region）基因发生重组形成一个新的 *bcr*/*abl* 融合基因。*bcr*/*abl* 融合基因的表达，增强了酪氨酸激酶的活性，改变了细胞内多种蛋白质的酪氨酸磷酸化水平，以及细胞微丝肌动蛋白的功能，促使细胞内正常的信号传导途径发生紊乱，使细胞对周围环境的反应性丧失，并抑制了细胞的凋亡，这是慢性粒细胞性白血病的发病原因。慢性粒细胞白血病病例中 90%以上是 Ph 阳性，因此 Ph 可以作为临床诊断的依据，也可以用于区别临床上相似，Ph 呈阴性的其他血液病。

（二）$14q^+$染色体

Burkitt 淋巴瘤是一种源于滤泡中心细胞高度恶性增生的 B 细胞肿瘤，具有明显的地方流行性，常见于非洲地区。1964 年，爱泼斯坦（Epstein）首先从非洲儿童 Burkitt 淋巴组织中分离出 EB 病毒，EB 病毒仅能在 B 淋巴细胞中增殖，可使其转化，被 EB 病毒感染的细胞具有 EBv 的基因组，并可产生各种抗原。后续研究证明 90%的 Burkitt 淋巴瘤病例是由 *c-myc* 癌基因的异常激活导致。Burkitt 淋巴瘤的 *c-myc* 癌基因由第 8 号染色体长臂末端的一段（8q24）易位到第 14 号染色体长臂末端（14q32）的免疫球蛋白基因附近，形成了 $8q^-$和 $14q^+$的两个异常染色体，染色体的易位使 *c-myc* 癌基因置于免疫球蛋白基因的启动子控制下，而免疫球蛋白基因是一个非常活跃的基因，故使 *c-myc* 基因的转录活性明显增高，编码的 myc 蛋白质促使一些控制生长的基因活化，最终导致细胞恶变。

除了上述两种具有代表性的特异性标记染色体外，还有一些肿瘤含有特异性标记染色体，如小细胞肺癌患者的 3 号染色体短臂中间缺失（3p14），视网膜母细胞瘤患者的 13 号染色体长臂缺失 $13q^-$，脑膜瘤患者染色体中的 22 号染色体长臂缺失（$22q^-$）或整个 22 号染色体丢失（–22）等。

第三节　肿瘤发生的遗传机制

● 案例 16-2

患者，男，56 岁。因右上腹部持续性疼痛，且有阵发性加剧入院，经相关检查被确诊为胆囊癌，经放化疗后病情短期有所好转，1 个月后发现癌细胞已转移到肝脏，患者经治疗无效死亡。

问题：癌症转移与哪些遗传因素有关？

肿瘤的发生是一个复杂的过程，不仅受遗传因素的影响，也受外界环境因素的影响，不同的肿瘤其发生机制也不同。随着分子生物学的发展和肿瘤遗传机制的深入研究，对肿瘤的发生形成了诸多假说，下面我们介绍其中三种。

一　单克隆起源假说

肿瘤的单克隆起源假说是指肿瘤的所有细胞都是由单个细胞的突变及增殖形成的，即肿瘤是突变细胞的单克隆增殖细胞群。肿瘤的所有细胞具有相同的染色体异常，这个异常源于一个突变细胞，可用于解释单克隆起源假说。肿瘤的细胞遗传学研究证实，一个正常细胞的关键基因发生突变或一系列相关事件诱发这个细胞向肿瘤细胞转化，使得细胞的调控出现异常，产生不可抑制的细胞增殖，进而形成肿瘤。在对淋巴瘤的研究中发现，分子水平上所有的淋巴瘤细胞都有相同的免疫球蛋白基因或 T 细胞受体基因重排；抗体水平检测揭示，瘤细胞只产生一种免疫球蛋白的轻链，而反应性 B 细胞增生则存在两种轻链，说明淋巴瘤细胞具有相同的标记染色体，证明了肿瘤的单克隆起源特性。

为肿瘤的单克隆起源假说提供直接证据的是女性 X 染色体连锁基因的分析研究。女性所有体细胞中都含有两条 X 染色体，在早期胚胎形成中一条 X 染色体随机失活，所以女性的细胞构成是嵌合的，有一部分细胞为一条 X 染色体失活，而另一部分细胞则为另外一条 X 染色体失活。当一条 X 染色体上的基因与另一条 X 染色体上的等位基因不同时，就可以区分这两种细胞。在对 X 连锁基因——葡萄糖-6-磷酸脱氢酶（G6PD）基因的研究中发现，杂合子女性的一条 X 染色体上有 G6PD 基因，而另一条 X 染色体相应的等位基因失活，通过依赖 G6PD 活性的细胞染色即可检测失活的 X 染色体。女性肿瘤的研究中发现，某些恶性肿瘤的所有癌细胞都可检测出相同的、失活的 X 染色体，证实了这些肿瘤是单一细胞起源。

二 二次突变学说

二次突变学说（Knudson’s two hit hypothesis）是指肿瘤细胞的转化是经过两次或两次以上的突变造成的，其实质为一对等位基因均发生突变。该假说认为遗传型肿瘤的形成，是来源于父母遗传或生殖细胞的第一次突变和来源于体细胞的第二次突变引起；散发型肿瘤的形成是经体细胞的两次突变引起，细胞内发生一次突变产生杂合体（heterozygous），杂合体再次突变引发肿瘤形成。

二次突变学说最早由阿尔弗雷德·努森（Alfred Knudson）提出，他搜集大量视网膜母细胞瘤患者的资料，通过对该肿瘤是否具有遗传性、发病早晚等进行了分析，在此基础上提出了此病的发生是细胞两次突变的结果。遗传型视网膜母细胞瘤家族患者出生时所有的细胞已经有一次视网膜母细胞敏感基因（*Rb*）的突变，出生后某个视网膜母细胞再发生一次突变即二次突变，导致该细胞的 *Rb* 基因失活即可形成肿瘤，这种事件较易发生，故发病年龄较早，且多为双侧发病；而散发型视网膜母细胞瘤患者出生后需要同一体细胞 *Rb* 等位基因的两次突变失活，才可形成肿瘤，概率较低，故发病年龄较晚，多为单侧发病。后续大量的分子生物学研究也证实了 Knudson 提出的二次突变学说。

三 肿瘤的多步骤遗传损伤学说

肿瘤的多步骤遗传损伤学说认为：正常的细胞受基因的调控表现为时间、空间上的高度有序性，单一的点突变并不足以使细胞脱离有序的生长或增殖的调控，所以一个细胞的恶性转化是多种因子参与的复杂过程，也是一个分阶段渐进的多步骤过程，这个过程至少需要两次或两次以上的遗传损伤。参与这个复杂过程的因子有环境因素的影响，更重要的是遗传因素的作用，包括机体 DNA 损伤修复系统的缺陷、癌基因的激活、抑癌基因的失活等。

1983 年，美国科学家兰德（Land）等在体外肿瘤细胞转化研究中发现，如若仅用 *EJ-HA-RAS* 癌基因，只能导致大鼠胚胎成纤维细胞大量增殖，并不会使成纤维细胞发生癌变。如若将 *RAS* 癌基因与 *v-myc* 癌基因共同转染到大鼠胚胎成纤维细胞，则能诱导这些细胞向癌细胞转化。该研究表明，*RAS* 癌基因或 *v-myc* 癌基因单独转染只能完成细胞转化的部分步骤，大鼠胚胎成纤维细胞的癌变需要两种致癌基因的共同作用。

肿瘤的相关研究证明，细胞癌变的不同阶段有不同的癌相关基因的激活和（或）失活。不同癌相关基因的激活和（或）失活既表现为时间上的先后有序，也表现为空间位置上的相互配合，所以癌细胞的形成是这些癌相关基因被激活和（或）失活共同作用的结果，这些被激活和（或）失活的癌相关基因大多为癌基因和抑癌基因，大多数肿瘤的发生与癌基因的激活和（或）抑癌基因的失活有关。在肿瘤发生的起始阶段，癌基因发生突变，一方面可引起转录活性增高，使与肿瘤发生相关的蛋白高表达，导致细胞恶性转化，另一方面可产生结构异常的癌蛋白或者基因调控的紊乱，出现异常的表达而导致细胞恶性转化；抑癌基因突变，导致细胞正常的抑制作用解除，进而向恶性细胞转化。而在肿瘤的演进阶段，表现为染色体重排、基因重组和基因扩增等，多个阶段的演变使细胞转化为肿瘤细胞。

四 癌基因与抑癌基因

肿瘤的发生受两类基因的调控，一类是癌基因（oncogene，onc），在细胞的增殖和分化中起促进作用；另一类是抑癌基因（antioncogene）或肿瘤抑制基因（tumor suppressor gene），抑制细胞的增殖和分化。这两类基因的作用正好相反，在正常细胞的增殖和分化中，癌基因与抑癌基因相互制约和调节，维持细胞正常生命活动，当其中某种基因表达异常，细胞就会失去对细胞生长和增殖的调控能力，从而导致肿瘤的发生。

（一）癌基因

能够使细胞癌变的基因称为癌基因。癌基因编码的蛋白与肿瘤发生有关。

1. 癌基因的功能和分类　癌基因分为两类，一类是病毒癌基因（virus oncogene，V-onc），指病毒基因组中能引发肿瘤的基因序列；另一类是细胞癌基因（cell oncogene，C-onc）或原癌基因（proto-oncogene），指正常基因组中，发生突变或异常激活能引发肿瘤的基因序列，它与病毒癌基因具有同源性。

（1）病毒癌基因：最早发现的病毒癌基因是鸡肉瘤组织中劳氏肉瘤病毒（Rous sarcoma virus，RSV）的 *v-src* 基因。劳斯（Rous）于 1911 年发现鸡肉瘤病毒能使鸡胚成纤维细胞在培养中转化为肿瘤细胞，无细胞的肉瘤组织匀浆滤液接种到正常鸡体内，可以诱发肉瘤形成。后续研究证明，劳氏肉瘤病毒是一种 RNA 反转录病毒（retrovirus），除含有病毒复制所需的基因，还含有一种特殊的转化基因（*src* 基因），具有使正常细胞发生恶性转化的作用。

病毒癌基因分为 DNA 病毒癌基因和 RNA 病毒癌基因，DNA 病毒癌基因是本身基因组的组成部分，而 RNA 病毒癌基因多为 RNA 反转录病毒癌基因，通过反转录方式在宿主体内形成 DNA 序列。癌基因的命名通常是以其最先发现的病毒来命名，一般用三个小写英文字母表示，如猫肉瘤病毒（Feline sarcoma virus）癌基因称为 *fes* 基因，猴肉瘤病毒（Simian sarcoma viras）癌基因称为 *sis* 基因，鸟类髓细胞增多症病毒（Myelocytomatosis virus）癌基因称为 *myc* 基因，Abelson 鼠白血病病毒癌基因称为 *abl* 基因等。

（2）细胞癌基因：细胞癌基因或原癌基因是正常细胞基因组的组成部分，即每个正常细胞基因组里面都含有原癌基因，只是在发生突变或被异常激活后，转化成有致癌能力的癌基因，所以又被称为转化基因（transforming gene）。目前已知的原癌基因已近 100 种，这些基因无一例外都与细胞的增殖、分化等基本功能有关。当细胞的原癌基因被激活后，其编码的诸如生长因子、生长因子受体和蛋白激酶等蛋白质在性质或数量上出现异常，致使参与基因表达或复制的调控出现异常，激化细胞的生长和增殖，导致细胞恶性转化。因此，按原癌基因表达的蛋白质产物可将其分为：以 src 为代表的酪氨酸激酶类，以 sis 为代表的生长因子类，以 myc 为代表的核蛋白类，以 ras 为代表的 G 蛋白类及以 erb 为代表的生长因子受体类等。

在细胞分裂或个体发育的特定阶段，原癌基因发挥着非常重要的作用，它是机体发挥正常生理功能的需要，在个体发育成熟后或其他正常情况下不表达或表达受到严格的控制。

2. 癌基因的激活　癌基因在受到物理、化学、生物、慢性刺激等致癌因子作用下，可以通过多种方式被激活，导致基因过度表达。根据激活机制的不同，一般可分为以下几种类型。

（1）原癌基因的点突变：体细胞内的原癌基因在物理或化学致癌因子的作用下，单个碱基可以突变转化为癌基因，产生异常的基因表达产物；也可由于点突变使癌基因过度表达或抑癌基因失去表达抑制。例如，*ras* 基因家族，是以第 12 位密码子 GGC 突变为 GTC 为主，结果导致细胞具有转化细胞的特征，如膀胱癌细胞中的癌基因与正常细胞的仅相差一个核苷酸。

（2）染色体重排：染色体上有易发生断裂的脆性部位，这些脆性位点容易发生染色体的重排，形成一种结构与功能异常的融合基因[如慢性粒细胞白血病 t（9；22）]，改变原癌基因的正常调控，具有致癌性；也可导致原癌基因在染色体上的位置发生改变，使其移动到一个强大的启动子或增强子附近而被异常激活，使基因过度表达。例如，Burkitt 淋巴瘤的 *c-myc* 癌基因易位到免疫球蛋白基因的启动子后，最终导致细胞恶变。

（3）插入激活：某些不含癌基因的弱转化反转录病毒，基因组含有长末端重复序列（LTR），此序列中含有启动子、增强子等调控成分。当反转录病毒感染宿主细胞时，病毒基因组的 LTR 整合到细胞癌基因的内部或附近，使下游原癌基因被激活而表达或过度表达，导致细胞癌变。例如，鼠类成纤维细胞被反转录病毒 *v-mos* 感染后，病毒基因组的 LTR 整合到细胞癌基因 *c-mos* 邻近处，在 LTR 中启动子和增强子的作用下，*c-mos* 被激活，导致成纤维细胞转化为肉瘤细胞。

（4）基因扩增：原癌基因可因某种原因通过复制使自身拷贝数增加，再通过转录，使蛋白过度表达，从而导致细胞的癌变。某些造血系统恶性肿瘤中，癌基因扩增极其常见，如白血病细胞中，*c-myc* 扩增 8～32 倍。

原癌基因通过基因扩增形成的染色体结构有：①双微体（double minute chromosomes，DMs）；②均染区（homogenously stained region，HSR）；③姊妹染色单体非均等交换（unequal sister chromatid exchange，USCE）。

（二）抑癌基因

抑癌基因又称为肿瘤抑制基因或抗癌基因（anti-oncogene），是正常细胞基因组的组成部分，正常情况下它们对细胞的生长、增殖起遏制作用，与原癌基因起拮抗作用，共同维持细胞的正常生理功能。但在一定情况下抑癌基因被抑制表达或丢失，可削弱甚至消除其对癌细胞形成的遏制。抑癌基因的发现较癌基因晚，直到 20 世纪 70 年代，人们通过细胞杂交实验才发现了抑癌基因。将肿瘤细胞与正常成纤维细胞融合培养，获得的杂交细胞后代不具有肿瘤细胞的表型为正常表型，但随着细胞的继代培养，正常亲代细胞的部分染色体丢失，又重新出现了肿瘤的子代细胞。由此推断，正常细胞的染色体中含有某种肿瘤抑制基因，能阻止杂交细胞恶变，但当这种基因缺失、突变或失去功能后，抑癌功能丧失，肿瘤细胞得以形成。

一般情况下，抑癌基因功能丧失由两个等位基因突变或缺失导致，即基因失活在纯合状态时，细胞正常的抑制作用解除，进而向恶性细胞转化。视网膜母细胞瘤患者染色体中的抑癌基因 *Rb* 基因缺失就是一个典型的抑制解除例子。因生殖细胞的突变，遗传性视网膜母细胞瘤患者出生时 *Rb* 基因的一个等位基因即丧失了功能，如果出生后视网膜母细胞中的另一个等位基因也发生了突变，就会导致视网膜母细胞向恶性肿瘤细胞转化。在肿瘤学、遗传学、分子生物学等领域的研究中，也证实了肿瘤抑制基因的存在或缺失对肿瘤发病的作用。而且这些肿瘤基因都是隐性遗传的，需要两个等位基因均发生突变才使细胞恶性转化。然而，有些肿瘤的发生并不是由两个等位基因的丧失导致，如在结肠癌发生的过程中，既有肿瘤抑制基因（*p53*、*APC* 和 *MCC* 等基因）的丢失，也有癌基因（*ras* 癌基因）的活化。

（三）肿瘤转移

肿瘤转移是瘤细胞由原发肿瘤部位脱落，进入细胞外基质和血管或淋巴管等，到达机体其他适合的组织中继续生长。良性肿瘤不发生转移，恶性肿瘤容易发生转移。肿瘤转移是恶性肿瘤的基本生物学特征，恶性肿瘤死亡率高、治愈率低的主要原因就是因为肿瘤转移。恶性肿瘤转移是一个复杂的生理过程，大致包括肿瘤细胞的局部浸润、脱落、转移和继发性生长四个阶段。研究发现，肿瘤转移与两类基因有关，一类是具有促进转移作用的肿瘤转移基因（tumor metastatic genes），另一类是具有抑制转移作用的肿瘤转移抑制基因（tumor metastasis suppressor genes）。

1. 肿瘤转移基因　肿瘤转移基因指肿瘤细胞中，通过基因改变和表达能够诱发或促进肿瘤转移的基因。主要包含一些编码各种黏附因子、细胞表面受体、细胞运动因子、细胞外基质蛋白水解酶等的基因，这些基因编码的产物在肿瘤细胞发生和转移的不同阶段，起着不同的调节作用。

1989 年，埃布拉利泽（Ebralidze）等在鼠乳腺肉瘤细胞株中成功分离出一种基因，这种基因与肿瘤的转移密切相关，它在未发生转移的肿瘤细胞中不表达，而在发生肿瘤转移的细胞中高度表达，该基因是转移基因 *mtsl*。进一步研究表明，*mstl* 转移基因不仅在正常的组织中有表达，而且在胚胎组织中该基因也有一定程度的表达。*mtsl* 基因的产物能降低黏附蛋白质分子的水解活性，导致肿瘤细胞从原发部位脱落，进而发生细胞的转移。

除上述肿瘤转移基因外，还有一些基因与肿瘤的转移有关，称为肿瘤转移相关基因。一些编码细胞表面受体的基因，如整合素（integrin），若该受体基因发生突变或失去功能，导致不能识别细胞基质中的黏附蛋白，其固定细胞抑制迁移的作用将丧失。还有一些癌基因与肿瘤的转移有关，这些癌基因转染到受体细胞，可提高细胞的浸润和转移能力，如 *mos* 癌基因、*p53* 抑制基因等。

2. 肿瘤转移抑制基因　肿瘤转移抑制基因是指一些能够抑制肿瘤转移的基因，这类基因不影响肿瘤的发生，但其编码的蛋白酶能够直接或间接地对有促进转移作用的蛋白起抑制作用，进而降低肿瘤细胞转移或侵袭能力。相关研究证明，*nm23* 基因编码的蛋白质，在未转移的乳腺癌中表达高，在转移的乳腺癌中表达低，表明 *nm23* 基因的表达与乳腺癌的转移密切相关；*timp* 基因编码的一种金属蛋白酶组织抑制因子，能够与肿瘤转移密切相关的胶原酶结合，从而降低肿瘤细胞的转移和侵袭能力。

总之，肿瘤的发生、发展和转移是一个复杂的过程，该过程受机体免疫能力、激素水平及一些活性物质等因子的影响，这些因子具有一定的遗传基础，都是基因表达的结果，其中癌基因和抑癌基因的异常起关键作用。

知识链接

2017 中国肿瘤登记年报

据《2017 中国肿瘤登记年报》统计，全国每天约有 1 万人确诊癌症，每分钟约有 7 人确诊患癌。近年来，癌症的发生呈年轻化的趋势，40 岁之后发病率快速提升，80 岁达到高峰。中国城市居民 0～85 岁，累计癌症发生风险为 36%。死亡率前五位的癌症主要是肺癌和消化系统癌症，其中肺癌为发病率、死亡率双率第一。

第四节 遗传性恶性肿瘤与染色体不稳定综合征

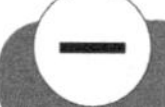

一 遗传性恶性肿瘤

一些罕见的恶性肿瘤中，遗传因素在其发生中起重要作用，其中由单个基因突变引起，常以孟德尔遗传方式传递的肿瘤，属于遗传性恶性肿瘤。这种恶性肿瘤来源于神经或胚胎组织，常以常染色体显性方式遗传，发病早于散发型病例，临床表现为双侧性或多发性。虽然这些肿瘤比较罕见，但对肿瘤研究具有重要意义，如视网膜母细胞瘤、神经母细胞瘤、Wilms 瘤。

1. 视网膜母细胞瘤（retinoblastoma，Rb） 是一种来源于光感受器前体细胞的恶性肿瘤，是婴幼儿性质最严重、危害性最大的眼内恶性肿瘤，常见于 3 岁以下儿童，可单眼、双眼先后或同时罹患，发病率为 1/28 000～1/15 000。

视网膜母细胞瘤的恶性程度很高，临床表现复杂，早期肿瘤长入玻璃体引发瞳孔黄色反光时可被发现，随着肿瘤生长，可表现为结膜充血、角膜水肿、玻璃体混浊、眼球突出等症状。本病易发生颅内转移或通过血液向远处转移，严重威胁患儿生命。视网膜母细胞瘤有两种类型，一是遗传型，大约 40%的患者属于遗传型，有家族发病史，患者发病年龄早，多在一岁半前发病，常为双侧或多发肿瘤；另一种是散发型，大约 60%的患者属于散发型，无家族史，患者发病较晚，多在 2 岁以后，常为单侧发病。对其致病机制研究发现，该病患者是抑癌基因 *Rb* 突变，造成抑癌功能丧失而产生的恶性肿瘤。抑癌基因 *Rb*，位于 13q14，其编码的核磷酸蛋白质主要功能是调节细胞周期，控制细胞从 G_1 到 S 期的转变，当 *Rb* 基因发生突变，细胞内缺乏核磷酸蛋白质导致细胞无限生长形成肿瘤。

2. 神经母细胞瘤（neuroblastoma，NB） 属于神经内分泌性肿瘤，是一种常见于儿童的恶性胚胎瘤，约 50%的患者是 2 岁以内的婴幼儿，发病率为 1/10 000。神经母细胞瘤可起源于交感神经系统的任意神经嵴部位，其中肾上腺最常见，也可在颈部、胸部、腹部等部位发生，有的还合并有多发性神经纤维瘤、节神经瘤、嗜铬细胞瘤等来源于神经嵴的其他肿瘤。神经母细胞瘤也分为遗传型和散发型两类，遗传型发病早，常并发其他肿瘤，散发型的发病较晚，常单发。在人类肿瘤中，神经母细胞瘤是少数几种可自发性地从未分化的恶性肿瘤退变为完全良性的肿瘤之一。研究发现，*N-myc* 基因的扩增突变、间变淋巴瘤激酶（anaplastic lymphoma kinase，ALK）基因突变等与神经母细胞瘤的发病相关。

3. Wilms 瘤（Wilms tumor，WT） 又称为肾母细胞瘤（nephroblastoma），是一种儿童的肾脏恶性肿瘤，多见于 3 岁以下的儿童，发病率约为 1/10 000，男女发病率无明显差异。Wilms 瘤常见的临床症状为腹部肿块，少数有先天畸形，可伴有无虹膜、半侧肥大等症状。WT 也可分为遗传型和散发型，遗传型约占 38%，发病年龄较早，有家族聚集现象，双侧性肿瘤较多；散发型约占 62%，发病年龄较晚，多为单侧性肿瘤。WT 的致病机制尚不清楚，有研究发现第

11号染色体短臂1区上的抑制基因 *WT-1* 的丢失或突变，降低了抑制生长诱导基因启动子元件的转录活性，从而导致肿瘤的发生。

在人类几千种单基因遗传性疾病或综合征中，约200多种综合征患者有不同程度的患恶性肿瘤的倾向，称为遗传性癌前病变。其遗传方式大部分为常染色体显性遗传，少部分为常染色体隐性或X性连锁遗传，如家族性结肠息肉（family polyposis coli，FPC），是一种常染色体显性遗传性疾病，致病基因位于5q21，有家族遗传史，偶见无家族史者，在人群中的发病率为1/100 000。FPC患者在出生时结肠正常，20～40岁是高发期，属于延迟显性遗传。患者的临床症状表现为全结肠与直肠均可有多发性腺瘤，结肠上息肉数目不等，大小不一，常密集排列，早期组织结构与一般腺瘤无异，有癌变的倾向。

二 染色体不稳定综合征

染色体不稳定综合征（chromosome instability syndrome）是指染色体稳定性受到破坏，容易发生断裂、缺失、重排，进而引发的一些疾病或综合征。这类综合征患者具有易患肿瘤的倾向，表明肿瘤与染色体不稳定之间存在某种特定的联系。

1. Fanconi贫血（Fanconi's anemia，FA） 是一种罕见的儿童期血液系统疾病，表现为先天性再生障碍和全血细胞减少，故又称为先天性再障性贫血征或先天性血细胞减少症。患者的临床表现：患者除有典型的再生障碍性贫血外，常表现易疲乏、易出血和感染等症状，多有皮肤色素沉着，并伴有多发性的先天畸形，如拇指或桡骨发育不良（或缺如）、骨骼畸形、生殖器发育不全等。

Fanconi贫血呈常染色体或X染色体连锁遗传，对其病因的研究发现，该病患者的染色体自发断裂率要明显高于正常人群，染色单体畸变多，如单体断裂、裂隙等，双着丝粒体、断片、核内复制也很常见。这种染色体不稳定性常常导致该病患者伴有其他疾病，如有约10%的患者转化为白血病，且死于白血病者比正常人群高约20倍。对其发病机制研究发现，*FA* 基因的突变导致DNA损伤修复功能受损是Fanconi贫血主要的发病机制之一。目前发现 *FA* 基因至少有13个亚型基因（*FA-A*、*B*、*C*、*D1*、*D2*、*E*、*F*、*G*、*I*、*J*、*L*、*M*、*N*），其编码产物与乳腺肿瘤易感基因蛋白（BRCA1和BRCA2）组成了一个复杂的功能网络，调节着DNA的损伤修复。

2. Bloom综合征（Bloom's syndrome，BS） 是一种典型的染色体断裂综合征，呈常染色体隐性遗传，患者临床表现为身材矮小，免疫功能缺陷，对日光敏感，故面部常有微血管扩张性红斑。

BS患者体外培养的外周血细胞有各种类型的染色体畸变和单体畸变，常出现四射体结构；其染色体断裂部位易频发姐妹染色单体交换，交换率也比正常人高10倍。在对其发病机制研究中发现，隐性的 *BLM* 基因突变是BS综合征发病的分子基础，*BLM* 基因的突变导致染色体的断裂和重排。

3. 毛细血管扩张性共济失调（ataxia telangiectasia，AT） 为一种少见的原发性复合免疫缺陷病，呈常染色体隐性遗传，多见于儿童时期。临床表现为进行性小脑共济失调，1岁左右即可发病；之后病情不断加重，3～6岁后在眼和面、颈部出现瘤样小血管扩张；有免疫缺陷，呼吸道易反复感染，患者也常死于感染性疾病。AT患者有较多的染色体断裂，易患各种肿瘤，如淋巴细胞白血病、淋巴瘤、网织细胞肉瘤等，在45岁前其患肿瘤概率要比正常人群高3倍。

AT 的致病机制研究中发现主要是负责编码蛋白激酶的 *ATM* 基因突变，致使 DNA 损伤修复、调节功能、抑制凋亡和免疫调节等功能异常，最终导致该病的发病。该基因突变位于 11q22～11q23，患者伴有胸腺和淋巴结发育不良，免疫功能受到影响，缺少 IgA、IgE 等抗体，而甲胎蛋白和癌胚抗原水平却持续升高，最后死于反复呼吸道感染或其他恶性肿瘤。

4. 着色性干皮病（xeroderma pigmentosum，XP） 是一种常染色体隐性遗传的皮肤病，与 DNA 损伤修复缺陷有关。XP 的发病率约为 1/250 000，一般在出生后 6 个月至 3 岁发病，常在 10 岁之前死亡。患者的临床表现为皮肤对紫外线特别敏感，在日光照射后容易被紫外线损伤，初期表现为日晒部位发生皮肤干燥、大量雀斑、表皮角质化等症状，后期病情加重，出现皮肤萎缩、小血管瘤等，最后癌变导致血管瘤、基底细胞癌等肿瘤。

XP 是第一个被确定与 DNA 损伤修复缺陷有关的人类疾病，发生皮肤癌的可能性几乎是 100%。研究发现患者体内的核苷酸切除修复系统存在缺陷，皮肤部位缺乏核酸内切酶，在受紫外线照射后，不能切除皮肤受损的 DNA，导致细胞染色体的畸变，自发断裂率增高，引发肿瘤的发生。相关研究发现，本病存在 8 种不同类型（XPA、XPB、XPC、XPD、XPE、XPF、XPG、XPH）和 1 种变异型（XP-V），每种类型的致病基因都不相同，但基因表达产物都参与 DNA 损伤的切除修复。

知识链接

脆性 X 染色体综合征

脆性 X 染色体综合征是由人体内 X 染色体形成的过程中，发生突变所导致。在 20 世纪初科学家注意到男性智力低下患者要明显多于女性，开始展开对此的研究。1943 年马丁（Martin）和贝尔（Bell）在一个家族两代人中发现有 2 名轻度智力低下的女性，但有 11 名男性患者，他们认为该家族的智力低下与 X 染色体有关。到 1969 年，卢布斯（Lubs）首先在男性智力低下患者及其女性亲属中发现了长臂具有“随体和呈细丝状次缢痕”的 X 染色体，并提出了脆性部位（fragile site）的概念。现今人们把由脆性 X 染色体导致的疾病称为脆性 X 染色体综合征。该病在男性中的发病率仅次于先天愚型，为 1/1000～1/1500。

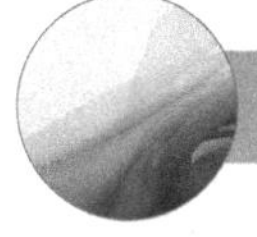

目标检测

一、单选题

1. Ph 染色体的结构是（　　）
   A. $9q^+$　B. $9q^-$　C. $22q^+$　D. $22q^-$　E. t（9；22）（q34；q11）
2. 视网膜母细胞瘤（Rb）的致病基因为（　　）
   A. p21　B. RB　C. RAS　D. NM23　E. MTS1
3. 慢性粒细胞白血病（CML）的标志染色体是（　　）
   A. $5p^-$　B. $13q14^-$　C. $22q^-$　D. t（8；14）　E. $17q^+$
4. 指一个家族内有多个成员罹患同一类型的恶性肿瘤，称为（　　）
   A. 癌家族
   B. 肿瘤聚集性
   C. 遗传性恶性肿瘤
   D. 遗传易感性
   E. 家族性癌
5. 在某种肿瘤中，肿瘤细胞系生长占优势或细胞百分数占多数，此细胞系称为该肿瘤的（　　）
   A. 众数　B. 干系
   C. 旁系　D. 标志细胞系
   E. 非标志细胞系
6. Wilms 瘤的特异性标志染色体是（　　）
   A. Ph 染色体　B. 13q 缺失

C. 8、14 易位　　D. 11p 缺失
E. 11q 缺失

7. 大多数恶性肿瘤细胞的染色体为（　　），而且在同一肿瘤内染色体数目波动的幅度较大。
A. 整倍体　　B. 非整倍体
C. 二倍体　　D. 假二倍体
E. 多倍体

8. 在恶性肿瘤细胞内较多出现的结构异常的染色体称为（　　）
A. 异常染色体　B. 染色体变异
C. 标志染色体　D. 染色体脆性
E. 染色体畸变

9. 癌基因原是（　　）中的一些基因，是细胞生长发育所必需的。
A. 癌细胞　　B. 癌组织
C. 正常组织　　D. 正常细胞
E. 癌周组织

10. 慢性粒细胞白血病原癌基因激活的可能机制是（　　）
A. 原病毒插入　　B. 染色体易位
C. 染色体重排　　D. 基因扩增
E. 点突变

二、思考题

1. 癌基因有哪几种激活方式？
2. 恶性肿瘤的发生与染色体异常的关系是什么？
3. 什么是肿瘤发生的单克隆起源假说？

（王　飞）

第十七章 药物与遗传

1959 年，福格尔（Vogel）提出了药物遗传学（pharmacogenetics）的概念，药物遗传学是药理学和遗传学相结合而建立起来的一门边缘学科，主要是从单个基因的角度研究遗传因素对药物代谢和药物反应的控制机制，以及发生异常药物反应的分子基础。也就是说药物遗传学研究遗传因素对药物代谢动力学的影响，尤其是在发生异常药物反应中遗传因素的作用。临床医生很早就发现，对于同一种疾病，应用同等剂量的同种药物对不同患者进行治疗时，往往具有不同的疗效，所产生的毒性反应亦不同。这种不同个体对药物表现出不同反应的现象称为个体对药物的特应性（idiosyncrasy）。个体特应性的产生除了受环境因素如食物、药物、年龄、性别、营养及给药途径等的影响外，还取决于个体的遗传基础。遗传基础的差异构成了个体间的特异性，表现在个体对药物的吸收、代谢、排出速度和反应性等方面的不同。

随着人类基因组计划的提出和不断实施，大批人类基因相继被发现，人们对药物和遗传之间关系的研究也在不断深化。现代研究认为，在药物代谢途径中所涉及的各种蛋白质和酶的基因都会影响药物在人体内的代谢和作用。所以一种药物总的药理作用是由多基因控制的，不能用单个基因的方法来进行研究，而是要把它放在基因组这个整体中加以考虑。由此诞生了一门新的学科——药物基因组学（pharmacogenomics）。药物基因组学以药物遗传学为基础，主要从药物安全性角度出发，研究各种基因突变与药物疗效及安全性之间的关系，利用基因组学的知识，根据不同人群及不同个体的遗传特征来设计药物，最终达到个体化治疗的目的。药物基因组学在药物的设计、制造和应用方面正酝酿一场根本性的革命，将为人类认识自我、保持健康和延长寿命作出重大贡献。

第一节 药物代谢与遗传

案例 17-1

甲与乙临床诊断均为双肺浸润型结核，进展期入院治疗，且均以相同的抗结核化疗方案短程化疗。强化期用异烟肼、利福平、吡嗪酰胺、盐酸乙胺丁醇，按常规剂量每日给药；巩固期用异烟肼、利福平，常规剂量间日给药。乙治疗 1 周半后痰结核杆菌检查即为阴性。甲治疗约 3 周后方转为阴性。治疗 1 月余后，甲出现右上腹不适、腹胀、纳差，谷丙转氨酶（ALT）增高等肝功能损害表现。而乙则于治疗近 2 个月时出现双下肢远端对称性分布的深、浅感觉减退等多发性神经炎表现。测定两人血浆异烟肼水平，甲半衰期为 70 分钟，而乙半衰期为 200 分钟。

问题：同一疾病的两患者使用相同的抗结核化疗方案后为何出现不同的药物反应？

机体内药物代谢的全过程都是受遗传控制的，药物在人体内发挥作用的过程就是其代谢过程，包括药物的吸收、分布、转化、降解和排出等环节。每个环节都是复杂的生理生化反应，都需要一定的酶、受体和其他蛋白质的参与完成。这些酶和受体其主要成分依然是蛋白质，都是在特定的基因控制下合成的，因此不同的个体由于具有不同的遗传背景，即具有不同的基因组成，合成的酶、受体和蛋白质的种类和数量就会存在差异，影响药物在体内的代谢过程，从而影响药物的疗效和不良反应。遗传因素对药物代谢的控制主要从以下几个方面体现。

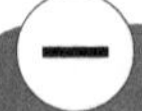

一 药物的吸收和分布

药物的吸收是指药物从给药部位进入体内的过程。吸收后的药物分布于不同组织和器官的血管中，大多数药物需要借助于细胞膜蛋白的转运才能被吸收到血液里，并且还要借助血浆蛋白的运输来完成其在机体内的分布。如果控制这些蛋白质或酶合成的相应基因发生突变，使膜转运蛋白或血浆蛋白出现结构、功能的异常甚至缺失，便会影响药物的运输、吸收和分布，最终影响药物的疗效或产生毒性反应。例如，胃黏膜缺乏一种称为内因子的黏蛋白时，将影响对维生素 B_{12} 的吸收，造成红细胞成熟障碍，发生幼年型恶性贫血。再例如，遗传性甲状腺素结合球蛋白缺乏症，是因为甲状腺素结合球蛋白基因发生突变，导致该蛋白数量减少或完全缺失，使机体血液中甲状腺素 T_4 水平下降所致。

二 药物对靶细胞的作用

药物进入机体后是通过与靶细胞受体结合而产生效应的，受体和药物分子结合具有特异性。个体遗传组成改变或发生突变，其所控制的相应的受体蛋白的种类和数量也会改变，如果该突变导致受体异常或缺失，就会使药物不能发挥正常的作用。例如，睾丸女性化综合征，患者虽具有 46，XY 核型，但外观呈女性化表型，这是由于雄性激素受体基因突变，与性器官发育相关的靶细胞缺乏雄性激素受体，导致睾丸分泌的雄性激素不能发挥正常作用而使患者外生殖器女性化。

三 药物的降解与转化

药物在体内的降解和生物转化是一系列复杂的生化反应过程，往往需要经过多步酶促反应才能发挥药效和排出体外，如果编码相关酶的基因突变导致酶功能或数量异常，就会最终影响到药物的生物转化。酶活性降低，药物或中间产物贮积，会损害正常的生物功能；反之，酶活性升高，药物降解速度过快，在体内达不到有效浓度，会影响药物的疗效。

四 药物的排泄

经降解和生物转化的药物和代谢产物最后都要被排出体外，这个过程称为药物的排泄。机体排泄药物的主要器官是肾脏，此外胆汁、汗腺、乳腺、唾液腺、胃肠道和呼吸道等也可以排泄某些药物。遗传基础不同的人，其药物排出的速度也可能不同，故对相同剂量的药物就会有不同的疗效和不良反应。

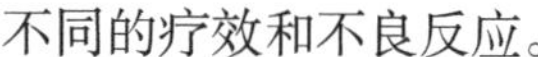

知识链接

个体化用药

随着药物基因组学研究，“一种药物适合所有人”的现状终将改变。医生能够选择有效的药物与患者独特的遗传基础相匹配，这包括将具有相同表型的患者根据其不同的疾病遗传学变异、药物反应性分成更小的群体。针对这种小群体的用药比起针对广泛人群的用药可以更有效、毒性更低。药物基因组学有时可以将患者不同的反应同他们不同的基因变异联系起来，人们希望借此开发新药，并确定某一种药物特定适应的人群，这样也可以将过去一些由于副作用而被“宣判死刑”的药物重新投入使用。

第二节　遗传性药物代谢异常

● 案例 17-2

患者，女，39 岁。在健康体检时发现右附件区有一约 5cm×5cm 肿块，经盆腔 B 超证实右附件区存在囊性占位，以“右附件区占位”入院。既往体健，无手术麻醉史，各项生命体征平稳，血常规、肝肾功能、胸片、心电图等均未见异常。

入院后在全麻下行腹腔镜右输卵管切除术。用常规剂量咪达唑仑，芬太尼、异泊酚，琥珀胆碱全麻诱导，气管插管后机械通气，恩氟烷维持麻醉，阿曲库铵维持肌松。手术顺利，但术后 25 分钟患者呼吸幅度仍小，意识未清醒。近 1 小时，患者清醒，呼之睁眼，握力、垂头试验（–），静脉注射新斯的明 1mg，10 分钟左右无好转。经过重新机械通气等处理，患者在术后 180 分钟方逐步恢复肌力和自主呼吸，呼吸频率达 17 次/分。术后测得患者丁酰胆碱酯酶活性 0.27kU/L（正常值 4.9～11.9kU/L）。

临床诊断：患者为琥珀胆碱敏感。

问题：患者术后长时间不能恢复自主呼吸、肌力的主要原因是什么？

一　琥珀胆碱敏感性

琥珀胆碱（succinylcholine，suxamethonium）是一种肌肉松弛剂，其作用点在骨骼肌的神经肌肉接头处，能阻断神经冲动传递至肌纤维，故可使骨骼肌松弛，呼吸肌暂时麻痹，早期作为外科麻醉剂使用。一般该药在体内作用时间很短，99%的患者在注射常规剂量（50～75mg）后呼吸暂停，持续 2～3 分钟呼吸即可恢复正常，2～6 分钟肌肉松弛现象也会消失。这是因为琥珀胆碱进入血液后，很快就会被血浆和肝脏中的丁酰胆碱酯酶（又称伪胆碱酯酶）降解而失效。但少数个体（约 1/2000）体内丁酰胆碱酯酶活性低下，水解琥珀胆碱速率降低，不能有效地水解琥珀胆碱，使之作用时间延长，导致呼吸肌持续麻痹。临床显示，患者用药后导致的呼吸停止可持续 1 小时以上，严重者可引起死亡，这种现象称为琥珀胆碱敏感性。出现此类情况后，一般应立即对患者进行人工呼吸至情况好转，也可通过输注血浆胆碱酯酶或同型正常人血液来缓解呼吸肌的麻痹，避免患者死亡。患者如果不使用琥珀胆碱不会出现任何症状。

研究表明，琥珀胆碱敏感性为常染色体隐性遗传（AR）。伪胆碱酯酶基因定位在 3q26.1-26.2，全长约 80kb，包括 4 个外显子和 3 个内含子，目前已检出该基因的多重变异型（表 17-1）。

表 17-1 已检出的伪胆碱酯酶变异型

名称	基因型	酶活性（%）	反应时间	发生率
典型	$E_1^UE_1^U$	60～125	正常	96/100
非典型	$E_1^aE_1^a$	<35	延长	1/3500
沉默型	$E_1^SE_1^S$	0	延长	1/10 万
耐氟化物型	$E_1^fE_1^f$	55	不延长	1/15 万
K 变异型	$E_1^KE_1^K$	66	不延长	1/100

为安全起见，临床上对于诊断为遗传缺陷的患者，应进行酶的检测。

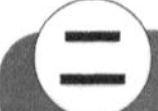

二 异烟肼慢灭活

异烟肼（isoniazid）是临床上首选的抗结核药，在人体内主要是通过 N-乙酰基转移酶（简称乙酰化酶）将异烟肼转化成乙酰化异烟肼而灭活（图 17-1）。人群中异烟肼的灭活包括两种类型：一类称为快灭活者，我国人群中约占 49.3%，口服标准剂量异烟肼后，血中异烟肼半衰期为 45～80 分钟；另一类为慢灭活者，我国人群中约占 25.6%，半衰期为 2～4.5 小时。现已知，慢灭活者是由于乙酰化酶遗传性缺乏所致。

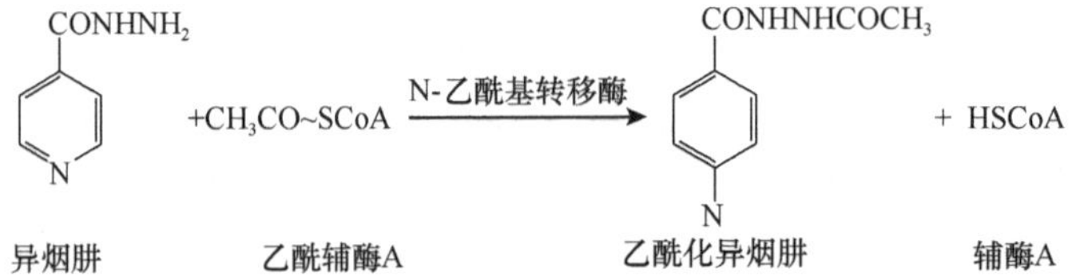

$CONHNH_2$ + $CH_3CO{\sim}SCoA$ —N-乙酰基转移酶→ $CONHNHCOCH_3$ + HSCoA

异烟肼　乙酰辅酶A　乙酰化异烟肼　辅酶A

图 17-1 异烟肼的乙酰化

家系分析表明，异烟肼慢灭活型为常染色体隐性遗传（AR）。人类的乙酰化酶基因现已被克隆，并定位于 8pter-q11，是一个由 NAT_1、NAT_2 和 NATP（假基因）组成的基因簇。NAT_1 和 NAT_2 基因高度同源，NAT_1 无遗传变异性，主要负责某些芳香胺药物的 N-乙酰化；NAT_2 基因编码的蛋白质，即 N-乙酰基转移酶，负责异烟肼等药物的灭活。NAT_2 基因有多态性，其突变基因（*M1*、*M2*、*M3*）产物—肝脏 N-乙酰基转移酶活性低且不稳定，成为慢灭活型（表 17-2）。

表 17-2 N-乙酰基转移酶多态性

等位基因	核苷酸的变化	氨基酸的变化	基因频率			
			白种人	非裔美国人	日本	中国
野生型（wt）			0.25	0.36	0.69	0.51
M1	341T→C	114 异亮→苏	0.45	0.30	0	0.075
	481C→T	无				
M2	590G→A	197 精→谷	0.28	0.22	0.24	0.32
M3	857G→A	286 甘→谷	0.02	0.02	0.07	0.1

除异烟肼外，由 N-乙酰基转移酶进行乙酰化灭活的药物还有肼屈嗪、苯乙肼、普鲁卡因胺、水杨酸、氨苯砜等。

异烟肼慢灭活的发生率在不同地区不同人种中存在很大差异，埃及人高达 83%，白种人和黑种人为49%～68%，黄种人为10%～30%。异烟肼失灭活速度的个体差异在临床上的意义是，长期服用异烟肼时，慢灭活型由于异烟肼的累积，易发生多发性神经炎（80%），而快灭活型则较少发生（20%）；对于中枢毒性也是慢灭活者发生率高。但一部分快灭活者可发生肝炎，甚至肝坏死，这是因为异烟肼在肝脏内水解为异烟酸和乙酰肼，后者对肝脏有毒性作用。

三 葡萄糖-6-磷酸脱氢酶缺乏症

葡萄糖-6-磷酸脱氢酶（glucose-6-phosphate dehydrogenase，G6PD）缺乏症是热带、亚热带常见的一种遗传病，估计全世界约有1亿人受累，主要分布在非洲、地中海沿岸、中东、东南亚、美洲。我国主要分布于两广和西南地区，其中广东省发病率高达8.6%。G6PD缺乏症患者一般无症状，只有在进食蚕豆或服用伯氨喹类药物后，出现血红蛋白尿、黄疸、贫血等急性溶血反应，故又被称为蚕豆病。G6PD 缺乏症的临床表现有急性溶血性贫血、新生儿黄疸等。

红细胞中糖代谢主要是通过无氧酵解进行的，但也有 10%是通过戊糖旁路完成的（图17-2）。G6PD在红细胞戊糖旁路代谢中有重要的作用。它将6-磷酸葡萄糖的氢脱下，经辅酶Ⅱ（NADP）传递给谷胱甘肽（GSSG），使其转化为还原型谷胱甘肽（GSH）。GSH可在氧化酶的作用下与机体在氧化还原反应过程中（主要是氧化性药物产生）生成的 H_2O_2 发生反应，以消除 H_2O_2 的毒性作用。另外，GSH对红细胞膜和血红蛋白的巯基（—SH）有保护作用。G6PD活性正常时，可以生成足量的NADPH，从而保持红细胞中有足量的还原型谷胱甘肽（GSH），以保证对红细胞和血红蛋白的有效保护。

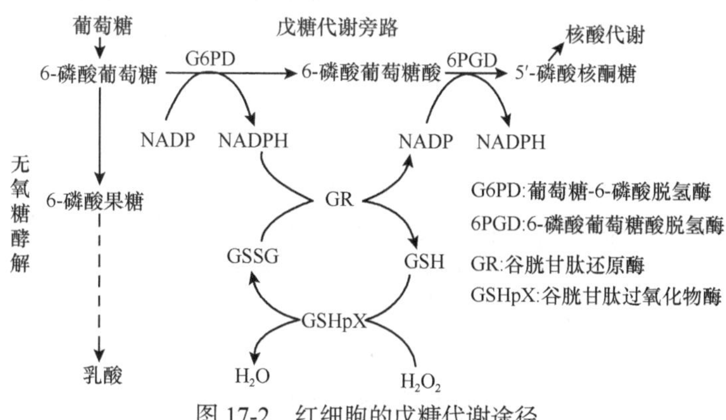

图17-2 红细胞的戊糖代谢途径

G6PD缺乏症患者由于体内NADPH生成不足，导致GSH含量减少。若进食蚕豆或服用伯氨喹等具有氧化作用的药物时，生成的 H_2O_2 不能被及时清除，过量的 H_2O_2 可将珠蛋白肽链上的巯基氧化，形成变性珠蛋白小体附着在红细胞膜上，红细胞膜上的巯基也被氧化，使红细胞的柔韧性降低，不易通过脾窦或肝窦而被破坏，引起血管外和血管内溶血。表17-3中列出了部分能诱发溶血的药物，G6PD缺乏症患者应禁用或慎用。

表17-3 G6PD缺乏症患者禁用或慎用的药物、化学制剂和食物

药物类别	药物名称
磺胺类药物	磺胺、乙酰磺胺、磺胺吡啶、TMP、SMZ等
砜类药物	氨苯砜、普洛明

续表

药物类别	药物名称
抗疟药	伯氨喹、扑疟母星、氯喹
止痛药	阿司匹林、非那西丁
杀虫药	β-萘酚、锑波芬、来锐达唑（nitridazole）
抗菌药	硝基呋喃类、氯霉素、对氨基水杨酸
其他	蚕豆、丙磺舒、BAL、大量维生素 K 等

家系调查的结果表明，G6PD 缺乏症呈 X 连锁不完全显性遗传。G6PD 缺乏症男性患者为半合子，故酶活性严重缺乏；女性患者为杂合子，临床上有不同的表现度，酶活性可接近正常也可严重缺乏。目前 G6PD 基因已被定位在 Xq28，全长 18kb，由 13 个外显子和 12 个内含子组成，编码 515 个氨基酸。现已发现 G6PD 基因的生化变异型有 400 多种，已鉴定的 G6PD 突变型 78 种，主要突变形式是点突变。中国人中已发现 12 种突变型。

根据酶活性和临床表现，将 G6PD 基因突变型分为 3 类：①酶活性严重缺乏（<10%）伴有代偿性慢性溶血，属非球形细胞溶血性贫血，特点是无诱因的反复自发性溶血。②酶活性严重缺乏或中度缺乏（10%～60%），仅在食用蚕豆或服用了伯氨喹等药物后发生溶血，我国多数突变型属于此类。③酶活性轻度降低或正常（60%～100%）或升高（>150%），此类一般无症状。此外，还有一种称为 G6PD Hektoen 的突变型，此型酶活性高出正常值 4 倍；G6PD Hektoen 型是正常型（G6PD）中一个组氨酸被酪氨酸取代（组→酪），对机体无不良影响。

G6PD 缺乏症是一些常见药物发生溶血性反应的遗传基础，目前已知有数十种药物和化学制剂能引发患者药物性溶血，其中有些是常用药，如磺胺、阿司匹林和呋喃类药物等（表 17-3）。有些药物本身并不具溶血作用，但其代谢物可诱发溶血。

四 过氧化氢酶缺乏症

过氧化氢（H_2O_2）俗称双氧水，在临床上常用于外科的创面清洗和消毒，起抗菌除臭作用。正常情况下，当 H_2O_2 接触创口时，可在组织中 H_2O_2 酶作用下迅速分解，释放出氧，创面呈鲜红色，并有泡沫产生。但在 1946 年，日本耳鼻喉科医生高原（Takahara）首次报道了一例病例，应用 H_2O_2 消毒患者口腔创面时，创面变成棕黑色，且无泡沫形成。Takahara 认为，这是因为患者的红细胞中缺乏 H_2O_2 酶，不能分解 H_2O_2 放出氧气，故无气泡产生。H_2O_2 将伤口渗血中的血红蛋白（含 Fe^{2+}）氧化成棕黑色的高铁（Fe^{3+}）血红蛋白致使创面变成棕黑色。Takahara 将此病称为过氧化氢酶缺乏症（acatalasia）。后来的研究发现，过氧化氢酶缺乏症的患者在不接触 H_2O_2 时一般无临床症状，50%左右的患者易患牙龈溃疡、坏疽、齿龈萎缩、牙龈松动等。

$$2H_2O_2 \xrightarrow{\text{过氧化氢酶}} 2H_2O+O_2\uparrow$$

过氧化氢酶缺乏症的发病有种族差异性。在黄种人中发病率较高，日本某些地区的发病率高达 1%，我国华北地区的发病率约为 0.65%。家系调查分析的结果表明，过氧化氢酶缺乏症为常染色体隐性遗传（AR）。目前已将过氧化氢酶基因（CAT）定位在 11p13.5-13.6。根据该病患者酶的活性、基因频率、地理分布和临床表现，目前至少已发现 5 种不同的过氧化氢酶缺乏症变异型，其中日本型过氧化氢酶缺乏症由于 *CAT* 基因在内含子 4 的第 5 位碱基发生了突变（G→A），结果造成 RNA 剪接异常所致。

第三节 毒物反应与遗传

● 案例 17-3

患者，男，45 岁。与朋友大量饮酒（约 500ml）后出现颜面苍白，呼气带酒味，呕吐、脉快，昏睡，瞳孔散大，口唇青紫，呼吸浅慢，血压下降，大小便失禁。送医院急诊。

临床诊断：急性酒精中毒。

问题：为什么饮同样量的酒，有的人会发生酒精中毒，而有的人则平安无事？

人类生存环境中存在着许多对人体有害的化学物质，不同个体对这些有害物质的反应是不同的，有的人表现得很敏感，出现明显的反应，有的人则反应很轻甚至没有反应。例如，味精（谷氨酸钠）是中国人常用的一种调味品，大部分人食用不会有任何症状，但某些白种人在摄入了谷氨酸钠后会发生“中国餐馆综合征”——颈后紧张、眼后压迫感、头痛、面部潮红、恶心等。许多亚洲人缺乏成年型乳糖酶活性，不耐受乳食。还有些人接触硝酸盐会引起头痛等。不同个体对同一物质产生的不同反应也是由遗传基础决定的，由于基因型的不同，使得同一物质在不同个体内具有不同的代谢途径，因此表现出不同的反应类型。这种基因和环境因子之间相互影响的概念是生态遗传学（ecogenetics）的核心。生态遗传学是从药物遗传学发展而来的一门遗传学分支学科，主要研究人群中不同基因型对各种环境因子的特殊反应方式和适应特点；环境因子除包括各种诱变剂、致畸剂、致癌剂外，还包括各种工业原料、产品和“三废”以及营养、气候、地理纬度等。

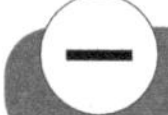

一 酒精中毒

人类对酒精（乙醇）的耐受性存在着明显的种族和个体差异，对乙醇敏感者当摄入 0.3～0.5ml/kg 体重的乙醇时，即可出现面部潮红、皮温增高、脉搏加快等酒精中毒症状，而乙醇耐受者摄入相同剂量乙醇则不发生上述反应。统计结果表明，白种人仅 15%为乙醇敏感者，黄种人则高达 80%。

乙醇在体内的代谢过程主要分为两步反应：第一步是乙醇在肝脏中的乙醇脱氢酶（alcohol dehydrogenase，ADH）催化作用下形成乙醛。第二步是乙醛在乙醛脱氢酶（ALDH）作用下进一步氧化形成乙酸。

$$C_2H_5OH+NAD^+ \xrightarrow{ADH} CH_3CHO+NADH+H^+$$

$$CH_3CHO+NAD^+ + H_2 \xrightarrow{ALDH} CH_3COOH+NADH+H^+$$

第一步反应的生成物乙醛可以刺激肾上腺素、去甲肾上腺素的分泌，引起面部潮红、皮温升高、心率加快等症状。第二步反应的生成物乙酸则迅速水解为水和 CO_2，随呼气排出。

乙醇脱氢酶（ADH）的结构以二聚体形式存在，由三种亚单位 α、β、γ 组成，α、β、γ 3 种肽链的二聚体形成 3 种同工酶，分别由 ADH_1、ADH_2、ADH_3 基因编码。ADH_1 编码 α 链，ADH_2 编码 β 链，ADH_3 编码 γ 链。编码 ADH 的基因簇定位于 4q21-24，不同组织和不同发育时期差异表达。ADH_1 基因编码的 α 链，主要在胎儿早期肝脏有活性；ADH_2 编码的 β 链，在胎儿及成人肝和肺内有活性；ADH_3 编码的 γ 链，在胎儿和新生儿肠和肾有活性。成人的 ADH 主要是由 ADH_2 基因编码的 β 链二聚体。ADH_2 基因具有多态性，大多数白种人为 ADH_2^1 等位基因，编码的ADH为$\beta_1\beta_1$二聚体；90%的黄种人为ADH_2^2等位基因，编码的ADH为$\beta_2\beta_2$二聚体。β_2与β_1肽链中仅一个氨基酸不同（47位胱氨酸→组氨酸），但$\beta_2\beta_2$的酶活性高出$\beta_1\beta_1$约100倍，故大多数白种人在饮酒后产生乙醛较慢，而黄种人蓄积乙醛速度较快，易出现酒精中毒症状。

人群中ALDH也存在两种同工酶：$ALDH_1$和$ALDH_2$，均为四聚体，其中$ALDH_2$的活性高于$ALDH_1$。$ALDH_1$存在于细胞质中（胞质型），其基因定位在9q；$ALDH_2$存在于线粒体（线粒体型），其基因定位在12q远端。$ALDH_2$活性比$ALDH_1$高，几乎全部白种人都同时具有$ALDH_1$和$ALDH_2$两种同工酶，可及时氧化乙醛转化为乙酸；黄种人约半数个体仅有$ALDH_1$而无$ALDH_2$，故氧化乙醛的速度较慢。引起$ALDH_2$缺陷的原因可能是酶的基因缺失或点突变导致酶蛋白结构或功能异常所致。研究发现，在日本人、韩国人和中国人中，$ALDH_2$表型缺失者有1个或2个突变的等位基因，即是突变的纯合子或杂合子，提示该性状为常染色体显性遗传。

由此可见，白种人比黄种人对乙醇的耐受力强是遗传因素造成的，大多数白种人在饮酒后产生乙醛速度慢，而乙醛氧化成乙酸的速度快，不易造成乙醛蓄积，所以不易产生乙醛蓄积中毒。这就是白种人比黄种人对乙醇耐受力高的原因。

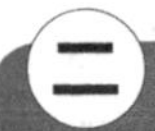

二 吸烟与慢性阻塞性肺疾病

慢性阻塞性肺疾病（chronic obstructive pulmonary，COPD）是由于慢性支气管炎或肺气肿引起的呼吸道气流阻塞并导致肺部损害的一种常见的慢性呼吸道疾病。主要特点是长期反复咳嗽、咳痰、喘息和发生急性呼吸道感染。久而久之可能会演变成肺源性心脏病，甚至发生心、肺功能衰竭。大量调查表明，慢性阻塞性肺疾病的发生与吸烟有密切关系，但并不是所有吸烟的个体都发生此病，只有那些具有特定遗传基础的吸烟者才会表现出肺部疾患。

正常人血清和各种组织中都存在多种抑制蛋白酶活性的物质，可有效地保护组织免受蛋白酶的消化。其中α_1-抗胰蛋白酶（α_1-antitrypsin，α_1-AT）是血清中主要的蛋白酶抑制因子，可抑制包括弹性蛋白酶在内的多种蛋白酶的活性。α_1-AT基因位于14q32.1，全长12 200bp，由7个外显子和6个内含子构成，编码长度为418个氨基酸的肽链（其中包含一个由24个氨基酸组成的信号肽）。该基因有2个启动子，分别称为巨噬细胞启动子和肝细胞启动子。前者位于–2066位核苷酸的上游区域，后者在前者的下游大约2kb处。编码α_1-AT的基因具有遗传多态性，目前已发现90余种变异型。不同类型的α_1-AT酶活性差别很大。正常人大多数为MM型，酶活性为100%，可以有效抑制蛋白酶活性保护肺组织；变异型为SS型，酶活性为60%，肺组织轻度受损；罕见变异型为ZZ型，酶活性仅为10%～15%。具有ZZ型α_1-AT的个体易患慢性阻塞性肺疾病，这是由于当吸烟或者由于其他原因刺激肺部巨噬细胞和中性粒细胞时，这些细胞会释放大量的弹性蛋白酶，而ZZ型α_1-AT酶活性很低，不能有效地抑制弹性蛋白酶的活性，导致肺泡弹性蛋白分解，使肺泡破坏、融合，呼吸面积减少并造成缺氧。

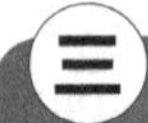

三 吸烟与肺癌

吸烟者易患肺癌，但并不是所有嗜烟者均患肺癌。许多证据表明，吸烟者是否患肺癌与个体的遗传基础有关。

香烟烟雾中含有许多有害物质，其中多环苯蒽化合物是一类主要的致癌化合物，但其致癌作用较弱，进入机体后，这些物质在细胞微粒体中芳烃羟化酶（aryl hydrocarbon hydroxylase，AHH）的作用下，转变为具有较高致癌活性的致癌化合物（环氧化物），引起细胞癌变。此外，苯蒽化合物还具有诱导 AHH 活性的作用，其诱导作用的高低因人而异，由个体遗传因素决定。在体外培养的淋巴细胞中引入 3-甲基胆蒽，24 小时后测定 AHH 的可诱导性，结果显示：美国人群中有低、中、高诱导性的比例分别为 44.7%、45.9%和 4.4%；在 50 名支气管肺癌患者中具有低、中、高诱导性的比例分别为 4.0%、66.0%、30.0%。另据研究显示，高诱导活性组患肺癌的风险比低诱导组高 36 倍。由此可见，遗传基础决定的 AHH 诱导力的高低与肺癌有关，AHH 诱导活性高的人吸烟时更易患肺癌。

四 成年人低乳糖酶症

婴幼儿都具有高活性的小肠乳糖酶，能将乳汁中的乳糖水解生成葡萄糖和半乳糖，被小肠吸收。但大多数人断奶之后，乳糖酶活性显著下降（$<10\%$），失去水解乳糖的作用。

成年人低乳糖酶症是指有些成年人在进食牛乳或乳制品后，由于乳糖酶失去活性，乳糖不能够被水解吸收而潴留在肠内，通过渗透机制吸收水分，并在结肠内被分解为乳酸、氢和二氧化碳引起肠道症状，出现肠内积气、肠鸣、腹胀、稀便和腹泻等症状。此症状的产生是由于体内的小肠乳糖酶活性降低所致。据调查，成人低乳糖酶症在某些亚洲、非洲人群发生的频率很高，几乎达 100%，但在多数中欧和北欧人群及亚洲以牧业为主的人群中的发生率却很低。这可能是由于人类进化过程中这些人群生活中经常使用乳品，使某种突变型小肠乳糖酶基因经过长期选择而形成优势，这种突变型酶直到成年期仍能保持乳糖酶活性。

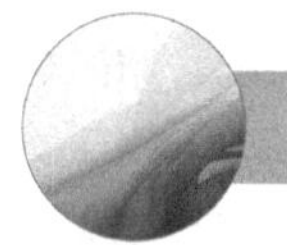

目标检测

一、单选题

1. 为避免长期服用异烟肼导致的多发性神经炎，在服用异烟肼的同时应同时加服（　　）
   A. 维生素 A　B. 维生素 B_1
   C. 维生素 B_6　D. 维生素 C
   E. 维生素 E
2. G6PD 缺乏时，下列物质的变化不正确的是（　　）
   A. NADP↑　B. NADPH↓
   C. GSH↓　D. H_2O_2↓
   E. GSSG↑
3. 由于受体缺陷引起的药物反应异常性疾病是（　　）
   A. 慢性阻塞性肺炎　B. 琥珀胆碱敏感性
   C. G6PD 缺乏症　D. 恶性高热
   E. 异喹胍弱代谢者出现的迁延性低血压
4. 下列类型的个体最耐受酒精的是（　　）
   A. 典型 ADH 及 $ALDH_2$ 缺失者
   B. 典型 ADH 及 $ALDH_2$ 者
   C. 非典型 ADH 及 $ALDH_2$ 缺失者
   D. 非典型 ADH 及 $ALDH_2$ 者
   E. 典型 ADH 及 $ALDH_1$ 者
5. 下列情况不会诱发 G6PD 缺乏症个体出现急性溶血性症状的是（　　）
   A. 服用喹啉类抗疟药　B. 服用氨苄西林
   C. 服用阿司匹林　D. 细菌性肺炎
   E. 进食蚕豆
6. α_1-抗胰蛋白酶的缺乏与下列哪种疾病的发生密切相关（　　）
   A. 慢性阻塞性肺病　B. 肺癌　C. 肝炎
   D. 琥珀胆碱敏感性　E. 恶性高热

二、思考题

1. 根据所学知识，判断黄种人与白种人相比哪个更容易酒精中毒？为什么？
2. 吸烟与肺癌有什么关系？

（耿　钰）

第十八章　遗传病的诊断、治疗与预防

随着人类基因组计划的完成和人类基因组后计划研究的不断深入，以及遗传病临床检测技术的进步，人们对于遗传病的病因、发病机制有了更加深入的了解，使部分遗传病已经能够做出早期诊断，从而给遗传病的进一步治疗和预防提供了基础。近年来，产生了一门新的学科——遗传医学（genetic medicine），这是医学遗传学与临床医学相结合的产物，其主要任务是为遗传病患者提供临床服务，包括遗传病的诊断、治疗、筛查、预防、咨询和随访等。

第一节　遗传病的诊断

遗传病的诊断是临床医生经常面临的课题，也是开展遗传咨询和防治工作的基础。遗传病的诊断程序和普通疾病一样，首先在临床门诊听取患者的主诉、询问病史、查体，然后进行必要的实验室检查，最终确诊。遗传病的诊断包括遗传病所特有的项目，如在病史中注重家族史、需要绘制出系谱图以进行系谱分析、在实验室进行特殊的遗传学检查等。

遗传病的诊断包括产前诊断、症状前诊断和现症患者诊断。前两种诊断可以较早地发现遗传病患者或携带者，并及早采取干预措施。

● 案例 18-1

患者，男，35 岁，因婚后 3 年未育前来就诊。经检查，发现该男性有一个 X 染色质、一个 Y 染色质分别呈阳性。

问题：如何通过性染色质检查辅助判断染色体情况？该男性因何原因不育？

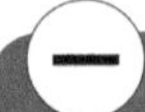

一　遗传病的临床诊断

临床诊断是对现症患者就所患遗传病进行诊断，医生根据患者的临床症状、家系分析和相关的遗传学检查结果，做出明确诊断。

（一）病史采集

由于大多数遗传病有家族聚集和垂直传递的特点，因而在诊断中采集完整并真实、准确的病史资料尤为关键。既要了解发病原因、发病年龄、病情进展等一般病史，还应格外关注患者的家族史、婚姻史和生育史。

1. 家族史　主要了解本病在家族各成员中的发病情况、其他成员的健康状况、有无同种病史、未受累者现在的年龄等信息。对患者发病原因、过程、时间、地点及治疗情况等也应详细记录。

2. 婚姻史　了解患者双亲的结婚年龄、婚配次数、配偶健康状况及是否近亲结婚等。

3. 生育史　详细询问生育年龄、子女数目及健康状况，有无流产、早产、死产和畸形儿分娩史，分娩过程中有无产伤、窒息等异常情况；同时询问母亲妊娠早期有无药物接触史、电离辐射接触史、有害化学物质接触史等。此外，还要特别注意是否有收养、过继、非婚生育等情况，这些线索均有助于疾病的诊断。

（二）症状和体征

遗传病的症状和体征与其他疾病既有共同性，也有其本身的特殊性。诊断时除应注意遗传病的特异性症候群外，还要注意患者的身体发育快慢、智力发育水平、体重增加速度、性器官及第二性征发育状况、肌张力正常与否及出生时啼哭声是否正常等。此外，皮肤纹理的特征也可作为遗传病的辅助诊断手段之一。

要关注智力低下的遗传学问题。尽管许多单基因病、多基因病、染色体病和线粒体遗传病均可导致不同程度的智力低下，但环境因素也是导致智力低下的一个重要因素。

大多数遗传病在婴儿或儿童期即可表现出临床症状。由于遗传异质性和遗传多效性的存在，许多遗传病在临床上可表现出相似的表现型，同一疾病在不同的个体可以表现出不同的症状与体征，仅凭症状与体征的诊断是不完整的，有时甚至是不可靠的，有些遗传病的确诊只能依靠实验室诊断。

二 遗传病的细胞学诊断

遗传病的细胞学诊断是在细胞水平上观察染色体的形态和数目，对染色体病辅助诊断和确诊。主要包括染色体检查和性染色质检查。

（一）染色体检查

染色体检查指通过血液或组织培养制备染色体标本，经技术处理后进行形态学观察，分析染色体形态和数目，确诊是否为染色体病。

1. 制备染色体标本　以外周血、绒毛、羊水中胎儿脱落细胞、脐血和皮肤等为材料来源，经过体外细胞培养、秋水仙碱处理、获取细胞、低渗、固定、滴片等过程，获得染色体标本。

2. 核型分析　非显带染色体观察或经各种不同方法处理，可显示不同的染色体带纹，结合人类正常染色体核型，进行分析。

有下列情况者，建议做染色体相关检查：家族中已有染色体异常或先天畸形的个体；夫妇之一有染色体异常者（平衡易位携带者、结构重排、嵌合体等）；先天畸形、明显智力发育不全、生长发育迟缓的患者；有反复流产史的妇女及其配偶；两性内外生殖器畸形者；孕前和孕期曾接触致畸物的孕妇；35 岁以上高龄孕妇和长期接受电离辐射人员。

（二）性染色质检查

性染色质检查包括 X 染色质检查和 Y 染色质检查。常取自皮肤或口腔黏膜上皮细胞、阴道上皮细胞、羊水细胞及绒毛膜细胞等进行。此检查有助于诊断 X 连锁遗传病等性染色体病及判断两性畸形。

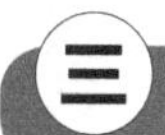

遗传病的蛋白质水平诊断

蛋白质是基因表达的产物，当基因突变导致单基因遗传病时，往往表现为酶或蛋白质的质与量的改变或缺乏，从而使一些代谢过程发生改变并影响器官的正常发育，进而表现出一系列的临床症状。通过检测特定的酶和蛋白质的质和量，可做出相应诊断，这是目前临床上诊断某些单基因病的主要方法。检测酶和蛋白质的材料主要来源于血液和特定的组织或细胞，如肝细胞、皮肤成纤维细胞、肾及肠黏膜细胞等。

下面是一些常见的通过酶活性检测诊断的遗传代谢病（表 18-1）。

表 18-1　通过酶活性检测诊断的遗传性酶病

疾病	检测的酶	取样组织
白化病	酪氨酸酶	毛囊
半乳糖血症	半乳糖 1–磷酸–尿苷转移酶	红细胞
苯丙酮尿症	苯丙氨酸羟化酶	肝
黑矇性痴呆	氨基己糖酶	白细胞
假肥大型肌营养不良	肌酸磷酸激酶	血清
糖原贮积病Ⅰ型	葡萄糖–6–磷酸酶	肠黏膜
糖原贮积病Ⅱ型	α–1，4–葡萄糖苷酶	皮肤成纤维细胞
糖原贮积病Ⅲ型	淀粉–1，6–葡萄糖苷酶	红细胞
糖原贮积病Ⅳ型	淀粉–（1，4–1，6）–葡萄糖苷酶	白细胞、成纤维细胞
糖原贮积病Ⅴ型	肌肉磷酸化酶	白细胞
糖原贮积病Ⅵ型	肝磷酸化酶	白细胞
枫糖尿症	支链酮酸脱羧酶	肝细胞、白细胞、成纤维细胞
戈谢病	β–葡萄糖苷酶	皮肤成纤维细胞
腺苷脱氨酶缺乏症	腺苷脱羧酶	红细胞

不同类型的遗传病，其遗传缺陷不同，因而生化检查也各不相同，除可对酶进行检测外，还可通过蛋白质电泳技术诊断蛋白质异常的疾病。到目前，已发现 230 余种酶缺陷引起的遗传代谢病，能进行产前诊断的已超过 100 种。

四 遗传病的基因诊断

基因诊断（gene diagnosis）是指利用 DNA 分析技术，直接从基因水平（DNA 或 RNA）检测基因缺陷。基因诊断是在分子水平上直接检测基因结构是否正常，具有针对性强、取材方便、特异性强、灵敏度高、适应范围广等优点。直接从基因型推断表现型，又称逆向诊断。既可对已发病患者作出诊断，又可在发病前作出症状前的诊断，同时也可以对有患病风险的胎儿进行出生前诊断。

基因诊断不受取材细胞类型和发病年龄限制，不受基因表达的时间、场所限制，为分析某些延迟显性的常染色体显性遗传病提供依据，并可有效筛查出携带者。目前，基因诊断已成为遗传病诊断的重要手段。

常用的基因诊断方法有以下几种。

（一）DNA 测序

DNA 测序（DNA sequencing）技术指测定 DNA 中脱氧核苷酸的顺序。此技术对相关待检基因进行扩增、回收、纯化、测序，检测基因的突变类型和具体部位，是目前最基本的检测基因突变的方法，常用来寻找单基因遗传病的致病突变位点。

（二）聚合酶链式反应

聚合酶链式反应（polymerase chain reaction，PCR）是在实验室条件下模拟体内 DNA 复制而进行的某一 DNA 片段的特异性扩增技术。PCR 始于 1985 年，具有操作方便、反应快速、灵敏度高、特异性好、结果准确可靠等优点。

一个细胞、一根毛发、一个血斑、一滴精斑、已固定过或经石蜡包埋的生物标本等，都可作为 PCR 的模板 DNA 材料。PCR 反应体系由基因组 DNA、一对引物 dNTP、TaqDNA 聚合酶、酶反应缓冲系统必需的离子浓度等组成。基因组 DNA 片段可在 2～3 小时内，经过加热、变性、复性、延伸循环等一系列过程，扩增数十万乃至百万倍以上。扩增得到的 DNA 产物再结合其他技术（如 PCR-ASO，PCR-等位基因特异性寡核苷酸探针杂交）等进行基因诊断。

（三）限制性片段长度多态性

限制性片段长度多态性（restriction fragment length polymorphism）也称 DNA 多态性，是指人群中不同个体间基因的核苷酸序列存在差异，这种差异可通过 Southern 印迹杂交法或 PCR 扩增产物酶解法检出。

原理：由于碱基替换，可能导致某一限制性酶切位点发生改变，当用同一种限制性酶去切割不同个体的 DNA 时，得到的酶切片段出现大小和数量的差异，表现为限制性酶切图谱的变化，即可检出个体的基因变化。

知识链接

镰状细胞贫血的基因诊断

镰状细胞贫血是由于β-珠蛋白基因第 6 位密码子 GAG 变为 GTG 引起的，可用限制性内切酶 MstⅡ进行检测：先用 PCR 从患者基因组 DNA 扩增含突变位点的珠蛋白基因片段，再用限制性内切酶 MstⅡ水解 PCR 产物，基因突变使正常存在的酶切位点消失，引起酶切产物长度改变，由正常情况下的 1.1kb 及 0.2kb 条带，变成 1.3kb 条带，而显示为纯合子患者。

第二节 遗传病的治疗

案例 18-2

患者，男，3 岁，跟骨内翻、前脚内收、跛行。通过对临床症状系统检查，确诊为马蹄形内翻足，该病为多基因遗传病。医生建议尽早进行手术治疗。

问题：遗传病的治疗手段有哪些？遗传病能根治吗？

就多数遗传病而言，尚无有效的根治方法，通常情况下，只能是改善或矫正患者的临床症状，减轻患者的痛苦，延长患者的生命。随着人们对遗传病发病机制认识的逐渐深入，尤其是重组 DNA 技术的日益广泛应用，使得遗传病的治疗取得进展，从传统的手术、饮食和药物治疗跨入了基因治疗，并在临床上得到一定应用，为某些遗传病的根治开辟了途径。

一 手术治疗

手术治疗的主要手段有手术矫正、器官和组织移植。

（一）手术矫正

针对已出现明显的临床症状，如多指（趾）、并指（趾）、唇裂、腭裂等，对受损器官可进行切除、整形、修补等。例如，先天性心脏畸形、两性畸形患者可进行手术矫正；家族性结肠息肉、睾丸女性化患者的睾丸进行手术切除；对遗传性球形红细胞增多症进行脾切除；对家族性高胆固醇血症患者进行回肠-空肠旁路手术，减少肠道对胆固醇的吸收，降低患者胆固醇水平。

（二）器官和组织移植

目前，组织和器官移植的免疫排斥问题已能够有效控制，通过移植使病情得到控制或缓解。例如，肝移植适用于溶酶体贮积症和α_1-抗胰蛋白酶缺乏症、神经鞘磷脂贮积病；骨髓移植适用于重型复合免疫缺陷病和β-珠蛋白生成障碍性贫血；肾移植副作用较其他器官小，是迄今最成功的，已在糖尿病、家族性多囊肾、遗传性肾炎、先天性肾病综合征和淀粉样变性等 10 多种遗传病中进行；青少年型糖尿病进行胰腺移植，能使血糖恢复到正常。

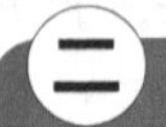

二 药物治疗

药物治疗遵循“补其所缺，去其所余”的原则。治疗过程分为产前治疗、症状前治疗和现症患者治疗（表 18-2）。

表 18-2 药物治疗实例及方法

治疗措施	实例	治疗方法
产前治疗	甲基丙二酸症	母体和患儿注射大量维生素 B_{12}
	甲状腺功能低下	孕妇服用甲状腺素
症状前治疗	动脉粥样硬化症	使用血管扩张药
现症患者治疗	乳清酸尿症	补充肾上腺皮质激素
	生长激素缺乏性侏儒症	注射生长激素
	糖尿病	注射胰岛素

（一）产前治疗

在胎儿出生前进行药物治疗，可以有效地减轻胎儿出生后的病症。例如，产前诊断羊水中 T_3 异常增高则反映胎儿可能甲状腺功能低下，指导孕妇服用甲状腺素，胎儿出生后体格发育、智力和代谢能力方面可明显改善，如出生后继续服用，可以正常发育。

（二）症状前治疗

通过对新生儿筛查，如发现苯丙酮尿症、枫糖尿症、同型胱氨酸尿症或半乳糖血症等遗传性酶病，及时给予治疗，可获得满意疗效。

（三）现症患者治疗

1. “补其所缺”

（1）激素代替疗法：对某些因 X 染色体畸变的女患者，通过补充激素，可以改善体格发育，尤其是第二性征发育；再如通过给予生长激素，可促进生长激素缺乏性侏儒症患者发育。

（2）维生素疗法：有些遗传病是由于酶的辅助因子维生素合成不足或维生素与缺陷的酶亲和力降低引起，可供应相应的维生素纠正代谢异常。例如，叶酸可治疗先天性叶酸吸收不良等。

（3）酶疗法：可用酶诱导和酶补充的方法治疗因基因突变造成体内酶的缺失或活性降低等遗传性酶病。例如，用辅酶 Q 或辅酶 Q 与琥珀酸盐协同治疗眼肌病，可取得一定的疗效。

知识链接

酶制剂的新疗效

免疫系统往往会破坏直接输入机体的酶制剂。最近，采用将纯化酶制剂“包装”后再输入患者体内的方法，酶直接导向靶组织并进入相应的靶细胞部位，发挥最佳的治疗效果。具体应用时，先将纯化酶进行一定的改造，再包裹上靶细胞表面特殊受体的抗体，输入机体后容易被靶器官识别并发生特异性结合。对需要充分发挥脑组织内疗效的酶制剂，在鞘内注射前，先用高渗糖液“疏通”血脑屏障，使酶可以充分进入脑组织。

2. “去其所余”　对体内各种酶促反应产物过多，引起机体“中毒”的患者，采取利用药物抑制其生成或清除产物的办法，改善患者的症状。例如，用考来烯胺促进胆固醇转化为胆酯从胆道排出；或用血浆置换和血浆过滤法替换掉含高胆固醇的血液治疗家族性高胆固醇血症患者。

三 饮食疗法

（一）饮食疗法原则

“禁其所忌”。对于缺乏相应的酶引起的代谢性疾病，可采取限制底物摄入量，制订特殊食谱或配制一定药物治疗。例如，葡萄糖-6-磷酸脱氢酶（G6PD）缺乏症患者，避免食用蚕豆和接触蚕豆花粉，严禁服用伯氨喹、阿司匹林等药物，否则会发生溶血性贫血。

（二）注意事项

诊断后采取饮食治疗方法时，越早进行干预效果就越好。例如，有半乳糖血症风险的胎儿，限制孕妇饮食中乳糖和半乳糖摄入量并代以其他水解蛋白，胎儿出生后禁用母乳和牛乳喂养，脑发育不受影响并可避免肝脏受损。再例如，对于苯丙酮尿症患者，出生后立即提供低苯丙氨酸饮食，患者神经系统受损害的程度相应降低，不会出现智力发育障碍等症状，如果 5 岁左右各种症状出现时再提供低苯丙氨酸饮食，则症状难以逆转。

采取以上措施，只是控制或缓解临床症状的出现，从遗传学本质上看，却不能认为是“根治”。目前，可达到根治的途径只有基因治疗。

四 基因治疗

基因治疗是治疗遗传病的理想方法和崭新手段，是运用 DNA 重组技术，将某个外源正常基因导入靶细胞，以纠正或补偿缺陷基因的功能，或抑制基因的过度表达，使细胞恢复正常功能而达到治疗遗传病的目的。

基因治疗研究和应用已经走过了它的启动阶段，必然会在根治遗传病方面产生巨大的社会效益，需要继续完善体细胞基因治疗，加快对生殖细胞基因治疗的研究和临床试验。

（一）基因治疗的策略

1. 基因替代　采用 DNA 重组技术，以功能正常的基因原位替换病变细胞内的致病基因，使细胞内的 DNA 完全恢复正常状态。这是最理想的办法，但是难度大，目前无法实现。

2. 基因增补　将目的基因导入疾病细胞或其他细胞，不去除异常基因，目的基因非定点整合，其表达产物补偿缺陷细胞的功能或加强其原有的功能。

3. 基因修正　将致病基因的突变碱基序列纠正，使其在功能上恢复正常。目前在技术上还无法做到。

4. 基因抑制或失活　利用导入的外源基因（特定的反义 DNA 或 RNA 和核酶），在转录和翻译水平阻断某些基因的异常表达。

（二）基因治疗的分类

基因治疗根据受体细胞的类型分为生殖细胞基因治疗和体细胞基因治疗。

1. 生殖细胞基因治疗　将正常基因（目的基因）转移到患者的生殖细胞中去，纠正遗传缺陷基因，使其发育为正常个体。该技术在动物实验中已取得一定成功，目前仍有难关尚未攻克，难以运用于人体。

2. 体细胞基因治疗　将正常的外源基因导入患者体细胞内染色体上的特定基因位点，以健康的基因替代致病基因，使其发挥治疗作用。1992 年复旦大学薛京伦教授以此方法治疗 2 名血友病 B 兄弟患儿，矫正了凝血因子Ⅸ的缺陷症状。

（三）基因治疗的步骤

1. 目的基因转移　将目的基因整合或导入宿主基因组中，分为病毒方法和非病毒方法。病毒方法常以反转录病毒、腺病毒为基因转移的载体，非病毒方法有磷酸钙沉淀法、脂质体转染法、显微注射法等。

2. 目的基因表达　这是基因治疗的关键环节。运用连锁基因扩增等方法适当提高外源基因在细胞中的拷贝数，在重组病毒上连接启动子或增强子等控制信号，使新基因高效表达，产生所需的某种蛋白质。

3. 控制风险　在应用于人体前预先在体外培养细胞或动物体内进行类似研究，确保新基因表达后不危害细胞和人体自身，不引起癌基因激活和抗癌基因的失活等，避免基因治疗的风险，保证“转移—表达”系统绝对安全。

第三节　遗传病的预防

● 案例 18-3

一对新婚夫妇，女方的侄女患有白化病，他们担心将来会生育出患白化病的孩子，前来进行遗传咨询。

问题：什么叫遗传咨询？如何估计遗传病再发风险？

遗传病预防主要指预防遗传病的发生和防止遗传病患儿的出生。大多数遗传病都发病早且后果严重，目前多无有效的治疗方法。因此，实行以预防为主，避免遗传病的发生和防止患有严重遗传病的婴儿出生，是人类优生学的重要内容。

遗传病的预防措施主要包括以下环节：环境保护、遗传病的群体普查和登记、遗传筛查、婚姻指导及生育指导、遗传咨询、产前诊断及症状前诊断。

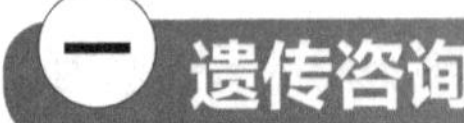

一　遗传咨询

遗传咨询（genetic counseling）也称遗传商谈，是指医生或医学遗传学工作者与前来咨询的人员就某种遗传病在一个家庭中的发生、再发风险和防治方面所面临的问题进行商谈和讨论，使咨询者全面了解遗传病，并选择最恰当的对策，在医生帮助指导下实施有效干预策略，获得最佳防治效果的过程。遗传咨询包括婚前咨询、生育咨询、一般咨询。

医生常规上需要从病因、遗传方式、诊断、预防、治疗及预后、再发风险、患病风险、建议等方面进行解答及具体指导。

遗传咨询的对象一般为：夫妇属近亲婚配；夫妇一方或双方患某种遗传病，需提供生育指导；一对夫妇已生育一遗传病患儿，需指出再发风险；夫妇婚后多年不育或不明原因的习惯性流产，需寻找原因；家属中出现患者，担忧子代是否会出现该遗传病；家庭成员中患有不明病因的疑难杂症，需判明是否为遗传病。

具体工作中，咨询者常常提出的主要问题：所患疾病是否是遗传病；有无治疗办法；预后怎样；对后代的影响程度如何等。

遗传咨询由于涉及个人隐私，医生应通过详细、耐心的答疑和帮助，在其心理上进行开导启发，建立信任关系，友好提议；站在理性、中立的立场，尽可能消除其心理负担，使他们理智地面对现实，力求良好的咨询效果。

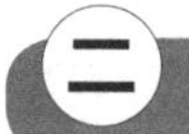

二 产前诊断

产前诊断是对未出生胎儿是否患某遗传病进行正确判断，以避免遗传病患儿的出生，也称宫内诊断。在对胎儿进行性别及健康状况一系列检查过程中进行诊断，需要涉及生物化学、细胞遗传学、分子遗传学和临床医学等相关原理和方法。

（一）产前诊断的主要对象

1. 孕妇具有下列情况者　35 岁以上高龄；羊水过多；具有脆性 X 染色体家系；曾生育过染色体病患儿；曾生育过某种单基因病患儿；曾生育过开放性神经管畸形儿或无脑儿、脊柱裂的患儿；有原因不明的自然流产史、畸胎史、死产、新生儿死亡史等。

2. 夫妇一方具有下列情况者　染色体数目或结构异常；某单基因病患者；染色体平衡易位携带者；患神经管畸形；有明显致畸因素接触史者。

（二）产前诊断的主要手段

1. 胎儿镜检查　又称羊膜腔镜或宫腔镜检查，其最佳检查时间为妊娠 18～20 周。通过宫腔镜直接观察胎儿性别和发育状况及是否存在畸形，同时可以抽取羊水或胎儿血样进行检查，必要时还可进行宫内治疗。这种方法理论上虽理想，由于操作困难并容易引起多种并发症，在实际上还未能被广泛接受。

2. 超声波检查　主要借助 B 型超声波诊断仪进行检查。通过详细检查胎儿外部形态和内部结构，可对神经管畸形、脑积水、无脑儿、唇裂、腭裂、颈部淋巴管瘤、先天性心脏病、胸腔积液、肢体缺陷、先天性单侧肾缺如、多囊肾、先天性幽门狭窄、先天性巨结肠等进行早期诊断。该方法无创、相对安全，且容易被接受。

3. 羊膜穿刺法　一般在妊娠 15～17 周进行，此时羊水最多，穿刺时不易伤及胎儿，发生感染、流产和其他妇科并发症的风险相对较小，约为 1%（图 18-1）。操作时在 B 超引导和监护下，无菌条件下抽取胎儿羊水，对其中胎儿脱落细胞分离、培养，进行染色体、基因和生化分析，可对染色体病、遗传性代谢病和神经管缺陷进行诊断，还可进行 DNA 分析。

4. 绒毛取样法　也称绒毛吸取术，一般在妊娠 10～11 周进行。操作时在 B 超监护下，以特制的取样器从孕妇阴道经宫颈进入子宫，沿子宫壁到达取样部位，吸取绒毛（图 18-2）。绒毛样本用作染色体核型分析和 DNA 分析、生化检测。此法检查时间早，做选择性流产时，可相对减轻孕妇的损伤和痛苦，但是具有胎儿和母体易受感染及发生流产的风险，且操作不便。

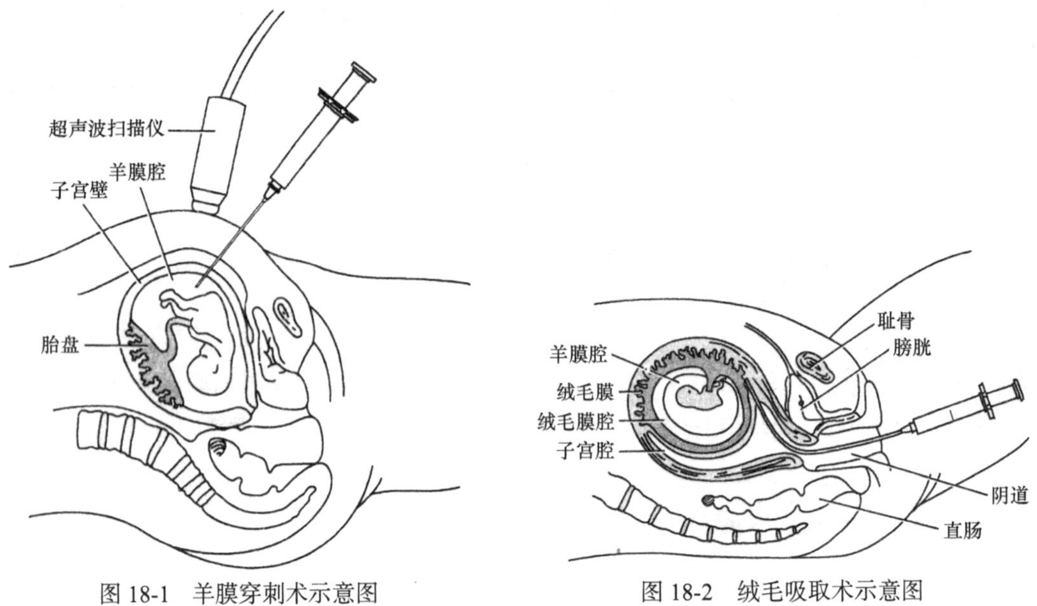

图 18-1　羊膜穿刺术示意图

图 18-2　绒毛吸取术示意图

5. 孕妇外周血中胎儿细胞及游离的胎儿 DNA 和 RNA 分析　此法原理为妊娠期有少量胎儿细胞通过胎盘进入母体血液，采用流式细胞仪分离、磁激活细胞分选等复杂操作，分离并分析胎儿有核细胞及血清中游离的胎儿核酸（获得的材料相对较少），进行基因诊断。由于对胎儿无损伤，这是产前诊断的未来发展方向。

6. 植入前诊断　包括体外受精技术、精子细胞质注射技术、荧光原位杂交技术等。通过对体外受精获得的受精卵进行染色体分析或 DNA 分析，检测胚胎是否正常，选取正常的胚胎植入母体继续妊娠。

植入前诊断技术在胚胎发育的最早阶段排除了患病胚胎和携带者胚胎，控制住遗传病的发生，从源头上阻断了遗传病的传递，避免了流产、感染、出血等风险。

目前国内外已成功地进行了 α-珠蛋白生成障碍性贫血、囊性纤维化、镰状细胞贫血、Down 综合征、Marfan 综合征、脆性 X 染色体综合征等的植入前诊断。

三 遗传筛查

遗传筛查是指在群体中针对某一种或某些遗传病进行的普查。

进行遗传筛查应符合以下条件：①已明确的遗传病；②在人群中发病率高、危害性大；③疾病早期缺乏特异症状和体征；④技术可靠、价廉并适用于群体进行；⑤有明确干预措施且获得一定疗效。

遗传筛查的主要内容包括产前孕妇血清筛查、新生儿筛查、携带者筛查。通过筛查及早发现遗传病患者和致病基因携带者，及时采取预防措施或可能的治疗措施。

1. 产前孕妇血清筛查　对 35 岁以下的一般孕妇，在其妊娠 7～20 周时对胎儿染色体异常及神经管畸形等进行筛查，筛查结果如果为阳性，则为高风险病例，应建议产前诊断。

孕早期（7～12 周），主要筛查：①妊娠相关血浆蛋白 A（PAPP-A）和人绒毛膜促性腺激素游离 β 亚基（β-hCG）或人绒毛膜促性腺激素（hCG）；②B 超测量胎儿颈后半透明带厚度（NT）；③孕中期（14～20 周），主要进行血清学二联筛查，即 β-hCG（或 hCG）+甲胎蛋白（AFP），三联筛查即 β-hCG（或 hCG）+AFP+未结合雌三醇。

2. 新生儿筛查　主要对先天性代谢病患儿进行症状前诊断，尽早开始治疗，防止发病或减轻症状。主要应用血滤纸片法，采取脐血或足跟血检测。

筛查病种选择标准：发病率高；后果严重（致死、致残、致愚）；筛查技术和治疗方法准确实用；成本可接受。

目前，国外可筛查 10 余种，我国列入筛查的有苯丙酮尿症、半乳糖血症、家族性甲状腺肿和葡萄糖-6-磷酸脱氢酶缺乏症。

3. 携带者筛查　携带者主要指隐性遗传病杂合子、显性遗传病未显者、迟发外显者、染色体平衡易位个体，他们尽管本身的表型正常，生育子女时，却可将致病基因传给后代，因此检出携带者很必要。通过遗传筛查，还能获得一套完整的群体遗传数据，用于探讨遗传病的发病规律和流行特点。

四 遗传登记

为掌握某地区遗传病的分布情况，有针对性地开展预防工作，控制遗传病在群体中流行，首先要有计划地对该地区的人群进行遗传病的群体普查，对所发现的严重遗传病患者进行详细、真实的登记，分析遗传病的种类、遗传方式、危害程度、患者数量等情况，计算出各种遗传病的发病率、基因频率、携带者频率和突变率等。

登记内容包括：个人病史、发育史、亲属病史、婚姻和生育史、系谱绘制等。对普查中的病例及其家系有关成员，保持密切联系，及时、有效地进行婚育指导，以避免或减少该家系中再发该遗传病和有害基因的传递。

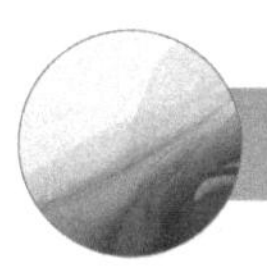

目标检测

一、单选题

1. 苯丙氨酸羟化酶活检的材料为（　　）
   A. 肝组织　　B. 红细胞
   C. 白细胞　　D. 肾细胞
   E. 胰腺细胞
2. 性染色质检查可以对（　　）进行辅助诊断。
   A. 白化病　　B. 13-三体综合征
   C. 两性畸形　　D. 半乳糖血症
   E. Turner 综合征
3. 临床上诊断 PKU 患儿的首选方法为(　　)
   A. 系谱分析　　B. 基因诊断
   C. 生化检查　　D. 核型分析
   E. 病情询问
4. 进行遗传咨询的指征不包括（　　）
   A. 夫妇一方或双方患某种遗传病
   B. 一对夫妇已生育一正常儿
   C. 家庭成员中患有不明病因的疑难杂症
   D. 夫妇婚后多年不育
   E. 夫妇属近亲婚配
5. 对孕妇和胎儿损伤最小的产前诊断方法是（　　）
   A. 羊膜穿刺术　　B. 胎儿镜检查
   C. B 型超声波扫描　　D. 绒毛取样法
   E. X 线检查
6. 细胞学检查常用于诊断（　　）
   A. 单基因病　　B. 多基因病
   C. 染色体病　　D. 肿瘤
   E. 遗传性酶病

7. 以寡核苷酸探针做基因诊断时，如待测基因能与正常探针和突变探针同时结合，则表明该个体为（　　）
   A. 患者　　　B. 杂合体
   C. 正常个体　D. 携带者
   E. 无法判断
8. 常染色体检查常辅助诊断（　　）
   A. 常染色体数目畸变
   B. 常染色体结构畸变
   C. 性染色体数目畸变
   D. 性染色体结构畸变
   E. 常染色体数目畸变和结构畸变
9. 下列不属于遗传筛查条件的是（　　）
   A. 发病率高、危害性大的遗传病
   B. 疾病早期缺乏特异症状和体征
   C. 技术可靠、价廉并适用于群体
   D. 有明确干预措施且获得一定疗效
   E. 对所有的遗传病进行筛查
10. 下列关于基因诊断的说法中，不正确的是（　　）
   A. 直接从基因型推断表现型
   B. 针对性强、取材方便
   C. 特异性强、灵敏度高
   D. 适应范围广
   E. 在细胞水平上进行

二、思考题

1. 什么是基因治疗？其策略有哪些？
2. 产前诊断的方法有哪些？其适用于哪些遗传病的诊断？
3. 举例说明遗传病的预防方法。

（王宏霞）

实验指导

实验1 观察动植物细胞的结构

【实验目的】

1. 熟悉显微镜的使用方法。

2. 认识细胞的基本结构，比较动植物细胞的异同点。

3. 学会制作临时装片，学会边观察边绘图。

【实验用品】 显微镜、载玻片、盖玻片、剪刀、镊子、消毒牙签、漱口杯、2%碘酒溶液、0.1%亚甲基蓝溶液、清水、洋葱、纱布、擦镜纸、吸水纸。

【实验步骤】

1. 洋葱表皮细胞装片的制作与观察

（1）用洁净的纱布擦净载玻片和盖玻片。

（2）滴加1～2滴2%碘酒溶液于载玻片的中央。

（3）用镊子撕取洋葱鳞茎的鳞片表皮，用剪刀剪取一小块，将其铺展在载玻片上的碘酒溶液中；再用镊子轻夹盖玻片的一角，使其一侧与载玻片上的液体相接触，而后慢慢放下，以免形成气泡影响观察；用吸水纸吸去载玻片上多余的染液。

（4）将制好的临时装片放到显微镜下，先用低倍镜再换高倍镜观察，可见洋葱表皮细胞的结构：细胞多呈长六边形，细胞壁为相邻细胞所共有，由三层所组成，即两层初生壁和中间的胞间层；成熟的表皮细胞中可见体积最大的液泡，其中的细胞溶胶为溶解各种物质的水溶液，在光学显微镜下看不出什么结构；细胞质为紧贴细胞壁的一层较为黏稠的物质，其中含有细胞核；细胞核着色最深，呈卵圆形或圆形球体，核内可见一个或多个圆球形颗粒，为核仁。

2. 人口腔黏膜上皮细胞装片的制作与观察

（1）用洁净的纱布擦净载玻片和盖玻片。

（2）漱口后用消毒牙签在口腔颊部内侧轻刮几下。

（3）将刮取物单向均匀地涂在载玻片上，加1～2滴0.1%亚甲基蓝溶液染色，加盖玻片，用吸水纸吸去多余的染液。

（4）将制好的临时装片放到显微镜下，先用低倍镜再换高倍镜观察，可见口腔黏膜上皮细胞呈鳞状不规则的扁平形，细胞表面有一层细胞膜，细胞质染色浅，呈透明状，细胞核着色深，多位于细胞中央。

【实验报告】

1. 绘出洋葱表皮细胞结构简图，标注各部分名称。

2. 绘出人口腔黏膜上皮细胞结构简图，标注各部分名称。

实验 2　观察细胞的有丝分裂和减数分裂

【实验目的】

1. 掌握细胞有丝分裂的过程和各期特点。

2. 熟悉减数分裂过程中染色体的变化和特点。

3. 了解细胞有丝分裂和减数分裂的区别。

【实验用品】　显微镜、擦镜纸、马蛔虫子宫横切片、蝗虫精巢减数分裂装片。

【实验步骤】

1. 观察细胞的有丝分裂

（1）取马蛔虫子宫横切片放在低倍镜下观察，可见子宫腔内有很多圆形的受精卵，其外面有较厚的卵壳。

（2）选取分裂期的细胞，换高倍镜观察各期特点。

1）前期：细胞核膨大，核内染色质凝集，缩短变粗形成染色体。前期末，核膜、核仁消失。

2）中期：染色体排列在细胞中央的赤道面上。前期已经出现的星体、纺锤体，此时更加清晰。

3）后期：染色体分成两组，分别移向细胞两极。

4）末期：染色体到达两极后解旋成为染色质，星体、纺锤体消失，核膜、核仁重新出现，细胞膜在赤道面处内陷，使细胞一分为二。

2. 观察细胞的减数分裂　将蝗虫精巢减数分裂装片放置在光学显微镜下，先在低倍镜下找到染色较深的细胞，再转换高倍镜观察，可见许多处于减数分裂不同时期的细胞。雄性蝗虫细胞染色体数为 23 条。观察时注意比较减数分裂与有丝分裂的区别。

（1）减数第一次分裂

1）前期Ⅰ：染色体变化复杂，主要有偶线期的联会、粗线期的四分体及同源染色体交叉现象，还可见交叉的端化、核膜核仁消失等现象。

2）前期Ⅰ：二价体排列在赤道面上。

3）后期Ⅰ：同源染色体分离，细胞内的 23 条染色体分成 11 条和 12 条两组，分别移向细胞两极。

4）末期Ⅰ：染色体聚集在两极，核膜出现，细胞一分为二。

（2）减数第二次分裂：与有丝分裂相似。

【实验报告】

1. 绘出马蛔虫受精卵有丝分裂各期的形态图。

2. 比较有丝分裂、减数分裂的区别。

实验3 遗传咨询

【实验目的】

1. 熟练掌握系谱分析的一般方法，掌握单基因遗传病再发风险的估计方法。
2. 熟悉单基因遗传病的遗传方式及特点，为遗传病的临床诊断和咨询奠定基础。
3. 掌握遗传病的系谱调查和绘制方法，培养和训练学生的综合分析能力。

【实验用品】 系谱分析纸、铅笔、尺子。

【实验步骤】

1. 判断下列各系谱中单基因遗传病的遗传方式，写出每个人的基因型。

(1)

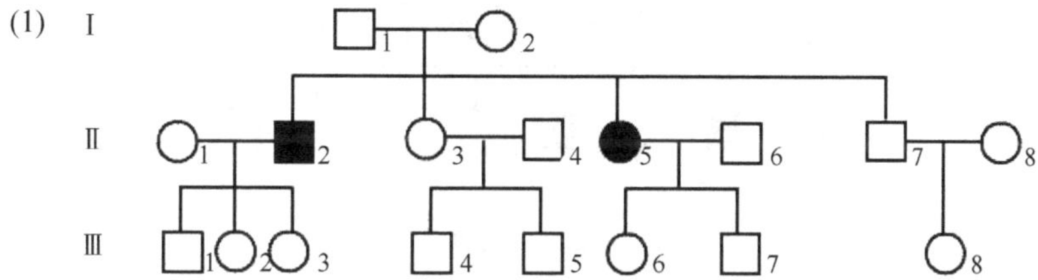

(2)

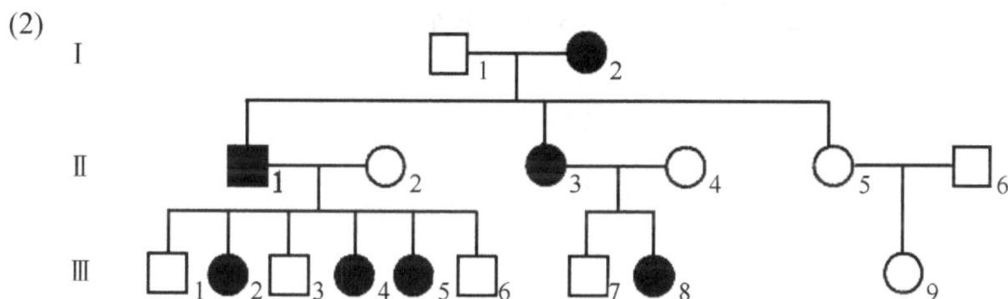

(3)

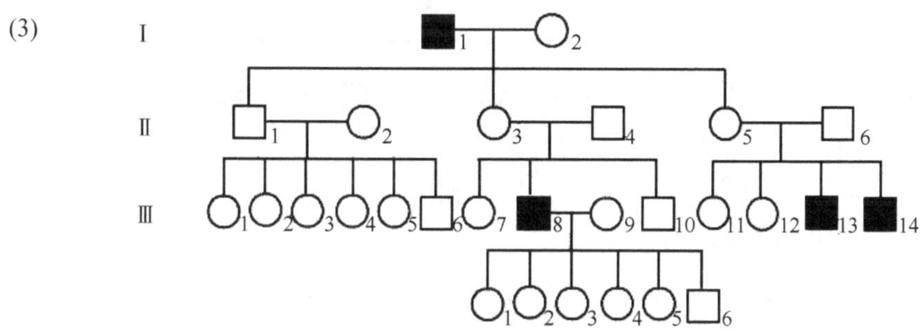

(4)

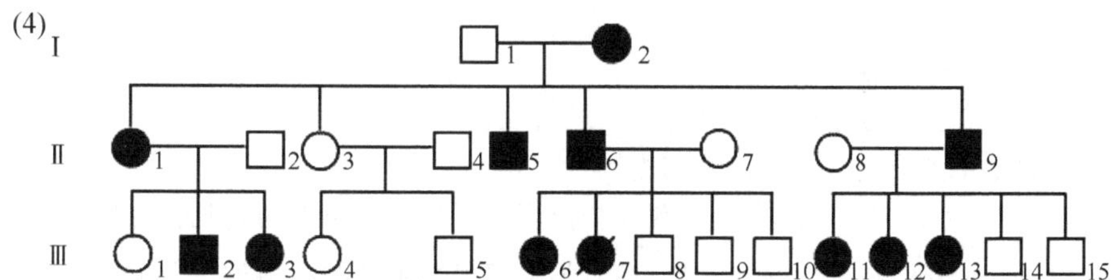

(5)

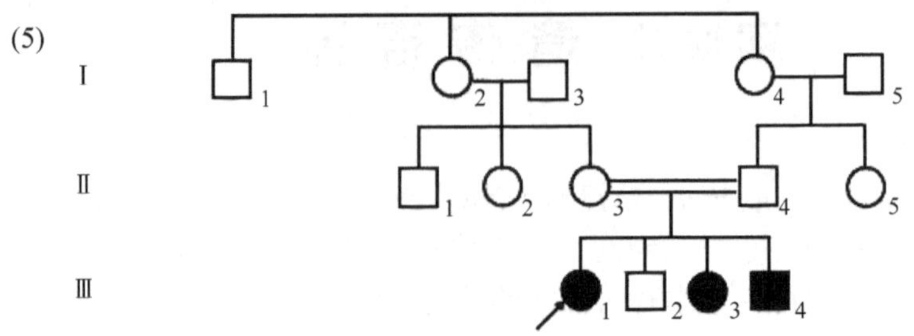

(6)

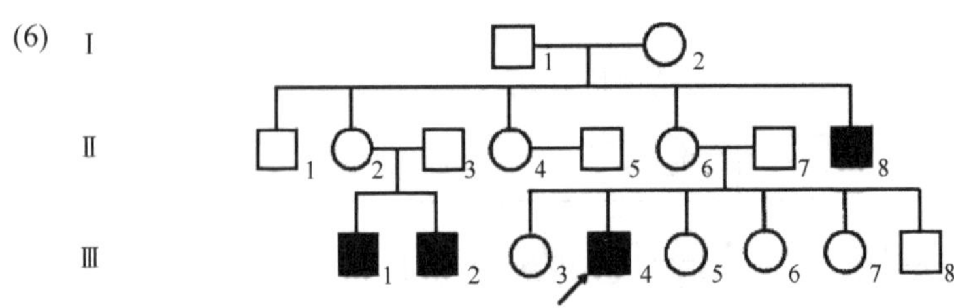

(7)

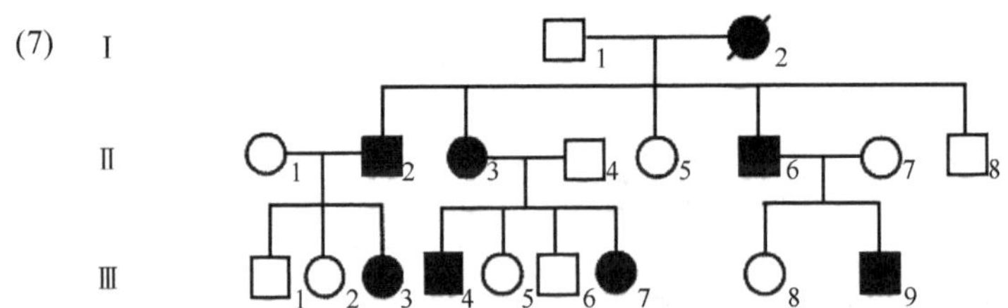

(8)

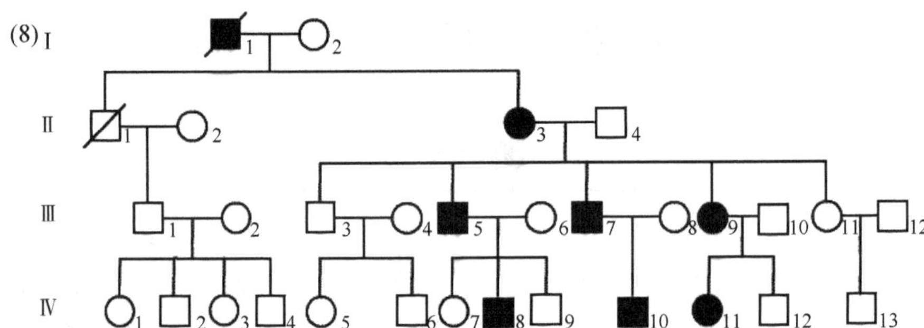

2. 请依据以下病例完成任务。

（1）病例：先证者为女性肝豆状核变性患者，通过调查证实：①先证者的大哥也患此病。②先证者的二哥、四妹及他们的父母均正常。③先证者的叔、婶及其二子一女都正常。④先证者的姑母、姑父和他们的一子一女都正常。

任务：1）绘制该家系的系谱。

2）判断肝豆状核变性属何种遗传方式，为什么？

3）写出家系中患者及其双亲的基因型。

（2）病例：一对夫妇色觉正常，生有 3 个孩子：甲是色觉正常的女儿；乙是一个色盲的儿子；丙是色觉正常的女儿。甲、乙、丙三人后来都与色觉正常的人结婚，甲生了一个色盲的儿子和两个色觉正常的女儿；乙的一个女儿色觉正常；丙生了两个色觉均正常的儿子。

任务：1）绘制该家系的系谱图，判断该病属何种遗传方式。

2）写出各成员可能具有的基因型。

3）甲的色觉正常女儿与正常人婚配，后代色觉情况如何？

4）乙的色觉正常女儿与正常人婚配，后代的色觉情况如何？

（3）病例：先证者为一女性原发性夜盲症患者，通过调查发现：先证者的一弟一妹正常，父亲患病，母亲正常；先证者的叔、婶正常，他们的两个儿子正常；姑姑患病，姑父正常，姑姑的儿子患病、女儿正常；先证者的祖父正常，祖母患病。

任务：1）绘制该家系的系谱图，判断原发性夜盲症属何种遗传方式。

2）写出各成员的基因型。

3）若先证者的姑姑所生男孩与正常人婚配，其子女的发病风险如何？

【实验报告】

1. 判断所给系谱的遗传方式，写出相应的基因型。

2. 完成各病例的系谱绘制与分析。

实验4　人类外周血淋巴细胞培养及染色体标本制备

【实验目的】

1. 了解人类外周血淋巴细胞的培养方法。

2. 掌握人类染色体标本的制备方法。

3. 熟悉人类染色体的基本形态特征。

【实验用品】　人外周血；超净工作台、显微镜、恒温培养箱、离心机、高压蒸汽消毒锅、冰箱、注射器、离心管、滴管、试管架、培养瓶、酒精灯、载玻片等；RPMI-1640 培养基、小牛血清、PHA、青霉素、链霉素、5%碳酸氢钠溶液、520U/ml 肝素、40μg/ml 秋水仙碱、固定液（甲醇：冰醋酸=3：1）、Giemsa 染液（Giemsa 原液：磷酸缓冲液=1：10）、低渗液（0.075mol/L 氯化钾）等。

【实验步骤】

1. 采血　常规消毒被试者肘部皮肤，取 2ml 注射器，抽取肝素 0.2ml，湿润针管，然后将多余的肝素排出，从肘部静脉采血 1～2ml。

2. 接种培养　轻轻转动针管，使血液与肝素混匀，按无菌操作将抗凝血液 0.3～0.5ml 装入盛有 5ml RPMI-1640 培养液的培养瓶内，轻轻摇匀后，静置于 37℃恒温箱中培养 72 小时，在培养终止前 2～4 小时，每个培养瓶内加入秋水仙碱 2 滴，摇匀。

3. 制片

（1）收集细胞：将培养物混匀，吸至刻度离心管内，以 1500～2000r/min 离心 8～10 分钟，吸除上清液，保留底层沉淀物。

（2）低渗处理：将预热 37℃的低渗液 5ml 加入离心管中，用滴管轻轻打匀细胞团，保持 37℃，15～20 分钟，使淋巴细胞膨胀，染色体分散，红细胞解体。

（3）预固定：向离心管中加入固定液 1ml，混匀，用 1500～2000r/min 离心 8～10 分钟。

（4）固定：吸弃上清液，沿管壁加入新配制的固定液 4～5ml，用吸管打匀，静置 30 分钟，1500～2000r/min 离心 8～10 分钟。去上清液，再加入固定液 4～5ml，混匀，静置 30 分钟，1500～2000r/min 离心 8～10 分钟。

（5）制成细胞悬液：吸弃上清液，视离心管底部沉积细胞多少而加适量固定液，制成细胞悬液。

（6）制成标本片：滴 1～2 滴细胞悬液于冷冻的洁净载玻片上，立即用口轻轻吹散，并在酒精灯的火焰上一过性微烤数次。注意标本不宜加热过度，以免染色体发生变形、裂隙等人为变化。

4. 染色　用 Giemsa 染液染色 15 分钟，用流水冲洗，晾干。

5. 镜检　显微镜下仔细观察人类染色体的形态，统计细胞中染色体的数目。

【实验报告】　描绘镜下染色体图像，记录染色体数目，辨认染色体形态。

实验 5　人类非显带染色体核型分析

【实验目的】

1. 熟悉人类染色体的数目及形态特征。

2. 掌握非显带染色体的核型分析方法。

【实验用品】　剪刀、镊子、胶水、正常人体细胞中期染色体放大照片、核型分析纸。

【实验步骤】

1. 在正常人体细胞非显带染色体放大照片上划分若干个区，对每个区的染色体分别计数，所得数据之和为染色体总数。

2. 将照片上的染色体逐个剪下。

3. 根据 ISCN 规定，依据染色体的形态特征，将染色体配成 23 对，其中 22 对常染色体分别编为 1～22 号，另 1 对性染色体男性为 XY，女性为 XX。23 对染色体分为 A、B、C、D、E、F、G 七组，其中 X 染色体归到 C 组，Y 染色体归到 G 组（实验表 5-1）。在核型分析纸的相应位置上，短臂朝上，长臂朝下排列各对染色体。

实验表 5-1　人类染色体分组与形态特征

组别	染色体编号	大小	着丝粒位置	副缢痕	随体	鉴别程度
A	1～3	最大	1、3 号近中；2 号亚中	1 号常见	无	可鉴别
B	4～5	大	亚中	无	无	不易鉴别
C	6～12；X	中等	亚中	9 号常见	无	难鉴别
D	13～15	中等	近端	无	有	难鉴别
E	16～18	较小	16 号近中；17、18 号亚中	16 号常见	无	可鉴别
F	19～20	小	近中	无	无	不易鉴别
G	21～22；Y	最小	近端	无	21、22 有 Y 无	难鉴别 可鉴别

4. 根据染色体的特点，对所排列的染色体进行校对调整。

（1）A 组：1 号最大，为中央着丝粒染色体。长、短臂差别不大。长臂有时可见一狭窄的次缢痕；位置大约在离着丝粒 1/3 处，由于次缢痕的存在，往往导致长臂的长度发生变异。2 号略小，为亚中央着丝粒染色体，长臂和短臂易区分开。3 号是 A 组中最小的 1 个中央着丝粒染色体。这个染色体比第 1 号染色体短 1/4～1/3。

（2）B 组：两对染色体的短臂相对较短，故易于与 A 组、C 组相邻号序的染色体相区分。

（3）C组：该组染色体数目多，它们的大小相差不大，在常规标本中是最难辨别的。一般来说，6、7、8、11号和X染色体的着丝粒略靠近中央，短臂相对较长，而9、10、12号染色体的着丝粒偏离中央，即短臂相对较短。第9号染色体的长臂上常有一较大而明显的次缢痕，从着丝点处延伸到长臂的中部。X染色体的大小在第7、8号之间。

（4）D组：本组染色体的短臂上均具有随体，但不一定同时显现。随体的大小存在着个体差异。

（5）E组：在较好的标本中，这三对染色体很易相互区分。16号为中央着丝粒染色体，在长臂的近着丝粒处可见一次缢痕，它的存在使这对染色体的长度有较大的变异。17号为亚中着丝粒染色体，其短臂能看得清楚。18号为亚中央着丝粒染色体，是E组中最小的一对染色体，其短臂相对短小，较易与17号区别。

（6）F组：是最小的一组中央着丝粒染色体，这二对染色体之间不易区分。

（7）G组：是最小的一组近端着丝粒染色体，第21、22号有随体，但在同一细胞中不一定同时显现。21、22号染色体长度略有差别，小的一对为21号，稍大的一对为22号。Y染色体无随体，比21、22号染色体长些，通常着色较深，长臂常较合拢，不那么分叉。

5. 用胶水小心地将每条染色体依次贴在核型分析纸上。

6. 辨别该核型的性别，并记录核型。

【实验报告】 完成染色体核型分析，记录核型。

实验6　X染色质的标本制备与观察

【实验目的】

1. 了解X染色质标本的制备方法。

2. 熟悉X染色质的形态特征，能正确鉴别X染色质。

【实验用品】 显微镜、离心机、刻度离心管、载玻片、盖玻片、烧杯、量筒、吸管、牙签、染色缸、擦镜纸、吸水纸；硫堇染液、1mol/L盐酸、0.85%氯化钠溶液、甲醇、冰醋酸、香柏油、二甲苯等。

【实验步骤】

1. 取材

（1）取离心管，加入5ml 0.85%氯化钠溶液。

（2）女性受检者用水漱洗口腔数次。

（3）用牙签的钝端刮取口腔颊部上皮细胞，弃去第一次刮取物。

（4）在同一部位连续刮取数次，将刮取物涮入装有氯化钠溶液的离心管内。

2. 标本的制作

（1）将混入细胞的离心管离心（1500r/min）10分钟，去上清液，留下细胞团。

（2）加入新配制的固定液（甲醇：冰醋酸=3：1）5ml，混匀呈悬液，固定30分钟。

（3）离心（同上），去上清液，留下细胞团。

（4）加入数滴（根据细胞多少而增减）固定液，充分混匀呈悬液。

（5）滴2滴悬液至洁净的载玻片上，吹气使细胞分散开，晾干。

3. 染色

（1）将玻片标本置入1mol/L盐酸中，水解20分钟。

（2）用蒸馏水充分冲洗、晾干。

（3）硫堇染液染色约 15 分钟。

（4）蒸馏水冲洗、晾干。

4. 观察

（1）先在低倍镜下观察，选择清楚而分散的细胞，移至视野中央，再换高倍镜仔细观察。口腔上皮细胞为多边形的扁平状，细胞中央有一被染成深蓝色的圆形或椭圆形的细胞核。核周围均质部分为细胞质。

（2）在油镜下检查 50 个可计数细胞，观察 X 染色质。判断 X 染色质的标准是：位于核膜内缘，直径为 1～1.5μm 的浓染、轮廓清楚的小体，一般呈平凸形、圆形、椭圆形或三角形。

【实验报告】

1. 绘含 X 染色质的口腔黏膜上皮细胞图。
2. 镜检 50 个可计数细胞，统计 X 染色质的阳性检出率。

实验 7　人类皮肤纹理分析

【实验目的】

1. 掌握皮纹分析的基本知识和方法。
2. 熟悉指纹、掌纹的主要类型。
3. 了解皮纹分析在医学遗传学中的应用。

【实验用品】　放大镜、印台、印油、白纸、直尺、铅笔、量用器。

【实验步骤】

1. 指纹的分析

（1）指纹的印取：将双手洗净、擦干，10 个手指分别在印台中滚转，均匀印上印油。在实验报告纸上将左右手指依次按拇指、示指、中指、环指、小指的顺序分别由外向内滚转，印取完整的指纹。

（2）观察指纹类型：手指末端腹面的皮纹称为指纹。根据纹理的走向和三叉点的数目，可将指纹分为三种类型：弓形纹、箕形纹、斗形纹。

1）弓形纹（arch，A）：特点是峭线从手指的一侧出发至另一侧，呈弓形，无中心点和三叉点。根据弓形的弯度分为简单弓形纹和篷帐式弓形纹。

2）箕形纹（loop，L）：俗称簸箕。在箕头的下方，嵴线从一侧起始，斜向上弯曲，再回转到起始侧，形状似簸箕。在箕头的侧下方有 3 个方向走行的嵴线，其中心点称三叉点。根据箕口朝向的方位不同，箕形纹可分为两种：箕口朝向手的尺侧者（朝向小指）称正箕或尺箕；箕口朝向手的桡侧者（朝向拇指），称反箕或桡箕。

3）斗形纹（whorl，W）：是一种复杂、多形态的指纹，具有两个或两个以上的三叉点。斗形纹可分绞形纹（双箕斗）、环形纹、螺形纹和囊形纹等。

（3）嵴纹计数

1）指嵴纹计数：弓形纹由于没有三叉点，计数为零；从箕形纹中心到三叉点中心绘一直线，直线通过的嵴纹数为箕形纹的嵴纹数；斗形纹因为有两个三叉点，从斗形纹中心到三叉点中心可得到两个数值，只计多的一侧数值。双箕斗分别先计算两圆心与各自三叉点连线所通过的嵴纹数，再计算两圆心连线所通过的嵴纹数，然后将三个数相加的总和除以 2，即为该指纹的嵴纹数。

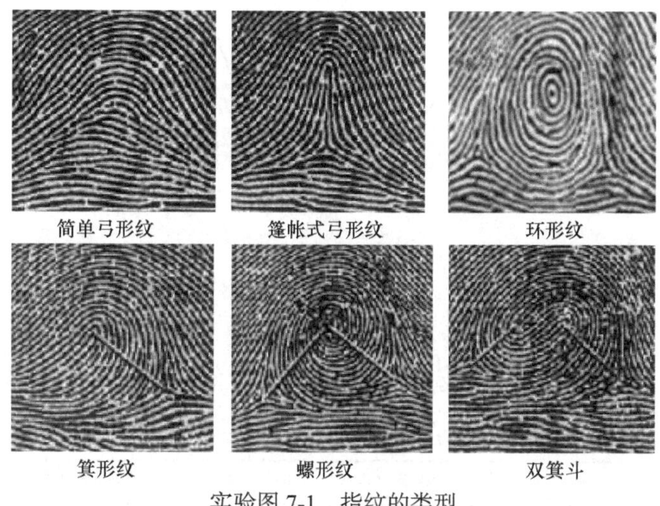

实验图 7-1　指纹的类型

2）指嵴纹总数（TFRC）：双手 10 个手指各指嵴纹数相加的总和，即为指嵴纹总数。我国男性平均为 148 条，女性平均为 138 条。

2. 掌纹的分析

（1）掌纹的印取：全手掌在印台上均匀地涂抹上印油，将掌腕线放在实验报告纸上，五指分开，从后向前按下，并施以适当的压力，将全掌的各部分均匀地印在纸上。

（2）观察掌褶纹：手掌中一般有远侧横褶纹、近侧横褶纹和大鱼际纵褶纹三条大褶纹。根据三条大褶纹走向的不同，一般把手掌分为五种类型，即普通型、通贯型、悉尼手、变异Ⅰ型和变异Ⅱ型（实验图 7-2）。

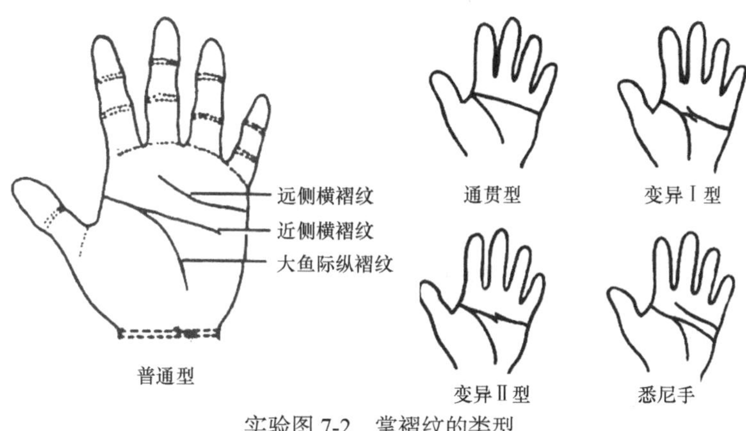

实验图 7-2　掌褶纹的类型

（3）测量 atd 角：手掌第二指至第五指基部各有一个指基三叉点，分别记为 a、b、c、d。近腕处，大小鱼际之间有一个轴三叉点 t，连接 a、t 和 d、t，用量角器测量∠atd 的值。我国正常人∠atd 的平均值约为 41°。在某些染色体病患者可见 t 点位置上移，形成 t′ 点甚至 t″ 点（实验图 7-3）。

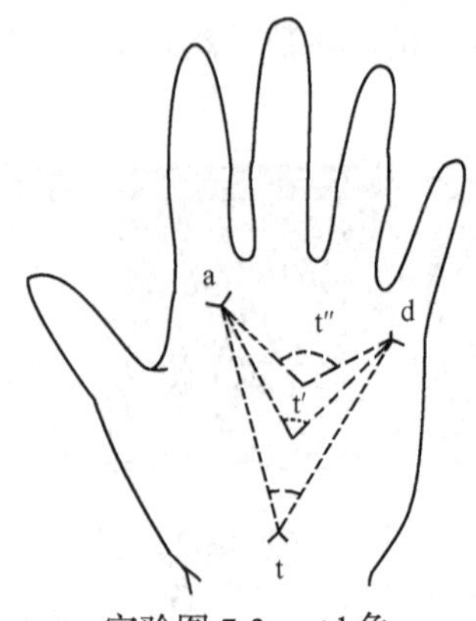

实验图 7-3　atd 角

【实验报告】 根据自己印取的皮纹，填写皮肤纹理分析表（实验表 7-1）。

实验表 7-1　皮肤纹理分析表

项目		左手					右手					备注
		拇	示	中	环	小	拇	示	中	环	小	
指纹	弓形纹											
	尺箕											
	桡箕											
	斗形纹											
	指嵴纹计数											
	指嵴纹总数											
掌纹	∠atd											
	掌褶纹类型											

（王敬红　耿　钰）

参考文献

安威. 2013. 医学细胞生物学. 第 3 版. 北京：北京大学医学出版社
贲亚琍. 2014. 医学遗传学基础. 北京：人民卫生出版社
蔡绍京，霍正浩. 2012. 医学细胞生物学. 第 2 版. 北京：科学出版社
蔡绍京，李学英. 2009. 医学遗传学. 第 2 版. 北京：人民卫生出版社
陈竺. 2015. 医学遗传学. 第 3 版. 北京：人民卫生出版社
杜传书. 2014. 医学遗传学. 第 3 版. 北京：人民卫生出版社
丰慧根，窦晓兵. 2016. 医学细胞生物学. 北京：中国医药科技出版社
顾学范. 2015. 临床遗传代谢病. 北京：人民卫生出版社
胡继鹰，李继红. 2013. 医学细胞生物学. 第 3 版. 北京：科学出版社
胡以平. 2014. 医学细胞生物学. 第 3 版. 北京：高等教育出版社
康晓慧. 2010. 医学生物学. 第 2 版. 北京：人民卫生出版社
李创光，张录. 2012. 生物化学. 武汉：华中科技大学出版社
李璞. 2003. 医学遗传学. 北京：北京大学医学出版社
李弋，祝继英. 2014. 医学遗传学. 第 3 版. 西安：第四军医大学出版社
刘艳平. 2010. 细胞生物学. 长沙：湖南科学技术出版社
欧阳五庆. 2006. 细胞生物学. 北京：高等教育出版社
潘大仁. 2007. 细胞生物学. 北京：科学出版社
潘凯元. 2012. 遗传与优生学基础. 北京：科学出版社
彭凤兰，刘凌霄. 2015. 医学遗传与优生学. 北京：科学出版社
税青林. 2012. 医学遗传学. 第 2 版. 北京：科学出版社
王洪波，张明亮. 2014. 细胞生物学和医学遗传学. 北京：人民卫生出版社
王金发. 2003. 细胞生物学. 北京：科学出版社
王敬红，代凤兰. 2014. 医学遗传学. 北京：化学工业出版社
王培林，傅松滨. 2011. 医学遗传学. 第 3 版. 北京：科学出版社
徐冶，王弘珺，田洪艳. 2013. 医学细胞生物学. 北京：科学出版社
杨保胜，丰慧根. 2013. 医学细胞生物学. 北京：科学出版社
杨抚华. 2007. 医学细胞生物学. 第 5 版. 北京：科学出版社
杨恬. 2010. 细胞生物学. 第 2 版. 北京：人民卫生出版社
翟中和，王喜忠，丁明孝. 2011. 细胞生物学. 第 4 版. 北京：高等教育出版社
张丽华. 2008. 医学遗传学基础. 第 2 版. 北京：科学出版社
张丽华. 2009. 细胞生物学和医学遗传学. 第 4 版. 北京：人民卫生出版社
张秀军，肖桂芝. 2010. 医学生物学简明教程. 北京：北京大学医学出版社
张忠寿. 2005. 细胞生物学和医学遗传学. 第 3 版. 北京：人民卫生出版社
赵斌. 2008. 医学遗传学基础. 北京：科学出版社
赵瑞巧. 2010. 生物化学. 北京：科学出版社
左伋. 2013. 医学遗传学. 第 6 版. 北京：人民卫生出版社

《细胞生物学与医学遗传学》教学基本要求

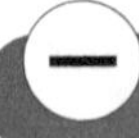

一 课程性质和课程任务

细胞生物学与医学遗传学是高职高专医学类专业的一门必修专业基础课程，该课程与后续学习的医学基础课程有着密切的联系，与医学实践相互渗透和结合。课程主要介绍了细胞膜、细胞器、细胞核的结构、功能及与疾病的关系，细胞的增殖、分化、衰老与死亡等细胞生命活动，遗传的基础理论、疾病发生的遗传机制及遗传病的诊断、治疗与预防等。通过对本课程的学习，学生应掌握细胞的结构与功能、遗传的基本知识，了解细胞的重大生命活动现象和常见遗传病的遗传机制，为医学基础课和专业课的学习、为解决临床实际问题打下坚实的基础。

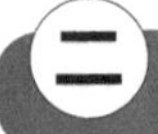

二 课程教学目标

（一）职业素养目标

1. 具有勤学善思的学习习惯、终身学习的理念，能在学习和实践中不断地思考问题、研究问题、解决问题。

2. 具有健康的心理和认真负责的职业态度、科学严谨的工作作风。

3. 具有良好的职业道德和伦理观念，自觉尊重服务对象的人格，能给予服务对象以人文关怀，保护其隐私。

4. 具有较强的适应能力、团队合作的职业意识及良好的沟通能力。

（二）专业知识和技能目标

1. 掌握细胞的基本概念、基本知识和基本生命现象，能运用所学的细胞知识分析和解释一些生命活动和现象。

2. 掌握遗传的基本知识、基本规律及一些常见遗传病的发病机制、遗传方式，能进行遗传病的家系分析。

3. 掌握基本的实验方法和技能，形成一定的实践能力。

4. 具有诊断和预防常见遗传病的能力，能为服务对象进行婚育指导和健康咨询。

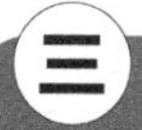

三 教学内容和要求

教学内容	教学要求			教学活动参考
	了解	熟悉	掌握	
一、细胞生物学概述				
（一）细胞生物学的概念			√	
（二）细胞生物学的发展简史				
1. 细胞的发现与细胞学说的建立	√			
2. 经典细胞学时期	√			
3. 实验细胞学时期	√			理论讲授
4. 细胞生物学的诞生与发展	√			
（三）细胞生物学与医学				
1. 细胞生物学是现代医学的基础理论		√		
2. 细胞生物学成果广泛应用于医学实践		√		
二、细胞的基本概念和分子基础				
（一）细胞的化学组成	√			
（二）细胞内主要的大分子				
1. 蛋白质		√		
2. 核酸			√	
3. 糖类	√			理论讲授
（三）细胞的形态、大小和数目				
1. 细胞的形态		√		
2. 细胞的大小		√		
3. 细胞的数目		√		
（四）原核细胞与真核细胞				
1. 原核细胞	√			
2. 真核细胞			√	理论讲授
3. 原核细胞与真核细胞的比较		√		
三、细胞膜				
（一）细胞膜的化学组成				
1. 膜质			√	
2. 膜蛋白			√	
3. 膜糖类			√	理论讲授
（二）细胞膜的分子结构与特性				多媒体
1. 细胞膜的分子结构		√		
2. 细胞膜的特性			√	
（三）细胞膜的功能				

教学内容	教学要求			教学活动参考
	了解	熟悉	掌握	
1. 细胞膜与物质运输			√	
2. 细胞膜抗原与免疫	√			
3. 细胞膜受体与细胞识别	√			
（四）细胞表面与细胞连接				
1. 细胞表面		√		
2. 细胞连接			√	
（五）细胞膜与疾病				
1. 膜转运系统异常与疾病	√			
2. 膜受体异常与疾病	√			
3. 细胞膜与肿瘤	√			
四、核糖体				
（一）核糖体的类型与结构				
1. 核糖体的基本类型和化学成分		√		理论讲授
2. 核糖体的结构			√	多媒体
（二）核糖体的功能				
1. 蛋白质分子生物合成过程			√	
2. 核糖体与蛋白质合成		√		
五、细胞的内膜系统				
（一）内质网				
1. 内质网的形态结构与类型	√			
2. 内质网的化学组成	√			
3. 内质网的主要功能			√	
（二）高尔基复合体				
1. 高尔基复合体的形态结构		√		
2. 高尔基复合体的化学组成			√	
3. 高尔基复合体的功能			√	理论讲授
（三）溶酶体				多媒体
1. 溶酶体的形态结构与组成		√		
2. 溶酶体的类型			√	
3. 溶酶体的功能			√	
4. 溶酶体与疾病	√			
（四）过氧化物酶体				
1. 过氧化物酶体的形态结构与组成		√		
2. 过氧化物酶体的功能			√	
六、线粒体				
（一）线粒体的形态结构及化学组成				理论讲授
1. 线粒体的形态、大小、数量与分布	√			多媒体
2. 线粒体的超微结构			√	

续表

教学内容	教学要求			教学活动参考
	了解	熟悉	掌握	
3. 线粒体的化学组成		√		
（二）线粒体的功能				
1. 三羧酸循环	√			
2. 电子传递和氧化磷酸化	√			
（三）线粒体的半自主性				
1. 线粒体 DNA	√			
2. 线粒体蛋白质合成	√			
3. 线粒体是半自主性细胞器		√		
（四）线粒体与疾病				
1. 疾病过程中的线粒体变化	√			
2. 线粒体 DNA 突变可导致多种疾病	√			
七、细胞骨架				
（一）微管				
1. 微管的化学组成	√			
2. 微管的结构与组装		√		
3. 微管的功能		√		
（二）微丝				
1. 微丝的化学组成	√			
2. 微丝的结构与组装		√		
3. 微丝的功能		√		理论讲授
（三）中间纤维				多媒体
1. 中间纤维的化学组成与类型	√			
2. 中间纤维的结构与组装		√		
3. 中间纤维的功能		√		
（四）细胞骨架与疾病				
1. 细胞骨架与遗传性疾病	√			
2. 细胞骨架与神经系统疾病	√			
3. 细胞骨架与肿瘤	√			
八、细胞核				
（一）细胞核的形态				
1. 细胞核的形态、位置和数目	√			
2. 核质比		√		理论讲授
（二）核被膜				多媒体
1. 外核膜	√			
2. 内核膜	√			
3. 核周隙	√			
4. 核孔复合体			√	
5. 核纤层		√		
（三）染色质与染色体				理论讲授
1. 染色质的化学组成			√	多媒体
2. 染色质的组装		√		
3. 常染色质与异染色质		√		

教学内容	教学要求			教学活动参考
	了解	熟悉	掌握	
（四）核仁				
1. 核仁的化学组成与结构			√	
2. 核仁的功能		√		
（五）核基质				
1. 核基质的化学成分	√			
2. 核基质的功能	√			
九、细胞增殖				
（一）细胞周期				
1. 细胞周期的概念			√	
2. 细胞周期各时期的特点		√		
（二）有丝分裂				
1. 有丝分裂的过程及其特点			√	
2. 有丝分裂的生物学意义		√		
（三）减数分裂				
1. 减数分裂的过程及其特点			√	理论讲授
2. 减数分裂的生物学意义		√		多媒体
（四）精子与卵子的发生及性别决定				
1. 精子的发生			√	
2. 卵子的发生			√	
3. 性别决定			√	
（五）细胞增殖与肿瘤				
1. 肿瘤细胞的增殖周期	√			
2. 细胞周期与肿瘤治疗	√			
十、细胞的分化、衰老与死亡				理论讲授
（一）细胞分化				
1. 细胞分化的概念和特点		√		
2. 细胞分化的分子基础	√			
3. 影响细胞分化的因素	√			
4. 干细胞		√		
5. 细胞分化与癌细胞	√			
（二）细胞衰老				理论讲授
1. 细胞衰老的概念		√		
2. 细胞衰老的特征				
3. 细胞衰老的机制	√			
（三）细胞死亡				
1. 细胞死亡的概念及形式	√			
2. 细胞凋亡的特征		√		
3. 细胞凋亡的分子机制		√		
4. 细胞凋亡的生物学意义				
十一、医学遗传学概述				
（一）医学遗传学及其在现代医学中的地位				理论讲授
1. 医学遗传学的概念			√	
2. 医学遗传学的分支学科	√			

续表

教学内容	教学要求			教学活动参考
	了解	熟悉	掌握	
3. 医学遗传学在现代医学中的地位		√		
（二）医学遗传学的研究方法				
1. 系谱分析法			√	
2. 群体筛查法	√			
3. 家系调查法	√			
4. 双生子法	√			
5. 种族差异比较法	√			
6. 动物模型	√			
7. 染色体分析法	√			
8. 分子生物学方法	√			
（三）遗传病概述				
1. 遗传病的概念及特征			√	
2. 遗传病的分类			√	
3. 疾病发生中的遗传因素与环境因素			√	理论讲授
十二、基因与基因突变				
（一）基因的概念与特征			√	
（二）核基因组的序列组织				
1. 单一序列和重复序列	√			
2. 多基因家族		√		
（三）真核生物结构基因的结构				
1. 外显子和内含子			√	理论讲授
2. 侧翼序列			√	多媒体
（四）基因的表达与调控				
1. 基因的表达			√	
2. 基因表达的调控		√		
（五）基因突变				
1. 基因突变的概念与特性			√	
2. 基因突变的诱发因素	√			
3. 基因突变的类型及其分子机制		√		
4. 基因突变的表型效应		√		
十三、单基因遗传与单基因遗传病				
（一）遗传的基本规律				
1. 分离定律			√	
2. 自由组合定律			√	理论讲授
3. 连锁与互换定律			√	多媒体
（二）单基因遗传病				
1. 系谱和系谱分析			√	
2. 单基因遗传病的基本遗传方式			√	
（三）影响单基因遗传病分析的因素				
1. 表现度和外显率		√		
2. 表型模拟	√			
3. 基因的多效性和遗传异质性		√		理论讲授
4. 遗传早现与延迟显性		√		多媒体
5. 从性遗传和限性遗传		√		
6. 遗传印记	√			
（四）两种单基因遗传病的遗传				
1. 两种单基因遗传病的自由组合		√		
2. 两种单基因遗传病的连锁与互换	√			
十四、多基因遗传与多基因遗传病				
（一）多基因遗传				
1. 质量性状与数量性状			√	
2. 多基因遗传的特点		√		理论讲授
（二）多基因遗传病				多媒体
1. 易患性与发病阈值		√		
2. 遗传率		√		
3. 多基因遗传病的特点	√			
4. 多基因遗传病再发风险的估计			√	
十五、人类染色体与染色体病				
（一）人类正常染色体				
1. 人类染色体的形态结构与类型			√	
2. 人类染色体核型		√		
3. 性染色质			√	理论讲授
（二）染色体畸变				多媒体
1. 染色体畸变的诱因	√			
2. 染色体畸变的类型			√	
（三）染色体病				
1. 常染色体病		√		
2. 性染色体病		√		
十六、肿瘤与遗传				理论讲授
（一）肿瘤发生的家族聚集性与种族差异				理论讲授
1. 肿瘤发生的家族聚集性	√			多媒体
2. 肿瘤发生的种族差异	√			
（二）染色体异常与肿瘤				

续表

教学内容	教学要求			教学活动参考
	了解	熟悉	掌握	
1. 肿瘤细胞染色体数目异常	√			
2. 肿瘤细胞染色体结构畸变	√			
（三）肿瘤发生的遗传机制				
1. 单克隆起源假说	√			
2. 二次突变学说	√			
3. 肿瘤的多步骤遗传损伤学说	√			
4. 癌基因与抑癌基因	√			
（四）遗传性恶性肿瘤与染色体不稳定综合征				
1. 遗传性恶性肿瘤	√			
2. 染色体不稳定综合征	√			
十七、药物与遗传				
（一）药物代谢与遗传				
1. 药物的吸收和分布	√			
2. 药物对靶细胞的作用	√			
3. 药物的降解与转化	√			
4. 药物的排泄	√			理论讲授
（二）遗传性药物代谢异常				
1. 琥珀胆碱敏感性	√			
2. 异烟肼慢灭活	√			
3. 葡萄糖-6-磷酸脱氢酶缺乏症	√			
4. 过氧化氢酶缺乏症	√			
（三）毒物反应与遗传				
1. 酒精中毒	√			
2. 吸烟与慢性阻塞性肺疾病	√			
3. 吸烟与肺癌	√			理论讲授
4. 成年人低乳糖酶症	√			多媒体
十八、遗传病的诊断、治疗与预防				
（一）遗传病的诊断				
1. 遗传病的临床诊断		√		
2. 遗传病的细胞学诊断		√		
3. 遗传病的蛋白质水平诊断	√			
4. 遗传病的基因诊断	√			
（二）遗传病的治疗				理论讲授
1. 手术治疗	√			多媒体
2. 药物治疗	√			
3. 饮食疗法	√			
4. 基因治疗	√			
（三）遗传病的预防				
1. 遗传咨询		√		
2. 产前诊断	√			
3. 遗传筛查	√			
4. 遗传登记	√			
实验指导				
1. 观察动植物细胞的结构			√	
2. 观察细胞的有丝分裂和减数分裂			√	
3. 遗传咨询			√	
4. 人类外周血淋巴细胞培养及染色体标本制备		√		
5. 人类非显带染色体核型分析			√	
6. X染色质的标本制备与观察		√		
7. 人类皮肤纹理分析		√		

四 学时分配建议（72学时）

教学内容	学时数		
	理论	实践	小计
一、细胞生物学概述	1	0	1
二、细胞的基本概念和分子基础	4	0	4
三、细胞膜	4	0	4
四、核糖体	1	0	1
五、细胞的内膜系统	3	0	3
六、线粒体	2	0	2
七、细胞骨架	2	0	2
八、细胞核	3	2	5

续表

教学内容	学时数		
	理论	实践	小计
九、细胞增殖	4	2	6
十、细胞的分化、衰老与死亡	3	0	3
十一、医学遗传学概述	2	0	2
十二、基因与基因突变	4	0	4
十三、单基因遗传与单基因遗传病	10	2	12
十四、多基因遗传与多基因遗传病	2	2	4
十五、人类染色体与染色体病	4	4	8
十六、肿瘤与遗传	2	0	2
十七、药物与遗传	4	0	4
十八、遗传病的诊断、治疗与预防	3	0	3
机动			2
合计	58	12	72

目标检测题选择题参考答案

第一章

1. B　2. D　3. E　4. B　5. E

第二章

1. C　2. B　3. D　4. A　5. C　6. A　7. A
8. D　9. C　10. B

第三章

1. D　2. D　3. A　4. A　5. D　6. D　7. E
8. C　9. D　10. B

第四章

1. C　2. D　3. C　4. A　5. E　6. B　7. D
8. A　9. A　10. B

第五章

1. C　2. D　3. E　4. B　5. E　6. A　7. B
8. B　9. B　10. B

第六章

1. D　2. E　3. D　4. A　5. C　6. D　7. B
8. E　9. A　10. B

第七章

1. C　2. C　3. D　4. E　5. D　6. A　7. E
8. D　9. B　10. A

第八章

1. D　2. D　3. E　4. A　5. B　6. A　7. C
8. A　9. B　10. C

第九章

1. C　2. A　3. A　4. C　5. B　6. E　7. D
8. D

第十章

1. C　2. A　3. D　4. B　5. E　6. B　7. D

第十一章

1. A　2. D　3. B　4. B　5. E　6. E

第十二章

1. E　2. A　3. A　4. C　5. A　6. B　7. C
8. E　9. A　10. C　11. A　12. B　13. D　14. E
15. A

第十三章

1. A　2. C　3. B　4. A　5. C　6. D　7. D
8. C　9. B　10. D　11. D　12. E

第十四章

1. D　2. C　3. C　4. B　5. D　6. C　7. D
8. A　9. E　10. C

第十五章

1. B　2. E　3. D　4. E　5. D　6. B　7. A
8. C　9. E　10. C

第十六章

1. E　2. B　3. C　4. E　5. B　6. D　7. B
8. C　9. D　10. B

第十七章

1. C　2. D　3. D　4. B　5. B　6. A

第十八章

1. A　2. E　3. C　4. B　5. C　6. C　7. B
8. E　9. E　10. E